中国轻工业"十四五"规划教材

高等学校食品质量与安全专业适用教材

食源性致病菌检验

杨保伟　崔生辉　主编

中国轻工业出版社

图书在版编目（CIP）数据

食源性致病菌检验 / 杨保伟, 崔生辉主编. -- 北京：中国轻工业出版社, 2025. 3. -- ISBN 978-7-5184-5175-3

Ⅰ．R595.7

中国国家版本馆 CIP 数据核字第 20248BS085 号

责任编辑：巩孟悦
策划编辑：马　妍　　责任终审：白　洁　　封面设计：锋尚设计
版式设计：砚祥志远　　责任校对：晋　洁　　责任监印：张　可

出版发行：中国轻工业出版社（北京鲁谷东街 5 号，邮编：100040）
印　　刷：三河市万龙印装有限公司
经　　销：各地新华书店
版　　次：2025 年 3 月第 1 版第 1 次印刷
开　　本：787×1092　1/16　印张：23
字　　数：550 千字
书　　号：ISBN 978-7-5184-5175-3　定价：55.00 元
邮购电话：010-85119873
发行电话：010-85119832　010-85119912
网　　址：http://www.chlip.com.cn
Email：club@chlip.com.cn
版权所有　侵权必究
如发现图书残缺请与我社邮购联系调换
210487J1X101ZBW

本书编写人员

主　　编　杨保伟　西北农林科技大学
　　　　　　崔生辉　中国食品药品检定研究院
副 主 编　彭子欣　国家食品安全风险评估中心
　　　　　　盛　敏　西北农林科技大学
　　　　　　杨大进　国家食品安全风险评估中心
　　　　　　陈　佳　石家庄学院
　　　　　　张　强　西北农林科技大学
参编人员（按姓氏笔画排列）
　　　　　　王　银　西北大学
　　　　　　吕　静　信阳农林学院
　　　　　　刘变芳　西北农林科技大学
　　　　　　刘　斌　西北农林科技大学
　　　　　　闫　琳　国家食品安全风险评估中心
　　　　　　李　莹　国家食品安全风险评估中心
　　　　　　杨舒然　国家食品安全风险评估中心
　　　　　　张增峰　上海交通大学
　　　　　　赵旭博　西北农林科技大学
　　　　　　崔　玥　河北科技大学
　　　　　　魏新元　西北农林科技大学

前言 Preface

食品安全关系到人民群众身体健康和生命安全，关系到中华民族的未来。党的二十大报告明确指出："强化食品药品安全监管，健全生物安全监管预警防控体系"。近年来，随着食品生产和供应链的国际化，因致病菌引起的食源性疾病频发，给消费者食品安全带来极大威胁，也给世界各国带来严重的经济负担。对食源性致病菌及时、准确检验能够及早识别危害存在，以制定有效的控制措施，最大程度降低安全风险，保障食品安全，确保消费者身体健康。目前，我国至少有276所高等学校开设了食品质量与安全专业，也开设有食源性致病菌相关课程，但却少有专门针对食源性致病菌检验的专用教材。为此，我们组织国内从事食品微生物学教学和科研的一线教师、国家食品安全检定和风险评估机构的科研骨干编写了本教材，以切实满足当前高校教学工作和相关机构检验工作的需要。教材紧扣时代需求，系统介绍了食源性致病菌与食品安全，食源性致病菌检验的基本原则和要求，各类食品采样和检样处理方法，12种常见食源性致病菌及部分致病菌毒素的检验理论、检验方法、检验过程质量控制、检验关键点解析和常见检验问题剖析，食品商业无菌检验和食源性致病菌快速检验技术等内容。

全书共十六章。第一章由国家食品安全风险评估中心彭子欣、杨大进和杨舒然编写，第二章由国家食品安全风险评估中心彭子欣和闫琳编写，第三章由西北农林科技大学杨保伟和石家庄学院陈佳编写，第四章、第五章、第六章、第七章、第十一章分别由西北农林科技大学魏新元、刘变芳、刘斌、赵旭博、张强编写，第八章、第十章、第十三章分别由西北大学王银和上海交通大学张增峰编写，第九章由河北科技大学崔玥编写，第十二章由国家食品安全风险评估中心李莹编写，第十四章由石家庄学院陈佳、中国食品药品检定研究院崔生辉和西北农林科技大学盛敏编写，第十五章由信阳农林学院吕静编写，第十六章由中国食品药品检定研究院崔生辉、石家庄学院陈佳和西北农林科技大学盛敏编写。全书由杨保伟、崔生辉和张强统稿。西北农林科技大学研究生曹晨阳、马嘉琦、王晓琦、韩梦婷和孙佳丽协助了书稿整理。

本书可作为高等学校食品质量与安全相关专业教材，也可供食品安全从业人员、食品安全检验机构微生物检验人员作为参考资料。由于编写水平所限，书中存在遗漏和不妥之处在所难免，诚请读者批评指正。

编者

2024年11月

目录 Contents

第一章　食源性致病菌与食品安全 ··· 1
第一节　常见的食源性致病菌 ··· 1
第二节　不同种类致病菌在食品生产全产业链中的消减和传播规律 ········ 2
第三节　构成致病菌致病性的因素 ··· 5
第四节　食源性致病菌导致的食品安全事件 ···································· 5
第五节　食品中致病菌安全控制 ·· 8

第二章　食源性致病菌检验概述 ··· 11
第一节　食源性致病菌检验的基本原则和要求 ································ 11
第二节　各类食品采样和检样处理方法 ·· 31

第三章　沙门氏菌检验 ·· 57
第一节　沙门氏菌概述 ·· 57
第二节　沙门氏菌检验 ·· 60
第三节　沙门氏菌检验国标法与其他方法比较 ································ 75
第四节　沙门氏菌检验过程质量控制和常见问题解析 ······················· 79

第四章　志贺氏菌检验 ·· 83
第一节　志贺氏菌概述 ·· 83
第二节　志贺氏菌检验 ·· 86
第三节　志贺氏菌检验国标法与其他方法比较 ······························· 100
第四节　志贺氏菌检验过程质量控制和常见问题解析 ······················ 102

第五章　致病性大肠埃希氏菌检验 ··· 105
第一节　致病性大肠埃希氏菌概述 ··· 105
第二节　致病性大肠埃希氏菌检验 ··· 110
第三节　致病性大肠埃希氏菌检验国标法与其他方法比较 ················ 120
第四节　致病性大肠埃希氏菌检验过程质量控制和常见问题解析 ······· 123

第六章 副溶血性弧菌检验 ········ 125
第一节　副溶血性弧菌概述 ········ 125
第二节　副溶血性弧菌检验 ········ 128
第三节　副溶血性弧菌检验国标法与其他方法比较 ········ 138
第四节　副溶血性弧菌检验过程质量控制和常见问题解析 ········ 141

第七章 小肠结肠炎耶尔森氏菌检验 ········ 143
第一节　小肠结肠炎耶尔森氏菌概述 ········ 143
第二节　小肠结肠炎耶尔森氏菌检验 ········ 146
第三节　小肠结肠炎耶尔森氏菌检验国标法与其他方法比较 ········ 153
第四节　小肠结肠炎耶尔森氏菌检验过程质量控制和常见问题解析 ········ 156

第八章 空肠弯曲杆菌检验 ········ 159
第一节　空肠弯曲杆菌概述 ········ 159
第二节　空肠弯曲杆菌检验 ········ 162
第三节　空肠弯曲杆菌检验国标法与其他方法比较 ········ 171
第四节　空肠弯曲杆菌检验过程质量控制和常见问题解析 ········ 173

第九章 金黄色葡萄球菌检验 ········ 177
第一节　金黄色葡萄球菌概述 ········ 177
第二节　金黄色葡萄球菌检验 ········ 180
第三节　金黄色葡萄球菌肠毒素检验 ········ 188
第四节　金黄色葡萄球菌及其肠毒素检验国标法与其他方法比较 ········ 191
第五节　金黄色葡萄球菌检验过程质量控制和常见问题解析 ········ 194

第十章 β型溶血性链球菌检验 ········ 199
第一节　β型溶血性链球菌概述 ········ 199
第二节　β型溶血性链球菌检验 ········ 202
第三节　β型溶血性链球菌检验国标法与其他方法比较 ········ 207
第四节　β型溶血性链球菌检验过程质量控制和常见问题解析 ········ 208

第十一章 肉毒梭菌和肉毒毒素检验 ········ 211
第一节　肉毒梭菌和肉毒毒素概述 ········ 211
第二节　肉毒梭菌和肉毒毒素检验 ········ 214
第三节　肉毒梭菌和肉毒毒素检验国标法与其他方法比较 ········ 223
第四节　肉毒梭菌和肉毒毒素检验过程质量控制和常见问题解析 ········ 225

第十二章 蜡样芽孢杆菌检验 ········ 227
第一节　蜡样芽孢杆菌概述 ········ 227

第二节　蜡样芽孢杆菌检验 ……………………………………… 228
第三节　蜡样芽孢杆菌检验国标法与其他方法比较 …………… 243
第四节　蜡样芽孢杆菌检验过程质量控制和常见问题解析 …… 243

第十三章　单核细胞增生李斯特菌检验 …………………………………… 247
第一节　单核细胞增生李斯特菌概述 …………………………… 247
第二节　单核细胞增生李斯特菌检验 …………………………… 249
第三节　单核细胞增生李斯特菌检验国标法与其他方法比较 … 257
第四节　单核细胞增生李斯特菌检验过程质量控制和常见问题解析 … 258

第十四章　克罗诺杆菌检验 …………………………………………………… 261
第一节　克罗诺杆菌概述 ………………………………………… 261
第二节　克罗诺杆菌检验 ………………………………………… 263
第三节　克罗诺杆菌检验国标法与其他方法比较 ……………… 274
第四节　克罗诺杆菌检验过程质量控制和常见问题解析 ……… 276

第十五章　食品商业无菌检验 ………………………………………………… 279
第一节　商业无菌食品检验国家标准 …………………………… 279
第二节　其他商业无菌检验标准 ………………………………… 288
第三节　食品商业无菌检验过程质量控制和常见问题解析 …… 290

第十六章　食源性致病菌快速检验技术 …………………………………… 293
第一节　分子生物学检验技术 …………………………………… 293
第二节　免疫学检验技术 ………………………………………… 297
第三节　生理生化检验技术 ……………………………………… 302
第四节　色谱和质谱检验技术 …………………………………… 305

附　录 ……………………………………………………………………………… 309
附录1　微生物实验室常规检验用品和设备 …………………… 309
附录2　试剂 ……………………………………………………… 310
附录3　培养基 …………………………………………………… 317
附录4　检索表 …………………………………………………… 351

参考文献 ………………………………………………………………………… 355

第一章

食源性致病菌与食品安全

【学习目标】
1. 了解常见食源性致病菌的定义和种类。
2. 了解食品生产过程中致病菌的主要来源及污染途径。
3. 了解构成食源性致病菌致病性的因素和导致的重大食品安全事件。
4. 学习食品中致病菌常见安全控制措施。

第一节 常见的食源性致病菌

食源性致病菌是指通过摄食而进入人体的，能引起食源性疾病的细菌。这些细菌通常存在于食品的生产、加工、运输、储存、销售和消费等各个环节，由于食品受到污染或处理不当，导致细菌进入人体并引发疾病。

食源性致病菌的种类繁多，包括但不限于沙门氏菌（*Salmonella*）、志贺氏菌（*Shigella*）、大肠埃希氏菌（*Escherichia Coli*；特别是产志贺毒素的大肠埃希氏菌，如 O157∶H7）、副溶血性弧菌（*Vibrio parahaemolyticus*）、小肠结肠炎耶尔森氏菌（*Yersinia enterocolitica*）、空肠弯曲杆菌（*Campylobacter jejuni*）、金黄色葡萄球菌（*Staphylococcus aureus*）、β型溶血性链球菌（*β-hemolytic streptococcus*）、肉毒梭菌（*Clostridium botulinum*）、蜡样芽孢杆菌（*Bacillus cereus*）、单核细胞增生李斯特菌（*Listeria monocytogenes*）和克罗诺杆菌（*Cronobacter*）等。这些细菌具有不同的致病机理和感染剂量，能够引起人体从轻微的胃肠道不适到严重的全身性感染甚至死亡的各种症状。

食源性致病菌经常污染的食品种类主要有新鲜肉类（如禽肉、畜肉）、蛋制品、乳类、三明治、卤肉、烧烤肉、米粉、米线、米饭、奶油糕、蔬菜、水果、虾、鱼、蟹、贝等。不同食源性致病菌对人的感染剂量因致病菌的种类不同而异，从不足 10 个到超过 1 亿个不等，这主要取决于致病菌的种类、毒力、宿主免疫力以及摄入方式（如生食、未彻底加热等）等多种因素。有些致病菌，如金黄色葡萄球菌、致病性大肠埃希氏菌和蜡样芽孢杆菌等，可以产生毒素，被其污染的食品致病风险更高。

食源性致病菌的主要传染源是被其感染的家禽、家畜，如鸡、鸭、猪、牛、羊等，以及感染的鼠类和其他野生动物。人类带菌者，尤其是暂时带菌及无症状感染或轻型肠道感染后粪便持续带菌者，也可成为重要传染源。这些带菌者中，职业上与致病菌接触的人（如食品加工或屠宰工人）和患化脓性感染（如疥疮、手指化脓等）及上呼吸道感染（如鼻窦炎、化脓性肺炎等）的人员更易成为传染源。婴幼儿、老年人、严重免疫力低下病人以及孕妇等人群对食源性致病菌的易感性较高。这些人群由于免疫功能较弱，一旦感染往往病情较重，甚至可能出现严重后果。感染后可引发多种疾病，如急性肠胃炎（以腹泻、呕吐为主要症状）、败血症、脑膜炎等。不同致病菌引发的疾病表现各异，但通常都具有起病急、病情进展快的特点。例如，沙门氏菌胃肠炎型是最常见的临床类型，约占70%，主要表现为恶心、呕吐、腹部绞痛和腹泻等症状；而金黄色葡萄球菌肠毒素引起的食物中毒则以呕吐和腹泻为主要症状。

食源性致病菌的流行往往具有季节性。例如，沙门氏菌感染在全年可见，但发病高峰在7~11月；金黄色葡萄球菌引起的食物中毒多见于春夏季；单核细胞增生李斯特菌则能在冷藏条件下生长繁殖，因此其感染可能在全年发生，但在夏秋季节更为常见。食源性致病菌主要通过被污染的食物、水及用具传播。各种来源于动物的食品，如肉类、乳品、海鲜等，以及被污染的蔬菜、水果等，都可能成为传播媒介。此外，苍蝇和蟑螂等昆虫也可作为机械携带者，引起致病菌的传播。空气传播及输血引起的感染也有过报道，且近年来有人与人之间可直接传播的报道。

总之，食源性致病菌是食品安全领域的重要问题，对公众健康构成严重威胁。为预防食源性致病菌感染，应采取多种措施。包括加强食品加工和储存环节的卫生管理，确保食物煮熟煮透；避免生熟食物交叉污染；定期对生产加工人员进行健康检查，防止带菌人员污染食品；加强食品质量检测和监管等。此外，公众也应提高食品安全意识，注意个人卫生和饮食卫生习惯的培养。

第二节　不同种类致病菌在食品生产全产业链中的消减和传播规律

引起食品污染的致病菌种类繁多，可直接或间接地通过各种途径污染食品，并利用食品中的丰富营养进行生长繁殖，最后导致食品发生腐败变质，甚至引起食物中毒。因此，了解致病菌在自然界的分布规律，掌握食品中致病菌的主要来源及食品污染途径，对于切断污染传播链，预防及控制致病菌对食品的污染，延长食品保藏时间，防止食品腐败变质与食物中毒事件发生具有十分重要的意义。

一、食品中致病菌的来源

（一）土壤

土壤为微生物提供了丰富的营养物质和适宜的生长环境。土壤是人类利用微生物资源的主要来源，也是食品微生物污染的重要来源。

1. 土壤中微生物的种类、数量与分布

土壤中的微生物以细菌最多，放线菌和真菌次之，藻类和原生动物则比较少。土壤中的细菌以形成芽孢的休眠体占优势，营养体以代谢不旺盛的状态存在。与食品有关的细菌主要有嗜热脂肪芽孢杆菌、A 型与 B 型肉毒梭菌、大肠埃希氏菌、假单胞菌属、不动杆菌属、产碱杆菌属、黄杆菌属、节杆菌属、棒状杆菌属、微球菌属等。

2. 土壤中的致病菌

土壤中一般无芽孢致病菌，如沙门氏菌生存时间较短，只存活数天至数周；有芽孢致病菌，如炭疽芽孢杆菌、肉毒梭菌可存活数年或更长时间。

（二）水

水是微生物可生存的环境。江河、湖海、温泉和下水道中均有微生物存在，同时水也是食品重要的微生物污染源。

1. 水中微生物的种类

水中与食品有关的细菌主要有芽孢杆菌属、梭状芽孢杆菌属、假单胞菌属、产碱杆菌属、不动杆菌属、莫拉氏菌属、黄杆菌属、气单胞菌属、棒状杆菌属、大肠埃希氏菌、变形杆菌属、克雷伯氏菌属、微球菌属与粪肠球菌等。

2. 水中的致病菌

水中的致病菌主要有伤寒沙门氏菌、志贺氏菌、霍乱弧菌与副溶血性弧菌等。

（三）空气

空气中营养物质缺乏，且受紫外线照射与干燥的影响，不利于微生物生存，因此空气中的微生物主要来自土壤、水、人和动物。

1. 空气中微生物的种类、数量与分布

空气中存活时间较长的微生物主要是细菌芽孢、霉菌与酵母的孢子、微球菌属、葡萄球菌属、四联球菌属等。尘埃的多少与细菌数量之间关系密切。

2. 空气中的致病菌

一般致病菌在空气中易死亡，只有结核分枝杆菌、肺炎双球菌、链球菌、葡萄球菌、炭疽芽孢杆菌等可存活一段时间。

（四）动物

动物的皮肤、黏膜及与外界物质交流的孔道中均有微生物存活，动物是食品中重要的微生物污染源。

1. 动物带有微生物的种类、数量与分布

畜禽肠道内容物中细菌的数量可达 $10^6 \sim 10^{11}$ 个/g，主要是兼性好氧菌和厌氧菌，主要有大肠埃希氏菌、肠球菌属、乳杆菌属、拟杆菌属等细菌。动物口腔中含有葡萄球菌属、链球菌属、乳杆菌属等细菌。畜禽屠宰后的胴体因受各种不洁环境的污染，使其肌肉内细菌数量增加。

2. 动物带有的致病菌

患病时动物可能感染相应致病菌。患传染病家畜的皮毛上带有炭疽芽孢杆菌、布鲁氏杆菌、结核分枝杆菌等致病菌。苍蝇和鼠类也是致病菌的重要传播媒介。苍蝇的爪上带有沙门氏菌、志贺氏菌、弧菌、大肠埃希氏菌等大量致病菌。鼠类也是传播沙门氏菌的重要污染源。

（五）人

1. 人体带有微生物的种类、数量与分布

人手和手臂上的细菌主要有葡萄球菌属、假单胞菌属中的绿脓假单胞菌、产碱杆菌属、棒状杆菌属、芽孢杆菌属等细菌。衣服是微生物传播的媒介，主要是来自环境中的微生物。人体肠道呈碱性，有被消化的食物，适合微生物繁殖。人的肠道内细菌数量为 $10^{11} \sim 10^{14}$ 个/g。占优势的厌氧菌和兼性厌氧菌有拟杆菌属、乳杆菌属、双歧杆菌属、梭状芽孢杆菌属的细菌，以及大肠埃希氏菌、产气肠杆菌、变形杆菌、粪产碱杆菌、绿脓假单胞杆菌、葡萄球菌、粪肠球菌、韦荣氏球菌等。人体摄入的食物和抗菌药物对肠道正常微生物区系有明显影响。所谓人体正常微生物区系（或称正常微生物菌群），是指在正常的生理状态下，人体表和体腔中存在一定种类和数量的微生物。人体肠道的正常菌群与宿主是互生关系，但在特殊情况下转为寄生关系。肠道中的正常菌群对人体是有益的。人的肠道如果缺乏这些微生物，就不能维持正常生活。①肠道中的微生物可以合成人体不可缺少的维生素、氨基酸等。②正常菌群在小肠下端和大肠壁上定植，可以排斥其他致病菌的侵入和寄生，保护人体增强抵抗致病菌的能力。如果长期服用抗生素，就会抑制或杀死正常菌群，而致病菌会趁机侵入体内，引起继发感染。

2. 人体带有的致病菌

人体携带一些条件致病菌，在一定条件下可引起各种疾病。

（六）设备和用具

食品加工过程中，食品颗粒或汁液残留于设备、管道、用具中，可促进微生物生长和繁殖，成为食品重要污染源。

（七）包装材料和容器

包装食品的材料和容器在制造和运输过程中可能带有灰尘和微生物，成为食品微生物的污染源之一。

（八）原料和辅料

1. 原料

蔬菜中人畜粪便源致病菌与寄生虫卵的污染相当严重。水果在收获、运输过程中可被多种微生物甚至肠道致病菌污染。动物性食品原料的病原菌来源于患病畜禽与健康带菌者。在加工、贮运、销售环节因不洁环境，会污染一定种类和数量的微生物。

2. 辅料

辅料虽占食品原料总量的一小部分，但存在细菌污染较高的问题。胡椒、花椒、大料、辣椒等食品辅料中细菌污染量可达 10^8 个/g，主要是需氧和兼性厌氧的芽孢菌。

二、污染途径

（一）通过土壤污染

水果、蔬菜、谷物、豆类等植物性原料的表面，污染有来自土壤中的微生物。它们随植物性原料进入食品厂而污染车间的空气、用具，最后对半产品和成品质量产生影响。

（二）通过水污染

食品加工过程中，会用水洗涤食品的原料、生产用具、设备与容器，清洗房间、地面、工作人员的身体表面，用水冷却杀菌后的罐头，用水加工食品等。因此水质好坏对食品卫生质量影响较大。如果水中存在腐败菌，还可能引起食物中毒。

（三）通过空气污染

空气可直接或间接将微生物污染至食品中。食品暴露于空气中的时间越长，污染越严重。

因此，加工食品在封闭条件下进行，可减少污染的概率。

（四）通过人和动物污染

食品从业人员患有某些疾病，接触食品的手又不注意清洗消毒、修剪指甲，易将致病菌带到食品中。老鼠、苍蝇、蟑螂及其他昆虫等与工作人员皮肤带有大量微生物，通过活动传播至食品。畜禽毛皮和粪便中大量的细菌可污染肉类的胴体和内脏，使鲜肉污染和变质。

（五）通过用具与杂物污染

用于食品的一切用具，如运输工具、生产设备、包装材料或容器等都可成为媒介使食品受到微生物污染。所有用具在使用前后未经清洗杀菌，都可能生长一定种类和数量的微生物，这些用具再次接触食品，会成为微生物的接种工具。

第三节 构成致病菌致病性的因素

致病菌的致病性与细菌毒力、侵入人体的数量、侵入途径以及人体免疫力、环境因素等密切相关。

致病菌的致病性是对特定宿主而言的，有的致病菌仅对人类有致病性，有的只对某些动物有致病性，有的则对人类和动物均有致病性。不同致病菌对宿主可引起不同病症，导致不同致病后果，例如，伤寒沙门氏菌感染引起人类伤寒，而结核分枝杆菌则引起结核病，这是由细菌种属致病特性决定的。

致病菌致病性的强弱程度称为细菌的毒力（virulence）。不同致病菌的毒力不同，即使同种细菌也因菌型或菌株的不同而导致毒力有差异。细菌的毒素分为外毒素和内毒素两类。外毒素是细菌在生长繁殖过程中产生并分泌到菌体外的毒性物质，革兰氏阳性菌和革兰氏阴性菌均可产生外毒素。内毒素是革兰氏阴性菌细胞壁中的脂多糖成分，细菌裂解后可释放出来，引起发热反应、白细胞反应、病毒素休克以及弥漫性血管内凝血等。

致病菌致病性的构成因素还与细菌或产生毒素的侵袭力和侵袭途径密切相关。致病菌或其毒素的侵袭力是指其突破机体防御的功能，在体内定植、繁殖和扩散的能力，侵袭力与细菌表面结构和产生的侵袭性酶有关。同种细菌或其产生毒素侵入人体不同部位引起的病症不同，侵入人体的量不同，病情轻重也有差别。

第四节 食源性致病菌导致的食品安全事件

致病菌是引起食源性疾病的最主要原因，本节介绍人类历史上发生的几起重大食源性致病菌导致的食品安全事件及其处置过程。

一、2000年日本雪印牛奶事件

2000年夏天，日本最大乳制品生产商"雪印乳业"生产的低脂奶在日本关西地区引发了大规模的食物中毒事件。2000 年 6 月 23 日，5 名来自大阪市天王寺区的儿童饮用雪印牛奶后都出现了腹泻和食物中毒症状，大阪市政府于 6 月 24 日开始检测"雪印乳业"生产的牛奶。6 月 28 日，又有 5 名大阪市北区居民在饮用雪印牛奶后出现类似症状，大阪市政府于当晚下令"雪印乳业"大阪工厂停产，禁止出售该厂生产的牛奶，同时要求雪印回收所有问题牛奶。7 月 2 日，大阪市政府勒令雪印乳业公司大阪工厂无限期停产，并要求该工厂自觉收回市场上所有加工和生产的食品。事件发生后，关西地区的超市已主动下架了问题牛奶，当地学校也纷纷停止供应问题牛奶给学生。"雪印牛奶"中毒事件自 2000 年 6 月 23 日暴发到 6 月 30 日为止，包括京都、大阪在内的关西地区，共有近 4891 人因饮用"雪印乳业"大阪工厂生产的"雪印低脂奶"纸包产品后，出现呕吐、腹泻和腹痛等中毒症状。在 6 月 26 日到 7 月 10 日的近半个月内，关西地区共有 1.4 万人由于饮用雪印低脂奶而中毒发病，一名 84 岁的老人在中毒后引发其他疾病去世。

经调查，雪印公司为了生存大量裁员，工人一再被裁减后，只好雇用一些小时工，他们中一些人往往既没有经验又没有责任心，有人竟将市场上销售不出去的牛奶重新收回，将其放入一个大罐中进行搅拌后再制作，没有使用公司先进的生产设备，因此导致贮存牛奶的大罐中污染大量细菌，使其生产出的低脂牛奶被金黄色葡萄球菌污染，最终酿成这起特大食品安全事故，震惊日本各界。鉴于雪印公司的教训，日本厚生省向东京都、北海道和全国各县政府下达指示，要求对处理和加工牛奶的设施进行全面卫生检查。

二、2008 年味全奶粉克罗诺杆菌污染事件

2008 年 10 月 17 日，中国台湾顶新集团旗下的味全食品工业有限公司三批次产自台湾的婴儿配方奶粉从深圳文锦渡入境时被检验出污染有克罗诺杆菌（*Enterobacter sakazakii*），检验值为 0.92 CFU/100 g。不合格奶粉包括味全婴儿配方奶粉、味全幼儿成长配方奶粉和味全较大婴儿配方奶粉。这批奶粉在台湾第一次出厂检验时就呈阳性反应，但经过味全二度检定后过关，最终大陆检验时又呈阳性。事件暴发后，味全已检验所有生产流程，都没有查出污染源，进口的乳源也没有问题，推测可能是在运送过程中受到污染。

克罗诺杆菌具有很强的致病性，能引起严重的新生儿脑膜炎、小肠结肠炎和菌血症，死亡率高达 50% 以上，婴儿配方奶粉是目前发现的克罗诺杆菌主要的感染渠道。如果"问题奶粉"流入市场，将会导致一场巨大的食源性疾病，会给婴幼儿的身体健康带来巨大威胁。此次事件使味全食品工业有限公司积累了多年的信誉大打折扣。

三、2011 年美国哈密瓜单核细胞增生李斯特菌事件

2011 年 9 月，美国疾病预防控制中心（Centers for Disease Control and Prevention，CDC）网站上陆续报道了一起由单核细胞增生李斯特菌引起的食源性疾病暴发事件，涉及 28 个州，报告病例 146 例，其中死亡 30 例，并导致一名孕妇流产。相关数据显示，病例年龄分布在 22~96 岁，中位数为 77 岁。大多数患者超过了 60 岁或者是免疫功能低下者，其中 55% 是女性。107 例可调查到的病例中 105 例（98%）均为住院病例，大部分（93%）可提供进食史信息的病例报告进食了哈密瓜。调查人员在调查中要求患者回忆患病前一个月的饮食史，并将本次暴发的病例与 CDC 主动监测到的非暴发类型单核细胞增生李斯特菌感染者的进食史进行比较分析。事件暴发之后，美国有关州、地区和联邦公共卫生管理部门启动联合调查，通过流行病

学、溯源和实验室调查后发现这起暴发与食用来自科罗拉多州格兰纳达（Granada）波尼地区的Jensen农场种植的哈密瓜有关。

美国食品与药物监督管理局（Food and Drug Administration，FDA）、CDC和国家公共卫生相关部门，以及科罗拉多州公共卫生和环境相关部门联合对零售店和患者家庭中的哈密瓜进行了检验，结果发现哈密瓜上携带的单核细胞增生李斯特菌与本次暴发病例样本发现的单核细胞增生李斯特菌有相同的DNA分子指纹图谱，产品追溯信息也显示这些哈密瓜来自Jensen农场。

疫情暴发后，FDA对Jensen农场进行了两次检查。通过检查发现一系列可能导致单核细胞增生李斯特菌污染、生长繁殖与扩散的问题，主要包括：在将哈密瓜放进冷藏库前没有进行预冷却以除去哈密瓜的田间热（指蔬菜、花卉、水果等从田间带入贮藏室内的热量）；包装车间的地板和包装机械不易清洗；工厂排水存在设计缺陷，在设备和员工走道附近易积水；制冷系统的冷凝水直接流到地板上；清洗哈密瓜时未使用任何杀菌剂或者抑菌剂。在调查中，FDA官员一再强调已在2009年发布了降低瓜类水果微生物危害的操作指南，如果Jensen农场严格按照该指南生产就不会出现生产设施和加工工艺缺陷。在第三方审核机构的审核报告中虽然提及了部分问题，但是审核记录都是"优级"，由此可知第三方审核体系存在问题：未能识别或者重视受审核方严重的食品安全管理缺陷；第三方审核缺乏法律约束，而且未向政府食品安全管理部门通报审核中发现的食品安全问题；没有采取措施保证审核发现的问题得到纠正；现场审核时间短；审核人员与受审核方之间存在利益冲突。

该事件反映出美国第三方审核体系中的缺陷。对于大部分农场或者生产企业来说，只有第三方审核人员对他们进行检查，很少会有政府人员来检查。虽然《食品安全现代化法案》提高了FDA对农场或者生产企业的检查频率，但是FDA几乎很难有充足的资源对类似于Jensen农场或者生产企业每年都进行检查，至多每三年或者五年检查一次，因此整个食品安全监管很大程度上依赖于第三方审核体系发现的食品安全危害，未充分阻止受污染的产品进入市场。

四、沙门氏菌导致的食源性疾病暴发案例

微生物污染是影响我国食品卫生和安全的最主要因素。WHO统计数据表明，全球因食物污染而导致的病例中约70%是由生物性污染所致。我国细菌性食物中毒中，有70%~80%由沙门氏菌引起，沙门氏菌作为食源性致病菌引起的危害在包括我国在内的世界各国仍不断增加。

2008年4月，美国暴发了由圣堡罗沙门氏菌（*Salmonella saintpaul*）污染番茄而导致的大规模疾病，波及16个州。自4月到7月5日，FDA宣布共有943人感染沙门氏菌的报告，其中130人因病情严重而住院。2008年7月，丹麦暴发近15年来最大规模的沙门氏菌病疫情，全国有3000~4000人受到感染。据丹麦《政治报》7月2日报道，许多患者因出现严重腹泻、发烧和腹痛等症状而住院治疗，患者中儿童居多。当时丹麦医疗机构并不清楚是何种食品导致了沙门氏菌的传播。2009年1月，美国暴发了史上污染规模最大的花生酱沙门氏菌污染事件，有43个州发现疫情，共501人染病，8人死亡。美国疾病预防控制中心调查认为，造成此次疫情的是鼠伤寒沙门氏菌。最后美国共召回3000种以花生酱或花生糊为原料的产品，使其成为美国史上最大规模的食品召回事件，花生酱当月销量同比下降19.5%。

因鼠伤寒沙门氏菌污染食品而导致的疾病暴发在我国非常常见。1983年，在贵州省发生一起由鼠伤寒沙门氏菌引起的食物中毒事件，病因是该地97人分食一份死猪肉，造成45人中

毒，患病率46.4%。1997年9月，青海省门源县发生一起因食用牛肉而引起的41人中毒事件。根据流行病学调查、临床表现和实验室检验确诊为鼠伤寒沙门氏菌所致。事件起因是该县阴田村村民的一头犏牛因病腹泻，拉有黑稀便和黏液便，精神极差，将该牛宰杀后，把其胴体约70 kg出售和分送给本村村民共28户、79人食用。在进食77 h后，致使41人食物中毒，患病率达51.89%。2002年6月，我国山东省新泰市沈南镇下村发生一起因食用牛杂引起的食物中毒，9人进食，8人中毒，食用后相继出现恶心、呕吐、发热、头痛、腹泻等症状，潜伏期4 h到18 h不等，因治疗及时全部治愈出院，无人死亡。卫生防疫人员采集可疑食品、炊具、患者呕吐物与粪便进行实验室检验，确认该起食物中毒是由鼠伤寒沙门氏菌所致。

由于致病菌（如沙门氏菌）可通过食物链、食品交叉污染、人畜接触或环境散播等途径进行传播，任何一个群体都存在致病菌感染隐患，发病趋势将以连续暴发的形式出现且越来越难以治愈。因此，食源性致病菌广泛流行给食品和畜牧业安全生产、公共卫生安全及人类健康造成的巨大威胁已成为全球关注的焦点。

第五节　食品中致病菌安全控制

（一）低温保藏

多数病原菌和腐败菌的宿主主要为温血动物，该菌群主要为中温菌，最适生长温度在20～40℃，因此低温能够显著抑制这些微生物的生长繁殖，从而防止或延缓食品腐败变质。在没有保护剂的情况下，冷冻处理使得细菌细胞中的游离水形成冰晶体，导致渗透压增大，pH和胶体状态发生改变，微生物活动受到抑制甚至死亡。此外，形成的冰晶体可造成细胞机械损伤，胞内物质外流，细菌裂解死亡。该方法主要适用于动物性食品，含水量多的食品冷冻后会产生严重的物理损伤，影响食品风味和营养。

（二）加热杀菌

所有的微生物在一定温度条件下都可以被杀死，一般低温杀菌可杀灭大部分细菌，但也有些细菌或芽孢耐热性强，需要高湿才能杀灭，细菌在干燥状态下耐热性更强。

（三）辐照杀菌

辐照杀菌是利用电离辐射产生的电磁波杀死食品表面或内部微生物的一种有效方法。用于杀菌的电磁波有微波、紫外线、X射线和γ射线等。辐照杀菌可在常温或低温下进行，处理过程中食品升温幅度很小，有利于食品中营养物质的有效保留，维持食品品质。射线穿透力强，可杀灭深藏在食品内部的微生物。辐照杀菌不仅没有残留物，而且还能节约能源，改善食品的工艺和品质，但该方法需要完备的安全防护措施，控制辐照剂量且须注明辐照食品。

（四）干燥杀菌

微生物的生长繁殖都需要一定的水分活度，当水分活度降低到0.9以下时，大多数的细菌均不能生长。因此将食品进行干燥处理可有效防止食品腐败变质。对干燥食品应注意包装和保存，避免吸湿。

（五）增加渗透压

若将微生物置于含有大量可溶性物质的溶液里，微生物细胞会因失水而发生质壁分离、代谢停止，甚至死亡。细菌抵抗渗透压变化的能力比霉菌及酵母菌弱得多，因此许多食品经过盐渍或糖渍可延长保质期。但是高渗透压只能抑制细菌，不能杀灭细菌。

除了食品保藏的微生物安全控制外，食品生产企业在生产中应当坚持卫生标准操作程序（sanitation standard operation procedure，SSOP）及良好操作规范（good manufacturing practice，GMP），从原料选择、加工环境、包装容器直至运输过程，都应遵循行业危害分析与关键控制点（hazard analysis and critical control point，HACCP），避免食品受细菌污染。另外，消费者应当选择新鲜的食品，尽量不食用过夜剩菜剩饭，肉、鱼、禽、蛋类食品最好烧熟煮透后再食用，到干净卫生的餐厅进餐，尽量避免在不正规、不卫生的环境中进食，才能避免食物中毒。

思考题

1. 常见的食源性致病菌包括哪些种类？
2. 举例分析近年来国内外新发、突发、再发食品安全事件。
3. 食品生产过程中致病菌的主要来源和污染途径是什么？
4. 对食品中致病菌主要的安全控制措施有哪些？
5. 通过查阅文献了解国内外食源性致病菌防控新技术和新方法。

第二章 食源性致病菌检验概述

【学习目标】
1. 掌握食源性致病菌检验的基本原则和要求。
2. 了解不同国家或组织对食源性致病菌检验的规范和要求内容间的差异。
3. 了解我国微生物检验实验室的管理要求、技术要求、过程控制要求、内部质量控制和外部质量评估的要求。
4. 掌握我国的二、三级采样方案，了解我国常见各类食品的采样和检样处理方法。

食源性致病菌是导致食源性疾病发生的主要原因，是食品安全的重要风险隐患。食源性致病菌常伴随着被污染的食物进入人体，而食物污染可出现在食品生产、加工、储存、运输、销售等各个环节。一旦污染，致病菌将大量繁殖而引起食品腐败变质，导致食源性感染和食物中毒事件发生。准确的致病菌检验是有效控制食源性疾病、保障食品安全的关键环节。本章将从食源性致病菌检验的基本原则和要求、各类食品采样和检样处理方法这两个方面进行介绍。

第一节 食源性致病菌检验的基本原则和要求

食源性致病菌检验过程中，检验方法和质量控制已成为社会各界人士关注的重点。想要全面满足检验标准和要求，相关工作人员需要制定系统化的质量监督管理策略，以检验的准确性为主要目标，按照标准化流程建立起完整的检验和质量控制体系，保证检验结果科学有效。目前，各国都对微生物的检验过程提出了规范性要求。本节将介绍我国对食源性致病菌检验的基本原则和要求，并与 FDA 和美国农业部（United States Department of Agrculture，USDA）对食源性致病菌检验的要求进行比较，此外介绍检验分析前的质量控制策略及常见问题解析。

一、我国食品微生物学检验的基本原则和要求

（一）实验室基本要求

1. 检验人员

（1）应具有相应的微生物专业教育或培训经历，具备相应的资质，能够理解并正确实施检验。

（2）应掌握实验室生物安全操作和消毒知识。
（3）应在检验过程中保持个人整洁与卫生，防止人为污染样品。
（4）应在检验过程中遵守相关安全措施的规定，确保自身安全。
（5）有颜色视觉障碍的人员不能从事涉及辨色的实验。

2. 环境与设施

（1）实验室环境不应影响检验结果的准确性。
（2）实验区域应与办公区域明显分开。
（3）实验室工作面积和总体布局应能满足从事检验工作的需要，实验室布局宜采用单方向工作流程，避免交叉污染。
（4）实验室内环境的温度、湿度、洁净度及照度、噪声等应符合工作要求。
（5）食品样品检验应在洁净区域进行，洁净区域应有明显标示。
（6）病原微生物分离鉴定工作应在二级或以上生物安全实验室进行。

3. 实验设备

（1）实验设备应满足检验工作的需要，常用设备见附录 A 中 A.1。
（2）实验设备应放置于适宜的环境条件下，便于维护、清洁、消毒与校准，并保持整洁与良好的工作状态。
（3）实验设备应定期进行检查和/或检定（加贴标识）、维护及保养，以确保工作性能和操作安全。
（4）实验设备应有日常监控记录或使用记录。

4. 检验用品

（1）检验用品应满足微生物检验工作的需求，常用检验用品见附录 A 中 A.2。
（2）检验用品在使用前应保持清洁和/或无菌。
（3）需要灭菌的检验用品应放置在特定容器内或用合适的材料（如专用包装纸、铝箔纸等）包裹或加塞，应保证灭菌效果。
（4）检验用品的储存环境应保持干燥和清洁，已灭菌与未灭菌的用品应分开存放并明确标识。
（5）灭菌检验用品应记录灭菌的温度与持续时间及有效使用期限。

5. 培养基和试剂

培养基和试剂的制备和质量要求按照 GB 4789.28—2024《食品安全国家标准 食品微生物学检验 培养基和试剂的质量要求》的规定执行。

6. 质控菌株

（1）实验室应保存能满足实验需要的标准菌株。
（2）应使用微生物菌种保藏专门机构或专业权威机构保存的、可溯源的标准菌株。
（3）标准菌株的保存、传代按照 GB 4789.28—2024《食品安全国家标准 食品微生物学检验 培养基和试剂的质量要求》的规定执行。
（4）对实验室分离菌株（野生菌株），经过鉴定后，可作为实验室内部质量控制的菌株。

（二）样品的采集

1. 采样原则

（1）样品的采集应遵循随机性、代表性的原则。

（2）采样过程遵循无菌操作程序，防止一切可能的外来污染。

2. 采样方案

（1）根据检验目的、食品特点、批量、检验方法、微生物的危害程度等确定采样方案。

（2）采样方案分为二级和三级采样方案。二级采样方案设有 n、c 和 m 值，三级采样方案设有 n、c、m 和 M 值。

n：同一批次产品应采集的样品件数；

c：最大可允许超出 m 值的样品数；

m：微生物指标可接受水平限量值（三级采样方案）或最高安全限量值（二级采样方案）；

M：微生物指标的最高安全限量值。

按照二级采样方案设定的指标，在 n 个样品中，允许有 $\leq c$ 个样品其相应微生物指标检验值大于 m 值。

按照三级采样方案设定的指标，在 n 个样品中，允许全部样品中相应微生物指标检验值小于或等于 m 值；允许有 $\leq c$ 个样品其相应微生物指标检验值在 m 值和 M 值之间；不允许有样品相应微生物指标检验值大于 M 值。

例如：$n=5$，$c=2$，$m=100$ CFU/g，$M=1000$ CFU/g。含义是从一批产品中采集 5 个样品，若 5 个样品的检验结果均小于或等于 m 值（≤ 100 CFU/g），则这种情况是允许的；若 ≤ 2 个样品的结果（X）位于 m 值和 M 值之间（100 CFU/g$<X\leq 1000$ CFU/g），则这种情况也是允许的；若有 3 个及以上样品的检验结果位于 m 值和 M 值之间，则这种情况是不允许的；若有任一样品的检验结果大于 M 值（>1000 CFU/g），则这种情况也是不允许的。

（3）各类食品的采样方案按食品安全相关标准的规定执行。

（4）食品安全事故中食品样品的采集如下。

①由批量生产加工的食品污染导致的食品安全事故，食品样品的采集和判定原则按上述内容执行。重点采集同批次食品样品。

②由餐饮单位或家庭烹调加工的食品导致的食品安全事故，重点采集现场剩余食品样品，以满足食品安全事故病因判定和病原确证的要求。

3. 各类食品的采样方法

（1）预包装食品

①应采集相同批次、独立包装、适量件数的食品样品，每件样品的采样量应满足微生物指标检验的要求。

②独立包装 ≤ 1000 g 的固态食品或 ≤ 1000 mL 的液态食品，取相同批次的包装。

③独立包装 >1000 mL 的液态食品，应在采样前摇动或用无菌棒搅拌液体，使其达到均质后采集适量样品，放入同一个无菌采样容器内作为一件食品样品；>1000 g 的固态食品，应用无菌采样器从同一包装的不同部位分别采取适量样品，放入同一个无菌采样容器内作为一件食品样品。

（2）散装食品或现场制作食品　用无菌采样工具从 n 个不同部位现场采集样品，放入 n 个无菌采样容器内作为 n 件食品样品。每件样品的采样量应满足微生物指标检验单位的要求。

4. 采集样品的标记

应对采集的样品进行及时、准确的记录和标记，内容包括采样人、采样地点、时间、样品名称、来源、批号、数量、保存条件等信息。

5. 采集样品的贮存和运输

（1）应尽快将样品送往实验室检验。

（2）应在运输过程中保持样品完整。

（3）应在接近原有贮存温度条件下贮存样品，或采取必要措施防止样品中微生物数量的变化。

（三）检验

1. 样品处理

（1）实验室接到送检样品后应认真核对登记，确保样品的相关信息完整并符合检验要求。

（2）实验室应按要求尽快检验。若不能及时检验，应采取必要的措施，防止样品中原有微生物因客观条件的干扰而发生变化。

（3）各类食品样品处理应按相关食品安全标准检验方法的规定执行。

2. 样品检验

按食品安全相关标准的规定进行检验。

（四）生物安全与质量控制

1. 实验室生物安全要求

应符合 GB 19489—2008《实验室 生物安全通用要求》的规定。

2. 质量控制

（1）实验室应根据需要设置阳性对照、阴性对照和空白对照，定期对检验过程进行质量控制。

（2）实验室应定期对实验人员进行技术考核。

（五）记录与报告

1. 记录

检验过程中应即时、客观地记录观察到的现象、结果和数据等信息。

2. 报告

实验室应按照检验方法中规定的要求，准确、客观地报告检验结果。

（六）检验后样品的处理

（1）检验结果报告后，被检样品方能处理。

（2）检出致病菌的样品要经过无害化处理。

（3）检验结果报告后，剩余样品和同批产品不进行微生物项目的复检。

二、食源性致病菌检验的规范及要求

GB 4789.1—2016《食品安全国家标准 食品微生物学检验 总则》中列出了原则性的采样和检验要求，分为二级和三级采样方案，这主要依据检验目的、食品特点、检验方法、微生物的危害程度等而确定。二级采样方案设有 n、c 和 m 值，三级采样方案多增设了一个 M 值，即最高安全限量值。一般而言，对于危害较大或者较严重的检验项目通常采用二级采样方案，即不得检出，如沙门氏菌；而危害较小或者轻微的，允许使用三级采样方案，即可以有一定的允许范围，金黄色葡萄球菌的检验一般采用三级采样方案。考虑到食品机制的复杂性和差异性，我国制定了针对各类食品的微生物检验采样与检样处理规程，详见本章第二节内容。

美国 FDA 细菌分析手册（*Bacteriological Analytical Manual*，BAM）第一章中，单独列出了

沙门氏菌检验项目的详细采样计划和样品处理程序，根据消费者群体的敏感性、食品在生产过程中或在家中受到沙门氏菌致命感染的可能性及食品的污染历史分了3类食品，采样量有不同要求；而对于检验需氧平板计数、总大肠菌群、粪便大肠菌群、埃希氏菌属（包括肠致病菌株）、葡萄球菌属、弧菌属、志贺菌属、弯曲菌属、耶尔森菌属、蜡样芽孢杆菌和产气荚膜梭菌，不同食品的采样方案未做区分。对于需要微生物计数的样品的混合和稀释根据一般类食品、半块和大块坚果仁、坚果粉3类样品分别进行处理。

美国农业部（United States Department of Agriculture，USDA）食品安全检验局（Food Safety and Inspection Service，FSIS）从样品接收、样品丢弃、样品制备方面提出微生物检验一般注意事项，在实验室试剂和设备中除一般要求，还给出可接受的测量范围，此外，为保证数据记录的标准化和结果的可追溯性，规定使用实验室信息管理系统录入数据。

三、检验分析前的质量控制策略及常见问题解析

（一）实验室质量控制规范

本部分内容介绍食品微生物检验实验室的管理要求、技术要求、过程控制要求、内部质量控制和外部质量评估的要求。本部分内容适用于食品、食品添加剂、动物饲料、食品加工机械、食品包装材料以及食品加工环境样品等微生物检验实验室的质量控制，实验室认可机构可参考使用。

1. 术语和定义

（1）实验室最高管理者　在最高层指挥和控制实验室的一个人或一组人。

（2）实验室管理层　在实验室最高管理者领导下负责管理实验室活动的人员。

（3）实验室能力　实验室进行相应检验所需的物质、环境、信息资源、人员、技术和专业知识。

（4）样品　取自某一整体的一个或多个部分，旨在提供该整体的相关信息，通常作为判断该整体的基础。

（5）标准方法　国际、区域、国家或行业发布的、经过严格确认的、公认的方法。

（6）可替代方法　用来检验某一特定产品中某种目标微生物的与相关标准方法等效的方法。

（7）阴性偏差　标准方法得出阳性结果，而可替代方法却得出未经证实的阴性结果，如果后者被证明为阳性，这种偏离便是一个假阴性。

（8）阳性偏差　标准方法得出阴性结果，而可替代方法却得出未经证实的阳性结果，如果后者被证明为阴性，这种偏离便是一个假阳性。

（9）标准培养物　标准菌株、标准储备菌株和工作菌株的统称。

（10）标准菌株　至少定义到属或种水平的菌株。按其特征进行分类和描述，有明确的来源。

（11）标准储备菌株　标准菌株经过一代转接后获得的同种菌株。

（12）工作菌株　由标准储备菌株转接后获得的同种菌株。

（13）判定限　进行定量微生物检验时，在特定评估方法规定的实验条件下，可引起特定变化的微生物的最小量。

（14）检出限　进行定性微生物检验时，能检验到但无法给出精确数值的微生物的最小量。

（15）特异性　阴性菌株数或所确认菌落数与可疑检出物的比例。

2. 管理要求

（1）组织

①食品微生物检验实验室或其所在组织应具有明确的法律地位。实验室一般为独立法人，非独立法人的实验室需经上级法人授权。

②实验室检验服务应能满足客户的工作需要。

③实验室在其固定场所内部或外部的其他场所开展工作时，均应遵守相关规定。

④实验室最高管理者应负责管理体系的设计、建立、维持及改进，至少包括以下方面：

a. 为实验室配置足够人员并为所有人员提供履行其职责所需的权力和资源。

b. 制定政策和程序，以避免实验室和其人员介入任何可能会降低其判断能力、技术、诚实性和公正性的活动。

c. 制定政策和程序，确保客户机密信息得到保护。

d. 明确实验室的组织和管理结构，以及实验室与其他相关组织的关系。

e. 规定所有人员的职责、权力和相互关系。

f. 成立技术管理层并赋予相应职责和权力，负责技术运作和资源供应（技术管理层负责人也称作技术负责人）；任命质量负责人，由其全面负责管理体系运作。

g. 由熟悉检验目的、程序、操作和结果评价的人员，对实验室的其他人员按其经验、能力和职责进行相应的培训和监督，最高管理者直接任命和管理质量监督员。

h. 指定关键人员的代理人，在一些小型实验室里，可由一个人承担多项职责。

⑤实验室最高管理者、技术负责人、质量负责人应有任命文件。

（2）管理体系

①政策、计划、程序、指导书和操作规程等均应形成文件，传达至所有相关人员，并保证相关人员熟悉理解并执行。

②管理体系应包括内部质量控制和外部质量评估工作。

③最高管理者应主持制定并授权发布质量方针、目标和承诺，形成文件并写入质量手册（不论何种称谓）。最高管理者或质量负责人应向全体员工宣贯质量方针和目标。质量方针、目标和承诺应简明清晰，便于有关人员即时获得，并至少包括以下内容：

a. 实验室提供的服务范围。

b. 对服务标准的承诺。

c. 阐明实验室的质量管理水平和技术目标。

d. 对相关人员熟悉、理解、执行管理体系的要求。

e. 实验室在职业行为、检验质量以及遵守管理体系和相关法规政策方面的承诺。

④质量手册应对管理体系及文件结构进行描述；质量手册中还应规定各重要岗位人员的职责。

（3）文件控制

①实验室应制定并实施专门的程序文件，以满足文件控制的要求，应将文件备份存档。这些受控文件可使用纸张或无纸化媒介，并应遵循国家、地区和当地的规定。

②实施的文件控制程序应确保：

a. 向实验室人员发布的管理体系相关文件在发布前得到授权人员的审批。

b. 建立在用文件名称、有效性状态和发放情况的记录，此记录也称作文件控制记录。

c. 在相应场所，只使用现行的、经过确认的文件版本。

d. 应定期对文件进行评审，必要时修订，并经授权人员批准。

e. 无效或已废止的文件应立即从所有使用地点撤离，或进行适当标注，以防止误用。

f. 如果实验室允许在文件再版之前对文件进行手写修改，则应确定修改的程序和权限，修改之处应有清晰的标注、签名并注明日期，修订的文件应尽快正式发布。

g. 应制定程序描述如何更改和控制在计算机系统中运行或保存的文件。

③管理体系相关文件均应有唯一性标识，包括但不限于：

a. 标题、文件号、发布日期及实施日期。

b. 修订日期或修订号，版本标识。

c. 页码和页数（如果适用）。

d. 发布机构。

e. 来源的标识。

f. 文件分发号（如果适用）。

（4）质量及技术记录

①实验室应建立并实施一套对质量及技术记录进行识别、采集、索引、查取、存放、维护以及安全处理的程序。

②所有质量及技术记录均应清晰明确，便于检索，并应符合有关规定。应提供一个适宜的存放环境，以适当的形式进行存放，以防损毁、破坏、泄密、丢失或被盗用。

③实验室应明确规定各种质量及技术记录的保存期。保存期限应根据检验的性质或每个记录的具体情况而定，并应符合有关法律法规的要求。

④质量及技术记录可包括：

a. 检验申请表、委托书或采样记录。

b. 检验结果和报告。

c. 仪器打印出的结果。

d. 试验计划。

e. 原始工作记录簿（记录单）。

f. 试验数据统计记录。

g. 质量控制记录。

h. 投诉及所采取的措施记录。

i. 内部及外部审核记录。

j. 能力验证或实验室间的比对记录。

k. 质量改进记录。

l. 仪器使用及维护记录，包括内部及外部的校准记录。

m. 无菌室等关键区域的环境监控记录。

n. 外部服务供应的有关记录。

o. 设备、耗材的验收记录。

p. 差错或事故记录及应对措施。

q. 人员培训及能力记录。

⑤当记录中出现错误时，每一个错误应划改，并将正确值填写在其旁边，应能识别出更改前内容。记录的所有改动应有改动人的签名或签名缩写。电子存储的记录也应采取同等措施，以避免原始数据的丢失或改动。

（5）服务客户

①实验室应授权资深人员为客户提供适当的送检前专业咨询服务。

②实验室中经授权的专业人员，在客户的要求下，可就选择何种检验及服务提供建议，包括检验项目、检验方法、所需样品情况等。实验室应明确客户的要求，并在确保实验室及其他客户机密的情况下，允许客户进入实验室监视与其工作有关的操作。

③适当情况下，实验室中经授权的专业技术人员可以就实验结果提供解释。

④实验室应将检验过程中的任何延误和主要偏离通知客户。

⑤实验室应向客户征求反馈意见，无论是正面的还是负面的。应使用和分析这些意见，并应用于改进管理体系、检验活动及服务水平。实验室应保留完整的反馈意见及采取相应措施的记录，该反馈意见及其相应措施可作为管理评审的输入之一。

（6）投诉处理　实验室应有政策和程序处理来自客户或其他方面的投诉，方式应多样、多渠道。实验室应保存投诉以及针对投诉所开展的调查和纠正措施的记录。客户投诉及处理情况应作为管理评审的输入之一。

（7）不符合工作控制

①实验室应有专门的程序和规定，以识别、控制检验过程中的不符合工作。这些程序和规定应保证：

a. 指定专人负责处理不符合工作问题。

b. 明确规定应采取的措施。

c. 考虑不符合工作可能产生的影响，必要时应通知客户。

d. 必要时终止检验，不外发报告。

e. 立即纠正，必要时采取纠正措施。

f. 若检验结果已向外发布，应考虑是否需要收回，或以适当方式善后。

g. 指定专人有权中（终）止检验和批准恢复检验工作。

h. 记录每一次出现的不符合工作并归档保存，应定期评审这些记录，以发现趋势并采取预防措施。

②实验室应制定并实施相关程序，规定如何审核、发布存在不符合工作时的检验报告，并保存这些工作记录。

（8）纠正措施

①纠正措施程序应包括一个调查过程以确定问题产生的根本或潜在原因。纠正措施应与问题的严重性及其带来风险的大小相适应，以避免资源浪费。

②如所采取的纠正措施涉及某项变更时，应将这些变更形成文件并发布给有关人员执行。

③应监控每一纠正措施的结果，以确定这些措施是否有效。

④如果对不符合工作的调查分析表明管理体系可能存在问题，则实验室应进行旨在解决存在问题的管理体系附加审核或管理评审。应对纠正措施的结果进行评审。

（9）预防措施　实验室应制定专门的程序用以发现潜在不符合工作并预防其发生。

①应确定包括技术方面和相关管理体系方面的潜在不符合项和所需的改进。如需采取预防

措施，应制定、执行和监控这些措施，以减少类似不符合项发生的可能性并借机改进。

②预防措施程序应包括措施启动和控制。预防措施还可能涉及数据分析、趋势和风险分析等。

③应定期对所有的运行程序进行评审，以发现潜在不符合工作，提出质量技术方面的改进意见，制定改进措施的方案并实施，将有关文件资料和记录归档保存。

④评审结束并执行相应措施后，实验室应通过对相关方面跟踪监控或重点审核的方式评价上述措施的有效性。

⑤应对预防措施实施的结果进行分析判断，包括管理体系是否需要改动和如何更改等内容。

（10）内部审核

①为验证实验室的检验及相关工作与管理体系的符合性，应定期（至少每年一次）对管理体系各要素的执行情况进行审核，即内部审核，内部审核应包含管理体系的所有要素和所有相关部门及人员。

②应由质量负责人或指定有资格的人员负责对内部审核进行策划、组织并实施，只要资源允许，审核人员应与被审核的工作无直接关联。应制定内部审核的程序文件，其中包括人员职责、频次、依据、工作流程、采用方法以及所需的相关文件。

③审核中如果发现不符合工作，实验室应进行纠正，必要时制定适当的纠正措施，要求相关部门在约定时间内完成整改，并指定专人负责跟踪审核，验证整改的有效性。如果审核发现的问题可能影响已发出的检验结果，应书面通知客户。

④审核结果要以文件形式发布至各相关部门和人员。

⑤审核结果及整改跟踪验证情况应予以记录，并作为管理评审的输入之一。

（11）管理评审

①实验室应对管理体系及其他相关工作进行评审，以确保得到管理体系持续适用和有效运行所需要的资源保证等外部条件，并及时进行必要的变动或改进。管理评审应至少每12个月一次。

②管理评审由最高管理者主持。管理评审至少应考虑以下几方面：

a. 上次管理评审时提出改进的执行情况。

b. 近期内部审核的结果。

c. 所采取的纠正措施、预防措施及其他改进建议。

d. 管理或监督人员的报告。

e. 外部评审和参加能力验证、实验室间比对的结果。

f. 承担的工作量及类型的变化，财务情况。

g. 检验服务质量，包括来自客户、内部员工以及其他方面的投诉或相关信息。

h. 人员培训及有效性评价。

i. 内部质量控制结果报告。

j. 对供应商和服务商的评价。

k. 政策和程序的适用性分析。

l. 质量方针的适宜性及质量目标达标分析。

③管理评审结果应包括对管理体系适宜性做出评价，以及影响管理体系适宜性、充分性和

有效性问题的解决方案,并跟踪解决方案实施情况。

④管理评审结果应向相关人员通报,并将文件和记录归档。

(12) 持续改进

①实验室应通过满足关于检验质量和客户的要求,持续改进实验室的管理体系。

②实验室应通过实施质量方针、质量目标、数据分析、沟通、管理评审、内部审核、能力验证、预防和纠正措施、客户投诉处理等方式,持续改进管理体系的有效性。

③实验室应建立质量指示系统,用于监控、评价检验工作的效果。如该指标评价结果表明有改进的可能性,应予以考虑,以使实验室工作质量得到持续改进。

3. 技术要求

(1) 人员

①实验室应由具有一定资质的微生物学或相近专业的人员来操作或指导微生物检验。

②如果实验室检验结果报告中包含意见和解释,那么授权的签署意见和解释的人员应具有相关的工作经验和专业知识,包括有关法规和技术要求等。

③实验室的管理层应保证所有人员接受胜任工作所必需的设备操作、微生物检验技能和实验室生物安全等方面的培训,并有针对所有级别检验人员的继续教育计划。

④实验室应通过参加内部质量控制、能力验证或使用标准菌株等方法客观评估检验人员的能力,必要时对其进行再培训并重新评估。当使用一种非经常使用的方法或技术时,在检验前确认微生物检验人员的操作技能是十分必要的。

(2) 设施和环境条件

①设施

a. 实验室应具有进行微生物检验所需的适宜、充分的设施条件,包括检验设施(专用于微生物检验和相关活动)及辅助设施(大门、走廊、管理区、样品室、清洁间、储存室、文档室等)。特殊设备要在特定环境下放置和操作。

依据所检验微生物的不同等级,实验室应对授权进入工作区域的人员采取严格限制措施,并明确告知有关人员以下内容:

(a) 特殊区域的特定用途;

(b) 特殊工作区域的限制措施;

(c) 采取这些限制措施的原因;

(d) 合理的控制水平。

b. 应根据具体检验活动(如检验种类和数量等),有效分隔不相容的业务活动。应采取措施将交叉污染的风险降低到最小。为达到这一目标可采取以下措施:

(a) 实验室的建设应符合 GB 19489—2008《实验室 生物安全通用要求》的规定,符合"无回路"原则;

(b) 在时间或空间上有效隔离各种检验活动;

(c) 为确保检验样品的完整性(如使用密封容器),操作时应按照规定的程序,并采取预处理措施。

c. 按照良好操作规范,应考虑以下清楚标识的隔离场地或明确指定的区域:

(a) 样品接收和储藏区;

(b) 样品前处理区(如应在被隔离的区域处理极易被严重污染的粉状产品);

（c）样品的微生物检验（包括培养）和可疑致病菌的鉴定区；

（d）标准菌株和其他菌株的储藏区；

（e）培养基和化学试剂储藏区（培养基与化学试剂分开存放，危险品和有毒药品应设有专柜保存）；

（f）培养基和器材的准备和灭菌区；

（g）无菌区；

（h）清洁间；

（i）污染物处理区；

（j）急救区；

（k）行政区；

（l）文档处理区；

（m）更衣室；

（n）仓库；

（o）休息室。

d. 在分子生物学实验室，应限定在某个工作区域使用吸管、吸管头、离心管、试管等。

e. 应保证工作区洁净无尘，空间应与微生物检验需要及实验室内部整体布局相称。实验室空间应符合 GB 19489—2008《实验室　生物安全通用要求》和 GB 50346—2011《生物安全实验室建筑技术规范》的相关规定。

f. 通过自然条件或换气装置或使用空调，保持良好的通风和适当的温度。使用空调时，应根据不同工作类别检查、维护和更换合适的过滤设备。

g. 可通过以下途径减少污染：

（a）表面光滑的墙、天花板、地面和桌椅（光滑程度应取决于对其清洁的难易程度）；

（b）地面墙壁、天花板连接处应有弧，地面应防滑；

（c）当进行检验时，应关闭门窗；

（d）遮阳板应安装到室外，如果无法在室外安装，应保证能够方便地清洁遮阳板；

（e）除非密闭包装装修，液体运输管路不应在工作区上方穿过；

（f）换气系统中应有空气过滤装置；

（g）独立的洗手池，非手动控制效果更好，最好在实验室的门附近；

（h）不使用粗糙而裸露的木块；

（i）固定设备和室内装置的木质表面应密闭包裹；

（j）试验可能低度污染空气时，作业区应装备一台层流生物安全柜；

（k）储存设施和设备的摆放应易于清洗；

（l）只将检验必需的橱柜、文件或其他物品放在实验室内。

h. 理想的天花板应具有光滑表面并附带充足的照明。如果无法实现，实验室应有书面材料来证明已有效控制了任何导致污染的风险，同时具备有效的防治污染措施，如清洗表面和检查程序。

i. 实验室工作人员应清楚潜在的容易发生污染的检验区域，并证明已经采取清洁措施。

②环境监测

a. 实验室应制定合理的环境监测程序（见 ISO 18593：2018《食品链微生物学　表面取样

的水平方法》)。

b. 对环境监测结果进行数据分析(见 ISO 18593：2018《食品链微生物学　表面取样的水平方法》和 ISO 7218：2007《食品和动物饲料微生物学　微生物检验一般要求和指南》)。设定不同工作区域可接受的背景菌落数量，并且有文件化的程序来处理背景菌落总数超标情况。

③卫生

a. 制定清洁实验室固定装置、设备及表面等的文件化程序，所制定的程序应考虑环境监测结果和交叉污染发生的概率。

b. 应有有害微生物发生污染时的处理程序。

c. 采取以下措施防止房间内洁净度降低：

(a) 提供足够的储存空间；

(b) 尽可能减少在实验室进行文件处理；

(c) 禁止把植物和个人物品带入实验室工作区域。

d. 根据所检验的微生物危害等级的不同，在实验室内穿着相应的防护服(如果需要，包括保护头发、胡须、手和鞋等防护措施)，离开工作区域时脱下防护服。这对分子生物学实验室和危害等级Ⅱ级以上实验室尤其重要。

e. 应准备足够数量的洗手设施和急救材料。

f. 无菌室在使用前和使用后应进行消毒，并定期监测无菌室的消毒效果。

(3) 设备

①总则

a. 实验室应制定并实施设备维护、校准和性能验证的程序。

b. 设备应达到规定的性能参数，并符合相关检验指标。无论何时，只要发现设备故障，应立即停止使用，必要时检查对以前结果的影响。

c. 每台设备均应有唯一性标识。

d. 如果设备脱离实验室直接控制或被修理，恢复使用前应对其检查或校准，以确保其性能满足要求。

e. 使用计算机或自动化设备收集、处理、记录、报告、存储或检索数据，应确保：

(a) 由使用者开发的计算机软件应被制定成足够详细的文件，并对其适用性进行适当验证；

(b) 制定并执行相应程序以随时保护数据和记录的完整性，防止无意的或未经授权者访问、修改或破坏；

(c) 应维护计算机和自动化设备，以确保其正常运转，并应提供相应的环境和操作条件。

f. 为避免偶然发生的交叉污染，实验室的设备不应频繁移动。

②维护

a. 设备的安装和布局应便于操作，易于维护、清洁和校准。

b. 应定期验证和维护设备，以确保其处于良好工作状态。应根据使用频率在特定时间间隔内进行维护和性能验证，并保存相关记录。

c. 新购置的玻璃器皿用 50 g/L 氢氧化钠和 3% 稀酸分别浸泡 24 h，清洗后使用。

d. 应避免以下交叉污染：

(a) 一次性设备和重复使用的玻璃器皿应洁净无菌；

（b）建议实验室使用专门处理污染物的高压灭菌锅。

e. 以下设备需要清洁、维护，定期进行损坏检验，必要时进行灭菌。

（a）一般设备：滤器、玻璃和塑料容器（瓶子、试管）、玻璃或塑料的带盖培养皿、取样器具、镍铬合金或一次性接种针或接种环等；

（b）测量器具：温度计、计时器、天平、酸度计、菌落计数器等；

（c）定容设备：吸管、自动分液器、微量移液器等；

（d）其他设备：水浴锅、培养箱、超净工作台或生物安全柜、高压灭菌锅、均质器、冷藏箱、冷冻柜等。

③校准和性能验证

a. 总则。应制定影响检验结果的设备的校准和性能验证程序。实验室选择使用的校准服务应确保其测量可溯源至国际单位制（SI）；若测量无法溯源到 SI 单位或与之无关时，应能够溯源到诸如有证标准物质（参考物质）、约定的方法和（或）协议标准等。根据设备类型、以前的性能状况以及经验和实际需要，确定设备使用性能验证的频率。应在设备使用前确认其性能，使用后要记录。应定期维护以保证设备处于良好的工作状态。

b. 测温装置

（a）温度直接影响检验结果或对设备的正常运转有至关重要的作用时，相关的测温装置（如安装在培养箱和高压灭菌锅上的温度计、热电偶和铂电阻温度计等）应具有可靠的质量并进行校准以确保所需的准确度；

（b）测温装置可以用来监控冰箱、低温冷冻柜、培养箱及水浴锅等设备的温度。应在使用前验证此类装置的性能。

c. 培养箱、水浴锅和干热灭菌箱

（a）首次安装使用时对温度的稳定性和一致性进行校准；

（b）应确定并记录培养箱、水浴锅和干热灭菌箱的温度稳定性、温度分布的均匀性和达到平衡状态所需时间，尤其要注意其使用状况（如培养皿的位置、间距、高度和层叠数量）；

（c）每次经维修和校准后，都应检查和记录最初确认设备时所记录的各参数的稳定性。实验室应监测这些设备的运行温度，并保存记录；

（d）应定期清洁和消毒内外壁。

d. 高压灭菌锅（包括培养基制备仪）。以下列出了校准、验证和监控高压灭菌锅的一般性方法。定量检验相同批次内和不同批次间经过高压灭菌的物品的变化，也可以提供等效的质量保证。

（a）高压灭菌锅的时间和温度指示的准确度应满足使用要求，不能仅依靠高压锅的压力表测定时间，应使用感应器控制和监控运转循环情况；

（b）初始验证应包括实际应用每个运转循环和每一种装载状态时的性能。经过大型维修或调试（如更换温度调节器的探测仪或程序器、调整安装位置及工作循环）后或需要对培养基的质量进行控制时，应重复性能初始验证程序。应在每一批物品不同位置放置足够的温度感应器（置于充满水或培养基的容器中）以显示不同位置的温度；

（c）在验证过程中，应提供基于加热分布图的清晰明了的操作说明。确定接受（拒绝）的标准和高压灭菌锅的使用记录，包括每个运转循环的温度和时间；

（d）通过下列措施之一进行监控：应用热电偶和记录仪打印输出图表，或者直接观察和记录达到的最高温度及达到最高温度值的时间。除直接监控高压灭菌锅的温度外，还可使用化学或生物指示剂检查每个灭菌循环的运转效果；

（e）应及时除锈和排水。

e. 砝码和天平。砝码和天平应在规定时间间隔内进行校准和送检。使用中可能造成污染时，应使用非腐蚀性消毒剂进行清洁和消毒。

f. 定容设备

（a）应对定容设备进行初始验证，以后应定期检查以确保其准确度。对于已经过校准或检定证明符合使用要求的玻璃器皿不必进行初始验证。应检查移取不同体积液体的准确度（如在体积可变设备的几个不同设置），测定反复移取液体所得的精密度；

（b）对于单用途的一次性定容设备，应要求供应商具备保证产品质量稳定可靠的质量体系。对此类定容设备的稳定性进行初始验证后，应对其准确度进行随机抽查。必要时应对每批定容设备的适用性进行核查。

g. 生物安全柜。应定期对生物安全柜进行校准和性能确认，校准和性能确认的方法和频率见 GB 50346—2011《生物安全实验室建筑技术规范》。

h. 其他设备

（a）应定期或在使用前验证传导计、氧气表、pH 计和其他类似设备的性能。在适当的条件下储存验证用的缓冲液，并且标记有效期；

（b）如果湿度对于检验结果很重要，则应对湿度计进行校准；

（c）若所测量的时间对检验结果有影响时，应使用经过校准的定时器或计时器；

（d）若检验过程中使用离心机，应评估离心力的危险程度。如果离心机是关键设备，则需要校准。

（4）试剂和培养基

①试剂

a. 实验室应有对试剂进行检查、接收（拒收）和贮存的程序，确保所用的试剂质量符合相关检验的需要。应使用有证的国家或国际质控微生物（标准微生物），在初次使用和保存期限内验证并记录每一批对检验起决定性作用的试剂的适用性，不得使用未达到相关标准的试剂。

b. 应对试剂进行管理控制，包括全部相关试剂、质控材料以及校准品的批号、实验室接收日期以及这些材料投入使用的日期。

c. 化学药品和培养基应分类存放，其中无机物可按酸、碱、盐分区存放。

②实验室制备培养基

a. 实验室培养基制备和使用等应按照 SN/T 1538.1—2016《培养基制备指南 第 1 部分：实验室培养基制备质量保证通则》的要求执行。

b. 应检查实验室内制备的培养基、稀释剂和其他悬浮液的适用性，检验方式有以下几种，可按 SN/T 1538.2—2016《培养基制备指南 第 2 部分：培养基性能测试实用指南》的定量程序评估目标微生物在培养基的复苏或存活力。

（a）目标微生物的复苏或存活力的保持；

（b）对非目标微生物的抑制；

（c）生化（分离的和鉴定的）性质；

(d) 理化性质（如 pH、体积）。

c. 原料（包括商业脱水配料和单独配方组分）应在适当的条件下储存，如低温、干燥和避光。所有的容器应密封，尤其是盛放脱水培养基的容器。不得使用结块或颜色发生改变的脱水培养基。

d. 要确定和验证已制备的培养基在适当的储存条件下的保存期限。

e. 除非实验方法有特殊要求，培养基、试剂及稀释剂配制用水应经蒸馏、去离子或反渗透处理并无菌、无干扰剂和抑制剂，配制用水应满足下列参数：

（a）电阻率在 25℃时应≥300 000 Ω·cm，建议每周检测一次；

（b）重金属（镉、铬、铜、镍、铅等）<0.05 mg/L，重金属总量<10 mg/L，建议每年检测一次。

③即用型培养基

a. 在使用前需验证所有即用型或部分完成的培养基（包括稀释剂和其他悬浮液），应充分定量评估其对目标微生物的复苏或存活力以及对非目标微生物抑制的性能；应使用客观的标准对其品质（如感官和生化性质）进行评估。

b. 作为培养基验证的一部分，实验室人员应充分了解制造商所提供的产品质量说明书，其中至少应包括以下几方面：

（a）培养基的名称和组成成分，包括所有添加剂；

（b）保存期限和验收标准；

（c）储存条件；

（d）产品特性（级别）；

（e）无菌检查；

（f）目标和非目标对照微生物的生长状态的检查以及验收标准；

（g）感官检验和验收标准；

（h）说明书上的生产日期。

c. 应验证每一批培养基，确保所接收的每批培养基满足质量要求。

④标识。应标明所有试剂（包括储存液）、培养基、稀释剂和其他悬浮液名称，可行时应标明适用性、特性、浓度、储存条件、配制日期、有效期和（或）推荐的储存期限。负责微生物检验准备的试验人员可以通过记录加以识别。

(5) 标准物质和标准培养物

①标准物质。标准物质和有证标准物质提供了测量中基本的可溯源性，其可用来：

a. 证明结果的准确性。

b. 校准设备。

c. 监测实验室运转。

d. 验证试验方法。

e. 比较试验方法。

②标准培养物

a. 实验室应制定并实施特定程序管理和使用标准培养物。

b. 实验室应通过标准培养物来验收培养基（包括试剂盒）、验证方法和评估实验操作。实验室可使用来自认可的国内或国外菌种收藏机构的标准菌株，或使用与标准菌株所有相关特性等效的商业派生菌株,确定试剂盒的性能和验证方法,并证实其可追溯性(见 SN/T 1538.2—2016《培养基制备指南 第2部分:培养基性能测试实用指南》)。

c. 将标准菌株传代培养一次,制得标准储备菌株,应同时进行确认试验(纯度和生化检查)。建议使用深度冰冻或冻干的方法制备标准储备菌株。标准储备菌株经继代培养获得日常微生物检验所需工作菌株。一旦标准储备菌株被解冻,最好不要重新冷冻和再次使用。

d. 所有的标准培养物从储备菌株传代培养次数不得超过5次,除非标准方法中要求并规定,或实验室能够提供文件化证据证明其相关特性没有改变。

e. 工作菌株不可代替标准菌株。标准菌株的商业派生菌株仅可用作工作菌株。

f. 标准菌株如已老化、退化或变异、污染等,经确认试验不符合的或该菌种已无使用需要的,应及时销毁。

4. 过程控制要求

(1) 合同评审

①实验室应建立和维持合同评审程序,并应确保:

a. 充分明确包括所用方法在内的客户要求。

b. 实验室有满足这些要求的能力和资源。

c. 选择可满足合同要求的检验程序。

针对b应制定能力评审的方案,以证实实验室具备必要的人力、物力和信息资源,且实验室工作人员具有相应的专业技能与经验,以满足所从事检验项目的要求。该评审也可包括以前参加的用定值样品检验确定测量不确定度、检出限、置信区间等外部质量评估计划的结果。

②应保存合同评审记录,包括任何重大的改动和相关讨论。

③评审也应包括实验室所有分包出去的工作。

④对合同的任何偏离均应通知客户。

⑤如果在工作已经开始后需要修改合同,应重新进行合同评审过程,并将修改内容通知所有相关人员。

(2) 分包

①实验室应制定并实施分包实验室的评估和选择程序。实验室管理层应负责评估、选择、监控分包实验室的工作质量,确保分包实验室有能力进行所要求的检验。

②实验室应与分包实验室签订协议并定期评审,以确保:

a. 充分明确包括检验前以及检验后程序在内的各项要求,形成文件并易于理解。

b. 分包实验室有能力满足各项要求且没有利益冲突。

c. 选择的检验程序适合其预期用途。

d. 明确规定对检验结果的解释责任。

③实验室应对其所有分包实验室进行登记,并应记录所有已分包的样品。实验室应保留一份分包实验室出具的实验报告。

④应由本实验室,而非分包实验室,负责确保将分包实验室的检验结果提供给客户。如果由本实验室出具报告,报告中应包括分包实验室所报告结果的所有必需要素,不得做出任何可能影响结果判定的改动。

然而,并不要求实验室按分包实验室的报告原字原样地出具检验报告,除非国家(地方)法律法规有此规定。实验室的负责人可根据客户的具体情况对检验结果做出附加的意见和解释，但应在报告中明确标识添加意见和解释的负责人。

（3）检验方法的确认和验证

①实验室应采用满足客户需要并适用于所进行的检验的方法，包括抽样的方法。当客户未指定所用方法时，实验室应优先选择以国际、区域或国家标准发布的检验方法，或选择由知名的技术组织或有关科学书籍和期刊公布的，或由设备制造商指定的方法。实验室制定的或采用的方法如能满足实验室的预期用途并经过验证，也可使用。

②实验室应对非标准方法、实验室设计（制定）的方法、超出其预定范围使用的标准方法、扩充和修改过的标准方法进行确认。可替代方法的确认可参照 ISO 16140—2：2016《食物链的微生物学　方法验证　第 2 部分：参考方法替代（专有）方法验证协议》进行。

检验方法的确认应反映出实际检验状况，可以通过使用自然污染产品或人工污染预定微生物的样品来实现。向基质中添加预定微生物只是简单模拟自然污染的状态，但这是目前唯一的最佳方法。需要确认的范围取决于所用方法及其预期应用范围。

a. 对于定性微生物检验方法，应确认其特异性、阳性偏差、阴性偏差、判定限、培养基影响、重复性和再现性。

b. 对于定量微生物检验方法，应确认其特异性、灵敏度、阳性偏差、阴性偏差、重复性、再现性以及规定的可变范围内的判定限。在检验不同种类的样品时，应考虑不同培养基的差异。应使用适当的统计方法评估检验结果。

③实验室应保留所用商业检验系统（试剂盒）的确认数据。这些确认数据可通过合作试验获得，或由制造者提供，或交由第三方机构评估［如国际分析化学家协会（AOAC）、国际标准化组织（ISO）等］。如果没有确认数据或不完全适用，实验室有责任完成所用商业检验系统的确认。

④如果需要证明一种改进方法与原始方法的等效性，应进行平行比较试验来证实。实验设计和结果分析在统计学上应是有效的。

⑤引入新的标准方法前，实验室应证实能够正确运用这些标准方法。

（4）测量不确定度

①检验实验室应具有并应用评定测量不确定度的程序。某些情况下，在微生物检验中无法严格地、从计量学和统计学上正确评估测量的不确定度，但应识别和证实不确定度各分量处于控制之中，并评估出它们对结果的影响程度。

②微生物检验实验室应了解待检微生物的分布状况，分样时应予以考虑。但是，建议不把这种不确定度包括在内，除非委托人有这方面的要求。

③不确定度概念不能直接用于定性检验结果，但应识别并证明个别的可变因素（如试剂的浓度等）处于控制之中。另外，对于判定限是一个重要的适用性指标的检验而言，应慎重评估有关接种量的不确定度及其重要性。实验室应意识到所进行的定性实验中出现假阳性和假阴性结果的概率。

（5）取样

①一般情况下，检验实验室不负责抽取实验所需的原始样品。如果需要负责取样，应在保证质量的情况下进行。

②为保持样品完整性，应询问（或了解）并记录运输和储存样品的条件。必要时，应有从取样到送达实验室的运输和储存记录档案。收到样品后，应根据有关标准和（或）国家

（国际）规范尽快对样品进行检验。

③应由经过培训合格的人员使用无菌工具无菌操作取样，监测和记录取样地点的环境状况（如空气污染度、温度等），并记录取样时间。

（6）样品处置和确认

①微生物对储存和运输中诸如温度或持续时间等因素较敏感，所以实验室在接收样品时应检查并记录样品状况。

②实验室应有样品传递、储存、处置和识别管理程序。如果样品数量不足，或因外观不整、温度不适包装破损导致样品状态不佳，或标识缺失，实验室应在决定检验或拒绝接受样品前与客户沟通。在任何情况下，样品的状况应在检验报告中体现。

③实验室尤其应记录以下相关信息：

a. 样品接收日期及时间（如果需要）。

b. 所接收样品状况及温度（如果需要）。

c. 取样信息（取样日期和取样条件等）。

④为减少待检样品中微生物种群的变化，待检样品应在合适的条件下储存。应明确规定和记录储存条件。

⑤样品的包装和标签可能被严重污染，应仔细搬运和储存样品以避免污染的扩散。

⑥在检验前，应根据有关的国家或国际标准，或根据已被确认的实验室内部方法，尽快制备试验所需样品。制备试验所需样品时要考虑微生物的不均匀分布。

⑦如果客户在送交样品时或检验前没有特殊要求，实验室一般不保留样品。如果要保留样品，应按照既定的保留样品管理程序进行。

⑧已知有严重污染的实验室样品，在弃置之前应对其进行去污染处理。

（7）污染废物的处理　实验室应制定污染废物处理程序以减少其污染检验环境或设施的可能性。污染废物的最终弃置应符合国家（国际）环境或健康安全规则。

（8）检验报告

①实验室应准确、清晰、明确和客观地报告每一项或一系列检验的结果，并符合检验方法中规定的要求。

除非实验室有充分的理由，否则每份检验报告应至少包括下列信息：

a. 标题（如检验报告）。

b. 实验室的名称和地址，进行检验的地点（如果与实验室的地址不同）。

c. 检验报告的唯一性标识（如系列号）和每一页上的标识，以确保能够识别该页是属于检验报告的一部分，以及表明检验报告结束的清晰标识。

d. 客户的名称和地址。

e. 所用方法的识别。

f. 检验样品的描述、状态和明确的标识。

g. 对结果的有效性和应用至关重要的检验样品的接收日期和进行检验的日期。

h. 如与结果的有效性和应用相关时，实验室或其他机构所用的抽样计划和程序的说明。

i. 带有测量单位的检验结果。

j. 检验人和检验报告审核人的姓名、签字或等效标识。

k. 必要时，仅与被检验样品有关的声明。

②对于定量检验，按 ISO 7218：2024《食品和动物饲料微生物学 微生物检验一般要求和指南》进行计算，结果应报告为"在规定的单位样品中检验到多少菌落形成单位（CFU）或最近似值（MPN）或小于目标微生物判定限"。

③对于定性检验，按 ISO 7218：2024《食品和动物饲料微生物学 微生物检验一般要求和指南》和相关检验标准进行证实，结果应报告为"在规定的单位样品中检出或未检出目标微生物"。

④在检验报告上列出检验结果的不确定度时，应把任何局限性（特别是当评估并不包括微生物在样品中分布的不确定度分量时）明确告诉客户。

⑤当实验室需要对来自分包实验室的检验结果进行转录时，应有程序验证所有转录内容正确无误。

⑥实验室应有关于更改报告的书面政策和程序。

⑦应制定政策及程序，确保检验结果只能送达被授权的接收者。

5. 内部质量控制和外部质量评估

（1）内部质量控制

①内部质量控制是由实验室对其所承担工作进行连续评估的所有程序组成，其主要目的是确保每个工作日检验结果的连贯性及其与特定标准的一致性。

②实验室应制定周期性检查程序以证实检验可变性（如检验者之间的差异和设备或材料之间的差异等）处于控制之下，该程序应覆盖实验室的所有检验项目和所用检验人员。该程序应包括但不限于以下方法：

a. 使用添加已知水平的标准培养物（包括目标微生物和背景微生物）的样品。

b. 使用标准物质（包括能力验证样品）。

c. 平行试验。

d. 检验结果的平行评估。

这些检查的时间间隔受到检验程序和实际检验次数影响。建议将实际检验与内部质量控制结合起来，以便监控试验操作。

③有些项目是很少进行检验的。这种情况下，内部质量控制程序也许并不合适，而一个与检验同时进行的验证程序或许更为适合。

（2）外部质量评估

①实验室应尽可能参加与其检验范围相关的外部质量评估计划（如能力验证）和实验间比对试验。

②实验室使用外部质量评估计划不仅可评定检验结果的偏差，还可以检查整个质量管理体系的有效性。

（二）常见问题解析

1. 什么是标准菌株？

解析：标准菌株是直接从官方菌种保藏机构获得并至少定义到属或种水平的菌株。按菌株特性进行分类和描述，最好来源于食品或水的菌株。

2. 标准菌株可以在那里采购？

解析：常见的菌种供应商有美国菌种保藏中心（American Type Culture Collection，ATCC）、中国医学细菌保藏管理中心（National Center For Medical Culture Collections，CMCC）等。

3. 标准菌株购买后如何保藏？

解析：对于购买来的菌株应完整记录菌株名称、来源、保存条件、地点及使用记录，并由专人进行保管。每一参考菌株需定期传代，并做好确认实验，列出关键诊断指标，做好记录，传代数不应大于5代。对于标准菌株，实验室应由双人双锁保管，使用时需要填写领用记录。

4. 制备培养基时，添加成分应何时加入？

解析：对热不稳定的添加成分应经无菌滤器过滤后在培养基冷却至47~50℃时再加入。无菌的添加成分在加入前应先放置到室温，避免冷的液体造成琼脂凝结或形成片状物。将加入添加成分的培养基缓慢充分混匀，尽快分装到待用的容器中。

5. 培养平板在制备和储存过程中有哪些要求和注意事项？

解析：制备时倾注融化的培养基到平皿中，使之在平皿中形成厚度至少为3 mm（直径90 mm的平皿，通常要加入18~20 mL琼脂培养基）。将平皿盖好皿盖后放到水平平面使琼脂冷却凝固。如果平板需储存，或者培养时间超过48 h或培养温度高于40℃，则需要倾注更多的培养基。凝固后的培养基应立即使用或倒置存放于暗处和（或）（5±3）℃冰箱的密封袋中，以防止培养基成分的改变。在平板底部或侧边做好标记，标记的内容包括名称、制备日期和（或）有效期。也可使用适宜的培养基编码系统进行标记。

将倒好的平板放在密封的袋子中冷藏可延长储存期限。为了避免冷凝水的产生，平板应冷却后再装入袋中。储存前不要对培养基表面进行干燥处理。

对于采用表面接种形式培养的固体培养基，应先对琼脂表面进行干燥：揭开平皿盖，将平板倒扣于烘箱或培养箱中（温度设为25~50℃）；或放在有对流的无菌净化台中，直到培养基表面的水滴消失为止。注意不要过度干燥。商品化的平板琼脂培养基应按照厂商提供的说明使用。

6. 培养基质量出现选择性差，可能原因有哪些？

解析：可能原因有①制备过程中过度加热；②脱水培养基质量差；③配方使用不对；④添加成分的加入不正确，如加入添加成分时培养基过热或添加浓度错误；⑤添加剂污染。

7. 培养基不能凝固，可能原因有哪些？

解析：可能原因有①制备过程中过度加热；②低pH造成培养基酸解；③称量不正确；④琼脂未完全溶解；⑤培养基成分未充分混匀。

8. 为什么有时候制备的培养基出现颜色异常？

解析：可能原因有①制备过程中过度加热；②水质不佳；③pH不正确；④外来污染；⑤脱水培养基质量差。

9. 对实验室材料管理有什么要求？

解析：实验室应有选择、购买、采集、接收、查验、使用、处置和存储实验室材料（包括外部服务）的制度和程序，以保证安全。应确保所有与安全相关的实验室材料只有在经检查或证实其符合有关规定的要求之后投入使用，应保存相关活动的记录。应评价重要消耗品、供应品和服务的供应商，保存评价记录和允许使用的供应商名单。应对所有危险材料建立清单，包括来源、接收、使用、处置、存放、转移、使用权限、时间和数量等内容，相关记录安全保存，保存期限不少于20年。应有可靠的物理措施和管理程序确保实验室危险材料的安全和安保。应按国家相关规定的要求购入、使用和管理实验室危险材料。

10. 为保证检验质量，应对实验室人员开展哪些培训？

解析：人员培训计划应包括但不限于①上岗培训，包括对较长期离岗或下岗人员的再上岗培训；②实验室管理体系培训；③安全知识及技能培训；④实验室设施设备（包括个体防护装备）的安全使用；⑤应急措施与现场救治；⑥定期培训与继续教育；⑦人员能力的考核与评估。

第二节　各类食品采样和检样处理方法

由于各类食品所处的状态、质地、大小和形状的不同，往往需要采取不同的采样及检样处理方法，合适的采样和检样处理方法对检验结果的准确性尤为重要。本节对肉与肉制品、乳与乳制品、蛋与蛋制品等12种常见食品的采样和检样处理方法分别进行介绍。

一、肉与肉制品

本部分内容介绍了肉与肉制品的采样和检样处理方法，适用于肉与肉制品（包括固态、液态和特殊状态）的采样和检样处理。

（一）设备和材料

1. 采样工具

采样工具应使用不锈钢或其他强度适当的材料，表面光滑，无缝隙，边角圆润。采样工具应清洗和灭菌，使用前保持干燥。采样工具包括托盘、刀具、剪刀、镊子、采样勺（匙）、凿子、圆盘锯、绞肉器、采样钻、搅拌器具等适用的器具。

2. 样品容器

样品容器的材料（如不锈钢、塑料等）和结构应能充分保证样品的原有状态。容器和盖子应清洁、无菌、干燥。样品容器应有足够的体积，使样品可在检验前充分混匀。样品容器包括采样袋、采样瓶等。

3. 其他用品

其他用品包括酒精灯、温度计、铝箔、封口膜、记号笔、采样登记表等。

（二）采样

1. 采样原则和采样方案

采样原则和采样方案按 GB 4789.1—2016《食品安全国家标准　食品微生物学检验　总则》的规定执行。

采样件数 n 应根据相关食品安全标准要求执行，每件样品的采样量不小于5倍检验单位的样品，或根据检验目的确定。以下规定了1件食品样品的采样要求。

2. 预包装肉与肉制品

（1）独立包装≤1000 g 的肉与肉制品，取相同批次的独立包装。

（2）独立包装>1000 g 的肉与肉制品，可采集独立包装，也可用无菌采样器从同一包装的不同部位分别采取适量样品，放入同一个无菌采样容器内；独立包装>1000 mL 的液态肉制品，应在采样前摇动或用无菌棒搅拌液体，使其达到均质后采集适量样品。

3. 散装肉与肉制品或现场制作肉制品

样品混匀后应立即取样，用无菌采样工具从样品的不同部位采集，放入同一个无菌采样容

4. 样品的储存和运输

按照 GB 4789.1—2016《食品安全国家标准 食品微生物学检验 总则》的规定执行。

（三）检样的处理

1. 开启包装

以无菌操作开启包装或放置样品的无菌采样容器。塑料或纸盒（袋）装，用 75% 酒精棉球消毒盒盖或袋口，用灭菌剪刀剪开；瓶（桶）装，用 75% 酒精棉球或经火焰消毒，无菌操作去掉瓶（桶）盖，瓶（桶）口再次经火焰消毒。

2. 处理原则

（1）对于冷冻样品，应在 45℃ 以下不超过 15 min 进行解冻，或 18~27℃ 不超过 3 h，或 2~5℃ 不超过 18 h 解冻（检验方法中有特殊规定的除外）。

（2）对于酸度或碱度过高的样品，可添加适量的 1 mol/L NaOH 或 HCl 溶液，样品稀释液 pH 在 7.0±0.5。

（3）对于坚硬、干制的样品，应将样品无菌剪切破碎或磨碎进行混匀（单次磨碎时间应控制在 1 min 以内）。

（4）对于脂肪含量超过 20% 的产品，可根据脂肪含量加入适当比例的灭菌吐温-80 进行乳化混匀，添加量可按照每 10% 的脂肪含量加 1 g/L 计算（如脂肪含量为 40%，加 4 g/L）。也可将稀释液或增菌液预热至 44~47℃。

（5）对于皮层不可食用的样品，对皮层进行消毒后只采取其中的可食用部分。

（6）对于盐分较高的样品，不适合使用生理盐水，可根据情况使用灭菌蒸馏水或蛋白胨水等。

（7）对于含有多种原料的样品，应参照各成分在初始产品中所占比例对每个成分进行取样，也可将整件样品均质后进行取样。

3. 固态肉与肉制品

用合适的无菌器具从固态食品的表层和内层的不同部位（尽量避免尖锐的骨头等）进行代表性取样，分别称取 25 g 检样，加入盛有相应稀释液或增菌液的均质袋（杯）中，均质混匀。

注：对于整禽样品，检样处理应按照相关检验方法标准执行。

4. 液态肉制品

将检样充分混合均匀，称取 25 mL 检样，加入盛有 225 mL 灭菌稀释液或增菌液的均质袋（杯）中，均质混匀。

5. 要求进行商业无菌检验的肉制品

按照 GB 4789.26—2023《食品安全国家标准 食品微生物学检验 商业无菌检验》的规定执行。

（四）检验

依据食品安全国家标准规定的相关方法进行微生物项目检验。

二、乳与乳制品

本部分内容介绍了乳与乳制品的采样和检样处理方法，适用于乳与乳制品，包括生鲜乳、巴氏杀菌乳、调制乳、发酵乳、炼乳、奶油、干酪、再制干酪、乳粉、乳清粉和乳清蛋白粉、酪蛋白等制品的采样和检样处理。

（一）设备和材料

1. 采样工具

采样工具应使用不锈钢或其他强度适当的材料，表面光滑，无缝隙，边角圆润。采样工具应清洗和灭菌，使用前保持干燥。采样工具包括搅拌器具、采样勺（匙）、切割丝、刀具（小刀或抹刀）、采样钻等。

2. 样品容器

样品容器的材料（如玻璃、不锈钢、塑料等）和结构应能充分保证样品的原有状态。容器和盖子应清洁、无菌、干燥。样品容器应有足够的体积，使样品可在检验前充分混匀。样品容器包括采样袋、采样管、采样瓶等。

3. 其他用品

其他用品包括酒精灯、温度计、铝箔、封口膜、记号笔、采样登记表等。

（二）采样

1. 采样原则和采样方案

采样原则和采样方案按 GB 4789.1—2016《食品安全国家标准　食品微生物学检验　总则》的规定执行。

采样件数 n 应根据相关食品安全标准要求执行，每件样品的采样量不小于 5 倍检验单位的样品，或根据检验目的确定。以下规定了 1 件食品样品的采样要求。

2. 生鲜乳

（1）样品应尽可能充分混匀，混匀后应立即取样，用无菌采样工具分别从相同批次（此处特指单体的贮奶罐或贮奶车）中采集样品。

（2）具有分隔区域的贮奶装置，应根据每个分隔区域内贮奶量的不同，按比例从每个分隔区域中采集一定量经混合均匀的代表性样品。不得混合后采样。

3. 液态乳制品（巴氏杀菌乳、高温杀菌乳、调制乳等）

（1）独立包装≤1000 g（mL）的液态乳制品，取相同批次的独立包装。

（2）独立包装>1000 g（mL）的液态乳制品，取相同批次的独立包装；或摇动、均匀后采样。

4. 半固态乳制品

（1）浓缩乳制品、发酵乳、风味发酵乳

①独立包装≤1000 g（mL）的产品，取相同批次的独立包装。

②独立包装>1000 g（mL）的产品，采样前应摇动或使用搅拌器搅拌，使其达到均匀后采样。如果样品无法均匀混合，应从样品容器中的不同部位采取代表性样品。

（2）稀奶油、奶油、无水奶油

①独立包装≤1000 g（mL）的产品，取相同批次的独立包装。

②独立包装>1000 g（mL）的产品，采样前应摇动或使用搅拌器搅拌，使其达到均匀后采样。对于固态奶油及其制品，用无菌抹刀除去表层产品，厚度不少于 5 mm。将洁净、干燥的采样钻沿包装容器切口方向往下，匀速穿入底部。当采样钻到达容器底部时，将采样钻旋转 180°，抽出采样钻并将采集的样品转入样品容器。

5. 固态乳制品（干酪、再制干酪、干酪制品、乳粉、调制乳粉、乳清粉和乳清蛋白粉、酪蛋白和酪蛋白酸盐等）

（1）独立包装≤1000 g 的制品，取相同批次的独立包装。

（2）独立包装>1000 g 的干酪、再制干酪、干酪制品，根据产品的形状和类型，可分别使用下列方法取样：①在距边缘≥10 cm 处，把取样器向产品中心斜插到一个平表面，进行一次或几次采样；②把取样器垂直插入一个面，并穿过产品中心到对面采样；③从两个平面之间，将取样器水平插入产品的竖直面，插向产品中心采样；④若产品是装在桶、箱或其他大容器中，或是将产品制成压紧的大块时，将取样器从容器顶斜穿到底进行采样。

（3）独立包装>1000 g 的乳粉、调制乳粉、乳清粉和乳清蛋白粉、酪蛋白和酪蛋白酸盐等制品，应将无菌、干燥的采样钻面朝下，沿包装容器切口方向匀速插入。当采样钻到达容器底部时，抽出采样钻并将采集的样品转入样品容器。

6. 样品的储存和运输

按照 GB 4789.1—2016《食品安全国家标准 食品微生物学检验 总则》的规定执行。

（三）检样的处理

1. 开启包装

以无菌操作开启包装或放置样品的无菌采样容器。塑料或纸盒（袋）装，用 75% 酒精棉球消毒盒盖或袋口，用灭菌剪刀切开；瓶（桶）装，用 75% 酒精棉球或经火焰消毒，无菌操作去掉瓶（桶）盖，瓶（桶）口再次经火焰消毒。

2. 生鲜乳及液态乳制品

将检样摇匀，取 25 mL（g）检样，放入装有 225 mL 灭菌稀释液或增菌液的无菌容器中，振摇均匀，摇匀时尽可能避免泡沫产生。

3. 半固态乳制品

（1）消毒瓶或罐口周围后，用灭菌的开罐器打开瓶或罐，无菌称取 25 g 检样，放入装有 225 mL 灭菌稀释液或增菌液的无菌容器中，振摇均匀。

（2）使用均质袋时，无需预热稀释液，拍击混匀稀释液即可。

（3）对于脂肪含量超过 20% 的产品，可根据脂肪含量加入适当比例的灭菌吐温-80 进行混匀，添加量可按照每 10% 的脂肪含量加 1 g/L 计算（如脂肪含量为 40%，加 4 g/L）。也可将稀释液或增菌液预热至 44~47℃。

4. 固态乳制品

（1）干酪、再制干酪、干酪制品 以无菌操作打开外包装后，对有涂层的样品削去部分表面封蜡，对无涂层的样品直接经无菌程序用灭菌刀切开干酪。用灭菌刀（勺）从表层和深层分别取出有代表性的适量样品，称取 25 g 检样，放入装有 225 mL 稀释液或增菌液的无菌容器中，选择合适的方法均质后检验。如果预计样品处理后无法获得均匀的悬浊液，可将稀释液或增菌液预热至 44~47℃。

（2）乳粉、调制乳粉、乳清粉和乳清蛋白粉 罐装乳粉或调制乳粉的开罐取样法同半固态乳制品，袋装乳粉或调制乳粉用 75% 酒精棉球涂擦消毒袋口后开封，以无菌操作称取检样 25 g，缓慢倒在无菌容器中 225 mL 稀释液或增菌液液面上，室温静置溶解后检验。对于经酸化工艺生产的乳清粉，应使用 pH 8.4±0.2 的磷酸氢二钾缓冲液稀释。对于含较高淀粉的特殊配方乳粉，可使用 α-淀粉酶降低溶液黏度，或将稀释液加倍以降低溶液黏度。

注：克罗诺杆菌属检验的检样处理按照GB 4789.40—2024《食品安全国家标准 食品微生物学检验 克罗诺杆菌检验》执行。

（3）酪蛋白和酪蛋白酸盐

①以无菌操作，称取25 g检样，按照产品不同，分别加入225 mL无菌稀释液或增菌液。在对黏稠的样品溶液进行梯度稀释时，应在无菌条件下反复多次吹打吸管，尽量将黏附在吸管内壁的样品转移到溶液中。

②酸法工艺生产的酪蛋白，使用磷酸氢二钾缓冲液并加入消泡剂，在pH 8.4±0.2的条件下溶解样品。

③凝乳酶法工艺生产的酪蛋白，使用磷酸氢二钾缓冲液并加入消泡剂，在pH 7.5±0.2的条件下溶解样品，室温静置15 min。必要时在灭菌的匀浆袋中均质2 min，再静置5 min后检验。

④酪蛋白酸盐，使用磷酸氢二钾缓冲液在pH 7.5±0.2的条件下溶解样品。

5. 要求进行商业无菌检验的乳制品

按照GB 4789.26—2023《食品安全国家标准 食品微生物学检验 商业无菌检验》执行。

（四）检验

依据食品安全国家标准规定的相关方法进行微生物项目检验。

三、蛋与蛋制品

本部分内容介绍了蛋与蛋制品的采样和检样处理方法，适用于蛋与蛋制品的采样和检样处理。

（一）设备和材料

1. 采样工具

采样工具应使用不锈钢或其他强度适当的材料，表面光滑，无缝隙，边角圆润。采样工具应清洗和灭菌，使用前保持干燥。采样工具包括抽样管或勺、带25 mm×406 mm钻头的电钻（高速）或用手摇钻、锤子和钢条（305 mm×51 mm×6 mm）或其他开罐工具、汤匙、斧（凿）、长度适宜的谷粒取样器等。

2. 样品容器

样品容器的材料（如玻璃、不锈钢、塑料等）和结构应能充分保证样品的原有状态。容器和盖子应清洁、无菌、干燥。样品容器应有足够的体积，使样品可在检验前充分混匀。样品容器包括采样袋、采样管、采样瓶等。

3. 其他用品

其他用品包括酒精灯、温度计、铝箔、封口膜、记号笔、采样登记表等。

（二）采样

1. 采样原则和采样方案

采样原则和采样方案按GB 4789.1—2016《食品安全国家标准 食品微生物学检验 总则》的规定执行。

采样件数n应根据相关食品安全标准要求执行，每件样品的采样量不小于5倍检验单位的样品，或根据检验目的确定。以下规定了1件食品样品的采样要求。

2. 预包装蛋与蛋制品

（1）独立包装≤1000 g（mL）的蛋与蛋制品，取相同批次的独立包装。

（2）独立包装>1000 g 的固态蛋制品，应用无菌采样器从同一包装的不同部位分别采集适量样品；独立包装>1000 mL 的液态蛋制品，应在采样前摇动或用无菌棒搅拌液体，使其达到均质后采集适量样品。

3. 散装蛋与蛋制品或现场制作蛋制品

用无菌采样工具从 5 个不同部位现场采集样品，放入一个无菌采样容器内作为 1 件食品样品。

4. 有特殊要求的食品

（1）冰蛋品类 用灭菌斧（凿）剥去顶层冰蛋，从容器顶部至底部钻取 3 个样心：第 1 个在中心，第 2 个在中心与边缘之间，第 3 个在容器边缘附近。用灭菌勺将钻屑放在盛样品容器内。

（2）干蛋品类 对于小包装，取整包或数小包作为样品，如是箱装或桶装，用灭菌勺或其他灭菌器具，除去上层蛋粉，以灭菌取样器取 3 个或 3 个以上样心，随即用灭菌勺或其他合适的器具，以无菌操作将样心移至盛样器内。

5. 样品的储存和运输

按照 GB 4789.1—2016《食品安全国家标准 食品微生物学检验 总则》的规定执行。

（三）检样的处理

1. 开启包装

以无菌操作开启包装或放置样品的无菌采样容器。塑料或纸盒（袋）装，用 75% 酒精棉球消毒盒盖或袋口，用灭菌剪刀剪开；瓶（桶）装，用 75% 酒精棉球或经火焰消毒，无菌操作去掉瓶（桶）盖，瓶（桶）口再次经火焰消毒。

2. 蛋壳/蛋壳淋洗液

选取蛋壳完整的样品，用一定小容量的稀释液或培养基（方法中规定的）淋洗蛋壳 3~5 次，淋洗时要旋转。收集后淋洗液，即为待测原始悬液。

3. 鲜蛋类（鲜蛋、洁蛋、营养强化蛋等）

去除鲜蛋壳上污物，将鲜蛋在流水下洗净，待干后用 75% 酒精棉消毒蛋壳，然后根据检验要求打开蛋壳取出蛋白、蛋黄或全蛋液，放入带有玻璃珠的灭菌瓶内，充分摇匀待检。

针对鲜蛋白样品，检验时初始液推荐使用方法为 1∶40 稀释，这样可以稀释蛋白中溶菌酶的抑制作用。

4. 冰蛋制品（冰全蛋、冰蛋黄、冰蛋白）

为了防止蛋样中微生物数量的增加或减少，尽可能地使蛋样在低温下尽快融化，一般控制在 45℃ 以内，时间不超过 15 min，或 18~27℃ 不超过 3 h，或 2~5℃ 不超过 18 h 解冻（检验方法中有特殊规定的除外），频繁地旋转振荡盛样品的容器，有助于冰蛋样融化。也可直接称取样品放入温度为室温的稀释液中，这样也有助于样品的化冻。

5. 干蛋制品（全蛋粉、蛋黄粉、蛋白粉、干蛋片等）

称取样品放入带有玻璃珠的灭菌瓶内，按比例加入稀释液充分摇匀待检；检验时蛋白片（粉）样品推荐初始液使用方法为 1∶40 稀释。

6. 再制蛋（咸蛋、咸蛋黄、皮蛋、醉蛋、糟蛋、卤蛋、茶叶蛋、煎蛋、煮熟蛋等）

无菌操作去除外包装和外壳，取可食部分；如为腌制的蛋品类，初始液可以使用灭菌水，避免高浓度盐的影响。

7. 要求进行商业无菌检验的蛋与蛋制品

按照 GB 4789.26—2023《食品安全国家标准 食品微生物学检验 商业无菌检验》进行。

（四）检验

依据食品安全国家标准规定的相关方法进行微生物项目检验。

四、水产品及其制品

本部分内容介绍了水产品及其制品的采样和检样处理方法，适用于水产品及其制品的采样和检样处理。

（一）设备和材料

1. 采样工具

采样工具应使用不锈钢或其他强度适当的材料，表面光滑，无缝隙，边角圆润。采样工具应清洗和灭菌，使用前保持干燥。采样工具包括搅拌器具、采样勺（匙）、刀具、采样钻、剪刀、镊子等。

2. 样品容器

样品容器的材料（如玻璃、不锈钢、塑料等）和结构应能充分保证样品的原有状态。容器和盖子应清洁、干燥、无菌。样品容器应有足够的体积，使样品可在检验前充分混匀，包括采样袋、采样管、采样瓶等。

3. 其他用品

其他用品包括酒精灯、温度计、铝箔、封口膜、记号笔、采样登记表等。

（二）采样

1. 采样原则和采样方案

采样原则和采样方案按 GB 4789.1—2016《食品安全国家标准 食品微生物学检验 总则》的规定执行。

采样件数 n 应根据相关食品安全标准要求执行，每件样品的采样量不小于 5 倍检验单位的样品，或根据检验目的确定。以下规定了 1 件食品样品的采样要求。

散装水产品及其制品的采样过程应采用无菌操作，应根据产品的种类和检验目的确定适宜的采样方法和采样数量。除个别大型鱼类和海洋哺乳动物只能割取其局部作为样品，一般应采完整的个体，待检验时再按本部分"（三）检样的处理"要求在一定部位采取检样。

2. 预包装水产品及其制品

（1）独立包装≤1000 g 的固态或半固态水产品及其制品，或≤1000 mL 的液态水产品及其制品，取相同批次的独立包装。

（2）独立包装>1000 g 的固态或半固态水产品及其制品，可采集独立包装，也可用无菌采样器从同一包装的不同部位分别采取适量样品，放入同一个无菌采样容器内作为 1 件样品；独立包装>1000 mL 的液态水产品及其制品，可采集独立包装，也可在采样前摇动或用无菌棒搅拌液体，达到均质后采集适量样品，放入同一个无菌采样容器内作为 1 件食品样品。

3. 散装水产品及其制品

（1）大型水产品无法采集个体时，应以无菌操作方式在不少于 5 个不同部位分别采取适量样品放入同一个无菌采样容器内，作为 1 件食品样品。

（2）当对一批水产品进行质量判断时，应采集多个食品样品进行检验。

（3）不均匀/多种类混合水产制品，采样时应按照每种成分在初始产品中所占比例对所有成分采样。

（4）小型水产品应采集混合样。

4. 样品的储存和运输

按照 GB 4789.1—2016《食品安全国家标准 食品微生物学检验 总则》的规定执行。

（三）检样的处理

1. 开启包装

样品处理按 GB 4789.1—2016《食品安全国家标准 食品微生物学检验 总则》的规定执行，应考虑检验目的和样品特性，样品处理应具有代表性，应对多个独立包装和代表性部位进行取样，所有的样品处理过程应执行无菌操作。

2. 生鲜水产品及其制品

（1）鱼类

①以检验卫生指示菌为目的时，采取检样的部位为可食用部分。用无菌水将体表冲净（去鳞），再用75%酒精棉球擦净表面或切口，待干后用灭菌剪刀剪取可食用部分 25 g 放入含有 225 mL 8.5 g/L 无菌 NaCl 溶液（海产品宜使用 35~40 g/L 无菌 NaCl 溶液）中，均质 1~2 min。

②以检验致病菌为目的时，采取的检样部位为腮腺、体表、肌肉、胃肠消化道。用无菌水将体表冲净，用灭菌剪刀剪取腮腺、体表、肌肉、胃肠消化道等混合样 25 g 放入相应的 225 mL 增菌液中，均质 1~2 min。

③小型鱼类和分割的鱼类，直接剪碎后称取 25 g 样品放入含有 225 mL 8.5 g/L 无菌 NaCl 溶液（海产品宜使用 35~40 g/L 无菌 NaCl 溶液）或相应的 225 mL 增菌液中，均质 1~2 min。

（2）甲壳类

①虾类

a. 以检验卫生指示菌为目的时，采取检样的部位为腹节内的肌肉。将虾体在无菌水下冲净，摘去头胸节，用灭菌剪刀剪除腹节与头胸节连接处的肌肉，然后挤出腹节内的肌肉，称取 25 g 放入含有 225 mL 8.5 g/L 无菌 NaCl 溶液（海产品宜使用 35~40 g/L 无菌 NaCl 溶液）中，均质 1~2 min。

b. 以检验致病菌为目的时，采取检样的部位为腹节、腮条。将虾体在无菌水下冲洗，剥去头胸节壳盖，用灭菌剪刀剪取腮条，将腹节剪碎，取腮条及剪碎的腹节混合样 25 g，放入相应的 225 mL 增菌液中，均质 1~2 min。

c. 小型虾类可不去壳，直接剪碎后称取 25 g 样品放入含有 225 mL 8.5 g/L 无菌 NaCl 溶液（海产品宜使用 35~40 g/L 无菌 NaCl 溶液）或相应的 225 mL 增菌液中，均质 1~2 min。

②蟹类

a. 以检验卫生指示菌为目的时，采取检样的部位为胸部肌肉。将蟹体在无菌水下冲洗，剥去壳盖和腹脐，再除去鳃条，复置无菌水下冲净。用75%酒精棉球擦拭前后外壁，置灭菌托盘上待干。然后用灭菌剪刀剪开成左右两片，再用双手将一片蟹体的胸部肌肉挤出（用手指从足跟一端向剪开的一端挤压），称取 25 g 样品放入含有 225 mL 8.5 g/L 无菌 NaCl 溶液（海产品宜使用 35~40 g/L 无菌 NaCl 溶液）中，均质 1~2 min。

b. 以检验致病菌为目的时，采取检样的部位为背部、腹脐、腮条。将蟹体在无菌水下冲洗，剥去壳盖，用灭菌剪刀剪取背部、腹脐、腮条混合样 25 g 放入相应的 225 mL 增菌液中，均质 1~2 min。

c. 小型蟹类可不去壳，直接剪碎后称取 25 g 样品放入含有 225 mL 8.5 g/L 无菌 NaCl 溶液（海产品宜使用 35~40 g/L 无菌 NaCl 溶液）或相应的 225 mL 增菌液中，均质 1~2 min。

③其他甲壳动物。以检验卫生指示菌为目的时，采取检样的部位为可食用部位，以检验致病菌为目的时，采取检样的部位为鳃腺、消化腺及可食用部位。操作步骤参照虾类和蟹类。

（3）头足类

①检验卫生指示菌为目的时，采取检样的部位为背部肌肉或触须。用灭菌镊子和灭菌剪刀去除表皮和吸盘，取背部肌肉或触须 25 g，放入含有 225 mL 35~40 g/L 无菌 NaCl 溶液中，均质 1~2 min。

②以检验致病菌为目的时，采取检样的部位为表皮、吸盘、背部肌肉、触须、胃肠消化道。取表皮、吸盘、背部肌肉、触须、胃肠消化道混合样 25 g，放入相应的 225 mL 增菌液中，均质 1~2 min。

③小型头足类，直接剪碎后称取 25 g 样品放入含有 225 mL 35~40 g/L 无菌 NaCl 溶液或相应的 225 mL 增菌液中，均质 1~2 min。

（4）腹足类

①以检验卫生指示菌为目的时，采取检样的部位为头、足。用无菌水冲洗贝壳，用 75%酒精棉球擦净表面，置灭菌托盘上待干。用灭菌镊子取出内容物（无法直接取出内容物时可用灭菌锤子敲碎贝壳）。用灭菌镊子和灭菌剪刀去除内脏囊，取头、足 25 g，放入含有 225 mL 8.5 g/L 无菌 NaCl 溶液（海产品宜使用 35~40 g/L 无菌 NaCl 溶液）中，均质 1~2 min。

②以检验致病菌为目的时，采取检样的部位为头、足、内脏囊。用无菌水冲洗贝壳，用 75%酒精棉球擦净表面，置灭菌托盘上待干。用灭菌镊子取出内容物（无法直接取出内容物时可用灭菌锤子敲碎贝壳）。用灭菌镊子和灭菌剪刀取头、足、内脏囊混合样 25 g，放入相应的 225 mL 增菌液中，均质 1~2 min。

③小型腹足类可不去壳，直接用灭菌锤子敲碎后称取 25 g 样品放入含有 225 mL 8.5 g/L 无菌 NaCl 溶液（海产品宜使用 35~40 g/L 无菌 NaCl 溶液）或相应的 225 mL 增菌液中，均质 1~2 min。

④无贝壳的腹足类，直接剪碎称取 25 g 样品放入含有 225 mL 8.5 g/L 无菌 NaCl 溶液（海产品宜使用 35~40 g/L 无菌 NaCl 溶液）或相应的 225 mL 增菌液中，均质 1~2 min。

（5）双壳类

①采取检样的部位为可食用部分，用无菌水冲洗表面，再用 75%酒精棉球擦净表面，置灭菌托盘上待干。用灭菌剪刀或灭菌手术刀从壳缝中徐徐切入（完全闭合无法切入时，可用灭菌锤子敲碎贝壳），撬开壳盖，再用灭菌镊子取出整个内容物，称取 25 g 样品放入含有 225 mL 8.5 g/L 无菌 NaCl 溶液（海产品宜使用 35~40 g/L 无菌 NaCl 溶液）或相应增菌液中，均质 1~2 min。

②小型双壳类可不去壳，流水冲净后，直接用灭菌锤子敲碎后称取 25 g 样品放入含有 225 mL 8.5 g/L 无菌 NaCl 溶液（海产品宜使用 35~40 g/L 无菌 NaCl 溶液）或相应的 225 mL 增菌液中，均质 1~2 min。

注1：双壳类软体动物脂肪含量高，可在稀释液中按照 1~10 g/L 的比例加入灭菌吐温-80，促进乳化过程。

注2：双壳类水产品诺如病毒检验的检样处理按照 GB 4789.42—2016《食品安全国家标准　食品微生物学检验　诺如病毒检验》执行。

（6）棘皮动物　采取检样的部位为可食用部分，用无菌水冲洗表面，用灭菌剪刀剪开表皮或外壳，取整个内容物，包括汁水（海参可直接剪碎）混匀，取 25 g 样品放入含有 225 mL 35~40 g/L 无菌 NaCl 溶液或相应的 225 mL 增菌液中，均质 1~2 min。

（7）两栖动物

①以检验卫生指示菌为目的时，采取检样的部位为可食用部分。用无菌水将体表冲净，用灭菌剪刀剪取可食用部分 25 g 放入含有 225 mL 8.5 g/L 无菌 NaCl 溶液，均质 1~2 min。

②以检验致病菌为目的时，采取检样部位为腮腺、体表、肌肉、胃肠消化道。用灭菌水将体表冲净，用灭菌剪刀剪取腮腺、体表、肌肉、胃肠消化道等混合样 25 g 放入相应的 225 mL 增菌液中，均质 1~2 min。

③经加工的两栖动物应以无菌操作方式剪取 25 g 样品放入含有 225 mL 8.5 g/L 无菌 NaCl 溶液或相应的 225 mL 增菌液中，均质 1~2 min。

（8）海洋哺乳动物

①以检验卫生指示菌为目的时，采取检样的部位为肌肉。用无菌水将体表冲净，用灭菌剪刀或灭菌手术刀剪开体表，用灭菌剪刀剪取肌肉 25 g 放入含有 225 mL 8.5 g/L 无菌 NaCl 溶液（海产品宜使用 35~40 g/L 无菌 NaCl 溶液）中，均质 1~2 min。

②以检验致病菌为目的时，采取检样的部位为体表、肌肉、胃肠消化道。用无菌水将体表冲净，用灭菌剪刀剪取腮腺、体表、肌肉、胃肠消化道等混合样 25 g 放入相应的 225 mL 增菌液中，均质 1~2 min。

③分割的哺乳动物应以无菌操作方式剪取 25 g 样品放入含有 225 mL 8.5 g/L 无菌 NaCl 溶液（海产品宜使用 35~40 g/L 无菌 NaCl 溶液）或相应的 225 mL 增菌液中，均质 1~2 min。

（9）植物类水产品及其制品　混匀样品，用灭菌剪刀剪取 25 g 样品放入含有 225 mL 8.5 g/L 无菌 NaCl 溶液（海产品宜使用 35~40 g/L 无菌 NaCl 溶液）或相应增菌液中，均质 1~2 min。

（10）其他水产品及其制品

①以检验卫生指示菌为目的时，采取检样的部位以肌肉或内容物等可食用部分为主，取 25 g 样品置放入含有 225 mL 8.5 g/L 无菌 NaCl 溶液（海产品宜使用 35~40 g/L 无菌 NaCl 溶液）中，均质 1~2 min。

②以检验致病菌为目的时，采取检样的部位以肌肉、表皮、腮腺、胃肠消化道或整个内容物等细菌易附着或寄生部位部分为主，取 25 g 样品放入相应增菌液中，均质 1~2 min。

3. 冷冻的水产品及其制品

（1）解冻　冷冻的水产品及其制品可在 45℃ 不超过 15 min，或 2~5℃ 不超过 18 h 解冻，解冻后尽快进行检验。

（2）处理　解冻后的水产品及其制品的检样处理过程参照生鲜水产品及其制品。

4. 经加工和烹饪的水产品及其制品

（1）盐渍或腌制水产品及其制品　以无菌操作方式剪取 25 g 样品放入含有 225 mL 磷酸盐缓冲液或相应增菌液中，均质 1~2 min。如果样品盐含量高，应适当提高稀释倍数。

（2）干制水产品及其制品　以无菌操作方式剪取 25 g 样品放入含有 225 mL 磷酸盐缓冲液或相应增菌液中，均质 1~2 min。若鱼干无法软化应于室温浸泡样品 1 h 以复水。

（3）其他经加工和烹饪的水产品及其制品　以无菌操作方式取 25 g 样品，剪碎后放入含有 225 mL 磷酸盐缓冲液或相应增菌液中，均质 1~2 min。具有硬壳的水产品，应以无菌操作方式去除硬壳，取内容物或可食用部分进行检验。具有甲壳的水产品，可保留部分甲壳，以无菌操作方式去除大部分甲壳，小型的甲壳类水产品可保留甲壳，取可食用部分进行检验。

5. 要求进行商业无菌检验的水产品及其制品

按照 GB 4789.26—2023《食品安全国家标准　食品微生物学检验　商业无菌检验》执行。

（四）检验

依据食品安全国家标准规定的相关方法进行微生物项目检验。

五、调味品

本部分内容介绍了调味品的采样和检样处理方法，适用于调味品的采样和检样处理。

（一）设备和材料

1. 采样工具

采样工具应使用不锈钢或其他强度适当的材料，表面光滑，无缝隙，边角圆润。采样工具应清洗和灭菌，使用前保持干燥。采样工具包括搅拌器具、采样勺（匙）、刀具、采样钻、剪刀、镊子等。

2. 样品容器

样品容器的材料（如玻璃、不锈钢、塑料等）和结构应能充分保证样品的原有状态。容器和盖子应清洁、干燥、无菌。样品容器应有足够的体积，包括采样袋、采样管、采样瓶等。

3. 其他用品

其他用品包括酒精灯、温度计、铝箔、封口膜、记号笔、采样登记表等。

（二）采样

1. 采样原则和采样方案

采样原则和采样方案按 GB 4789.1—2016《食品安全国家标准　食品微生物学检验　总则》的规定执行。

采样件数 n 应根据相关食品安全标准要求执行，每件样品的采样量不小于 5 倍检验单位的样品，或根据检验目的确定。以下规定了 1 件食品样品的采样要求。

2. 预包装调味品

（1）独立包装≤1000 g 的固态、半固态调味品，或≤1000 mL 的液态调味品，取相同批次的独立包装。

（2）独立包装>1000 g 的固态、半固态调味品，或>1000 mL 的液态调味品，可采集独立包装，也可用无菌采样器从同一包装的不同部位分别采取适量样品，放入同一个无菌采样容器内。

3. 散装或现场制作调味品

用无菌采样工具从 5 个不同部位采集样品，放入一个无菌采样容器内作为 1 件食品样品。

4. 样品的储存和运输

按照 GB 4789.1—2016《食品安全国家标准　食品微生物学检验　总则》的规定执行。

（三）检样的处理

1. 开启包装

以无菌操作开启包装或放置样品的无菌采样容器。塑料或纸盒（袋）装，用 75% 酒精棉球消毒盒盖或袋口，用灭菌剪刀切开；玻璃瓶装，以无菌操作去掉瓶口的纸罩或瓶盖，瓶口经火焰消毒。

2. 稀释

（1）待检样品在称量或定量后，按 1∶10 稀释，混合后稀释液如有大颗粒可进行搅拌。如果 1∶10 稀释液太黏稠，可加大稀释液体积；如果需要比 1∶10 更浓的首次稀释液才能获得实验结果，可适当减少稀释液体积。如果估计样品中细菌数少于 10 CFU/g 或 10 CFU/mL，应使用首次稀释液；在细菌含量更低的情况下，可适当减少稀释液的体积。

（2）样品若为干燥脱水物质，稀释液选择缓冲蛋白胨水，减少渗透压剧烈改变对菌群的影响。

（3）高脂肪含量的样品（脂肪总质量超过 20%），稀释液中加入无菌吐温-80（1~10 g/L），充分乳化。根据对样品脂肪含量的估计，10% 的脂肪含量稀释液中加入 1 g/L 吐温-80，如脂肪含量 40%，稀释液中加入 4 g/L 吐温-80。

3. 其他处理

（1）食醋样品用 200~300 g/L 无菌碳酸钠溶液调节 pH 至 7.0±0.5。

（2）含有抑菌物质的样品，如洋葱粉、大蒜、胡椒等，检验前需要降低样品的抗菌活性，如提高稀释度，如肉桂使用 1∶100 稀释度，丁香使用 1∶1000 稀释度；在缓冲蛋白胨水中加入亚硫酸钾（K_2SO_3），终浓度达到 5 g/L；若样品中盐浓度超过 100 g/L，使用更高稀释度使初始悬浮液氯化钠总浓度不超过 10 g/L。

4. 固态和半固态调味品

称取适量样品置于无菌容器内粉碎，或无菌剪刀剪碎。称量上述混匀后的样品 25 g 放入盛有 225 mL 稀释液或增菌液的无菌锥形瓶或无菌袋中，均质或充分混匀后检验。

5. 液态调味品

称量 25 mL 混匀后的样品放入盛有 225 mL 稀释液或增菌液的锥形瓶或无菌袋中，充分混匀后检验。

6. 要求进行商业无菌检验的调味品

按照 GB 4789.26—2023《食品安全国家标准　食品微生物学检验　商业无菌检验》执行。

（四）检验

依据食品安全国家标准规定的相关方法进行微生物项目检验。

六、豆制品

本部分内容介绍了豆制品的采样和检样处理方法，适用于豆制品（包括非发酵豆制品和发酵豆制品）的采样和检样处理。

（一）设备和材料

1. 采样工具

采样工具应使用不锈钢或其他强度适当的材料，表面光滑，无缝隙，边角圆润。采样工具应清洗和灭菌，使用前保持干燥。采样工具包括搅拌器具、采样勺（匙）、刀具（小刀或抹刀）等。

2. 样品容器

样品容器的材料（如玻璃、不锈钢、塑料等）和结构应能充分保证样品的原有状态。容器和盖子应清洁、无菌、干燥。样品容器应有足够的体积，使样品可在检验前充分混匀。样品容器包括采样袋、采样管、采样瓶等。

3. 其他用品

其他用品包括酒精灯、温度计、铝箔、封口膜、记号笔、采样登记表等。

（二）采样

1. 采样原则和采样方案

采样原则和采样方案按 GB 4789.1—2016《食品安全国家标准　食品微生物学检验　总则》的规定执行。

采样件数 n 应根据相关食品安全标准要求执行，每件样品的采样量不小于 5 倍检验单位的样品，或根据检验目的确定。以下规定了 1 件食品样品的采样要求。

2. 预包装豆制品

（1）独立包装≤1000 g 的固态豆制品，或≤1000 mL 的液态豆制品，取相同批次的独立包装。

（2）独立包装>1000 mL 的液态或半固态豆制品，应在采样前摇动或用无菌棒搅拌液体，使其达到均匀后采集适量样品，如果样品无法进行均匀混合，就从样品容器中的各个部位取代表性样，放入同一个无菌采样容器内作为 1 件食品样品；>1000 g 的固态食品，应用无菌采样器从同一包装的不同部位分别采取适量样品，放入同一个无菌采样容器内作为 1 件食品样品。

3. 散装食品或现场制作豆制品

（1）样品应充分搅拌混匀，用无菌采样工具从 5 个不同部位采集样品，放入同一个无菌采样容器内作为 1 件食品样品。如果样品无法进行均匀混合，从同一包装的各个部位取代表性样品。

（2）样品数量小于相应标准的规定数量或装在桶、箱等单体大容器中，应按比例从中采集一定量经混合均匀的代表性样品，放入一个无菌采样容器内，将上述样品混合均匀后采样。如果样品无法进行均匀混合，则从同一包装的各个部位取代表性样品。

（3）采集腐乳、臭豆腐等豆制品样品时，若产品标签明示其液态部分（如卤汁等）也可食用，则代表性样品应同时包含固形物和卤汁。

4. 样品的储存和运输

按照 GB 4789.1—2016《食品安全国家标准　食品微生物学检验　总则》的规定执行。

（三）检样的处理

1. 开启包装

以无菌操作开启包装或放置样品的无菌采样容器。塑料或纸盒（袋）装，用 75% 酒精棉球消毒盒盖或袋口，用灭菌剪刀剪开；瓶（桶）装，用 75% 酒精棉球或经火焰消毒，无菌操作去掉瓶（桶）盖，瓶（桶）口再次经火焰消毒。

2. 固态豆制品

（1）豆腐、腐乳、豆豉等豆制品　用灭菌刀（勺）从表层和深层分别取出有代表性的适量样品，称取 25 g 检样，加入 225 mL 灭菌稀释液或增菌液中，均质混匀。腐乳、臭豆腐等含固形物和卤汁的样品，可用灭菌刀（勺）按压搅拌混匀后取样。检验盐分较高的样品时，不适合用生理盐水作为稀释液，可根据情况使用无菌蒸馏水或蛋白胨水等稀释液。

（2）豆干、豆皮、腐竹类制品　用灭菌剪刀或刀具将样品剪切或切割成小段（块），混合均匀后称取 25 g 检样，加入 225 mL 灭菌稀释液或增菌液中，均质混匀。

（3）速溶豆粉、豆浆粉等豆制品　用灭菌勺取出适量样品，称取检样 25 g，加入预热到 45℃ 的 225 mL 灭菌稀释液或增菌液中，振摇使充分溶解和混匀（使用锥形瓶可加入玻璃珠助溶）。

3. 液态或半固态豆制品

将检样摇匀，吸取或称取 25 mL 或 25 g 检样，加入 225 mL 灭菌稀释液或增菌液中，均质混匀。检验 pH 较低的酸豆奶样品时，使用生理盐水稀释液，用 1 mol/L NaOH 调节样品稀释液 pH 至 7.0±0.5。

4. 要求进行商业无菌检验的豆制品

按照 GB 4789.26—2023《食品安全国家标准　食品微生物学检验　商业无菌检验》执行。

（四）检验

依据食品安全国家标准规定的相关方法进行微生物项目检验。

七、糖果、巧克力和代可可脂巧克力及其制品、可可制品

本部分内容介绍了糖果、巧克力和代可可脂巧克力及其制品、可可制品的采样和检样处理方法，适用于糖果、巧克力及其制品、代可可脂巧克力及其制品、可可制品（含代可可制品）的采样和检样处理。

（一）设备和材料

1. 采样工具

采样工具应使用不锈钢或其他强度适当的材料，表面光滑，无缝隙，边角圆润。采样工具应清洗和灭菌，使用前保持干燥。采样工具包括搅拌器具、采样勺（匙）、刀具、剪刀、镊子等。

2. 样品容器

样品容器的材料（如玻璃、不锈钢、塑料等）和结构应能充分保证样品的原有状态。容器和盖子应清洁、干燥、无菌。样品容器应有足够的体积，包括采样袋、采样管、采样瓶等。

3. 其他用品

其他用品包括酒精灯、温度计、铝箔、封口膜、记号笔、采样登记表等。

（二）采样

1. 采样原则和采样方案

采样原则和采样方案按 GB 4789.1—2016《食品安全国家标准　食品微生物学检验　总则》的规定执行。

采样件数 n 应根据相关食品安全标准要求执行，每件样品的采样量不小于 5 倍检验单位的样品，或根据检验目的确定。以下规定了 1 件食品样品的采样要求。

2. 预包装糖果、巧克力及其制品、代可可脂巧克力及其制品、可可制品（含代可可制品）

（1）独立包装≤1000 g 的固态和半固态糖果、巧克力及其制品、代可可脂巧克力及其制品、可可制品（含代可可制品），或≤1000 mL 的液态糖果、巧克力及其制品、代可可脂巧克力及其制品、可可制品（含代可可制品），取相同批次的独立包装。

（2）独立包装>1000 mL 的液态糖果、巧克力及其制品、代可可脂巧克力及其制品、可可制品（含代可可制品），应在采样前摇动或用无菌棒搅拌液体，使其达到均质后采集适量样

品,放入同一个无菌采样容器内作为1件食品样品。

(3) 独立包装>1000 g的固态和半固态糖果、巧克力及其制品、代可可脂巧克力及其制品、可可制品(含代可可制品),应用无菌采样器从同一包装的不同部位分别采取适量样品,放入同一个无菌采样容器内作为1件食品样品。

3. 散装或现场制作糖果、巧克力及其制品、代可可脂巧克力及其制品、可可制品(含代可可制品)

用无菌采样工具从5个不同部位现场采集样品,放入1个无菌采样容器内作为1件食品样品。

4. 样品的储存和运输

按照GB 4789.1—2016《食品安全国家标准 食品微生物学检验 总则》的规定执行。

(三)检样的处理

1. 开启包装

以无菌操作开启包装或放置样品的无菌采样容器。塑料或纸盒(袋)装,用75%酒精棉球消毒盒盖或袋口,用灭菌剪刀剪开;瓶(桶)装,用75%酒精棉球或经火焰消毒,无菌操作去掉瓶(桶)盖,瓶(桶)口再次经火焰消毒。

2. 稀释

如果产品标准规定菌落总数小于10 CFU/g或10 CFU/mL,应使用第一稀释度稀释液,液体样品可以使用未经稀释的原液。

3. 固态和半固态糖果、巧克力及其制品、代可可脂巧克力及其制品、可可制品(含代可可制品)

(1) 对于硬质糖果类(硬糖类)、酥质糖果类(酥糖类)、焦香糖果类(太妃糖类)、凝胶糖果类、奶糖糖果类(奶糖类)、胶基糖果类、充气糖果类、压片糖果类、膜片糖果类、花式糖果类和其他糖果类、巧克力、代可可脂巧克力及其制品、可可制品(含代可可制品)等样品,称取适量样品置于无菌容器内,可敲碎或灭菌剪刀剪碎,或其他适当的粉碎方式。

(2) 有包衣产品,容易剥离的直接用灭菌剪刀剪开产品外包装。难剥离的,先掰断后再打开包装。

(3) 称量上述样品25 g,放入盛有225 mL无菌水、稀释液或增菌液的锥形瓶或无菌袋中,可在温度不超过45℃的水浴中不超过15 min溶化,均质后检验。

(4) 夹心样品先称取25 g样品,用灭菌剪刀从中间剪开,将漏出夹心内容物和包裹的糖体置于锥形瓶或无菌袋中,可在温度不超过45℃的水浴中不超过15 min溶化,均质后检验。

4. 液态糖果

流质糖果类等液态样品,称量25 mL样品,放入盛有225 mL无菌水、稀释液或增菌液的锥形瓶或无菌袋中,充分混匀后检验。

5. 要求进行商业无菌检验的糖果

按照GB 4789.26—2023《食品安全国家标准 食品微生物学检验 商业无菌检验》的规定执行。

(四)检验

依据食品安全国家标准规定的相关方法进行微生物项目检验。

八、酒类、饮料、冷冻饮品

本部分内容介绍了酒类、饮料、冷冻饮品的采样和检样处理方法,用于酒类(包括发酵酒及其配制酒)、饮料、包装饮用水(包括饮用天然矿泉水)、冷冻饮品的采样和检样处理。

(一)设备和材料

1. 采样工具

采样工具应使用不锈钢或其他强度适当的材料,表面光滑,无缝隙,边角圆润。采样工具应清洁和无菌,使用前保持干燥。采样工具包括搅拌器具、吸管、采样勺(匙)、刀具、采样钻、剪刀、镊子等。

2. 样品容器

样品容器的材料(如玻璃、不锈钢、塑料等)和结构应能充分保证样品的原有状态。容器和盖子应清洁、无菌、干燥。样品容器应有足够的体积,使样品可在检验前充分混匀。样品容器包括采样袋、采样管、采样瓶等。

3. 其他用品

其他用品包括温度计、铝箔、封口膜、采样登记表、无菌过滤装置、酒精灯等。

(二)采样

1. 采样原则和采样方案

采样原则和采样方案按 GB 4789.1—2016《食品安全国家标准 食品微生物学检验 总则》的规定执行。

采样件数 n 应根据相关食品安全标准要求执行,每件样品的采样量不小于 5 倍检验单位的样品,或根据检验目的确定。以下规定了 1 件食品样品的采样要求。

2. 酒类

(1)适用于发酵酒及其配制酒等。

(2)独立包装≤1000 mL 的酒类,取相同批次的独立包装。

(3)独立包装>1000 mL 的酒类,可采集独立包装,也可在采样前摇动或用无菌棒搅拌液体,混匀后采集样品。

3. 液体饮料

(1)适用于无乙醇或乙醇含量不超过 0.5%(质量分数)的液体饮料、包装饮用水(包括饮用天然矿泉水)以及含有固体、半固体成分的液体饮料等。

(2)独立包装≤1000 mL 的液体饮料,取相同批次的独立包装。

(3)独立包装>1000 mL 的液体饮料,可采集独立包装,也可在采样前摇动或用无菌棒搅拌液体,混匀后吸取适量样品,放入同一个无菌采样容器内。

4. 固体饮料

(1)独立包装≤1000 g 的固体饮料,取相同批次的独立包装。

(2)独立包装>1000 g 的固体饮料,可采集独立包装,也可用无菌采样工具从同一包装的不同部位分别采取适量样品,放入同一个无菌采样容器内。

5. 冷冻饮品

(1)独立包装≤1000 g(mL)的冷冻饮品,取相同批次的独立包装。

(2)独立包装>1000 g(mL)的冷冻饮品,可采集独立包装,也可用无菌采样器从同一包装的不同部位分别采取适量样品，放入同一个无菌采样容器内。

6. 样品的标记、储存和运输

按照 GB 4789.1—2016《食品安全国家标准 食品微生物学检验 总则》的规定执行。

（三）检样的处理

1. 开启包装

以无菌操作开启包装或放置样品的无菌采样容器。塑料或纸盒（袋）装，用75%酒精棉球消毒盒盖或袋口，用灭菌剪刀切开；瓶（桶）装，用75%酒精棉球或经火焰消毒，无菌操作去掉瓶（桶）盖，瓶（桶）口再次经火焰消毒。

2. 取样

（1）开启包装前，上下颠倒检样，混匀后无菌操作取样。若无法采用上下颠倒混匀方法的，液体样品可用玻璃棒或其他搅拌工具混合均匀后，无菌吸取 25 mL 检样，放入装有 225 mL 灭菌稀释液或增菌液的无菌锥形瓶（瓶内预置适当数量的无菌玻璃珠）或其他无菌容器中充分振摇或置于机械振荡器中充分混匀后作为检样。固体样品可从几个不同部位分别采取适量样品，混匀后作为检样。

（2）冷冻样品需置 45℃ 以下振荡水浴不超过 15 min，或 18~27℃ 不超过 3 h，或 2~5℃ 不超过 18 h（检验方法中有特殊规定的除外），待其融化后取样检验。

（3）必要时，酸性样品用 200~300 g/L 灭菌碳酸钠（Na_2CO_3）或 1 mol/L 氢氧化钠（NaOH）溶液、碱性样品用 1 mol/L 盐酸（HCl）溶液调节 pH 至 7.0±0.5 后取样检验。

（4）带木（塑料）棒等不可食用材料的冷冻饮品，将可食部分放入无菌容器内，直接抽出木（塑料）棒，或用灭菌剪刀剪去暴露于检样外的木（塑料）棒部分。

（5）液体样品中如含有固体、半固体成分，样品体积在 200 mL 以下的，应将全部内容物均质后取样检验。样品体积在 200 mL 以上的，可上下颠倒混匀后，取 200 mL 均质后取样检验。

（6）含气体的液体样品应先倒入一灭菌容器内，口勿盖紧，轻轻摇晃排出气体。摇晃时需避免含气液体污染操作台面，必要时可覆盖纱布。待气体全部逸出后取样检验。

（7）溶解后能产生气体的固体饮料，在加入相应稀释液或增菌液后，充分摇荡，使气体全部逸出后，进行下一步检验工作。

3. 稀释

（1）稀释方法和稀释倍数的选择依据相关的食品安全标准规定方法进行。

（2）待检样品在称量或定量后，按 1∶10 稀释，混合后稀释液中如有大颗粒可进行搅拌，或放入无菌均质杯、无菌均质袋内均质，制成样品匀液。

（3）如果产品标准规定菌落总数小于 10 CFU/g 或 10 CFU/mL，应使用第一稀释度稀释液，液体样品可以使用未经稀释的原液。如果原液或 1∶10 稀释液太黏稠，可加大稀释倍数。

（4）如果固体样品需要比 1∶10 更浓的首次稀释液才能获得实验结果，可适当减少稀释倍数。也可采用滤膜过滤法进行检验。

4. 要求按滤膜过滤法检验的食品检样的处理

（1）适用于可过滤的酒类、饮料、包装饮用水（包括饮用天然矿泉水）、食用冰块，以及稀释后可过滤的饮料浓浆和固体饮料样品。

（2）无菌滤膜孔径细菌检验采用≤0.45 μm 孔径滤膜。霉菌及酵母检验采用≤0.8 μm 孔径滤膜，材质以混合纤维为宜。

（3）过滤在超净工作台进行操作。首先用无菌镊子夹取无菌滤膜边缘部分，粗糙面或正面向上，贴放在已灭菌的滤床上，固定好滤器。无菌操作取不少于 10 mL 的检样至滤器内，然后进行抽滤。必要时可用检样稀释液或无菌生理盐水冲洗滤杯内壁 1~3 次，以确保已将黏附在滤杯壁上的检样完全冲洗下来。

（4）抽滤体积<50 mL 的检样，抽滤前可用检样稀释液或无菌生理盐水补充至 50 mL 或以上体积后再进行抽滤，也可用检样稀释液或无菌生理盐水充分湿润滤膜后再进行抽滤。

（5）抽滤完成后取下滤杯，将过滤后的滤膜移至相应培养基平板上，有菌面朝上平铺，避免在滤膜和培养基之间夹留气泡。再进行下一步检验工作。

（6）对于需要进行增菌的检样，可将抽滤后的滤膜直接或剪碎后放入增菌液进行下一步检验工作。

5. 要求进行商业无菌检验的酒类、饮料和冷冻饮品

按照 GB 4789.26—2023《食品安全国家标准　食品微生物学检验　商业无菌检验》的规定执行。

（四）检验

依据食品安全国家标准规定的相关方法进行微生物项目检验。

九、粮食制品

本部分内容介绍了粮食制品的采样和检样处理方法，适用于粮食制品的采样和检样处理。

（一）设备和材料

1. 采样工具

采样工具应使用不锈钢或其他强度适当的材料，表面光滑，无缝隙，边角圆润。采样工具应清洗和灭菌，不能灭菌的大件工具应消毒，使用前保持干燥。采样工具包括搅拌器具、采样勺（匙）、刀具、采样钻、剪刀、镊子等。

2. 样品容器

样品容器的材料（如玻璃、不锈钢、塑料等）和结构应能充分保证样品的原有状态。容器和盖子应清洁、干燥、无菌。样品容器应满足采样量的需求，包括采样袋、采样管、采样瓶等。

3. 其他用品

其他用品包括酒精灯、温度计、铝箔、封口膜、记号笔、采样登记表等。

（二）采样

1. 采样原则和采样方案

采样原则和采样方案按 GB 4789.1—2016《食品安全国家标准　食品微生物学检验　总则》的规定执行。

采样件数 n 应根据相关食品安全标准要求执行，每件样品的采样量不小于 5 倍检验单位的样品，或根据检验目的确定。以下规定了 1 件食品样品的采样要求。

2. 预包装粮食制品

（1）独立包装≤1000 g 的粮食制品，取相同批次的独立包装。

（2）独立包装>1000 g 的粮食制品，可采取独立包装，也可用无菌工具从同一包装的不同

部位分别采取适量样品，放入同一个无菌采样容器内作为 1 件食品样品。

3. 散装食品或现场制作粮食制品

应用无菌采样工具从 5 个不同部位分别采取适量样品，放入同一个无菌采样容器内作为 1 件食品样品。

4. 样品的储存和运输

按照 GB 4789.1—2016《食品安全国家标准　食品微生物学检验　总则》的规定执行。

（三）检样的处理

1. 开启包装

（1）罐装或瓶装制品　检查外包装完整性、密闭性及材质，在表面存在肉眼可见污物的情况下使用流动水对瓶或罐的外包装表面进行清洗，再用 75% 酒精棉球消毒罐或瓶的盖子及附近区域，然后用灭菌的开罐器打开罐或瓶；非完全密封或不适宜流动水清洗的罐装或瓶装制品，用 75% 酒精棉球消毒罐或瓶的盖子及附近区域，然后再进行无菌操作打开。

（2）袋装制品　用 75%酒精棉球涂擦消毒袋口或样品取出位置及其附近区域，用灭菌剪刀剪开袋子或取下扎口环。

2. 固态粮食制品

（1）面米制品

①不带馅（料）面米制品：称取 25 g 检样，放入盛有 225 mL 灭菌稀释液或增菌液的无菌容器内均质后检验。年糕等黏性较大的样品，可用灭菌剪刀或刀具将样品剪切或切割成小段（块）均质后检验。

②带馅（料）面米制品：将皮和馅（料）混匀后称量 25 g 检样，放入盛有 225 mL 灭菌稀释液或增菌液的无菌容器内均质后检验。

③带调料包的方便面米制品：将面米块和调料混匀后称取 25 g 检样，放入盛有 225 mL 灭菌稀释液或增菌液的无菌容器内均质后检验。

（2）焙烤食品、膨化食品、冲调谷物、淀粉制品和面筋等粮食制品

①用灭菌刀（勺）从表层和深层分别取出有代表性的适量样品，称取 25 g 检样，放入盛有 225 mL 灭菌稀释液或增菌液的无菌容器内均质后检验。对于脂肪含量较高的蛋糕等粮食制品，可将称取后的检样加入预热至（45±5）℃并添加吐温-80 的灭菌稀释液或增菌液（吐温-80 与样品体积比为 1∶25），均质混匀后检验。

②对于固态粮食制品样品，如果按照 1∶10 稀释太黏稠，可加大稀释液体积；首次稀释也可适当减少稀释液体积，获得所需试验结果。

3. 液态或半固态粮食制品

将检样摇匀，称量 25 mL 或 25 g 检样，加入 225 mL 灭菌稀释液或增菌液中，均质混匀后检验。

4. 冷冻的粮食制品

冷冻样品应解冻后进行检验，可在 45℃ 以下不超过 15 min，或 18~27℃不超过 3 h，或 2~5℃不超过 18 h 解冻（检验方法中有特殊规定的除外）。

5. 要求进行商业无菌检验的粮谷制品

按照 GB 4789.26—2023《食品安全国家标准　食品微生物学检验　商业无菌检验》执行。

（四）检验

依据食品安全国家标准规定的相关方法进行微生物项目检验。

十、生鲜果蔬及其制品、食用菌制品、坚果与籽类食品

本部分内容介绍了生鲜果蔬及其制品、食用菌制品、坚果与籽类食品的采样和检样处理方法，适用于生鲜果蔬及其制品、食用菌制品、坚果与籽类食品的采样和检样处理。本部分不适用于以果蔬为原料的饮料或冷冻饮品。

（一）设备和材料

1. 采样工具

采样工具应使用不锈钢或其他强度适当的材料，表面光滑，无缝隙，边角圆润。采样工具应清洁和无菌，使用前保持干燥。采样工具包括搅拌器具、采样勺（匙）、刀具、采样钻、剪刀、镊子等。

2. 样品容器

样品容器的材料（如玻璃、不锈钢、塑料等）和结构应能充分保证样品的原有状态。容器和盖子应清洁、干燥、无菌。样品容器应有足够的体积，使样品可在检验前充分混匀。样品容器包括采样袋、采样管、采样瓶等。

3. 其他用品

其他用品包括酒精灯、温度计、铝箔、封口膜、记号笔、采样登记表等。

（二）采样

1. 采样原则和采样方案

采样原则和采样方案按 GB 4789.1—2016《食品安全国家标准 食品微生物学检验 总则》的规定执行。

采样件数 n 应根据相关食品安全标准要求执行，每件样品的采样量不小于 5 倍检验单位的样品，或根据检验目的确定。以下规定了 1 件食品样品的采样要求。

2. 预包装生鲜果蔬及制品、食用菌制品、坚果与籽类食品

（1）独立包装≤1000 g 的固态或半固态生鲜果蔬及制品、食用菌制品、坚果与籽类食品，取相同批次的独立包装。

（2）独立包装>1000 g 的固态或半固态生鲜果蔬及制品、食用菌制品、坚果与籽类食品，可采集独立包装，也可用无菌采样器从同一包装的不同部位分别采取适量样品，放入同一个无菌采样容器内。

3. 散装或现场制作果蔬及制品、食用菌制品、坚果与籽类食品

应用无菌采样器从 5 个不同部位分别现场采取适量样品，放入同一个无菌采样容器内作为 1 件样品。

4. 样品的储存和运输

按照 GB 4789.1—2016《食品安全国家标准 食品微生物学检验 总则》的规定执行。

（三）检样的处理

1. 开启包装

以无菌操作开启包装或放置样品的无菌采样容器。塑料或纸盒（袋）装，用 75% 酒精棉球消毒盒盖或袋口，用灭菌剪刀切开；瓶（桶）装，用 75% 酒精棉球或经火焰消毒，无菌操

作去掉瓶（桶）盖，瓶（桶）口再次经火焰消毒。

2. 处理原则

（1）采集的样品应经过充分粉碎、混合均匀后进行检验；如果可能，无论预包装和散装样品，在原包装容器内进行混合。

（2）某些含有抑菌成分的蔬菜及其制品，如洋葱、大蒜、韭菜、大葱等，检验前需要降低样品的抗菌活性，如提高稀释度，或可以在初始稀释液中加入亚硫酸钾（K_2SO_3），终浓度达到 5 g/L。

（3）如果检验方法需要，样品初始稀释液和增菌液可用 1 mol/L 的 NaOH 或 1 mol/L HCl 调节 pH 至 7.0±0.5。

（4）高脂肪含量的制品，如坚果与籽类的酱、泥等，在检样处理环节所使用的稀释液或增菌液中，可根据不同脂肪含量加入适当比例的灭菌吐温-80 进行乳化混匀，添加量可以按每 10%的脂肪含量加 1 g/L 计算（如脂肪含量为 40%，加 4 g/L）。

3. 生鲜类

（1）生鲜水果

①鲜切的水果，将全部检样切碎混合均匀，称量 25 g，放入盛有 225 mL 稀释液或增菌液的无菌均质袋中，均质后检验。

②完整个体需要去皮的水果，如西瓜、猕猴桃、柑橘类、香蕉等，先用自来水冲洗表面，然后用 75%酒精消毒，无菌操作打开，取可食部分放入无菌容器内，用均质器均质 1~2 min。

③不需要去皮的水果，如番茄、梨等，取完整个体，无菌操作切成小块，混合或用均质器均质 1~2 min；称量 25 g，放入盛有 225 mL 稀释液或增菌液的无菌均质袋中，均质后检验。

（2）生鲜蔬菜和鲜食用菌 用灭菌剪刀或切碎机将样品的可食部分切割成小段（块），充分混合均匀。称量 25 g 放入盛有 225 mL 稀释液或增菌液的无菌均质袋中，均质后检验。

4. 果蔬制品和食用菌制品

（1）脱水、冷冻食品（水果、蔬菜、食用菌等）和蜜饯

①冷冻样品应解冻后进行检验，可在 45℃以下不超过 15 min，或 18~27℃下不超过 3 h，或 2~5℃不超过 18 h 解冻（检验方法中有特殊规定的除外）。

②用灭菌剪刀将样品切割成小段（块），充分混合均匀，称量 25 g 放入盛有 225 mL 稀释液或增菌液的无菌均质袋中，均质后检验。

③脱水类制品，根据情况适当增加稀释液或增菌液的加入量。

（2）果蔬、食用菌等的酱、泥、粉

①用无菌工具将检样搅拌均匀或用均质器均质 1~2 min。称量 25 g 放入盛有 225 mL 稀释液或增菌液的无菌均质袋中，均质后检验。

②番茄酱或婴幼儿辅助食品的番茄汁中霉菌直接计数检验处理按照 GB 4789.15—2016《食品安全国家标准 食品微生物学检验 霉菌和酵母计数》的规定执行。

（3）腌渍制品类（酱腌菜、泡菜等）

①根据食用习惯，取固体部分或将液体和固体混合后检验。

②如取固体部分，用灭菌剪刀将固体切割成小段（块），然后充分混合均匀。称量 25 g 放入盛有 225 mL 无菌蒸馏水或增菌液的无菌均质袋中，均质后检验。

③如需混合，将每件样品的固体部分和液体部分一起均质 1~2 min 后，称量 25 g 放入盛有

225 mL 蒸馏水或增菌液的无菌均质袋中，均质后检验。

④糖或盐含量较高的食品，应适当增加稀释液或增菌液的量，以减少对细菌的抑制作用。

5. 坚果与籽类食品

（1）带壳坚果　以无菌工具（锤子等）打开，将可食部分（不去包衣）充分混合，称量 25 g 放入盛有 225 mL 稀释液或增菌液的无菌均质袋中，均质后检验。

（2）带壳籽类　将样品充分混合，称量 25 g 放入盛有 225 mL 稀释液或增菌液的无菌均质袋中，室温中浸泡 0.5~1 h，均质后检验。

（3）不带壳籽类　将样品充分混合，称量 25 g 放入盛有 225 mL 稀释液或增菌液的无菌均质袋中，均质后检验。

（4）坚果与籽类的泥（酱）　将样品充分混合，称量 25 g 放入盛有 225 mL 稀释液或增菌液的无菌均质袋中，均质后检验。腌制果仁类，将样品充分混合，称量 25 g 放入盛有 225 mL 蒸馏水或增菌液的无菌均质袋中，均质后检验。

6. 要求进行商业无菌检验的生鲜果蔬及制品、食用菌制品、坚果与籽类食品

按照 GB 4789.26—2023《食品安全国家标准　食品微生物学检验　商业无菌检验》的规定执行。

（四）检验

依据食品安全国家标准规定的相关方法进行微生物项目检验。

十一、食用油脂制品

本部分内容介绍了食用油脂制品的采样和检样处理方法。本部分内容适用于食用油脂制品的采样和检样处理。

（一）设备和材料

1. 采样工具

采样工具应使用不锈钢或其他强度适当的材料，表面光滑，无缝隙，边角圆润。采样工具应清洁和灭菌，使用前保持干燥。采样工具包括搅拌器具、采样勺（匙）、刀具、采样钻、剪刀、镊子等。

2. 样品容器

样品容器的材料（如玻璃、不锈钢、塑料等）和结构应能充分保证样品的原有状态。容器和盖子应清洁、干燥、无菌。样品容器应有足够的体积，使样品可在检验前充分混匀。样品容器包括采样袋、采样管、采样瓶等。

3. 其他用品

其他用品包括酒精灯、温度计、铝箔、封口膜、记号笔、采样登记表等。

（二）采样

1. 采样原则和采样方案

采样原则和采样方案按 GB 4789.1—2016《食品安全国家标准　食品微生物学检验　总则》的规定执行。

采样件数 n 应根据相关食品安全标准要求执行，每件样品的采样量不小于 5 倍检验单位的样品，或根据检验目的确定。以下规定了 1 件食品样品的采样要求。

2. 液态食用油脂制品

（1）独立包装≤1000 mL 的食用油脂制品，取相同批次的独立包装。

（2）独立包装>1000 mL 的食用油脂制品，可以采集独立包装，也可在采样前摇动，使其达到均匀后采样。

3. 半固态和粉末固态食用油脂制品

（1）独立包装≤1000 g（mL）的半固态和粉末固态食用油脂制品，取相同批次的独立包装。

（2）独立包装>1000 g（mL）的半固态和粉末固态食用油脂制品，可以采集独立包装，也可在采样前摇动或使用无菌棒搅拌，使其达到均匀后采样。如果样品无法均匀混合，应从样品容器中的不同部位采取代表性样品。

4. 固态食用油脂制品

（1）独立包装≤1000 g 的固态食用油脂制品，取相同批次的独立包装。

（2）独立包装>1000 g 的固态食用油脂制品，可以采集独立包装。也可用无菌抹刀除去表层产品，厚度不小于 5 mm，将洁净、干燥的采样钻沿包装容器切口方向往下匀速推入产品中，不要完全穿过，将采样钻旋转 180°，抽出采样钻并将采集的样品转入样品容器。用同样的方法从同一包装的几个不同部位分别采取适量样品。

5. 样品储存和运输

按照 GB 4789.1—2016《食品安全国家标准 食品微生物学检验 总则》的规定执行。

（三）检样的处理

1. 开启包装

以无菌操作开启样品包装或放置样品的无菌采样容器，塑料或纸盒（袋）装，用 75%酒精棉球消毒盒盖或袋口，用灭菌剪刀剪开；瓶（桶）装，用 75%酒精棉球或经火焰消毒，无菌操作去掉瓶（桶）盖，瓶（桶）口再次经火焰消毒。

2. 液态食用油脂制品

将检样摇匀，用灭菌吸管吸取 25 mL 检样，加入预热至 45℃ 的装有 225 mL 灭菌稀释液（或其他增菌液）中，均质混匀后检验。

3. 半固态和粉末固态食用油脂制品

无菌操作称取 25 g 检样，加入预热至 45℃ 的装有 225 mL 灭菌稀释液或增菌液的无菌容器中，均质混匀；若为粉末制品，则以无菌操作称取检样 25 g，缓慢倾倒于盛有 225 mL 灭菌稀释液或增菌液液面上，室温静置后均质混匀。

4. 固态食用油脂制品

用灭菌刀（勺）从表层和深层分别取出有代表性的适量样品，无菌操作称取 25 g 检样，加入预热至 45℃ 的盛有 225 mL 灭菌稀释液或增菌液的无菌容器中，均质混匀。

注：在检样处理环节所使用的稀释液或增菌液中，应根据各类食用油脂制品的脂肪含量加入适当比例的灭菌吐温-80 进行乳化混匀，添加量可以按食用油脂制品每 10%的脂肪含量加 1 g/L 计算（如脂肪含量为 40%，加 4 g/L）。

5. 要求进行商业无菌检验的食用油脂制品

按照 GB 4789.26—2023《食品安全国家标准 食品微生物学检验 商业无菌检验》执行。

（四）检验

依据食品安全国家标准规定的相关方法进行微生物项目检验。

十二、蜂产品

本部分内容介绍了蜂产品的采样和检样处理方法，适用于蜂产品的采样和检样处理。

（一）设备和材料

1. 采样工具

采样工具应使用不锈钢或其他强度适当的材料，表面光滑，无缝隙，边角圆润。采样工具应清洗和灭菌，使用前保持干燥。采样工具包括搅拌器具、采样勺（匙）、刀具、剪刀、镊子等。

2. 样品容器

样品容器的材料（如玻璃、不锈钢、塑料等）和结构应能充分保证样品的原有状态。容器和盖子应清洁、干燥、无菌。样品容器（包括采样袋、采样管、采样瓶等）应有足够的体积。

3. 其他用品

其他用品包括酒精灯、温度计、铝箔、封口膜、记号笔、采样登记表等。

（二）采样

1. 采样原则和采样方案

采样原则和采样方案按 GB 4789.1—2016《食品安全国家标准　食品微生物学检验　总则》的规定执行。

采样件数 n 应根据相关食品安全标准要求执行，每件样品的采样量不小于 5 倍检验单位的样品，或根据检验目的确定。以下规定了 1 件食品样品的采样要求。

2. 预包装蜂产品

（1）独立包装≤1000 g 的固态或半固态蜂产品，或≤1000 mL 的液态蜂产品，取相同批次的独立包装。

（2）独立包装>1000 mL 的液态蜂产品，应在采样前摇动或用无菌棒搅拌液体，使其达到均质后采集样品。独立包装>1000 g 的固态蜂产品，应用无菌采样器从同一包装的几个不同部位分别采取适量样品，放入同一个无菌采样容器内。

3. 散装或现场制作蜂产品

用无菌采样工具从 5 个不同部位现场采集样品，放入 1 个无菌采样容器内作为 1 件食品样品。

4. 样品的储存和运输

按照 GB 4789.1—2016《食品安全国家标准　食品微生物学检验　总则》的规定执行。

（三）检样的处理

1. 开启包装

以无菌操作开启样品包装或放置样品的无菌采样容器，塑料或纸盒（袋）装，用 75% 酒精棉球消毒盒盖或袋口，用灭菌剪刀剪开；瓶（桶）装，用 75% 酒精棉球或经火焰消毒，无菌操作去掉瓶（桶）盖，瓶（桶）口再次经火焰消毒。

2. 稀释

待检样品在称量或定量后，按 1∶10 稀释，混合后稀释液如有大颗粒可进行搅拌。如果

1∶10稀释液太黏稠，可加大稀释液体积；如果需要比1∶10更浓的首次稀释液才能获得实验结果，可适当减少稀释液体积。如果产品标准规定菌落总数小于10 CFU/g或10 CFU/mL，应使用第一稀释度稀释液，液体样品可以使用未经稀释的原液。

3. 液态蜂产品（蜂蜜等）

吸取25 g或25 mL样品放入盛有225 mL相应稀释液或增菌液的锥形瓶或无菌袋中，均质后检验。

4. 半固态或固态蜂产品（蜂胶等）

固态样品如成粉末状则直接称量。半固态或固态样品如需融化，则将样品置于40℃水浴中不超过30 min使样品融化；不易融化的样品可在4~15℃放置2~3 h，使用灭菌粉碎器械进行无菌粉碎，而后称量25 g样品放入盛有225 mL相应稀释液或增菌液的无菌容器中，均质后检验。

5. 要求进行商业无菌检验的蜂产品

按照GB 4789.26—2023《食品安全国家标准 食品微生物学检验 商业无菌检验》执行。

（四）检验

依据食品安全国家标准规定的相关方法进行微生物项目检验。

思考题

1. 样品采集的原则有哪些？
2. 样品的采样方案是如何规定的？
3. 我国对开展微生物检测的实验室有哪些基本要求？
4. 设计一个常见食品的采样方案。

第三章 沙门氏菌检验

【学习目标】
1. 了解沙门氏菌对食品安全造成的危害。
2. 掌握沙门氏菌检验技术。
3. 了解不同沙门氏菌检验方法的异同点。
4. 掌握沙门氏菌检验过程常见问题出现的原因和解决方案。

随着人们生活水平的逐渐提高,消费者对饮食卫生质量与安全性提出了更高要求。如果食品被沙门氏菌污染,则会对食用者的人身安全造成一定甚至是致命的影响。沙门氏菌属于食源性致病菌,对肠道的危害较大,在食用带有沙门氏菌的食物之后,会导致食用者感染腹泻疾病。为了保证消费者的生命安全,及时发现问题并采取针对性的防范措施、解决问题,世界各国政府及相应的组织机构均制定了各种检验方法,开展食品中沙门氏菌的检验工作,提升整体检验工作水平。本章主要内容包括:①沙门氏菌概述;②食品中沙门氏菌的检验方法;③国标法与其他沙门氏菌检验方法的比较;④沙门氏菌检验过程质量控制和常见问题解析。

第一节 沙门氏菌概述

一、沙门氏菌简介

沙门氏菌(*Salmonella*)是一种属于肠杆菌科、沙门氏菌属的非常重要的革兰氏阴性食源性致病菌,最早由美国病理学专家沙门(Daniel Elmer Salmon)发现。沙门氏菌无芽孢,一般无荚膜,有周生鞭毛,需氧或兼性厌氧,杆状,菌体大小为 (0.7~1.5) μm×(2.0~5.0) μm。60℃加热 30 min 即可灭活,50 g/L 苯酚或 1:500 升汞于 5 min 内即可将其杀灭。

沙门氏菌通常可将硝酸盐还原为亚硝酸盐,发酵葡萄糖产酸产气,在三糖铁琼脂上产生硫化氢,吲哚阴性,可利用柠檬酸盐作为唯一碳源,赖氨酸和鸟氨酸脱羧酶反应阳性,脲酶阴性,苯丙氨酸和色氨酸不能氧化脱氨,通常不发酵乳糖。具有复杂的抗原结构,大致分为菌体(O)、鞭毛(H)和表面(Vi)抗原,根据抗原不同可将其分为多种血清型。据统计,目前已报道了 2610 种以上的沙门氏菌血清型,其中,最容易引起食源性疾病暴发的血清型为肠炎沙门氏菌和鼠伤寒沙门氏菌。由于食品生产和消费的总体趋势,比如食品供应工业化和全球化的日益发展,对即食、生或轻熟食物及预制食品需求的不断增长,食用动物生产中抗生素的广泛使用等,加强对沙门氏菌和其他食源性致病菌的流行病学调查及控制就显得十分重要。

二、沙门氏菌在食品产业链中的流行和传播

沙门氏菌可以通过肉类、蛋类、乳类及水产品等多种食品感染人类,导致沙门氏菌病暴发。各类肉品中,肉鸡及其相关产品是食源性沙门氏菌最主要的传播载体,因此关于沙门氏菌在肉鸡的养殖、屠宰加工及销售各个环节中的污染状况、流行和传播研究相对较多,这对食源性沙门氏菌病的防控也有着重要意义。本部分以肉鸡生产加工过程中沙门氏菌的污染和传播为例进行介绍。

1. 肉鸡养殖过程

鸡伤寒沙门氏菌和鸡白痢沙门氏菌等特定血清的菌株可寄居于种鸡的卵巢,并存在于蛋中,被沙门氏菌污染的鸡蛋经孵化后或成为体弱的雏鸡而被淘汰,或成长为健康带菌的肉鸡。带菌肉鸡粪便中沙门氏菌含量可达 10 CFU/g,而沙门氏菌会随粪便排到环境之中,进而感染其他不带菌鸡群,是养殖过程中造成沙门氏菌污染的最主要源头。同时,这些沙门氏菌又可被带入加工厂中,对肉鸡的屠宰、加工生产链造成污染。研究表明,肉鸡屠宰前的沙门氏菌携带率为 3%~4%,离开屠宰场时鸡肉的沙门氏菌污染率常会达到 35%。屠宰环节是肉鸡孵化、养殖、屠宰和配送分销等环节中非伤寒沙门氏菌检出率最高的环节。

此外,饲料被认为是将沙门氏菌带入肉鸡生产养殖环境中的重要风险因素。在山西省部分地区开展的沙门氏菌流行病学调查发现,饲料中沙门氏菌的检出率为 5%,环境中为 1.9%。血粉、肉骨粉、鱼粉、乳制品以及植物性饲料等样品中,肉骨粉中沙门氏菌的检出率最高,已达 50%,其次是血粉(18.9%)、鱼粉(15.8%)。动物性饲料中沙门氏菌的检出率远高于植物性饲料。

2. 肉鸡运输过程

养殖场中感染沙门氏菌的肉鸡可通过运输环节将沙门氏菌带入加工和屠宰厂。在运输过程中,带菌肉鸡的粪便会污染鸡笼、运输工具等设施和设备,并以之为媒介污染同批健康的肉鸡,若消毒杀菌不彻底,甚至可污染其他批次的鸡群,并最终污染加工中的肉鸡胴体。国外对肉鸡养殖、运输及加工过程中沙门氏菌污染状况调查发现,运输后的肉鸡沙门氏菌带菌率相对于运输前有所上升,且运输鸡笼表面的沙门氏菌是影响肉鸡终产品污染的重要因素。对英国两家肉鸡加工厂运输及加工过程中沙门氏菌的污染状况研究发现,运输笼表面的沙门氏菌与养殖场中肉鸡感染的菌株有关。

3. 肉鸡屠宰过程

屠宰加工是鸡肉被沙门氏菌污染的重要环节。研究表明,当成年肉鸡以沙门氏菌阳性率为 3%~4%的水平进入加工厂时,经屠宰加工后,沙门氏菌检出率高达 20%~35%,这表明肉鸡的屠宰加工环节是发生沙门氏菌污染的重要过程。肉鸡屠宰加工中的沙门氏菌主要源于胴体间交叉污染及环境与设备污染,而烫洗、煺毛、净膛及冷却被认为是肉鸡胴体交叉污染的主要环节。全球范围内,肉鸡在屠宰加工过程中都受到不同程度的沙门氏菌污染。在丹麦,一家大型肉鸡屠宰加工厂生产线中的沙门氏菌总检出率为 27.5%,在西班牙屠宰场的肉鸡胴体中肠炎沙门氏菌污染也普遍存在,而在我国陕西省部分地区沙门氏菌阳性肉鸡胴体的检出率高达 54%。

(1)烫洗 对肉鸡胴体进行烫洗,使羽毛松动,利于后续脱毛操作。胴体在烫洗时,羽

毛及鸡体表已沾有大量的微生物，并且会排出一定量的粪便，导致烫洗水中微生物数量增加。在巴西一家肉鸡加工厂研究发现，烫洗水中沙门氏菌的污染严重，其中存活的菌株可引起胴体间的交叉污染，且这种污染可带至后续的加工环节。温度是影响烫洗水中微生物存活的重要因素之一，但对于附着在肉鸡胴体体表上的微生物而言影响较小。

（2）煺毛　煺毛操作是引发胴体污染的主要环节。加工厂中常以橡胶指进行拔毛，随着使用时间的增加，橡胶指逐渐老化产生裂缝，当进行肉鸡煺毛时，羽毛所携带的微生物及排出的粪便常污染橡胶指，其中的沙门氏菌等可进入裂缝中，而普通的消毒措施却难以奏效，因此沙门氏菌可通过橡胶指为媒介引发胴体间的交叉污染。有研究显示，火鸡煺毛后其胴体沙门氏菌量增加了3倍，煺毛后及冷却后的肉鸡胴体沙门氏菌污染最为严重。

（3）净膛　净膛时，由于操作不当等容易造成肠道及嗉囊破裂，溢出的内容物可污染肉鸡胴体及操作工人的手或者手套，并以之为媒介引起交叉污染。屠宰前合适的停料处理可以有效避免净膛环节嗉囊及肠道破裂。不同加工厂中，由于生产条件等不同，肉鸡净膛环节的污染状况有所差别。

（4）冷却　作为肉鸡加工的最后环节，适宜的冷却操作可比其他环节更为有效地降低沙门氏菌对终产品的污染。研究结果显示，冷却后肉鸡胴体体表的大肠埃希氏菌、弯曲杆菌及沙门氏菌污染程度均显著降低。然而，由于大量胴体共用一个冷却池，也可引发胴体间的交叉污染。在冷却池中添加含氯消毒剂可杀灭其中的沙门氏菌。相对于含氯消毒剂，有机酸及表面活性剂等可以更为有效地降低冷却环节的沙门氏菌污染。

4. 加工设备、器具与环境中沙门氏菌污染

除了屠宰加工环节胴体交叉污染外，加工车间的设备、器具与环境卫生也是影响胴体中沙门氏菌污染水平的重要因素。研究显示，在加工前设备及环境中分离的沙门氏菌，加工完成后也可自肉鸡胴体表面分离出，同样，污染有沙门氏菌的胴体会在其屠宰加工过程中污染设备与环境，从而可污染其他批次的肉鸡产品。因此，对加工设备与器具、工人的手套等进行彻底消毒是控制胴体沙门氏菌污染的关键。

淋洗操作是控制肉鸡胴体微生物污染的重要因素。微生物可附着于肉鸡的体表或体表的有机物中，对冷却环节及淋洗前后的肉鸡胴体微生物污染状况研究发现，淋洗后肉鸡胴体体表的微生物污染显著降低，也可以有效减少煺毛过程中的交叉污染。

三、沙门氏菌与食品安全

监测结果表明，2010—2021年间，在云南省，肉与肉制品、蛋与蛋制品、蔬菜、豆制品、调味品、混合食品和一些不明食品均引起过因为沙门氏菌污染而导致的食源性疾病暴发，其中肉与肉制品导致的疾病数和暴露人数最多。2020年，广西发生因为三明治制作中沙门氏菌的交叉污染导致的疾病暴发；2022年，北京发生因沙门氏菌污染饮用生水导致的疾病暴发；2023年，烟台发生被沙门氏菌污染的熏肉大饼导致的疾病暴发。在瑞士和芬兰，沙门氏菌病暴发被检出由紫花苜蓿嫩芽引起，而种子则来源于澳大利亚。此外，研究者先后在谷物、带壳鲜鸡蛋、生肉、熟肉、生奶、冰淇淋、酸奶、水产品和蔬菜中也检出沙门氏菌，给食品安全和消费者身体健康带来严重威胁。

沙门氏菌引起的食物中毒事件也在全球频发。据统计，在我国细菌性食物中毒中，70%~80%由沙门氏菌引起，而在引起沙门氏菌食物中毒的食品中，90%以上是肉类等动物性食品。

来自英国及美国的流行病学数据表明，肠炎沙门氏菌因鸡沙门氏菌的消失而充斥于生态小环境中，导致了人类感染流行的增加。世界各地的食物中毒中，英国、中国沙门氏菌食物中毒居首位，美国沙门氏菌食物中毒居第二位。在美国，每年约140万人感染沙门氏菌，死亡约600人，造成约36亿美元损失。

目前，在全球范围内，特别是一些经济水平相对较低的国家，因食用被沙门氏菌污染的食品而感染沙门氏菌的人数逐年增多，很多国家已逐步建立了食源性致病菌监测网和同源性分析网等，来应对食源性疾病规模化暴发和新病原菌不断出现且日渐增强的挑战。世界卫生组织于2000年建立了全球沙门氏菌监测网（WHO GSS），美国疾病预防控制中心建立了食源性疾病主动监测网（FoodNet）和细菌分子分型国家电子网络（PulseNet），欧洲的丹麦等17个国家共同组建了沙门氏菌和产志贺样毒素大肠埃希氏菌监测网（Enter-Net），为确定致病菌引起的食源性疾病暴发追踪溯源提供了有力的科学依据。我国在2000年和2002年分别建立了国家食源性致病菌监测网和食源性疾病监测网。

第二节　沙门氏菌检验

沙门氏菌广泛分布于自然界，是人畜共患病肠道病致病菌，常引起伤寒、肠炎、肠热症和食物中毒，危害人类健康。受到污染的食品，不仅直接影响食用者的安全，还可造成沙门氏菌的传播和流行。因此，对某些食品必须进行沙门氏菌检验。

一、实验目的

1. 了解沙门氏菌检验原理。
2. 掌握沙门氏菌检验方法。

二、实验原理

食品标本中往往因为沙门氏菌含菌量低而影响检出率，需要进行增菌培养。采用特殊的培养基，可使沙门氏菌属以外的细菌受抑制，使沙门氏菌增殖，便于后续检验。不同增菌培养基对不同血清型沙门氏菌的增菌效果不同，应适当选择。四硫磺酸盐和氯化镁-孔雀绿增菌培养基对一般沙门氏菌（如都柏林沙门氏菌、肠炎沙门氏菌、猪霍乱沙门氏菌）的增菌效果较好，而亚硒酸盐增菌培养基则不适合。另外，沙门氏菌在各种选择性培养基上的菌落形态也各不相同，这也可以作为辨别沙门氏菌的一个简单方法，但在实际工作中，还要配合生化试验以及血清学检验作准确的鉴定。

三、实验材料

1. 设备和材料

除微生物实验室常规灭菌及培养设备外，其他设备和材料如下。

（1）冰箱　2~8℃。

（2）恒温培养箱　(36±1)℃，恒温装置：(42±1)℃、(48±2)℃。

(3) 均质器。

(4) 振荡器。

(5) 天平　感量 0.1 g。

(6) 无菌锥形瓶　容量 500 mL、250 mL。

(7) 无菌量筒　容量 50 mL。

(8) 无菌均质杯、无菌均质袋。

(9) 无菌广口瓶　容量 500 mL。

(10) 无菌吸管　1 mL（具 0.01 mL 刻度）、10 mL（具 0.1mL 刻度）或微量移液器及吸头。

(11) 无菌培养皿　直径 60 mm、90 mm。

(12) 无菌试管　10 mm×75 mm、15 mm×150 mm、18 mm×180 mm 或其他合适规格。

(13) 无菌小玻管　3 mm×50 mm。

(14) 无菌接种环　10 μL（直径约 3mm）、1 μL 以及接种针。

(15) pH 计或精密 pH 试纸。

(16) 微生物生化鉴定系统。

(17) 生物安全柜。

2. 培养基和试剂

(1) 缓冲蛋白胨水（BPW）　见附录 3 中 3.58。

(2) 四硫磺酸钠煌绿（TTB）增菌液　见附录 3 中 3.59。

(3) 氯化镁孔雀绿大豆胨（RVS）增菌液　见附录 3 中 3.60。

(4) 亚硫酸铋（BS）琼脂　见附录 3 中 3.32。

(5) HE 琼脂　见附录 3 中 3.33。

(6) 木糖赖氨酸脱氧胆盐（XLD）琼脂　见附录 3 中 3.34。

(7) 三糖铁（TSI）琼脂　见附录 3 中 3.35。

(8) 营养琼脂（NA）　见附录 3 中 3.39。

(9) 半固体琼脂　见附录 3 中 3.37。

(10) 蛋白胨水、靛基质试剂　见附录 3 中 3.61。

(11) 尿素琼脂（pH 7.2）　见附录 3 中 3.36。

(12) 氰化钾（KCN）培养基　见附录 3 中 3.1。

(13) 赖氨酸脱羧酶试验培养基　见附录 3 中 3.2。

(14) 糖发酵管　见附录 3 中 3.62。

(15) 邻硝基酚 β-D 半乳糖苷（ONPG）培养基　见附录 3 中 3.3。

(16) 丙二酸钠培养基　见附录 3 中 3.4。

(17) 沙门氏菌显色培养基。

(18) 沙门氏菌诊断血清。

(19) 生化鉴定试剂盒。

四、实验方法和步骤

1. 检验程序

沙门氏菌检验程序如图 3-1 所示。

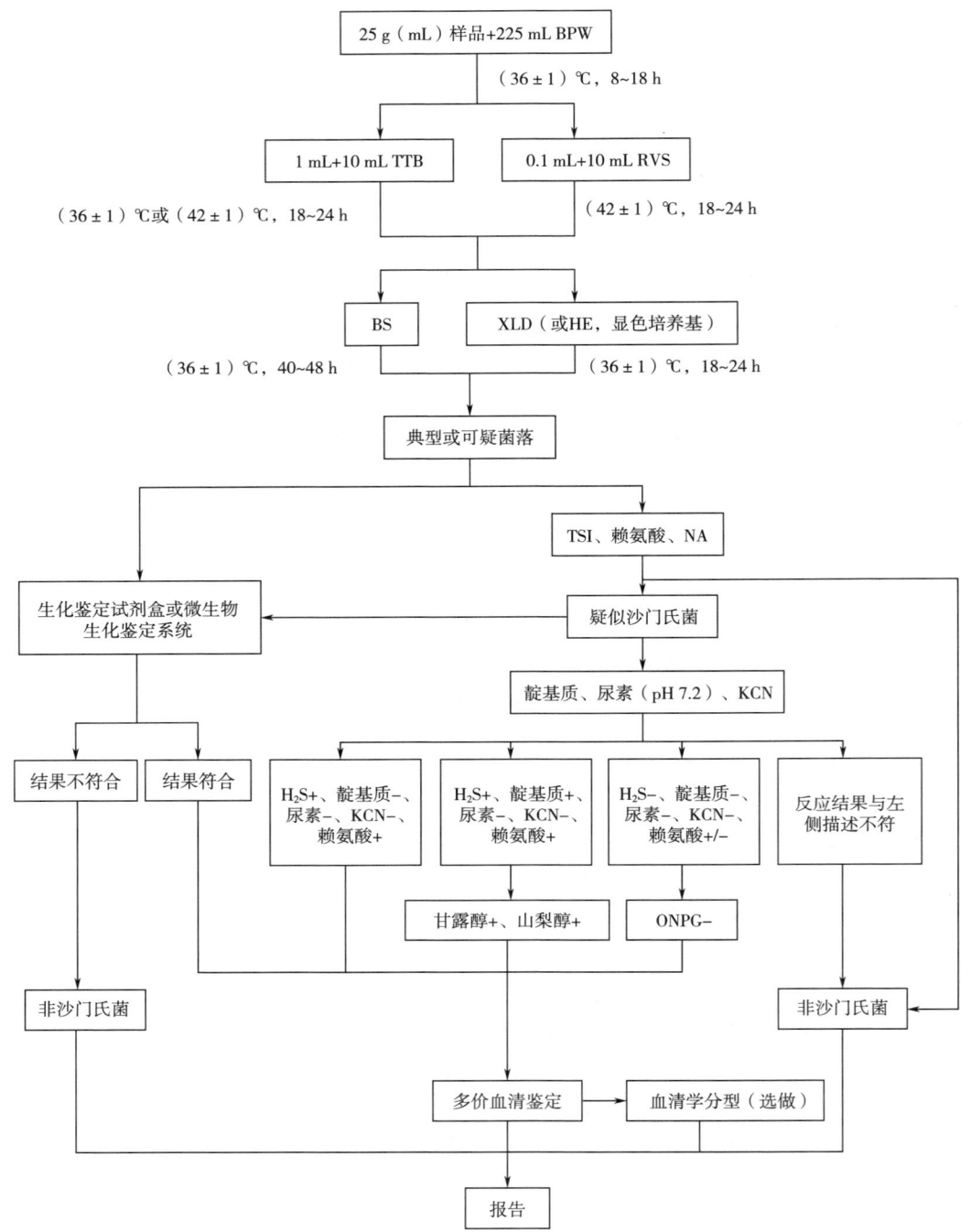

图 3-1 沙门氏菌检验程序

2. 操作步骤

（1）预增菌　无菌操作取 25 g（mL）样品，置于盛有 225 mL BPW 的无菌均质杯中，以 8000~10000 r/min 均质 1~2 min，或置于盛有 225 mL BPW 的无菌均质袋中，用拍击式均质器拍打 1~2 min。对于液态样品，也可置于盛有 225 mL BPW 的无菌锥形瓶或其他合适容器中振荡混匀。如需调节 pH 时，用 1mol/L NaOH 或 HCl 调 pH 至 6.8±0.2。无菌操作将样品转至 500 mL 锥形瓶或其他合适容器内（如均质杯本身具有无孔盖或使用均质袋时，可不转移样品），置于（36±1）℃培养 8~18 h。

对于乳粉，无菌操作称取 25 g 样品，缓缓倾倒在广口瓶或均质袋内 225 mL BPW 的液体表面，勿调节 pH，也暂不混匀，室温静置（60±5）min 后再混匀，置于（36±1）℃培养 16~18 h。

冷冻样品如需解冻，取样前在 40~45℃ 的水浴中解冻不超过 15 min，或在 2~8℃ 冰箱缓慢化冻不超过 18 h。

（2）选择性增菌　轻轻摇动预增菌的培养物，移取 0.1 mL 转种于 10 mL RVS 内，混匀后于（42±1）℃培养 18~24 h。同时，另取 1 mL 转种于 10 mL TTB 中混匀，低背景菌的样品（如深加工的预包装食品等）置于（36±1）℃培养 18~24 h，高背景菌的样品（如生鲜禽肉等）置于（42±1）℃培养 18~24 h。

如有需要，可将预增菌的培养物在 2~8℃ 冰箱保存不超过 72 h，再进行选择性增菌。

（3）分离　振荡混匀选择性增菌的培养物后，用直径 3 mm 的接种环取每种选择性增菌的培养物各一环，分别划线接种于一个 BS 琼脂平板和一个 XLD 琼脂平板（也可使用 HE 琼脂平板、沙门氏菌显色培养基平板或其他合适的分离琼脂平板），于（36±1）℃分别培养 40~48 h（BS 琼脂平板）或 18~24 h（XLD 琼脂平板、HE 琼脂平板、沙门氏菌显色培养基平板），观察各个平板上生长的菌落，是否符合表 3-1 的菌落特征。

如有需要，可将选择性增菌的培养物在 2~8℃ 冰箱保存不超过 72 h，再进行分离。

表 3-1　　　　　　　　　沙门氏菌在不同分离琼脂平板上的菌落特征

分离琼脂平板	沙门氏菌
BS 琼脂	菌落为黑色有金属光泽、棕褐色或灰色，菌落周围培养基可呈黑色或棕色；有些菌株形成灰绿色的菌落，周围培养基不变色
XLD 琼脂	菌落呈粉红色，带或不带黑色中心，有些菌株可呈现大的带光泽的黑色中心，或呈现全部黑色的菌落；有些菌株为黄色菌落，带或不带黑色中心
HE 琼脂	蓝绿色或蓝色，多数菌落中心黑色或几乎全黑色；有些菌株为黄色，中心黑色或几乎全黑色
沙门氏菌显色培养基	符合相应产品说明书的描述

（4）生化试验

①挑取 4 个以上典型或可疑菌落进行生化试验，这些菌落宜分别来自不同选择性增菌液的不同分离琼脂；也可先选其中一个典型或可疑菌落进行试验，若鉴定为非沙门氏菌，再取余下菌落进行鉴定。

将典型或可疑菌落接种三糖铁琼脂，先在斜面划线，再于底层穿刺；同时接种赖氨酸脱羧酶试验培养基和营养琼脂（或其他合适的非选择性固体培养基）平板，于（36±1）℃培养 18~24 h。三糖铁和赖氨酸脱羧酶试验的结果及初步判断见表 3-2。将已挑菌落的分离琼脂平板于 2~8℃保存，以备必要时复查。

表 3-2　　　　　　　　　三糖铁和赖氨酸脱羧酶试验结果及初步判断

三糖铁				赖氨酸脱羧酶	初步判断
斜面	底层	产气	硫化氢		
K	A	+(-)	+(-)	+	疑似沙门氏菌
K	A	+(-)	+(-)	-	疑似沙门氏菌
A	A	+(-)	+(-)	+	疑似沙门氏菌
A	A	+/-	+/-	-	非沙门氏菌
K	K	+/-	+/-	+/-	非沙门氏菌

注：K 表示产碱，A 表示产酸；+表示阳性，-表示阴性；+(-) 表示多数阳性，少数阴性；+/-表示阳性或阴性。

②初步判断为非沙门氏菌者，直接报告结果。对疑似沙门氏菌者，从营养琼脂平板上挑取其纯培养物接种蛋白胨水（供做靛基质试验）、尿素琼脂（pH 7.2）、氰化钾（KCN）培养基，也可在接种三糖铁琼脂和赖氨酸脱羧酶试验培养基的同时，接种以上 3 种生化试验培养基，于 (36±1)℃ 培养 18~24 h，按表 3-3 判定结果。

表 3-3　　　　　　　　　　生化试验结果鉴别表（一）

序号	硫化氢	靛基质	尿素（pH 7.2）	氰化钾	赖氨酸脱氢酶
A1	+	-	-	-	+
A2	+	+	-	-	+
A3	-	-	-	-	+/-

注：+表示阳性；-表示阴性；+/-表示阳性或阴性。

a. 符合表 3-3 中 A1 者，为沙门氏菌典型的生化反应，进行血清学鉴定后报告结果。尿素、氰化钾和赖氨酸脱羧酶中如有 1 项不符合 A1，按表 3-4 进行结果判断；尿素、氰化钾和赖氨酸脱羧酶中如有 2 项不符合 A1，判断为非沙门氏菌并报告结果。

表 3-4　　　　　　　　　　生化试验结果鉴别表（二）

尿素（pH 7.2）	氰化钾	赖氨酸脱羧酶	判定结果
-	-	-	甲型副伤寒沙门氏菌（要求血清学鉴定结果）
-	+	+	沙门氏菌Ⅳ或Ⅴ（符合该亚种生化特性并要求血清学鉴定结果）
+	-	+	沙门氏菌个别变体（要求血清学鉴定结果）

注：+表示阳性；-表示阴性。

b. 生化试验结果符合表 3-3 中 A2 者，补做甘露醇和山梨醇试验，沙门氏菌（靛基质阳性变体）的甘露醇和山梨醇试验结果均为阳性，其结果报告还需进行血清学鉴定。

c. 生化试验结果符合表 3-3 中 A3 者，补做 ONPG 试验。沙门氏菌的 ONPG 试验结果为阴性，且赖氨酸脱羧酶试验结果为阳性，但甲型副伤寒沙门氏菌的赖氨酸脱羧酶试验结果为阴性。生化试验结果符合沙门氏菌者，进行血清学鉴定。

d. 必要时，按表 3-5 进行沙门氏菌种和亚种的生化鉴定。

表 3-5　　　　　　　　　　　　沙门氏菌种和亚种的生化鉴定

种	肠道沙门氏菌						邦戈尔沙门菌
亚种	肠道亚种	萨拉姆亚种	亚利桑那亚种	双相亚利桑那亚种	豪顿亚种	印度亚种	
项目	I	II	IIIa	IIIb	IV	VI	V
卫矛醇	+	+	−	−	−	d	+
ONPG（2 h）	−	−	+	+	−	d	+
丙二酸盐	−	+	+	+	−	−	−
明胶酶	−	+	+	+	+	+	−
山梨醇	+	+	+	+	+	+	−
氰化钾	−	−	−	−	+	−	+
L(+)-酒石酸盐	+	−	−	−	−	−	−
半乳糖醛酸	−	+	−	+	+	−	+
γ-谷氨酰转肽酶	+	+	−	+	−	−	+
β-葡糖醛酸苷酶	d	d	−	+	−	d	−
黏液酸	+	+	+	−（70%）	+	−	+
水杨苷	−	−	−	−	+	−	−
乳糖	−	−	−（75%）	+（75%）	−	d	−
O1 噬菌体裂解	+	+	−	+	−	+	d

注：+表示阳性；−表示阴性；d 表示不定。

③如选择生化鉴定试剂盒或微生物生化鉴定系统，用分离平板上典型或可疑菌落的纯培养物，或者根据表 3-2 初步判断为疑似沙门氏菌的纯培养物，按生化鉴定试剂盒或微生物生化鉴定系统的操作说明进行鉴定。

（5）血清学鉴定

①培养物自凝性检查：一般采用琼脂含量为 1.2%~1.5% 的纯培养物进行玻片凝集试验。首先进行自凝性检查，在洁净的玻片上滴加一滴生理盐水，取适量待测菌培养物与之混合，成为均一性的浑浊悬液，将玻片轻轻摇动 30~60 s，在黑色背景下观察反应（必要时用放大镜观察），若出现可见的菌体凝集，即认为有自凝性，反之无自凝性。对无自凝的培养物参照下面方法进行血清学鉴定。

②多价菌体抗原（O）鉴定：在玻片上划出两个约 1 cm×2 cm 的区域，挑取待测菌培养物，各放约一环于玻片上的每一区域上部，在其中一个区域下部加一滴多价菌体（O）血清，在另一区域下部加入一滴生理盐水，作为对照。再用无菌的接种环或针将两个区域内的待测菌培养物分别与血清和生理盐水研成乳状液。将玻片倾斜摇动混合 1 min，并对着黑暗背景进行观察，与对照相比，出现可见的菌体凝集者为阳性反应。O 血清不凝集时，将菌株接种在琼脂含量较高（如 2%~3%）的培养基上培养后再鉴定，如果是由于 Vi 抗原的存在而阻止了 O

血清的凝集反应时，可挑取待测菌培养物在 1 mL 生理盐水中制成浓菌液，在沸水中水浴 20～30 min，冷却后再进行鉴定。

注：不同厂商沙门氏菌诊断血清的组成、鉴定操作及结果判断，可能存在差异。使用商品化的沙门氏菌诊断血清进行血清学鉴定时，应遵循其产品说明。

③多价鞭毛抗原（H）鉴定：按②的操作，将多价菌体（O）血清换成多价鞭毛（H）血清，进行多价鞭毛抗原（H）鉴定。H 抗原发育不良时，将菌株接种在半固体琼脂平板的中央，待菌落蔓延生长时，在其边缘部分取菌鉴定；或将菌株接种在装有半固体琼脂的小玻管培养 1～2 代，自远端取菌再进行鉴定。

(6) 血清学分型（选做项目）

①O 抗原的鉴定：用 A～F 多价 O 血清做玻片凝集试验，同时用生理盐水做对照。在生理盐水中自凝者为粗糙形菌株，不能分型。

被 A～F 多价 O 血清凝集者，依次用 O4；O3；O10；O7；O8；O9；O2 和 O11 因子血清做凝集试验。根据试验结果，判定 O 群。被 O3、O10 血清凝集的菌株，再用 O10、O15、O34、O19 单因子血清做凝集试验，判定 E1、E2、E3、E4 各亚群。根据 O 单因子血清的鉴定结果，确定每个 O 抗原成分。没有 O 单因子血清的，用两个 O 复合因子血清进行鉴定。

不被 A～F 多价 O 血清凝集者，先用 9 种多价 O 血清检查，如其中一种血清凝集，则用这种血清所包括的 O 群血清逐一检查，以确定 O 群。每种多价 O 血清所包括的 O 因子如下。

O 多价 1：A，B，C，D，E，F 群（并包括 6，14 群）
O 多价 2：13，16，17，18，21 群
O 多价 3：28，30，35，38，39 群
O 多价 4：40，41，42，43 群
O 多价 5：44，45，47，48 群
O 多价 6：50，51，52，53 群
O 多价 7：55，56，57，58 群
O 多价 8：59，60，61，62 群
O 多价 9：63，65，66，67 群

②H 抗原的鉴定：属于 A～F 各 O 群的常见菌型，依次用表 3-6 所述 H 因子血清检查第 1 相和第 2 相的 H 抗原。

表 3-6　　　　　　　　　　A～F 群常见菌型 H 抗原表

O 群	第 1 相	第 2 相
A	a	无
B	g, f, s	无
B	i, b, d	2
C1	k, v, r, c	5, Z15
C2	B, d, r	2, 5
D（不产气的）	d	无
D（产气的）	g, m, p, q	无
E1	h, v	6, w, x

续表

O 群	第 1 相	第 2 相
E4	g, s, t	无
E4	i	无

不常见的菌型，先用 8 种多价 H 血清检查，如有其中一种或两种血清凝集，则再用这一种或两种血清所包括的各种 H 因子血清逐一检查，以确定第 1 相和第 2 项的 H 抗原。8 种多价 H 血清所包括的 H 因子如下。

H 多价 1：a, b, c, d, i
H 多价 2：eh, enx, enz15, fg, gms, gpu, gp, gq, mt, gz51
H 多价 3：k, r, y, z, z10, lv, lw, lz13, lz28, lz40
H 多价 4：1, 2；1, 5；1, 6；1, 7；z6
H 多价 5：z4z23, z4z24, z4z32, z29, z35, z36, z38
H 多价 6：z39, z41, z42, z44
H 多价 7：z52, z53, z54, z55
H 多价 8：z56, z57, z60, z61, z62

每个 H 抗原成分的最后确定均应根据 H 单因子血清的鉴定结果，没有 H 单因子血清的要用两个 H 复合因子血清进行鉴定。

检出第 1 相 H 抗原而未检出第 2 相 H 抗原的或检出第 2 相 H 抗原而未检出第 1 相 H 抗原的，要用位相变异的方法鉴定其另一相。单相菌不必做位相变异鉴定。

位相变异试验方法如下。

简易平板法：将半固体琼脂平板烘干表面水分，挑取已知相的 H 因子血清 1 环，滴在半固体平板表面，正置平板片刻待血清吸收，在滴加血清部位的中央点种待测菌株，翻转平板置于 (36±1)℃ 培养后，在形成蔓延生长的菌苔边缘取菌鉴定。

小玻管法：将 1~2mL 半固体琼脂熔化后冷却至 48℃ 左右，加入已知相的 H 因子血清 0.05~0.1 mL，混匀后装入 3 mm×50 mm 两端开口的小玻管内。待琼脂凝固后，用接种针挑取待测菌，接种于小玻管一端的琼脂内。将小玻管平放在平皿内，置于 (36±1)℃ 培养，并采取保湿措施以防琼脂中水分蒸发而干缩。每天观察结果，待另一相细菌解离后，从小玻管另一端挑取细菌进行鉴定。培养基内血清的浓度应有适当的比例，过高时细菌不能生长，过低时同一相细菌的动力不能抑制。一般按原血清 1：(200~800) 的量加入。

小套管法：在装有大约 10 mL 半固体琼脂培养基的试管中，插入 3 mm×50 mm 两端开口的小玻管（下端开口要留一个缺口，不要平齐），小玻管的上端应高出于培养基的表面，121℃ 高压灭菌 15 min 后备用。临用时加热熔化，并冷却至 48℃ 左右，挑取已知相的 H 因子血清 1 环，加入小玻管中的培养基内，略加搅动使其混匀。待琼脂凝固后，在小玻管中的半固体表层内接种待测菌，于 (36±1)℃ 培养，每天观察结果，待另一相细菌解离后，从小玻管外的半固体表面取菌鉴定，或将所取的菌转种 1% 琼脂斜面，于 (36±1)℃ 培养后再进行鉴定。

③Vi 抗原的鉴定：用 Vi 因子血清进行鉴定。已知具有 Vi 抗原的菌型有伤寒沙门氏菌，丙型副伤寒沙门氏菌，都柏林沙门氏菌。

④血清型的判定：根据血清学分型鉴定的结果，按照有关沙门氏菌属抗原表判定菌型。

3. GB 4789.4—2024 沙门氏菌检验过程详解及关键控制点分析

（1）预增菌　无菌操作称取 25 g（mL）样品，置于盛有 225 mL 缓冲蛋白胨水（BPW）的无菌均质杯、均质袋或合适容器内，根据标准要求进行均质。若样品为液体，既可以均质，也可以振荡混匀。于（36±1）℃培养 8~18 h。

预增菌时使用缓冲蛋白胨水（BPW），为非选择性增菌培养基，培养过程中缓冲体系能将培养基维持在较高 pH，有利于受损细胞的恢复和活力的增加。同时也可使少量沙门氏菌增殖到可被检出的范围。蛋白胨提供碳源和氮源，满足细菌生长的需求，氯化钠可维持均衡的渗透压，磷酸二氢钾和磷酸氢二钠是缓冲剂。

（2）选择性增菌　将培养后的 BPW 增菌液摇匀，取 1 mL 转种于 10 mL 四硫磺酸钠煌绿增菌液（TTB），于（36±1）℃或（42±1）℃培养 18~24 h；同时再取 0.1 mL 转种于氯化镁孔雀绿大豆胨增菌液（RVS）中，混匀后于（42±1）℃培养 18~24 h。

①TTB 增菌液：TTB 增菌液中的硫代硫酸钠被碘氧化生成四硫磺酸钠，对大肠菌群有抑制作用，对沙门氏菌无影响（因沙门氏菌具有四硫磺酸酶，能分解四硫磺酸钠，而大肠菌群没有这种酶，故生长受抑制）。碳酸钙为缓冲剂，可使沙门氏菌不致因酸碱度改变而死亡。由于配方含碳酸钙，因此，该培养基配制后的最终 pH 不是 7.0±0.2，而是偏碱性。

TTB 增菌后培养基特征如图 3-2 所示。

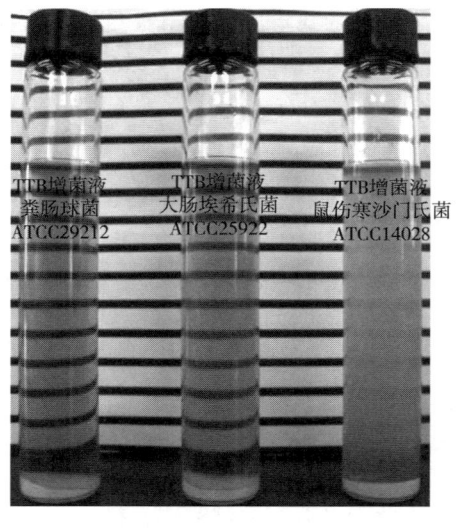

彩图 3-2

图 3-2　四硫磺酸钠煌绿增菌液（TTB）

配制有两个注意事项。一是碳酸钙是 TTB 的正常成分，作用是中和 pH，吸收有毒性代谢物质，防止培养基酸碱度变化对菌生长造成影响。碳酸钙不溶于水，所以 TTB 出现沉淀属于正常情况，分装时一定要摇匀。二是四硫磺酸钠是 TTB 抑制性的核心成分，培养基也以此命名，但成分表中并没有四硫磺酸钠，它是在分别加入碘液和煌绿后，硫代硫酸钠被碘氧化而生成。四硫磺酸钠不稳定，所以碘液和煌绿必须在临用前加入。

②RVS 增菌液：RVS 增菌液中，大豆蛋白胨作为营养物质提供菌体细胞生长所需要的氮

源、碳源、维生素和矿物质，氯化钠维持均衡渗透压，氯化镁提高渗透压，磷酸氢二钾和磷酸二氢钾作为缓冲剂，孔雀绿抑制除沙门氏菌以外的菌生长，在 pH 较低的培养基中，孔雀绿与氯化镁共同作用，提高沙门氏菌的选择性。

加入 BPW 增菌液培养后，若菌生长，培养液会变浑浊，但是变浑浊并不意味着沙门氏菌一定存在，还进一步开展试验进行检验。

RVS 增菌后培养基特征如图 3-3 所示。

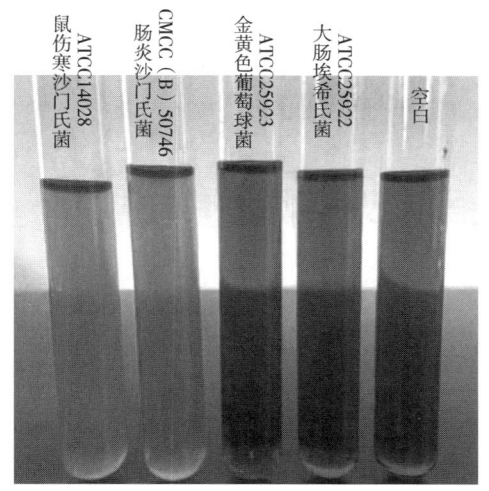

彩图 3-3

图 3-3　氯化镁孔雀绿大豆胨增菌液（RVS）

（3）选择性分离　将培养后的 TTB 和 RVS 增菌液摇匀，用接种环分别划线接种于 BS 琼脂平板和 XLD 琼脂平板，或 HE 琼脂平板，或沙门氏菌属显色平板，于（36±1）℃分别培养 40~48 h 或 18~24 h，之后观察各个平板上菌落特征。单菌落的特征最为典型，利于观察，为获得大量单菌落，一般建议采用三区或四区划线，这样分离效果好，更容易出现单菌落。

①BS 琼脂培养基：BS 琼脂是沙门氏菌检验中必须使用的平板，它的优势在于对伤寒沙门氏菌的检出率比传统平板高 30%~80%。在沙门氏菌属显色培养基研发出来之前，BS 琼脂培养基对变形菌的抑制性和特异性也被认为均好于同类培养基。所以，BS 琼脂一直是沙门氏菌选择分离的首选培养基。

BS 琼脂上沙门氏菌的典型菌落为黑色有金属光泽、棕褐色或灰色，菌落周围培养基可呈黑色或棕色；有些菌株形成灰绿色的菌落，周围培养基不变。BS 培养基中，蛋白胨、牛肉浸粉提供碳源、氮源、维生素和矿物质，同时提供能源；亚硫酸铋可抑制革兰氏阳性菌和大肠菌群，但不影响沙门氏菌的生长；磷酸氢二钠是缓冲剂；硫酸亚铁用于产生硫化氢，并与铁反应产生沉淀，使阳性培养物为具有金属光泽的棕色到黑色菌落；琼脂为培养基的凝固剂。

BS 琼脂培养基上沙门氏菌典型培养特征如图 3-4 所示。

②XLD 琼脂培养基：XLD 琼脂上沙门氏菌的典型菌落呈粉红色，带或不带黑色中心，有些菌株可呈现大的带光泽的黑色中心，或呈现全部黑色的菌落；有些菌株为黄色菌落，带或不带黑色中心。

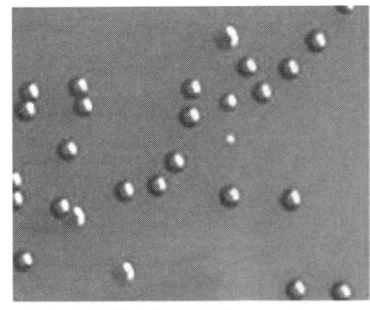 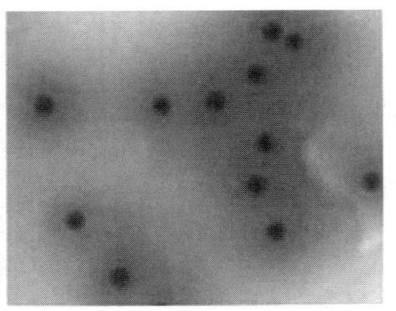 

（1）鼠伤寒沙门氏菌ATCC14028　　（2）沙门氏菌分离株
典型沙门氏菌特征　　　　　　　非典型沙门氏菌特征

彩图 3-4

图 3-4　BS 琼脂培养基沙门氏菌培养特征

XLD 琼脂培养基中添加了木糖，肠道细菌几乎都可以利用木糖作为碳源，只有志贺氏菌不利用，所以志贺氏菌菌落无色。培养基中还添加了赖氨酸，沙门氏菌也能利用木糖产酸，这样就不能将其与其他肠道菌区分开，但是大部分沙门氏菌会产赖氨酸脱羧酶，在酸性条件下赖氨酸脱羧后形成的尸胺呈碱性，会中和木糖产的酸，从而使菌落保持无色。再配合硫化氢指示系统，沙门氏菌就变成了上述形态。乳糖和蔗糖的存在可以让产生赖氨酸脱羧酶的大肠菌群大量产酸，从而将其与沙门氏菌区分。

XLD 琼脂培养基上沙门氏菌典型培养特征如图 3-5 所示。

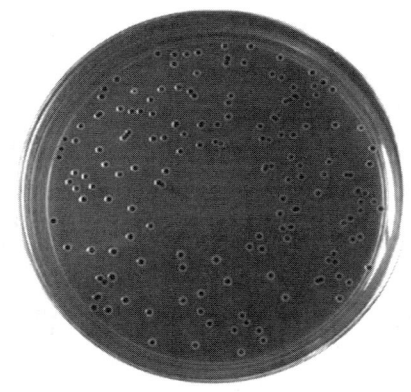 

彩图 3-5

图 3-5　XLD 琼脂菌落特征——鼠伤寒沙门氏菌 ATCC14028

③HE 琼脂培养基：HE 琼脂培养基中，蛋白胨、酵母浸粉提供碳源、氮源、维生素和矿物质；乳糖、蔗糖和水杨苷为可发酵糖类；胆盐、去氧胆酸钠抑制革兰氏阳性菌；氯化钠维持均衡的渗透压；硫代硫酸钠和柠檬酸铁铵用于检验硫化氢的产生，使菌落中心呈黑色；琼脂是培养基的凝固剂；溴香草酚兰和酸性品红为 pH 指示剂，发酵糖产酸的菌落呈橙黄色，不发酵糖的菌落为蓝绿色。

HE 培养基上典型的沙门氏菌菌落呈蓝绿色或蓝色，多数菌落中心黑色或几乎全部黑色；有些菌株为黄色，中心黑色或几乎全黑色。

HE 琼脂培养基上沙门氏菌典型菌培养特征如图 3-6 所示。

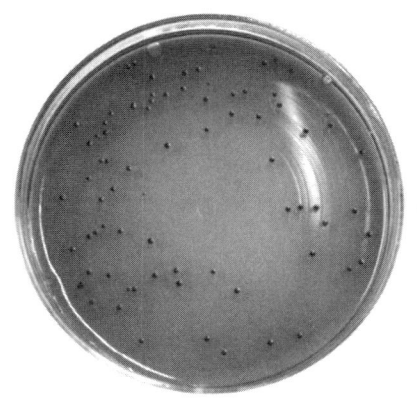

彩图 3-6

图 3-6　HE 琼脂菌落特征——鼠伤寒沙门氏菌 ATCC14028

④沙门氏菌属显色培养基：培养基中的蛋白胨和酵母膏粉提供碳氮源和微量元素；氯化钠可维持均衡的渗透压；琼脂是培养基的凝固剂；胆盐抑制革兰氏阳性菌；选择性添加剂增强培养基的杂菌抑制能力；混合色素分别与沙门氏菌和大肠菌群所对应的酶发生特异性反应，水解底物，释放出显色基团，在淡黄色平板上沙门氏菌产生品红色的菌落，大肠菌群产生蓝绿色的菌落。

不同厂家的沙门氏菌属显色培养基，由于其培养基中添加的酶作用底物和显色基团各不相同，所以形成的菌落特征就不同，应按照厂家的说明书判断。

沙门氏菌属显色培养基上沙门氏菌典型培养特征如图 3-7 所示。

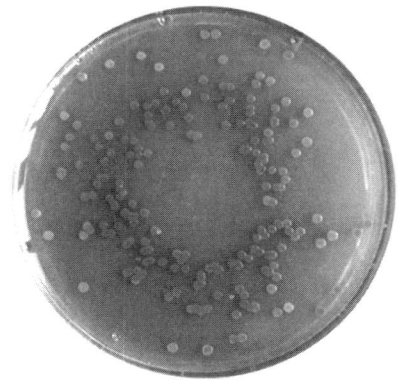

彩图 3-7

图 3-7　CRM004 沙门氏菌属显色培养基——鼠伤寒沙门氏菌 ATCC14028

（4）主要生化反应　自选择性琼脂平板上分别挑取 2 个以上典型或可疑菌落，接种 TSI，先在斜面划线，再于底层穿刺。接种针不要灭菌，直接接种赖氨酸脱羧酶试验培养基和营养琼脂平板，于（36±1）℃培养 18~24 h，必要时可延长至 48 h。可根据表 3-2 描述的现象初步判断沙门氏菌是否为疑似菌株。

①TSI 琼脂培养基斜面：TSI 琼脂培养基中，蛋白胨、牛肉膏粉提供氮源、维生素、矿物质；乳糖、葡萄糖、蔗糖为可发酵糖类，其产酸时通过酚红指示剂测出，酸性呈黄色，碱性呈红色；硫代硫酸钠可被某些细菌还原为硫化氢，与硫酸亚铁铵中的铁盐生成黑色硫化铁；氯化

钠维持均衡的渗透压；琼脂是培养基的凝固剂。

该培养基含有乳糖、蔗糖和葡萄糖，只能利用葡萄糖的细菌，葡萄糖被分解产酸使斜面先变黄。但因量少，产生的酸也较少，因接触空气而氧化，加之沙门氏菌生长利用培养基中含氮物质，生成碱性产物，故斜面后来又变红。底部由于厌氧状态，酸类不被氧化，仍保持黄色。而发酵乳糖的菌株，则产生大量的酸，使整个培养基呈黄色。另外，因部分沙门氏菌能分解含硫氨基酸，生成硫化氢，硫化氢和培养基中的铁盐反应生成黑色的硫化亚铁沉淀。

TSI 斜面上沙门氏菌生长及显色特征如图 3-8 所示。

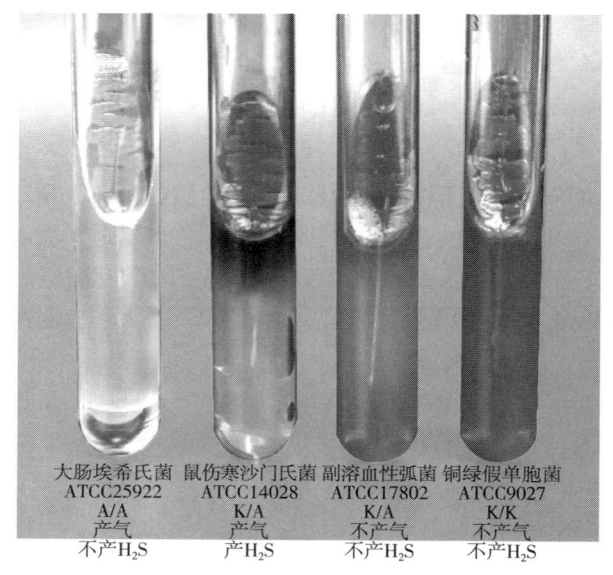

彩图 3-8

图 3-8　TSI 斜面——鼠伤寒沙门氏菌 ATCC14028

②赖氨酸脱羧酶反应：赖氨酸脱羧酶培养基中的蛋白胨、酵母粉提供氮源，葡萄糖提供碳源，溴甲酚紫为酸碱指示剂，L-赖氨酸为反应底物。具有氨基酸脱羧酶的细菌（如沙门氏菌）能分解氨基酸使其脱羧生成胺（赖氨酸→尸胺）和二氧化碳，使培养基溶液呈碱性，溴甲酚紫保持紫色。如果细菌没有脱羧酶，肠杆菌科的细菌能分解葡萄糖产酸，溴甲酚紫变为黄色。

赖氨酸脱羧反应的对照管为葡萄糖发酵管，不含氨基酸，由于实验结果阳性时保持紫色不变，阴性结果为黄色，为保证结果的可靠性，须同时接种对照管。如对照管变为黄色，说明沙门氏菌接种成功，证实试验管紫色（不变色）为阳性而非接种问题。此外，由于氨基酸脱羧的产物为尸胺、腐胺等，遇氧不稳定，故各管接种完沙门氏菌后，需加入几滴液体石蜡隔绝空气，保持胺的稳定性。

沙门氏菌赖氨酸脱羧酶试验结果如图 3-9 所示。

③靛基质试验（吲哚试验）：靛基质反应培养基又称蛋白胨水培养基。其中的蛋白胨提供碳源、氮源、维生素和生长因子，氯化钠维持均衡的渗透压。接种沙门氏菌后，能分解蛋白胨中的色氨酸，生成无色的靛基质（吲哚）。当加入对氨基苯甲酸试剂后，吲哚与对二甲基氨基苯醛结合，形成玫瑰吲哚，为红色化合物。

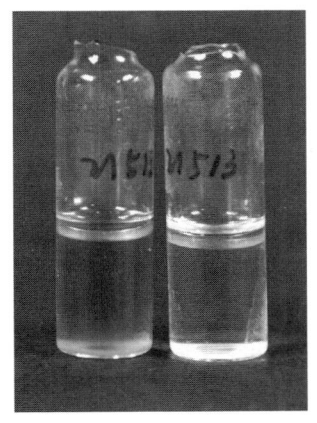

图 3-9　沙门氏菌赖氨酸脱羧酶试验——CICC21513
（右侧为对照管）

彩图 3-9

滴加靛基质试剂后液面立即变玫红色为阳性，滴加试剂后不变红色为阴性。沙门氏菌为靛基质试验阴性。

沙门氏菌靛基质试验结果如图 3-10 所示。

④尿素酶试验：尿素酶试验培养基中的蛋白胨提供碳源、氮源、维生素和生长因子，氯化钠维持均衡的渗透压，磷酸盐提供缓冲作用，酚红为指示剂。检验时，具有尿素酶的细菌（如变形杆菌）可分解培养基中的尿素，产生大量的氨，使培养基呈碱性，酚红指示剂在 pH 6.8 时呈黄色，pH 8.1 时呈粉红色。沙门氏菌为尿素酶试验阴性。

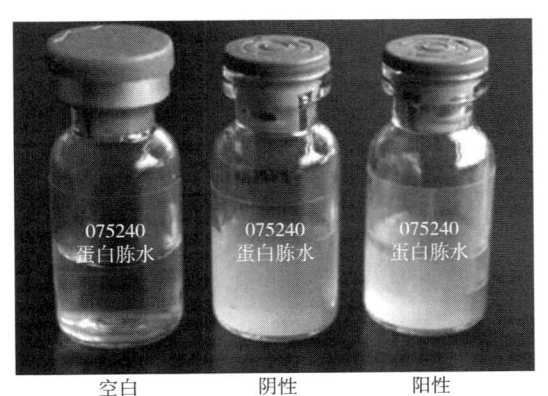

图 3-10　靛基质试验——鼠伤寒沙门氏菌 ATCC14028

彩图 3-10

沙门氏菌尿素酶试验结果如图 3-11 所示。

⑤KCN 试验：KCN 是细菌呼吸酶系统的抑制剂，可与呼吸酶作用使酶失去活性，抑制细菌的生长。有的细菌在一定浓度的 KCN 存在时仍能生长，以此鉴别细菌。

试验时取培养 20~24 h 的营养肉汤培养液或菌落 1 环，接种至对照培养基及 KCN 培养基内，立即以橡胶塞塞紧，(36±1)℃培养 24~48 h，观察结果。如对照管有菌生长，试验管有菌生长为阳性。对照管有菌生长，试验管无菌生长为阴性。沙门氏菌和志贺氏菌为阴性。

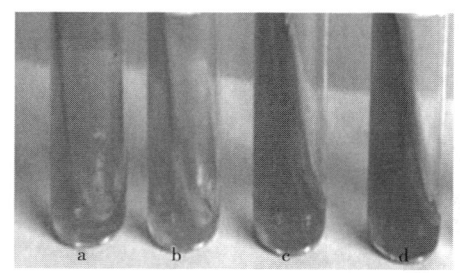

图 3-11　沙门氏菌尿素酶试验
a、b—阴性；c—对照；d—阳性

彩图 3-11

沙门氏菌 KCN 试验结果如图 3-12 所示。

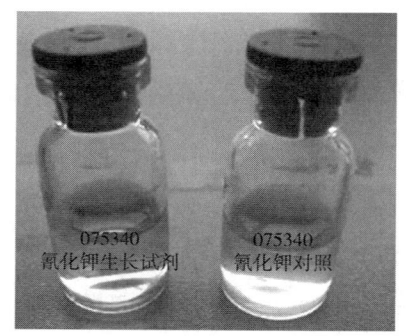

图 3-12　KCN 试验——鼠伤寒沙门氏菌 ATCC14028（阴性）

彩图 3-12

⑥API 20E 试剂条生化检验：API 20E 是肠杆菌科和其他非苛养革兰氏阴性杆菌的标准鉴定系统，可用于导致腹泻、血流感染、尿路感染等以及被革兰氏阴性杆菌污染的各类食品中肠杆菌和其他非苛养革兰氏阴性杆菌的鉴定。

API 20E 试剂条由 20 个含干燥底物进行典型生化鉴定的微量小管再加手工操作进行氧化酶试验的反应组组成。使用时，按照说明书，将一定浓度的菌悬液接种到管内，使小管内底物溶解。孵育过程中，所产生的代谢产物通过自发反应或加入附加试剂后变色。根据说明书提供的判定标准进行结果判读，读出结果后，参照生化谱检索手册或鉴定软件得到鉴定结果。

沙门氏菌 API 20E 鉴定结果最具有代表性的反应分值组合为 6704752 和 6704552。

API 20E 沙门氏菌鉴定结果如图 3-13 所示。

(5) 关键控制点

①样品处理：尽可能缩短解冻时间，使竞争菌群生长最少，并减小对沙门氏菌的损伤。致病菌取样一定要均匀，并具有代表性（如蛋黄蛋清混匀取样）。

②培养基及培养方法

a. 没有一种培养基可以准确无误地筛选出沙门氏菌，必须选择多种选择性培养基同时筛选。显色培养基筛选特异性较好，只能说其综合选择性更强。

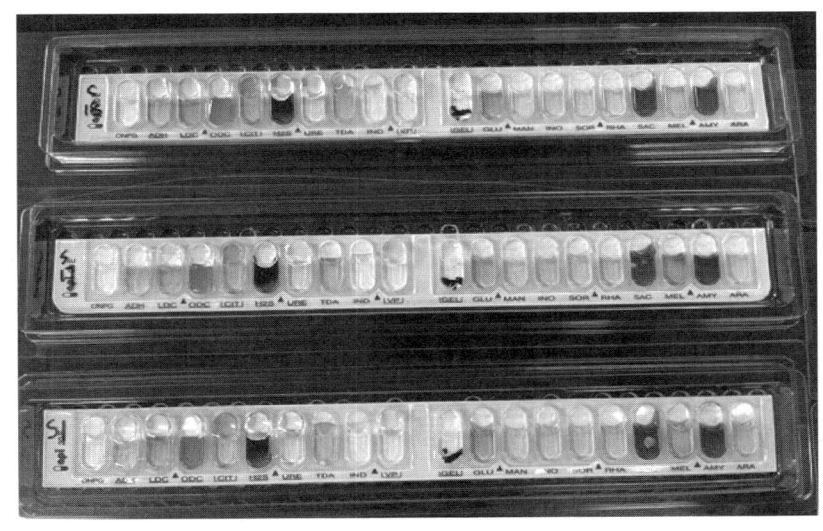

图 3-13　API 20E 沙门氏菌鉴定结果

彩图 3-13

b. 试剂和培养基的配制一定要严格按照说明书进行，明确是否需要高压灭菌，添加剂用量及培养基保存条件。

c. BS 琼脂培养基是分离沙门氏菌的高效培养基，特别适用于伤寒类沙门氏菌。不是所有的选择性培养基都能有效分离伤寒沙门氏菌和非伤寒沙门氏菌，BS 琼脂是分离伤寒类沙门氏菌的首选培养基。

d. BS 不能高压灭菌，不能过热溶解，只能在使用前一天配制，保存在阴暗处，48 h 后失去选择性，保存不当，颜色变浅，表明已经开始减效。

e. TTB 的添加剂必须在棕色瓶储存，不能见光，否则选择性减弱。TTB 有碳酸钙沉淀，分装时一定要摇匀，碳酸钙作用是消除和吸收有毒代谢产物。TTB 加入添加剂后就不能再加热。

f. RVS 中含有孔雀蓝，属于有毒物质，使用时要注意安全，当天使用当天配制。

g. TSI 最好自己配制，制备成高柱斜面，有助于结果判读。

h. 从挑选可疑菌落开始，建议每步都同时划线营养琼脂，确保每个菌落均为纯菌。

③生化反应

a. 生化反应要用纯菌落进行（从营养琼脂中挑取单个菌落制备成适宜浓度的菌悬液）。

b. 多种生化反应检验同时开展可以提高检验效率。

五、结果与报告

综合以上生化试验和血清学鉴定的结果，报告 25 g（mL）样品中检出或未检出沙门氏菌。

第三节　沙门氏菌检验国标法与其他方法比较

除 GB 4789.4—2024《食品安全国家标准　食品微生物学检验　沙门氏菌检验》外，ISO

6579—2017《微生物学 检测沙门氏菌方法的一般指南》、FDA/BAM 和 USDA/FSIS 颁布的食品中沙门氏菌检验方案比较常见，各个检验标准中对样品种类信息、不同样品的取样量调整、不同样品的前处理、检验过程出现生化鉴定结果不一致等情况的解决方案等给出的解释存在差异。主要内容比较如下。

1. 制定时间

GB 4789.4—2024：2024 年。

FDA/BAM：2023 年。

ISO 6597—2017：2017 年。

USDA/FSIS：2023 年（版本 14）。

2. 样品分类

GB 4789.4—2024：未分类。

FDA/BAM：食品、环境样品。

干蛋黄、干蛋清、干全蛋粉、液态奶（脱脂乳、2%脂肪乳、全脂乳和酪乳）、准备好的混合粉（蛋糕、饼干、甜甜圈、饼干和面包）、婴儿配方乳粉和含鸡蛋的软管进食食品；鸡蛋；脱脂乳粉；全脂乳粉；酪蛋白；大豆粉；新鲜的、冷冻的或干燥的产品；干酵母（活性酵母和非活性酵母）；糖霜和浇头混合物；香味料，调味料；糖果及糖衣（包括巧克力）；椰子；食用染料和食用色素物质；明胶；肉类、肉类替代品、肉类副产品、动物物质、腺体产品和膳食（鱼、肉、骨）；蛙腿；家兔和进口兔尸体；瓜尔豆胶；橙汁（巴氏灭菌和未巴氏灭菌），苹果酒（巴氏灭菌和未巴氏灭菌）和苹果汁（巴氏灭菌）；猪耳朵和其他类型的狗咬胶；甜瓜；芒果；番茄；环境样品；苜蓿籽和绿豆；新鲜的绿叶蔬菜、香草和芽菜（小菠菜、卷心菜、卷心莴苣、长叶莴苣、春拌、罗勒、香菜、莳萝、卷曲欧芹、刺芹、意大利欧芹、豆瓣菜、苜蓿、绿豆、三叶草、萝卜和西蓝花芽）；动物食品（干猫粮、干狗粮、牛饲料、奶牛饲料、马饲料、家禽饲料、猪饲料）；从苜蓿、绿豆和花椰菜品种中提取的花芽。

ISO 6597—2017：供人类消费和动物饲养的产品；食品生产和食品处理领域的环境样本；初级生产阶段的样品，如动物粪便、灰尘和棉签。

USDA/FSIS：肉类、家禽、巴氏灭菌蛋、水蚤（鱼）制品、胴体和环境海绵样品。

3. 前增菌液

GB 4789.4—2024 和 ISO 6579—2017 使用的前增菌液为 BPW 增菌液。

FDA/BAM 方法使用的前增菌液根据不同的样品特性有所不同，详见表 3-7。

表 3-7　　沙门氏菌 FDA/BAM 检验方法不同样品特性使用的前增菌液

序号	样品	前增菌液
1	干蛋黄、干蛋清、液态奶、婴幼儿配方食品等含蛋食品；酪蛋白（干酪用通用肉汤，凝干酪和酪蛋白酸钠用乳糖肉汤）；生鲜、冷冻或干燥产品（不含蔬菜）；椰子；肉、肉类替代品、肉类副产品、动物材料、腺体产品和粗粉；蛙腿；野兔胴体；猪耳朵；绿豆、苜蓿种子；绿叶蔬菜和香草类；环境样本	乳糖肉汤（LB）

续表

序号	样品	前增菌液
2	干酪；豆粉；蔬菜；调味品中的多香果粉、肉桂、薄荷等调味品；哈密瓜；整个的番茄等浆果；橘子汁、苹果酒和苹果汁（巴氏杀菌）	通用肉汤（UPB）
3	蛋类（其中液态蛋类、熟蛋 TSB 不含硫酸亚铁）、干酵母；调味品	胰酪胨大豆肉汤（TSB）
4	食品染料和色素	四硫磺酸盐煌绿基础（TTB，不加煌绿）
5	芒果；番茄等浆果（切开的）	缓冲蛋白胨水（BPW）
6	糖果糖衣	复溶脱脂乳粉

ISO 6579—2017 和 FDA/BAM 这两个标准允许一定情况下进行混合增菌。USDA/FSIS 使用的前增菌液为 BPW 和 TSB 增菌液。

4. 前增菌培养时间

GB 4789.4—2024：（36±1）℃，8~18 h。

FDA/BAM：（35±2）℃，（24±2）h。

ISO 6579—2017：34~38℃，（18±2）h。

USDA/FSIS：即食肉类，家禽和鲇形目产品，家禽胴体及环境海绵，巴氏消毒的液体、冻蛋或干蛋，发酵制品、干产品，面包混合料、脱水酱油、干汤粉和乳粉等产品于（35±2）℃培养 18~24 h；生家禽、家禽胴体及环境海绵拭子等产品于（35±2）℃培养 20~24 h；生肉和生食混合牛肉制品、生牛肉制品，肉类胴体及环境海绵拭子产品于（42±1）℃培养 20~24 h。

5. 二次增菌液

GB 4789.4—2024 方法使用的二次增菌液为 TTB 和氯化镁孔雀绿大豆胨（RVS）增菌液。

FDA/BAM 和 USDA/FSIS 方法使用的二次增菌液为 TTB 和氯化镁孔雀绿（RV）增菌液。

ISO 6579—2017 方法一般情况以及食品、动物饲料样品和食品生产区环境样品使用的二次增菌液为 Rappaporte-Vassiliadis（soyabase）（RVS）、MSRV 琼脂和 Muller-Kauffmann Tetrathionate-Novobiocin（MKTTn）增菌液；初步生产阶段样品使用的二次增菌液为 MSRV 琼脂（请勿倒置平板）。

RV 和 RVS 增菌液的成分基本一致。MKTTn 较 TTB 增菌液增加了新生霉素，其余成分基本一致，新生霉素可以抑制大肠群菌和其他革兰氏阳性杆菌。

6. 增菌时间

GB 4789.4—2024：TTB（42±1）℃或（36±1）℃培养 18~24 h，RVS（42±1）℃培养 18~24 h。

FDA/BAM：①含菌量高的食品，RV（42±0.2）℃培养（24±2）h，TTB（43±0.2）℃培养（24±2）h；②含菌量低的食品（口香糖和疑似感染伤寒杆菌食品除外），RV（42±0.2）℃培养（24±2）h，TTB（35±0.2）℃培养（24±2）h；③口香糖，SC 和 TTB 肉汤，35℃培养（24±2）h。

ISO 6579—2017：RVS/MSRV 41.5℃，（24±3）h；MKTTn 37℃，（24±3）h。

USDA/FSIS：（35±2）℃培养 18~24 h。

7. 分离-选择性培养基及培养条件

GB 4789.4—2024：XLD 琼脂、HE 琼脂、沙门氏菌属显色培养基（36±1）℃培养 18～24 h。BS 培养基（36±1）℃培养 40～48 h。

FDA/BAM：BS、XLD 琼脂和 HE 琼脂 35℃培养（24±2）h。

ISO 6597—2017：XLD 琼脂 37℃培养 24 h。另选一种与 XLD 琼脂互补的任何其他固体选择性培养基，根据制造商的说明确定培养条件。

USDA/FSIS：BGS 和 DMLIA 琼脂培养基（35±2）℃培养 18～24 h。

8. 选择性培养基结果检查

GB 4789.4—2024：BS 琼脂在培养 40～48 h 后挑取一次典型菌落，XLD 琼脂、HE 琼脂、沙门氏菌属显色培养基培养 18～24 h 后依次挑取典型菌落。

FDA/BAM：BS 琼脂培养（24±2）h 后，继续培养（24±2）h。如在第 1 个和第 2 个（24±2）h 均出现典型菌落，则 2 次都要挑取（仅在第 2 次挑取，接种 TSI 和 LIA 会表现非典型反应，容易造成漏检）。如仅在第 2 个（24±2）h 出现典型菌落，则挑取 1 次。

ISO 6597—2017：XLD 琼脂在 37℃培养（24±3）h 后，挑选典型菌落在第二种选择性培养基上接种。若 MSRV 板为阴性，则将 MSRV 板在 41.5℃条件下继续培养（24±3）h，若这些 MSRV 平板变为阳性，挑选典型菌落划线于 XLD 琼脂。

USDA/FSIS：挑选 BGS 和 DMLIA 板上符合典型特征的菌落再于 SBA 平板（35±2）℃培养 16～24 h。

9. 选择性培养基上非典型沙门氏菌菌落处理

GB 4789.4—2024：无详细说明非典型菌落。

FDA/BAM：HE 琼脂和 XLD 琼脂上有些非典型沙门氏菌菌落呈黄色，带或不带黑色中心。培养（24±2）h 后，如没有典型菌落，则挑取 2 个或更多非典型菌落进一步检验。BS 琼脂上某些非典型菌株形成绿色菌落，周围培养基稍微或不呈暗色。如培养（24±2）h 后没有出现典型菌落，则不挑取，继续培养（24±2）h。如培养（48±2）h 后，仍没有典型或疑似菌落出现，则挑取 2 个或更多个非典型菌落进一步检验。

ISO 6597—2017：无详细说明非典型菌落。沙门氏菌菌落的识别在很大程度上是一种经验问题，它们的外观可能有所不同，不仅因血清型而异，而且因所使用的选择性培养基的批次而异。在每个平板选择至少一个典型或可疑菌落进行传代和确认。如果阴性，再选择 4 个可疑菌落，确保这些菌落从不同的选择性富集/分离培养基组合中培养，显示可疑生长。

USDA/FSIS：无详细说明非典型菌落。若平板上有典型菌落没有很好地分离，从典型菌落中挑选并直接划到一组新的选择性琼脂平板上，或将典型菌落转移到一管 TTB 肉汤或 RVS 肉汤中并培养过夜，然后划到选择性琼脂。最初检查的阴性板继续培养 48 h 后，没有典型菌落的平板作为阴性丢弃。

10. 生化试验时接种斜面种类及培养时间

GB 4789.4—2024：TSI、LIA 和营养琼脂（36±1）℃培养 18～24 h，必要时延长至 48 h。

FDA/BAM：TSI 和 LIA 35℃培养（24±2）h（试验证明，再培养 24 h，如结果无变化，则无需继续培养）。

ISO 6579—2017：TSI（37±1）℃培养（24±3）h，尿素琼脂 37℃培养 24h。

USDA/FSIS：未说明。

11. 其他生化试验

GB 4789.4—2024：尿素酶试验；赖氨酸脱羧酶试验；KCN 试验；吲哚试验。

FDA/BAM：尿素酶试验；对尿素酶阴性培养物进行以下试验：①赖氨酸脱羧酶试验；②酚红半乳糖醇肉汤试验；③KCN 试验；④丙二酸盐试验；⑤吲哚试验；⑥血清学鞭毛（H）试验。

ISO 6579—2017：L-赖氨酸脱羧培养基；β-半乳糖苷酶检验（选做）；吲哚反应（选做）。

USDA/FSIS：未说明。

12. 补充生化试验（非沙门氏菌判读）

GB 4789.4—2024：甘露醇试验；山梨醇试验；ONPG 试验。

FDA/BAM：酚红乳糖或紫色乳糖肉汤试验；酚红蔗糖或紫色蔗糖肉汤试验；甲基红（MR）试验；VP 试验；西蒙氏柠檬酸盐琼脂试验尿素酶试验。

ISO 6579—2017：未说明。

USDA/FSIS：未说明。

第四节　沙门氏菌检验过程质量控制和常见问题解析

微生物实验室通过检验得出的各项数据和结论的准确性和可靠性直接决定了其所提供的技术支持和防控策略的可靠性和有效性，对人民群众的健康安全和社会稳定有着很大程度的影响。因此，有效提高微生物实验室的检验工作质量及水平，确保所提供数据和结论的准确可靠至关重要。

一、检验过程质量控制

1. 空白对照质量控制

实验检验过程，开展每批样品预增菌液、选择性增菌液、选择性分离平板等均需做空白对照，确保实验结果的准确性和可靠性。如果增菌、划线接种后在空白对照组的选择性平板上出现沙门氏菌可疑菌落，应废弃本次检验结果，并对增菌液、吸管、平皿、培养基、实验环境等进行污染来源分析。

2. 阳性对照质量控制

定期使用鼠伤寒沙门氏菌 ATCC14028、CMCC50115 菌种或相应的定量活菌参考样品，在 P2 实验室或阳性对照实验室内，用适当的食品样品进行阳性对照实验。对照菌株添加剂量应控制在 10~100 CFU/25 g 样品，并进行记录，此验证实验至少每 2 个月进行 1 次。

3. 培养基和试剂质量控制

每 2 个月将所使用的培养基和生化试剂用 GB 4789.28—2024《食品安全国家标准　食品微生物学检验　培养基和试剂的质量要求》推荐的阳性和阴性对照标准菌种进行验证，并进行记录。

二、操作要点和注意事项

（1）使用均质袋进行预增菌培养时，应使用带有底托的均质袋架子，或使用其他器皿将均质袋固定，防止振荡培养过程中预增菌液泄漏导致样品交叉污染，使环境和培养箱受到污染。

（2）当对易产生较大颗粒的样品（如肉末、肉丁等）进行检验时，建议使用带滤网均质袋，方便均质后用吸管吸取匀液。

（3）BS 平板制备后应避光、常温保存，并在 24 h 内使用。

（4）如果在培养 22~24 h 后，BS 平板上未见沙门氏菌可疑菌落，应再培养 22~24 h，如果仍没有可疑菌落，应挑取非典型菌落进行鉴定。

（5）在培养箱中，为防止中间平皿过热，高度不得超过 6 个平皿。

（6）进行 TSI 检验培养时，应将试管口微微松开，保持管内有充足的氧气，否则会产生过量的 H_2S。大量黑色 FeS 生成后会覆盖因为产酸而出现的黄色。

（7）由于三糖铁琼脂试验中底部糖分解需要厌氧环境，琼脂底部与斜面最低点的距离应不少于 4 cm，穿刺接种时不能穿透琼脂柱。

（8）移液时可使用可连接吸管的电动移液器，在使用过程中，一旦液体进入电动移液器滤膜中，应立即对滤膜进行更换，以防止交叉污染。

（9）鉴于微量移液器移液头较短，为控制污染，在移液过程中不推荐使用。

三、常见问题解析

1. 是否所有沙门氏菌均有致病性？

解析：目前，所有已知的沙门氏菌对人、动物或对二者均有致病性。

2. 是否所有沙门氏菌均能产生 H_2S？

解析：绝大多数沙门氏菌是 H_2S 阳性，但也有例外，如甲型副伤寒、猪伤寒等沙门氏菌为 H_2S 阴性。

3. 为什么在没有典型菌落时仍要挑取非典型菌落进行鉴定？

解析：根据以往经验和现有研究报道，有 3%~5% 的沙门氏菌在选择性分离平板上呈现非典型菌落。

4. 是否所有沙门氏菌都有动力？

解析：有少量的沙门氏菌缺失鞭毛，在半固体上不能呈现蔓延生长。

5. 50% 甘油-脑心浸出液肉汤（BHI 肉汤）菌种冻存液如何配制和使用？

解析：取 BHI 肉汤干粉，按说明书加入 1/2 体积的水彻底溶解后，再加入等体积的甘油，混匀，分装于 2 mL 菌种冻存管中（1.5 mL/管），121℃ 高压灭菌 15 min，-20℃ 储存备用。使用时，将 BHI 肉汤冻存管从 -20℃ 取出，恢复至室温，将已鉴定完成的沙门氏菌用无菌棉签从营养琼脂平板上刮取，悬入 50% 甘油-BHI 肉汤中，混匀，用防冻记号笔标识清晰，-80℃ 长期保存，备用。

6. 如果在预增菌或选择增菌结束后，肉汤中未见微生物生长，是否可以终止实验？

解析：不可以。因为肉眼可见的细菌浓度为 10^7 CFU/mL，在此浓度以下，肉眼是观察不到的。

7. 如检验中遇到非典型性沙门氏菌，想对菌种进行确认怎么办？

解析：建议将菌种接种半固体琼脂试管，送至权威检验机构进行系统鉴定。

8. TSI 琼脂斜面培养后底层全部变黑，怎样判断底层产碱还是产酸？

解析：TSI 底层全部变黑是因为产 H_2S 过多，会将产酸显示的黄色掩盖。为防止此现象的发生，操作时应该注意①先在斜面划线，留少量的菌进行穿刺。②穿刺时不要穿到底部，留一部分用于产酸观察。③培养时间 18 h 时可以先观察一次结果，记录产酸。④TSI 在培养过程试管塞不宜过紧，要保证气体交换畅通。

9. 赖氨酸脱羧酶试验中，氨基酸脱羧酶对照管没有变黄是何原因？

解析：①对照管主要是判断待检菌是否生长，且是否利用葡萄糖。细菌发酵葡萄糖产酸会使溴甲酚紫变黄。如肉汤没有变黄，但有菌明显生长迹象，说明待检验的疑似菌可能不发酵葡萄糖（如假单胞菌），这在检验过程有可能出现。遇到这种情况，可以结合 TSI 的结果，并补做氧化酶试验，以此排除假单胞菌属的细菌。②生化鉴定管是微量鉴定系统，接菌量多少对结果影响较大，可以根据接菌量调整培养时间。

10. O 多价血清和对照的生理盐水都不凝集，应怎样处理？

解析：应考虑待检菌是否存在荚膜抗原。荚膜抗原属于 K 抗原群，会阻隔 O 抗原和相应抗体的结合，所以有荚膜抗原存在时，O 多价血清不会凝集。可将浓菌液在 100℃ 条件下加热处理 15~60 min，破坏荚膜抗原，然后再做 O 多价鉴定。

11. 生化反应和 PCR 均显示为沙门氏菌，但血清凝集一直自凝，应该如何处理？

解析：①细菌自凝与环境因素有关，可以尝试更换凝集环境，主要是调节生理盐水或者磷酸盐缓冲液（PBS）的 pH，或者盐浓度等。②培养环境也可以导致细菌自凝，可以尝试使用多种不同培养基进行培养。③有些菌株出现自凝现象，但当培养时间较短时，如 6~8 h，自凝会减弱或消失。

12. 为什么必须使用两种不同的选择性增菌液？

解析：增菌的目的是促进目标菌生长，使其在量上形成优势，方便检出。抑制非目标菌的增殖，减少检验干扰。SC 肉汤适合伤寒沙门氏菌和甲型副伤寒沙门氏菌增殖。TTB 肉汤适合其他沙门氏菌生长。SC 和 TTB 增菌液配方不同，分别添加了不同的抑菌剂，选择性抑菌/增菌机制和效果不同。为了防止漏检，国标推荐采用两种不同的选择性增菌液。

13. 为什么在 BS 平板上（现配现用）观察不到沙门氏菌，但在 XLD、HE、沙门氏菌属显色平板上可以得到典型菌落？

解析：BS 培养基配制及存放可能出现问题。BS 培养基不能高压，只能在使用前一天配制，保存在阴暗处，48 h 后失去选择性，若保存不当，对沙门氏菌的选择效果减弱。BS 培养基配制时不能过度煮沸，以免造成营养成分的流失。对培养基使用阳性菌株进行验证。

14. 血清学试验要做到什么程度？

解析：如果只需鉴定某菌株是否属于沙门氏菌，确定 O 多价和 H 多价血清即可。如果需鉴定某个菌株具体是什么沙门氏菌，则就需要进行血清学分型试验，从多价血清一直做到 O 抗原和 H 抗原的单因子。然后，参照 GB 4789.4—2024《食品安全国家标准 食品微生物学检验 沙门氏菌检验》或血清供应商、WHO 及 Kauffmann-White 的抗原表确定沙门氏菌的血清型。

如果条件允许，可以通过全基因组测序（whole genome sequencing）的方法，根据测序结果确定血清型。

15. 沙门氏菌判定时以生化试验结果为主还是血清学试验结果为主？

解析：判定时应以生化试验结果为主，在生化试验的基础上进行血清学判定。血清学的原理是抗原抗体结合，非沙门氏菌的微生物也有可能带有沙门氏菌的类似抗原。因此，做鉴定必须先进行生化试验，在生化试验的基础上进行血清学鉴定。

> **思考题**
> 1. 沙门氏菌导致的食源性疾病的症状有哪些？危害是什么？
> 2. 沙门氏菌检验中为什么要进行非选择性增菌？为什么要使用多种不同的选择性培养基？
> 3. 比较几种选择性培养基在沙门氏菌检验中的选择机制。
> 4. 沙门氏菌检验中常见的干扰菌有哪些？可以通过哪些检验排除干扰菌？

第四章 志贺氏菌检验

【学习目标】
1. 了解志贺氏菌的生物学特性、污染途径及致病机制。
2. 掌握志贺氏菌的检验技术。
3. 了解不同志贺氏菌检验方法。
4. 掌握志贺氏菌检验过程常见问题分析方法和质量控制过程。

志贺氏菌是一种革兰氏阴性肠杆菌,其污染的水或食物进入人体后可引发细菌性痢疾(志贺氏菌病)。全球每年约有1.647亿人感染志贺氏菌病,导致约110万人死亡,对人类健康构成了重大威胁。为了保证人们的生命安全,及时发现问题并采取针对性的措施解决问题,世界各国及相应的组织机构均制定了各种检验方法,开展食品中志贺氏菌的检验工作。本章主要内容包括:①志贺氏菌概述;②食品中志贺氏菌的检验;③国标法与其他志贺氏菌检验方法的比较;④志贺氏菌检验过程质量控制和常见问题解析。

第一节 志贺氏菌概述

一、志贺氏菌简介

志贺氏菌属(*Shigella*)即痢疾杆菌,在敏感人群中,极少量的病原菌菌体就能引起发病。志贺氏菌属细菌为革兰氏阴性杆菌,形态与一般肠道杆菌无明显区别,大小(0.5~0.7)μm×(2~3)μm。不形成芽孢、无荚膜、无鞭毛、有菌毛(图4-1)。

志贺氏菌为需氧或兼性厌氧菌。营养要求不高,能在普通培养基上生长;在10~40℃内均可生长,但最适生长温度为37℃;在pH 6.4~7.8时均能良好生长,最适生长pH约为7.2。37℃固体培养基上培养18~24 h后菌落呈圆形、微凸、光滑湿润、无色、半透明、边缘整齐,直径约为2 mm,在液体培养基中呈均匀浑浊生长,无菌膜形成。

志贺氏菌都能分解葡萄糖,产酸不产气。大多不发酵乳糖,靛基质产生不定,MR试验阳性,VP试验阴性,不分解尿素,不产生H_2S。根据生化反应可进行初步分类。志贺氏菌的基本生化特性见表4-1。

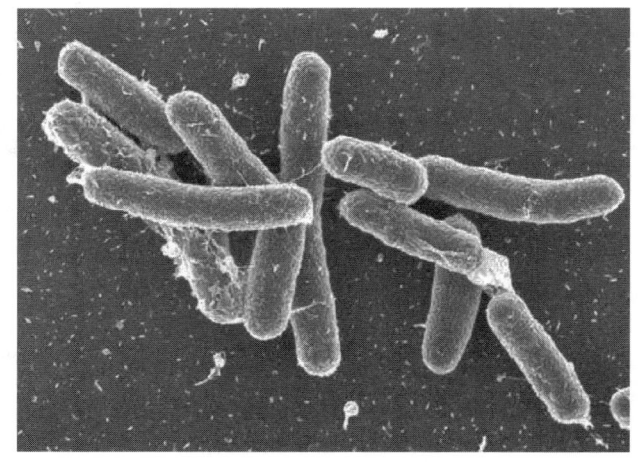

彩图 4-1

图 4-1　志贺氏菌电镜

表 4-1　志贺氏菌的基本生化特性

项目	生化特性	项目	生化特性	项目	生化特性
葡萄糖	−①	靛基质	d	KCN 中的生长	−
乳糖	−②	甲基红	+	苯丙氨酸脱氨酶	−
甘露醇	d	VP	−	丙二酸钠	−
卫矛醇	d	柠檬酸铵	−	赖氨酸脱羧酶	−
蔗糖	−/+	葡萄糖胺	−	精氨酸脱羧酶	−
水杨甘	−	H_2S	−	鸟氨酸脱羧酶	d
肌醇	−	尿素酶	−	动力	−

注：①福氏志贺氏菌 6 型可产生微量气体；

②宋内氏志贺氏菌迟缓分解乳糖；

+表示阳性；−表示阴性；d 表示不同的生化型；−/+表示多数阴性，少数阳性。

志贺氏菌属细菌的抗原结构由菌体抗原（O）及表面抗原（K）组成。主要抗原有三种：型特异性抗原、群特异性抗原、表面抗原（K 抗原）。根据抗原构造的不同，按最新国际分类法，将本属志贺氏菌分为四个群、39 个血清（包括亚型）。

（1）型特异性抗原　型特异性抗原为菌体抗原的一种，是光滑型菌株所含有的重要抗原。当菌株变为粗糙型时，此抗原也常随之消失，各菌型所含的型特异性抗原不同，可用于区别菌种的型别。

（2）群特异性抗原　群特异性抗原为光滑型菌株的次要抗原，也是菌体抗原的一种。特异性较低，常在数种近似的菌内出现。

利用 O 抗原的复杂性，可将志贺氏菌分成 ABCD 四组，相当于痢疾志贺氏菌、福氏志贺氏菌、鲍氏志贺氏菌和宋内氏志贺氏菌。每一组又利用 O 抗原分型，目前痢疾志贺氏菌分 10 型、福氏志贺氏菌分 8 型、鲍氏志贺氏菌分 15 型、宋内氏志贺氏菌 1 型。

（3）表面抗原（K 抗原）　在新分离的某些菌株菌体表面含有此种抗原。不耐热，在

100℃加热1 h即被破坏。具有此种抗原的菌株，可阻止菌体抗原与相应免疫血清发生凝集。

志贺氏菌属包括四个亚群。①A群：痢疾志贺氏菌，有10个血清型，由不同的抗原组成，其中包括最知名的志贺氏杆菌（Ⅰ型痢疾志贺氏菌）和斯密兹杆菌（Ⅱ型痢疾志贺氏菌）。②B群：福氏志贺氏菌，有6个血清型，其中的1~5又可分为两个亚型，还有x、y两个变种，这些型、亚型和变种之间通过大量的共同抗原联系在一起。③C群：鲍氏志贺氏菌，有15个血清型，其中有的血清型为甘露醇阴性的变种。④D群：宋内氏志贺氏菌，只有一个血清型，它具有光滑型和粗糙型的变异。

二、志贺氏菌在食品产业链中的流行和传播

志贺氏菌既可通过水传播，也可通过食品传播，常引起痢疾、腹泻等疾病。志贺氏菌在人体外生活力弱，在10~37℃水中可生存20 d，牛奶、水果、蔬菜中可生存1~2周，粪便中（15~25℃）可生存10 d，58~60℃加热10~30 min即死亡。志贺氏菌耐寒，在冰块中能生存3个月。福氏志贺氏菌和宋内氏志贺氏菌在体外的生存力相对较强，食物中毒主要由这两种志贺氏菌引起，它们是细菌性痢疾的主要致病菌。

国际上每年都有由志贺氏菌引起的疾病的暴发与流行。在我国一些卫生条件相对较差的地区，经常有食品或水源受到志贺氏菌污染，从而引起痢疾、腹泻等疾病发生。食源性志贺氏菌病流行的一个主要原因是从事食品加工行业的人员患志贺氏菌痢疾或志贺氏菌携带者污染食品，或食品接触人员个人卫生差等，导致志贺氏菌的污染源传播，志贺氏菌在卫生条件不良的环境下能被更迅速传播。

三、志贺氏菌与食品安全

志贺氏菌以福氏志贺氏菌和宋内氏志贺氏菌最为常见。志贺氏菌引起的细菌性痢疾，主要通过消化道途径传播。根据宿主的健康状况和年龄，只需少量病菌（至少为10个细胞）进入，就有可能致病。

志贺氏菌致病性主要依赖于侵袭力、菌体内毒素及个别菌株所产生的外毒素。

1. 侵袭力

志贺氏菌进入大肠后，由于菌毛的作用，志贺氏菌黏附于大肠黏膜的上皮细胞，继而进入上皮细胞并在内繁殖，然后扩散至邻近细胞及上皮下层。由于毒素的作用，上皮细胞死亡，黏膜下发炎，并有毛细吸管血栓形成，以至坏死、脱落，形成溃疡。志贺氏菌一般不侵犯其他组织，偶尔可引起败血症。目前认为无论是产生外毒素的还是只有内毒素的志贺氏菌，必须侵入肠壁才能致病。因此，对黏膜组织的侵袭力是决定致病性的主要因素。

2. 内毒素

志贺氏菌属中各菌株都有强烈的内毒素，作用于肠壁，使通透性增高，从而促进毒素的吸收，继而作用于中枢神经系统及心血管系统，引起临床上一系列中毒症状，如发热、神志障碍，甚至中毒性休克。毒素破坏黏膜，形成炎症、溃疡，呈现典型的痢疾脓血便。毒素作用于肠壁植物神经，使肠道功能紊乱，肠蠕动共济失调和痉挛，尤其直肠括约肌最明显，因而发生腹痛、里急后重等症状。

3. 外毒素

志贺氏菌Ⅰ型及部分Ⅱ型（斯密兹痢疾杆菌）菌株能产生强烈的外毒素，外毒素为蛋白

质,不耐热,75~80℃处理1 h即被破坏。其作用是使肠黏膜通透性增加,并导致血管内皮细胞损害。外毒素经甲醛或紫外线处理可脱毒成类毒素,能刺激机体产生相应的抗毒素。一般认为,具有外毒素的志贺氏菌引起的痢疾更加严重。

志贺氏菌随粪便排出体外,通过食物、水和手经口传染给健康人群。志贺氏菌痢疾预防的关键是切实地把好"病从口入"这一关,应注意以下三方面。

(1) 加强饮水卫生 要保护水源,便桶不下河洗涤,新粪不下田,细菌性痢疾病人的衣裤、病儿的尿布不下河洗涤。要大力兴办自来水厂,搞好饮水消毒,严格做到不喝生水。

(2) 注意饮食和个人卫生 生熟分开,严格消毒食具。要自觉做到四不吃,即不吃生冷蔬菜、不吃不洁瓜果、不吃腐败变质食物、不吃未经回锅煮透的剩菜剩饭。细菌性痢疾流行期间,不在病患家中或疫点内办酒席。在农村,要切实做到直接入口的食品不下河洗涤,还要防蝇、灭蝇。工作后、学习后、外出回家后要洗手,特别是食前、便后要洗手,勤剪指甲。

(3) 使用痢疾口服菌苗 目前正在试用痢疾口服菌苗,主要有Sd(依链菌株)口服活菌苗。菌苗只对同型菌的再感染有保护力,故使用时应考虑到当地常见流行菌型。

第二节 志贺氏菌检验

志贺氏菌,也称痢疾杆菌,是细菌性痢疾的病原菌,也是较常见的食源性致病菌。细菌性痢疾临床表现为发热、腹痛、腹泻、里急后重等病症,体外生存力较强。导致志贺氏菌感染最主要的食品包括畜禽肉、果汁、乳制品、色拉、生蔬菜和面包制品等,感染剂量非常低。因此,对于食品中志贺氏菌的检验非常重要。

一、实验目的

1. 了解志贺氏菌检验原理。
2. 掌握志贺氏菌检验方法。

二、实验原理

食品中往往因为志贺氏菌含菌量低而影响检出率,需要进行增菌培养。为便于后续的检验,可采用特殊的培养基,使志贺氏菌得到增殖的同时抑制志贺氏菌属以外的细菌生长。志贺氏菌增菌肉汤培养基通过加入新生霉素作抑菌剂,可以抑制其他杂菌的生长;麦康凯琼脂培养基(MacConkey Agar,MAC)利用胆盐来抑制革兰氏阳性细菌的生长;利用乳糖发酵,中性红的颜色可把分解乳糖和不分解乳糖的细菌区分开;木糖赖氨酸脱氧胆酸盐(Xylose Lysine Desoxycholate Medium,XLD)琼脂培养基中的脱氧胆酸钠可以抑制革兰氏阳性细菌和部分大肠埃希氏菌,多数志贺氏菌不能发酵木糖,木糖的添加可将志贺氏菌与其他菌株区别开来;志贺氏菌显色培养基利用非志贺氏菌的特异性的酶,使其与酶底物结合形成不同颜色的菌落,而生化特性反应不活跃的志贺氏菌经22~28 h培养后,则形成易于识别的白色-粉红色(与培养基颜色相近)的菌落。在实际工作中,在使用不同选择性培养基的同时,还应配合生化试验以及血清学检验作准确的鉴定。

三、实验材料

1. 设备和材料

除微生物实验室常规灭菌及培养设备外,其他设备和材料如下。

(1) 恒温培养箱 （36±1）℃。
(2) 冰箱 2~5℃。
(3) 膜过滤系统。
(4) 厌氧培养装置 （41.5±1）℃。
(5) 电子天平 感量0.1 g。
(6) 显微镜 10×~100×。
(7) 均质器。
(8) 振荡器。
(9) 无菌吸管 1 mL（具0.01 mL刻度）、10 mL（具0.1 mL刻度）或微量移液器及吸头。
(10) 无菌均质杯或无菌均质袋 容量500 mL。
(11) 无菌培养皿 直径90 mm。
(12) pH计或pH比色管或精密pH试纸。
(13) 全自动微生物生化鉴定系统。

2. 培养基和试剂

(1) 志贺氏菌增菌肉汤-新生霉素 见附录3中3.63。
(2) 麦康凯（MAC）琼脂 见附录3中3.38。
(3) 木糖赖氨酸脱氧胆酸盐（XLD）琼脂 见附录3中3.34。
(4) 志贺氏菌显色培养基。
(5) 三糖铁（TSI）琼脂 见附录3中3.35。
(6) 营养琼脂斜面 见附录3中3.39。
(7) 半固体琼脂 见附录3中3.37。
(8) 葡萄糖铵培养基 见附录3中3.5。
(9) 尿素琼脂 见附录3中3.36。
(10) β-半乳糖苷酶培养基 见附录3中3.6。
(11) 氨基酸脱羧酶试验培养基 见附录3中3.7。
(12) 糖发酵管 见附录3中3.62。
(13) 西蒙氏柠檬酸盐培养基 见附录3中3.8。
(14) 黏液酸盐培养基 见附录3中3.9。
(15) 蛋白胨水、靛基质试剂 见附录3中3.61。
(16) 志贺氏菌属诊断血清。
(17) 生化鉴定试剂盒。

四、实验方法和步骤

1. 检验程序

志贺氏菌检验程序如图4-2所示。

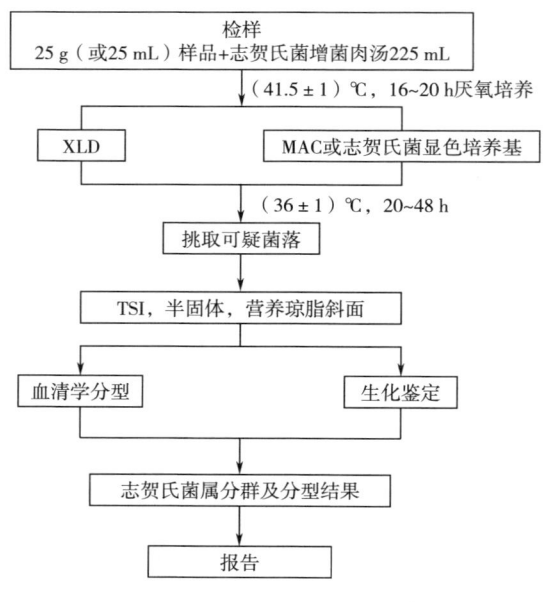

图 4-2 志贺氏菌检验程序

2. 操作步骤

（1）增菌 以无菌操作取检样 25 g（mL），加入装有灭菌 225 mL 志贺氏菌增菌肉汤的均质杯，用旋转刀片式均质器以 8000~10000 r/min 均质；或加入装有 225 mL 志贺氏菌增菌肉汤的均质袋中，用拍击式均质器连续均质 1~2 min，液体样品振荡混匀即可。于（41.5±1）℃，厌氧培养 16~20 h。

（2）分离 取增菌后的志贺氏菌增菌液分别划线接种于 XLD 琼脂平板和 MAC 琼脂平板或志贺氏菌显色培养基平板上，于（36±1）℃培养 20~24 h，观察各个平板上生长的菌落形态。宋内氏志贺氏菌的单个菌落直径大于其他志贺氏菌。若出现的菌落不典型或菌落较小不易观察，则继续培养至 48 h 再进行观察。志贺氏菌在不同选择性琼脂平板上的菌落特征见表 4-2。

表 4-2　志贺氏菌在不同选择性琼脂平板上的菌落特征

选择性琼脂平板	志贺氏菌的菌落特征
MAC 琼脂	无色至浅粉红色，半透明、光滑、湿润、圆形、边缘整齐或不齐
XLD 琼脂	粉红色至无色，半透明、光滑、湿润、圆形、边缘整齐或不齐
志贺氏菌显色培养基	按照显色培养基的说明进行判定

（3）初步生化试验

①自选择性琼脂平板上分别挑取 2 个以上典型或可疑菌落，分别接种 TSI、半固体和营养琼脂斜面各 1 管，置（36±1）℃培养 20~24 h，分别观察结果。

②凡是 TSI 琼脂中斜面产碱、底层产酸（发酵葡萄糖，不发酵乳糖、蔗糖）、不产气（福氏志贺氏菌 6 型可产生少量气体）、不产硫化氢、半固体管中无动力的菌株，挑取其①中已培

养的营养琼脂斜面上生长的菌苔，进行生化试验和血清学分型。

(4) 生化试验及附加生化试验

①生化试验：用初步生化试验①中已培养的营养琼脂斜面上生长的菌苔，进行生化试验，即 β-半乳糖苷酶、尿素、赖氨酸脱羧酶、鸟氨酸脱羧酶以及水杨苷和七叶苷的分解试验。除宋内氏志贺氏菌、鲍氏志贺氏菌 13 型的鸟氨酸阳性；宋内氏志贺氏菌和痢疾志贺氏菌 1 型，鲍氏志贺氏菌 13 型的 β-半乳糖苷酶为阳性以外，其余生化试验志贺氏菌属的培养物均为阴性结果。另外，由于福氏志贺氏菌 6 型的生化特性和痢疾志贺氏菌或鲍氏志贺氏菌相似，必要时还需加做靛基质、甘露醇、棉子糖、甘油试验，也可做革兰氏染色检查和氧化酶试验，应为氧化酶阴性的革兰氏阴性杆菌。生化反应不符合的菌株，即使能与某种志贺氏菌分型血清发生凝集，仍不得判定为志贺氏菌属。志贺氏菌属生化特性见表 4-3。

表 4-3　　　　　　　　　　　志贺氏菌属四个群的生化特性

生化反应	A 群：痢疾志贺氏菌	B 群：福氏志贺氏菌	C 群：鲍氏志贺氏菌	D 群：宋内氏志贺氏菌
β-半乳糖苷酶	-①	-	-①	+
尿素	-	-	-	-
赖氨酸脱羧酶	-	-	-	-
鸟氨酸脱羧酶	-	-	-②	+
水杨苷	-	-	-	-
七叶苷	-	-	-	-
靛基质	-/+	(+)	-/+	-
甘露醇	-	+③	+	+
棉子糖	-	+	-	+
甘油	(+)	-	(+)	d

注：+表示阳性；-表示阴性；-/+表示多数阴性；(+) 表示迟缓阳性；d 表示有不同生化型。
①痢疾志贺 1 型和鲍氏 13 型为阳性。
②鲍氏 13 型为鸟氨酸阳性。
③福氏 4 型和 6 型常见甘露醇阴性变种。

②附加生化试验：由于某些不活泼的大肠埃希氏菌（anaerogenic E. coli）、A-D（Alkalescens-D isparbiotypes 碱性-异型）菌的部分生化特征与志贺氏菌相似，并能与某种志贺氏菌分型血清发生凝集；因此前面生化试验符合志贺氏菌属生化特性的培养物还需另加葡萄糖胺、西蒙氏柠檬酸盐、黏液酸盐试验（36℃培养 24~48 h）。志贺氏菌属和不活泼大肠埃希氏菌、A-D 菌的生化特性区别见表 4-4。

表 4-4　　志贺氏菌属和不活泼大肠埃希氏菌、A-D 菌的生化特性区别

生化反应	A 群：痢疾志贺氏菌	B 群：福氏志贺氏菌	C 群：鲍氏志贺氏菌	D 群：宋内氏志贺氏菌	大肠埃希氏菌	A-D 菌
葡萄糖铵	-	-	-	-	+	+
西蒙氏柠檬酸盐	-	-	-	-	d	d
黏液酸盐	-	-	-	d	+	d

注：①+表示阳性；-表示阴性；d 表示有不同生化型。

②在葡萄糖铵、西蒙氏柠檬酸盐、黏液酸盐试验三项反应中志贺氏菌一般为阴性，而不活泼的大肠埃希氏菌、A-D（碱性-异型）菌至少有一项反应为阳性。

③如选择生化鉴定试剂盒或全自动微生物生化鉴定系统，可根据初步生化试验中的②初步判断结果，用初步生化试验①中已培养的营养琼脂斜面上生长的菌苔，使用生化鉴定试剂盒或全自动微生物生化鉴定系统进行鉴定。

（5）血清学鉴定

①抗原的准备：志贺氏菌属没有动力，所以没有鞭毛抗原。志贺氏菌属主要有菌体 O 抗原。菌体 O 抗原又可分为型和群的特异性抗原。一般采用 1.2%~1.5% 琼脂培养物作为玻片凝集试验用的抗原。

注 1：一些志贺氏菌如果因为 K 抗原的存在而不出现凝集反应时，可挑取菌苔于 1 mL 生理盐水做成浓菌液，100℃煮沸 15~60 min 去除 K 抗原后再检查。

注 2：D 群志贺氏菌既可能是光滑型菌株，也可能是粗糙型菌株，与其他志贺氏菌群抗原不存在交叉反应。与肠杆菌科不同，宋内氏志贺氏菌粗糙型菌株不一定会自凝。宋内氏志贺氏菌没有 K 抗原。

②凝集反应：在玻片上划出 2 个约 1 cm×1 cm 的区域，挑取一环待测菌，各放 1/2 环于玻片上的每一区域上部，在其中一个区域下部加 1 滴抗血清，在另一区域下部加入 1 滴生理盐水，作为对照。再用无菌的接种环或针分别将两个区域内的菌落研成乳状液。将玻片倾斜摇动混合 1 min，并对着黑色背景进行观察，如果抗血清中出现凝结成块的颗粒，而且生理盐水中没有发生自凝现象，那么凝集反应为阳性。如果生理盐水中出现凝集，视作为自凝。这时，应挑取同一培养基上的其他菌落继续进行试验。

如果待测菌的生化特征符合志贺氏菌属生化特征，而其血清学试验为阴性，则按①注 1 进行试验。

③血清学分型（选做项目）：先用 4 种志贺氏菌多价血清检查，如果呈现凝集，则再用相应各群多价血清分别试验。先用 B 群福氏志贺氏菌多价血清进行试验，如呈现凝集，再用其群和型因子血清分别检查。如果 B 群多价血清不凝集，则用 D 群宋内氏志贺氏菌血清进行试验，如呈现凝集，则用其Ⅰ相和Ⅱ相血清检查；如果 B、D 群多价血清都不凝集，则用 A 群痢疾志贺氏菌多价血清及 1~12 各型因子血清检查，如果上述三种多价血清都不凝集，可用 C 群鲍氏志贺氏菌多价检查，并进一步用 1~18 各型因子血清检查。福氏志贺氏菌各型和亚型的型抗原和群抗原鉴别见表 4-5。

表 4-5　　　　　　　　　　福氏志贺氏菌各型和亚型的型抗原和群抗原鉴别表

型和亚型	型抗原	群抗原	在群因子血清中凝集		
			3, 4	6	7, 8
1a	I	4	+	-	-
1b	I	(4), 6	(+)	+	-
2a	II	3, 4	+	-	-
2b	II	7, 8	-	-	+
3a	III	(3, 4), 6, 7, 8	(+)	+	+
3b	III	(3, 4), 6	(+)	+	-
4a	IV	3, 4	+	-	-
4b	IV	6	-	+	-
4c	IV	7, 8	-	-	+
5a	V	(3, 4)	(+)	-	-
5b	V	7, 8	-	-	+
6	VI	4	+	-	-
X	-	7, 8	-	-	+
Y	-	3, 4	+	-	-

注：+表示凝集；-表示不凝集；( ) 表示有或无。

3. GB 4789.5—2012 志贺氏菌检验过程详解及关键控制点分析

（1）增菌　无菌操作称取 25 g（mL）样品，置于盛有 225 mL 志贺氏菌增菌肉汤的无菌均质杯、均质袋或合适容器内，根据标准要求进行均质。若样品为液体，既可以均质，也可以振荡混匀。于（41.5±1）℃，厌氧培养 16~20 h。

增菌时使用志贺氏菌增菌肉汤，为非选择性增菌培养基，培养过程中缓冲体系能将培养基维持在较高 pH，有利于受损细胞的恢复和活力的增加。同时也可使少量志贺氏菌增殖到可被检出的范围。胰蛋白胨、葡萄糖提供碳源，满足细菌生长的需求，氯化钠可维持均衡的渗透压，磷酸二氢钾和磷酸氢二钾是缓冲剂，吐温-80 是中和剂，新生霉素可抑制革兰氏阳性菌的生长。

志贺氏菌增菌肉汤增菌后培养基特征如图 4-3 所示。

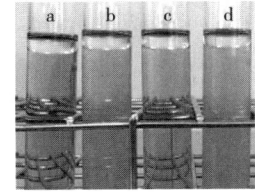

图 4-3　志贺氏菌增菌肉汤
a—空白管；b—福氏志贺氏菌；c—宋内氏志贺氏菌；d—痢疾志贺氏菌。

彩图 4-3

(2) 分离　取增菌后的志贺氏菌增菌液分别划线接种于 XLD 琼脂平板和 MAC 琼脂平板或志贺氏菌显色培养基平板上，于（36±1）℃培养 20~24 h，观察各个平板上生长的菌落形态。单菌落的特征最为典型，利于观察，为获得大量单菌落，一般建议采用三区或四区划线，这样分离效果好，更容易出现单菌落。

①XLD 琼脂培养基：XLD 琼脂为选择性培养基，主要用于分离志贺氏菌属，也可用于分离沙门氏菌。XLD 琼脂上志贺氏菌的典型菌落特征为粉红色至无色，半透明，光滑，湿润，圆形，边缘整齐或不齐。

XLD 琼脂培养基中添加的脱氧胆酸钠可以抑制革兰氏阳性细菌和部分大肠埃希氏菌，肠道细菌几乎都可以利用木糖作为碳源，只有志贺氏菌不能发酵木糖，XLD 琼脂培养基中添加有木糖，所以志贺氏菌菌落无色，木糖的添加可将志贺氏菌与其他菌株区别开来。因此，志贺氏菌在 XLD 平板上呈现无色菌落，但少数发酵木糖的志贺氏菌在此平板上会被漏检，XLD 平板对宋内氏志贺氏菌也有轻度抑制作用。

XLD 琼脂培养基上志贺氏菌典型培养特征如图 4-4 所示。

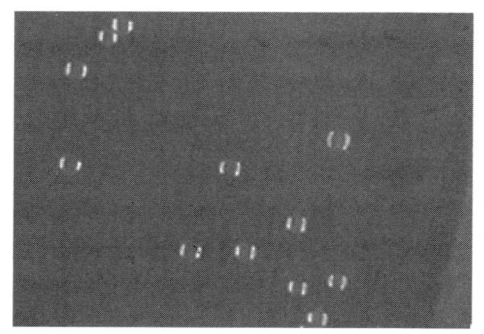

彩图 4-4

图 4-4　XLD 琼脂菌落特征——福氏志贺氏菌 CMCC51572

②MAC 琼脂培养基：MAC 琼脂为选择性培养基，主要用于分离发酵乳糖的革兰氏阴性肠道杆菌。MAC 琼脂上志贺氏菌的典型菌落特征为无色至浅粉红色，半透明，光滑，湿润，圆形，边缘整齐或不齐。

MAC 琼脂培养基中的蛋白胨主要提供氮源、维生素和生长因子；氯化钠维持均衡的渗透压；乳糖为可发酵的糖类；中性红是 pH 指示剂；胆盐和结晶紫可以抑制革兰氏阳性细菌的生长，利用乳糖发酵，中性红的颜色可把分解乳糖和不分解乳糖的细菌区别开，使志贺氏菌呈无色菌落。

MAC 琼脂培养基上志贺氏菌典型培养特征如图 4-5 所示。

(3) 初步生化反应　自选择性琼脂平板上分别挑取 2 个以上典型或可疑菌落，先用接种环挑取同一菌落，分别接种到 TSI 琼脂斜面、半固体琼脂和营养琼脂斜面，再用接种针在 TSI 琼脂斜面和半固体琼脂斜面上进行穿刺，标记清楚后置于（36±1）℃培养箱内，培养 20~24 h，观察结果。挑取营养琼脂斜面上对应的典型菌株，进行生化试验和血清学分型。注意：TSI 琼脂要配制为高层斜面，接种针挑取菌落，于高层斜面上划线，再穿刺（穿刺针不要破壁，不要穿透，距底部 5 mm 左右即可）。

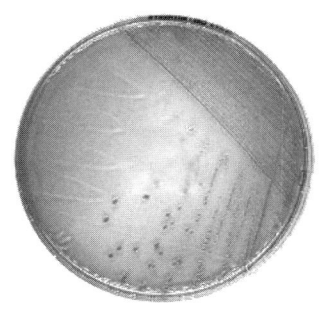 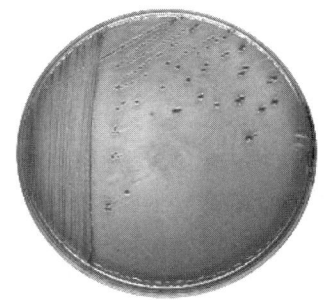 

（1）麦康凯琼脂培养基　　（2）麦康凯琼脂培养基
　福氏志贺氏菌CMCC51572　　痢疾志贺氏菌CMCC51105

图 4-5　MAC 琼脂志贺氏菌菌落特征

①TSI 琼脂培养基斜面：TSI 培养基的生化特性如第三章所述。该培养基含有乳糖、蔗糖和葡萄糖，志贺氏菌只能利用培养基中的葡萄糖，将葡萄糖分解产酸使斜面先变黄，但因产酸量少，且接触空气而氧化，故斜面会逐渐变红，而底部由于为厌氧状态，酸类不被氧化，则仍保持黄色。因此，志贺氏菌在 TSI 琼脂上表现为上层产碱显红色，下层产酸显黄色，不产气，不产 H_2S。

TSI 斜面上志贺氏菌生长及显色特征如图 4-6 所示。

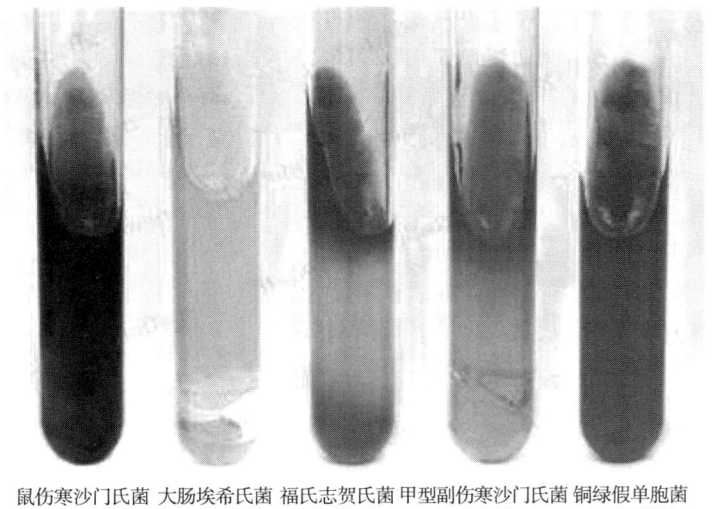 

鼠伤寒沙门氏菌　大肠埃希氏菌　福氏志贺氏菌　甲型副伤寒沙门氏菌　铜绿假单胞菌
ATCC14028　　ATCC25922　　ATCC12022　　CMCC50093　　ATCC9027
　K/A　　　　　A/A　　　　　K/A　　　　　K/A　　　　　K/K
　产气　　　　　产气　　　　　不产气　　　　产气　　　　　不产气
　产H_2S　　不产H_2S　不产H_2S　不产H_2S　不产H_2S

图 4-6　TSI 斜面——福氏志贺氏菌 ATCC12022

②半固体培养基：半固体培养基中蛋白胨和牛肉膏粉提供氮源、维生素、矿物质，氯化钠维持均衡的渗透压，较少量的琼脂作为培养基的凝固剂。

志贺氏菌在半固体培养基中无动力，只沿穿刺线生长；对比之下，大肠埃希氏菌和沙门氏菌在半固体培养基中有动力,在培养基中扩散生长,观察培养基会发现穿刺线周围呈现"混浊"状态。

半固体培养基志贺氏菌生长特征如图4-7所示。

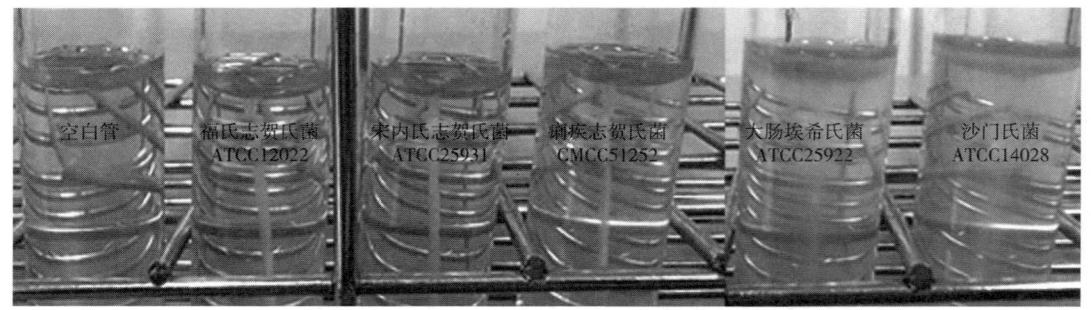

图4-7　各菌种在半固体培养基中的生长特征

（4）生化反应　从已培养的营养琼脂斜面上挑取生长的菌苔,进行生化试验,即 β-半乳糖苷酶、尿素、赖氨酸脱羧酶、鸟氨酸脱羧酶以及水杨苷和七叶苷的分解试验。由于某些大肠埃希氏菌的部分生化特征与志贺氏菌相似,并能与某种志贺氏菌分型血清发生凝集,因此上述生化试验符合志贺氏菌生化特性的培养物还需进行葡萄糖胺、西蒙氏柠檬酸盐和黏液酸盐试验。

彩图4-7

①β-半乳糖苷酶试验：β-半乳糖苷酶是细菌利用乳糖的关键酶。由于部分志贺氏菌可产生 β-半乳糖苷酶,能够分解邻硝基酚 β-D-半乳糖苷（ONPG）,生成黄色的邻硝基酚,使培养基由无色变为黄色,以此可以鉴定部分志贺氏菌。

志贺氏菌 β-半乳糖苷酶试验结果如图4-8所示。

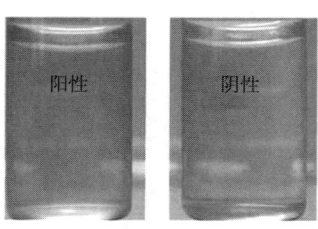

彩图4-8

图4-8　β-半乳糖苷酶试验——痢疾志贺氏菌 CMCC51252

②尿素酶试验：尿素酶试验培养基中的蛋白胨提供碳源、氮源、维生素和生长因子,氯化钠维持均衡的渗透压,磷酸盐提供缓冲作用,酚红为指示剂。检验时,具有尿素酶的细菌（如普通变形杆菌）可分解培养基中的尿素,产生大量的氨,使培养基呈碱性,酚红指示剂在 pH 6.8时呈黄色,pH 8.1时呈粉红色。由于志贺氏菌不能产生尿素酶,因此志贺氏菌的培养物为阴性,以此来区分志贺氏菌与其他可以产生尿素酶的细菌。

志贺氏菌尿素酶试验结果如图4-9所示。

第四章 志贺氏菌检验 95

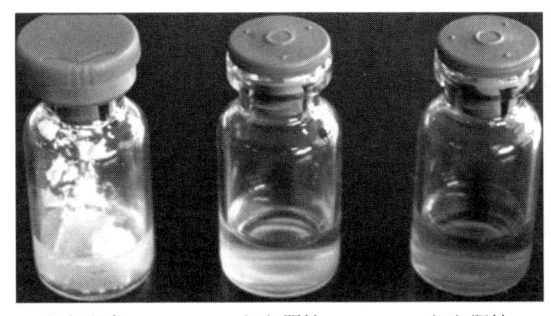

（1）空白　　（2）阴性　　（3）阳性

图 4-9　尿素酶试验——福氏志贺氏菌 ATCC12022

③赖氨酸脱羧酶试验：赖氨酸脱羧酶培养基中的蛋白胨、酵母粉提供氮源，葡萄糖提供碳源，溴甲酚紫为酸碱指示剂，L-赖氨酸为反应底物。具有氨基酸脱羧酶的细菌（如沙门氏菌）能分解氨基酸使其脱羧生成胺（赖氨酸→尸胺）和二氧化碳，使培养基溶液呈碱性。

由于细菌发酵葡萄糖产酸，在培养初期培养基和对照培养基呈黄色，继续培养时，若氨基酸经脱羧或水解产生胺类，则培养基变碱，呈紫色或紫红色，即为阳性反应；如至培养末期培养基呈黄色，则判为阴性反应。由于志贺氏菌属的细菌不具备氨基酸脱羧酶，因此志贺氏菌属的培养物均为阴性结果。

志贺氏菌赖氨酸脱羧酶试验结果如图 4-10 所示。

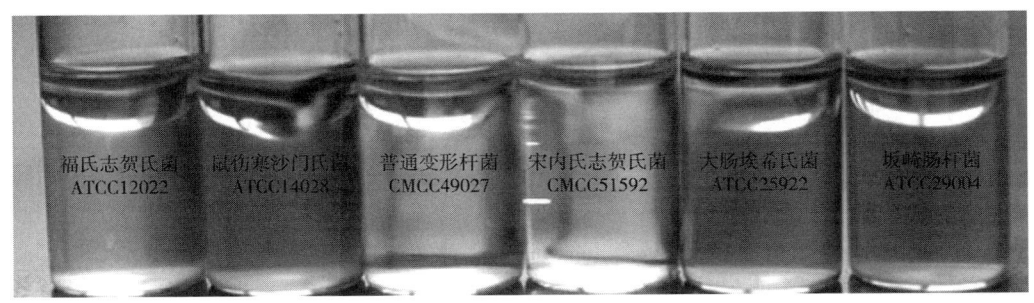

图 4-10　赖氨酸脱羧酶试验

④鸟氨酸脱羧酶试验：具有鸟氨酸脱羧酶的细菌，使鸟氨酸脱去羧基，生成腐胺，从而使培养基变碱性，并通过指示剂变色来观察。氨基酸的分解是在厌氧条件下进行，故在培养基表面加液体石蜡。

由于细菌发酵葡萄糖产酸，在培养初期培养基和对照培养基呈黄色，继续培养时，若氨基酸经脱羧或水解产生胺类，则培养基变碱性，呈紫色或紫红色，即为阳性反应；如至培养末期培养基如同对照管一样均呈黄色，则判为阴性反应。在志贺氏菌的检验中宋内氏志贺氏菌、鲍氏志贺氏菌 13 型的鸟氨酸为阳性，其余志贺氏菌属的培养物均为阴性结果。

志贺氏菌鸟氨酸脱羧酶试验结果如图 4-11 所示。

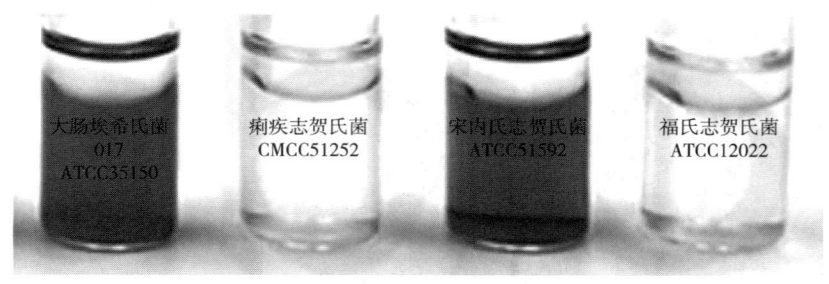

图 4-11　鸟氨酸脱羧酶试验

彩图 4-11

⑤水杨苷分解试验：若细菌可将水杨苷分解为葡萄糖和水杨醇，则使溶液 pH 下降，指示剂颜色变黄；若不能分解水杨苷，则溶液颜色不变。在志贺氏菌属的检验中，志贺氏菌属的培养物皆为阴性。

志贺氏菌水杨苷试验结果如图 4-12 所示。

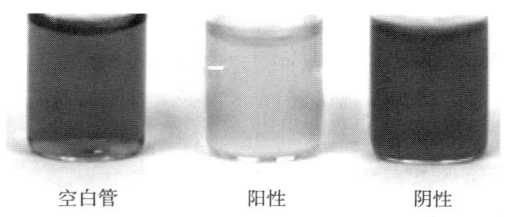

图 4-12　水杨苷试验——福氏志贺氏菌 ATCC12022

彩图 4-12

⑥七叶苷分解试验：部分细菌可将七叶苷分解成葡萄糖和七叶素，七叶素与培养基中柠檬酸铁中的二价铁离子反应，生成黑色的化合物，使培养基变为黑色（如粪肠球菌）。在志贺氏菌的检验中，七叶苷分解试验志贺氏菌的培养物均为阴性结果。

志贺氏菌七叶苷试验结果如图 4-13 所示。

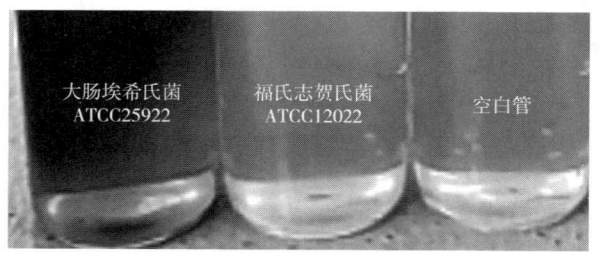

图 4-13　七叶苷试验——福氏志贺氏菌 ATCC12022

彩图 4-13

⑦靛基质试验（吲哚试验）：靛基质反应培养基又称蛋白胨水培养基。其中的蛋白胨提供碳源、氮源、维生素和生长因子，氯化钠维持均衡的渗透压。

滴加靛基质试剂后液面立即变玫红色为阳性，滴加试剂后不变红色为阴性。福氏志贺氏菌型细菌可分解色氨酸形成吲哚（靛基质）。吲哚和二甲基苯甲醛反应生成玫瑰红色呋环，大肠埃希氏菌在 24 h 即可呈现阳性反应,而福氏志贺氏菌则需要 48 h 才出现阳性结果,因此福氏志贺氏菌判定为迟缓阳性。志贺氏菌靛基质试验结果如图 4-14 所示。

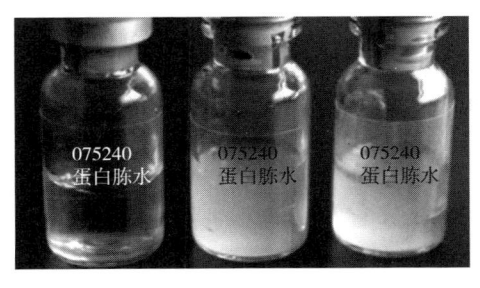

彩图 4-14

图 4-14　靛基质试验——福氏志贺氏菌 ATCC12022

⑧甘露醇试验:甘露醇发酵培养基中蛋白胨和牛肉粉提供碳氮源、维生素和生长因子;氯化钠维持均衡的渗透压;甘露醇检验细菌发酵糖类的特性;溴麝香草酚蓝为 pH 指示剂,酸性呈黄色,碱性呈蓝色。

若细菌能发酵甘露醇,则产酸使溶液 pH 下降,指示剂颜色变黄;若不能发酵甘露醇,则溶液颜色不变。在志贺氏菌属的检验中,福氏志贺氏菌、鲍氏志贺氏菌和宋内氏志贺氏菌为甘露醇阳性反应,痢疾志贺氏菌为阴性反应,其中福氏 4 型和 6 型为常见甘露醇阴性变种。

志贺氏菌甘露醇发酵试验结果如图 4-15 所示。

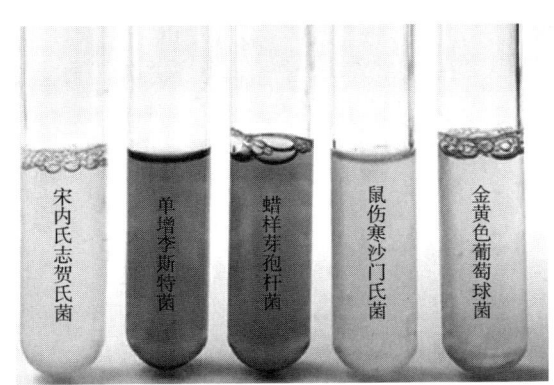

彩图 4-15

图 4-15　甘露醇发酵试验——宋内氏志贺氏菌 CMCC51592

⑨棉子糖试验:若细菌能发酵棉子糖,则产酸使溶液 pH 下降,指示剂颜色变黄;若不能发酵棉子糖,则溶液颜色不变。在志贺氏菌的检验中,福氏志贺氏菌和宋内氏志贺氏菌为棉子糖阳性反应,痢疾志贺氏菌和鲍氏志贺氏菌为阴性反应。

志贺氏菌棉子糖试验结果如图 4-16 所示。

⑩甘油试验:若细菌能利用甘油,则产酸使溶液 pH 下降,指示剂颜色变黄;若不能利用甘油,则溶液颜色不变。在志贺氏菌属的检验中,痢疾志贺氏菌与鲍氏志贺氏菌为迟缓阳性反应,福氏志贺氏菌为阴性反应,宋内氏志贺氏菌试验结果无法确认,既有阳性反应也有阴性反应。

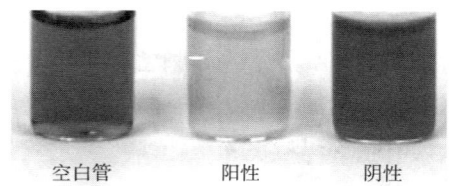

图 4-16 棉子糖试验——福氏志贺氏菌 ATCC12022、痢疾志贺氏菌 CMCC51252

彩图 4-16

志贺氏菌甘油试验结果如图 4-17 所示。

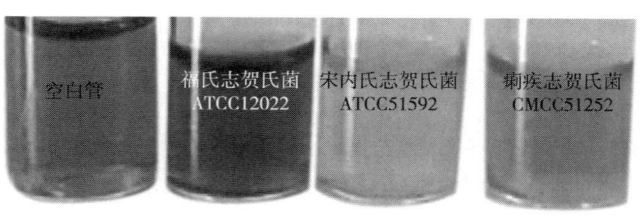

图 4-17 甘油试验

彩图 4-17

⑪葡萄糖铵试验：葡萄糖铵培养基中氯化钠维持均衡的渗透压；硫酸镁提供生长必需的微量元素；磷酸氢二钾是缓冲剂；能利用磷酸二氢铵作为唯一氮源且不需要尼克酸和氨基酸作为生长因子的微生物分解葡萄糖使培养基变酸性；溴麝香草酚蓝是指示剂，产酸时培养基由绿色变为黄色；琼脂是培养基的凝固剂。

若细菌可利用铵盐作为唯一氮源，可在此培养基中生长良好，并分解葡萄糖产酸，使培养基变黄，呈阳性反应；不能利用铵盐作为唯一氮源的细菌在此培养基中不生长，培养基颜色不变，即为阴性反应。在葡萄糖铵的试验中，志贺菌属的培养物均为阴性结果。

志贺氏菌葡萄糖铵试验结果如图 4-18 所示。

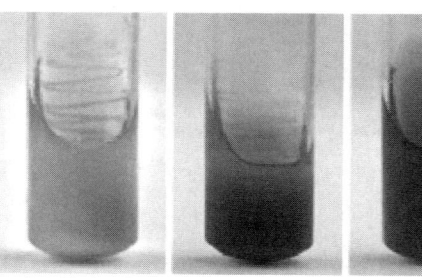

图 4-18 葡萄糖铵试验——福氏志贺氏菌 ATCC12022

彩图 4-18

⑫西蒙氏柠檬酸盐试验：西蒙氏柠檬酸盐培养基中氯化钠维持均衡的渗透压；镁离子是各种代谢中的辅因子；磷酸二氢铵提供氮源；磷酸氢二钾是缓冲剂；柠檬酸钠作为碳源；琼脂是

培养基的凝固剂；溴麝香草酚蓝为 pH 指示剂。当细菌可以利用铵盐作为唯一的氮源，同时利用柠檬酸盐作为唯一的碳源时，可在柠檬酸盐培养基上生长，分解柠檬酸钠，生成碳酸钠，使培养基产碱变蓝色。

在西蒙氏柠檬酸盐的试验中，志贺菌属的培养物均为阴性。

志贺氏菌西蒙氏柠檬酸盐试验结果如图 4-19 所示。

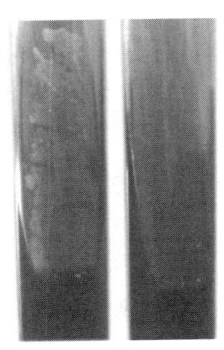

（1）阳性　（2）阴性

图 4-19　志贺氏菌西蒙氏柠檬酸盐试验——
宋内氏志贺氏菌 CMCC51592

彩图 4-19

⑬黏液酸盐试验：黏液酸盐培养基中酪蛋白胨提供碳源、氮源；溴麝香草酚蓝为 pH 指示剂。若细菌能够利用黏液酸分解产酸，使指示剂变黄色，反之，培养基不变色。在黏液酸盐试验中，若黏液酸盐测试肉汤试验结果为培养基变黄色，黏液酸盐质控肉汤（对照）培养基不变色，则判定该菌的试验结果为阳性反应。反之，为阴性反应。

志贺氏菌黏液酸盐试验结果如图 4-20 所示。

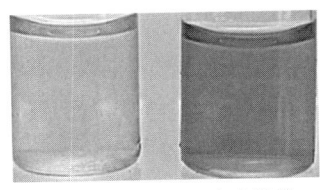

（1）阳性　（2）阴性

图 4-20　志贺氏菌黏液酸盐试验——福氏志贺氏菌 ATCC12022

彩图 4-20

（5）关键控制点

①样品处理：尽可能缩短解冻时间，使竞争菌群生长最少，并减小对志贺氏菌的损伤。致病菌取样一定要均匀，并具有代表性。

②培养基及培养方法

a. 没有一种培养基可以准确无误地筛选出志贺氏菌，必须选择多种选择性培养基同时筛选。显色培养基筛选特异性较好，其综合选择性更强。

b. 从挑选可疑菌落开始，建议每步都同时划线营养琼脂，确保每个菌落均为纯菌。

c. 使用志贺氏菌增菌肉汤增菌时，需注意培养温度为（41.5±1）℃且厌氧培养，主要是因为志贺氏菌在此条件下并在含有低浓度碳水化合物的培养基中生长速度超过大肠菌群，以及志贺氏菌在提高温度时对新生霉素相对耐受。

d. TSI 培养基要制成高层斜面，便于后续试验观察，高层斜面是指斜面与底层高度比约 2∶3，即底部高约 3 cm，斜面长度 2 cm。

e. 在进行半固体琼脂穿刺试验时，接种针不是总能沿穿刺路径原路返回，导致穿刺路线会侧向扩大。

f. 部分不产硫化氢的沙门氏菌是志贺氏菌分离鉴定过程中的干扰菌，其在 XLD、MAC 和志贺氏菌显色培养基上生长状态类似，需继续进行后续试验才能将其区分。

③生化反应

a. 生化反应要用纯菌落进行（从营养琼脂中挑取单个菌落制备成适宜浓度的菌悬液）。

b. 多种生化反应检验同时开展可以提高检验效率。

五、结果与报告

综合以上生化试验和血清学鉴定的结果，报告 25 g（mL）样品中检出或未检出志贺氏菌。

第三节　志贺氏菌检验国标法与其他方法比较

除 GB 4789.5—2012《食品安全国家标准　食品微生物学检验　志贺氏菌检验》外，FDA/BAM 和 WHO 颁布的食品中志贺氏菌检验方案比较常见，各个检验标准中对样品种类信息、不同样品的取样量调整、不同样品的前处理、检验过程出现生化鉴定结果不一致等情况的解决方案等给出的解释存在差异。主要内容比较如下。

1. 样品前处理

GB 4789.5—2012：预增菌、选择性增菌、选择性平板分离、疑似菌生化鉴定、血清型鉴定等。

FDA/BAM：富集、分离。

WHO：富集、分离。

2. 增菌液

GB 4789.5—2012：志贺氏菌增菌肉汤-新生霉素（0.5 μg/mL）。

FDA/BAM：FDA/BAM 方法，使用的增菌液根据不同的增菌方法有所不同（表 4-6）。

表 4-6　　　　　志贺氏菌 FDA/BAM 不同检验方法使用不同的增菌液

序号	方法	前增菌液
1	传统培养法（宋内氏志贺氏菌）	志贺氏菌增菌肉汤-新生霉素（0.5 μg/mL）
2	传统培养法（其他志贺氏菌）	志贺氏菌增菌肉汤-新生霉素（3.0 μg/mL）
3	DNA 杂交法	0.6%酵母提取物的胰蛋白酶大豆肉汤（TSYE）

WHO：未说明。

3. 增菌培养时间和温度

GB 4789.5—2012：(41.5±1)℃，16~20 h。

FDA/BAM：宋内氏志贺氏菌于 44.0℃培养 20 h；其他志贺氏菌于 42.0℃培养 20 h；DNA 杂交法于 35~37℃培养 20~24 h。

WHO：未说明

4. 分离-选择性培养基及培养条件

GB 4789.5—2012：XLD 琼脂、MAC 琼脂和志贺氏菌显色培养基 (36±1)℃培养 20~48 h。

FDA/BAM：MAC 琼脂 35℃培养 20 h，溴甲酚紫葡萄糖肉汤、TSI 琼脂、赖氨酸脱羧酶肉汤、运动性琼脂和色氨酸肉汤 35℃培养 48 h；DNA 杂交法 35~37℃培养 20~24 h。

WHO：未说明。

5. 选择性培养基结果检查

GB 4789.5—2012：XLD 琼脂、MAC 琼脂和志贺氏菌显色培养基 20~24 h 后挑取一次典型菌落；若出现的菌落不典型或菌落较小不易观察，则继续培养至 48 h 再挑取典型菌落。

FDA/BAM：MAC 琼脂培养 20 h 后挑取一次典型菌落于溴甲酚紫葡萄糖肉汤、TSI 琼脂、赖氨酸脱羧酶肉汤、运动性琼脂和色氨酸肉汤，培养 48 h 后观察结果。

WHO：未说明。

6. 初步生化试验时接种斜面种类及培养时间

GB 4789.5—2012：TSI、半固体和营养琼脂 (36±1)℃培养 20~24 h。

FDA/BAM：未说明。

WHO：未说明。

7. 生化试验

GB 4789.5—2012：β-半乳糖苷酶试验；尿素试验；赖氨酸脱羧酶试验；鸟氨酸脱羧酶试验；水杨苷分解试验；七叶苷分解试验；吲哚试验；甘露醇试验；棉子糖试验；甘油试验。

FDA/BAM：甘露醇试验；半乳糖醇试验；木糖试验；鼠李糖试验；棉子糖试验；甘油试验；吲哚试验；鸟氨酸脱羧酶试验。

WHO：H_2S 试验；克氏双糖铁琼脂试验；TSI 琼脂试验；动力琼脂试验；吲哚试验。

8. 补充生化试验

GB 4789.5—2012：葡萄糖铵试验；西蒙氏柠檬酸盐试验；黏液酸盐试验。

FDA/BAM：醋酸盐试验；克氏柠檬酸盐试验；黏液酸盐试验。

WHO：尿素试验；赖氨酸铁琼脂试验。

9. 血清型鉴定

GB 4789.5—2012：生化试验、玻片凝集试验鉴定疑似菌的抗原，确定血清型。

FDA/BAM：生化试验、玻片凝集试验鉴定疑似菌的抗原，确定血清型。

WHO：生化试验、玻片凝集试验鉴定疑似菌的抗原，确定血清型。

第四节　志贺氏菌检验过程质量控制和常见问题解析

微生物实验室的检验数据和结论是向相关监管部门提供的重要技术文件，提供客观、准确、真实的检验报告是微生物实验室的重要职责，也是食品安全检验中的一个重要环节，这对保证食品安全、促进社会稳定、减少经济损失起到重要作用。因此，食品微生物检验需要运用先进科学技术成果来不断提高检验的质量和效率，确保提供数据的准确性和结论的可靠性，以保障食品的安全生产与流通。

一、检验过程质量控制

1. 检验过程质量控制

实验过程中，每批样品前增菌液、选择性增菌液、分离平板等都要做空白对照。如果空白对照平板上出现志贺氏菌可疑菌落时，应废弃本次实验结果，并对增菌液、试管、平皿、培养基、实验环境等进行污染来源分析。

2. 阳性对照质量控制

定期使用福氏志贺氏菌 CMCC51571 菌种或相应定量活菌参考品，在二级生物安全实验室或阳性对照实验室内，用适当的食品样品进行阳性对照实验验证，染菌剂量应控制在 10～00 CFU/25 g 样品，并进行记录。

3. 培养基和试剂质量控制

将所使用的培养基和生化试剂用 GB 4789.28—2024《食品安全国家标准　食品微生物学检验　培养基和试剂的质量要求》推荐的阳性和阴性对照标准菌种进行验证，并进行记录。

二、操作要点和注意事项

（1）志贺氏菌在常温存活期很短，因此，当样品采集后，应尽快进行检验，如果在 4 h 内检验，样品可保存在冰箱内。

（2）在进行 TSI 培养时，应将试管口松开，保持管内有充足的氧气，否则会产生过量的 H_2S。由于 TSI 琼脂试验中底部的糖分解需要厌氧环境，琼脂底部与斜面最低点的距离应不少于 4 cm。

（3）增加鉴别培养基的数目，可以增加志贺氏菌的阳性检出率，用于分离的鉴别培养基一般不少于两个。中等选择性的沙门、志贺氏菌属（SS）琼脂平板一个，弱选择性的伊红美蓝（EMB）琼脂平板一个。

（4）当对易产生较大颗粒的样品（如肉类）进行检验时，建议使用带滤网均质袋，以方便均质后用吸管吸取匀液。

（5）如使用厌氧罐培养时，应放置厌氧指示剂，监控整个培养期间的厌氧环境。

（6）如果典型可疑菌落与其他杂菌连成一片，应自每个琼脂平板上分别用接种针自菌落中心挑取两个典型或可疑志贺菌菌落，接种于 XLD 或志贺氏菌显色平板上进行分离纯化，于 (36±1)℃ 培养 20～24 h，得到单个典型或可疑志贺氏菌菌落，以便进行下一步生化试验。

（7）进行氨基酸脱羧酶试验时，在试验管和氨基酸对照管中滴加菌液后需分别向各管中滴加 2~3 滴液体石蜡，进行液封。

三、常见问题解析

1. 对厌氧罐和厌氧袋进行密封性能和厌氧状态的检查主要有哪些方法？

解析：（1）指示剂法　①选择配套的指示剂，按照商品说明书，根据指示剂在有氧和无氧条件下的变化确定厌氧罐的密封情况和罐内氧气的状态。②选择硫乙醇酸盐流体培养基，作为氧化还原指示剂。该培养基中含有刃天青，在有氧情况下呈现红色，无氧情况下呈现黄色。（2）生物指示剂法　培养严格厌氧菌（如生孢梭菌）或严格好氧菌（如铜绿假单胞菌），以生长或不生长来指示。

2. 放入冰箱中的培养基颜色会发生变化，为什么？

解析：培养基保存于4℃冰箱中，培养基内 CO_2 会逐渐溢出，造成培养基越来越偏碱性，而培养基中酸碱指示剂的颜色也会随碱性变化而变化。

3. 50%甘油-BHI 肉汤菌种冻存液如何配制和使用？

解析：取 BHI 肉汤干粉，按说明书加入 1/2 体积的水彻底溶解后，再加入等体积的甘油，混匀，分装于 2 mL 菌种冻存管中（1.5 mL/管），121℃高压灭菌 15 min，−20℃储存备用。使用时，将 BHI 肉汤冻存管从−20℃取出，恢复至室温，将已鉴定完成的志贺氏菌用无菌棉签从营养琼脂平板上刮取，加入 50%甘油-BHI 肉汤中，混匀，用防冻记号笔标识清晰，−80℃长期保存备用。

4. 志贺氏菌增菌肉汤需加新生霉素，GB 4789.5—2012 要求 0.22 μm 滤膜过滤除菌。如果不用滤膜除菌对结果影响大吗？

解析：与添加时间节点有关，高压灭菌前加抗生素（耐高温者，如氯霉素）不过滤除菌没有影响，但是如果高压灭菌后加抗生素（不耐高温者，如新生霉素），不过滤除菌会有影响，而 GB 4789.5—2012 要求"志贺菌增菌肉汤灭菌后冷却至 50~55℃，加入除菌过滤的新生霉素溶液（0.5 μg/mL），分装 225 mL 备用"，所以是灭菌后加抗生素，应过滤除菌。

思考题

1. 志贺氏菌的抗原结构有何特点？如何侵入宿主细胞、繁殖并引发疾病，我们可以通过哪些防控策略来减少其对人类健康的危害？

2. 简述国标法中志贺氏菌检验的基本流程，并思考每一步骤的关键控制点及检验过程中的主要生化试验在志贺氏菌鉴定过程中的作用。

3. 国标法与 FDA/BAM 和 WHO 方法在志贺氏菌检验中有何差异？

4. 志贺氏菌检验过程中的质量控制包括哪些方面？如何制定有效的质控措施来确保结果的准确性与可靠性？

第五章

致病性大肠埃希氏菌检验

【学习目标】
1. 了解致病性大肠埃希氏菌的生物学特性及其引起的食品安全问题。
2. 熟悉大肠埃希氏菌引起的腐败变质和食物中毒及其在食品加工贮藏中的控制方法和原理。
3. 掌握致病性大肠埃希氏菌的常见类型特点及其不同检验方法。
4. 熟悉不同检测方法的原理、应用和优缺点。

第一节 致病性大肠埃希氏菌概述

一、致病性大肠埃希氏菌简介

(一) 大肠埃希氏菌

大肠埃希氏菌（*Escherichia coli*，*E. coli*）通常被称为大肠杆菌，是 Escherich 在 1885 年发现的，在相当长的一段时间内，一直被当作正常肠道菌群的组成部分，认为是非致病菌。直到 20 世纪中叶，才认识到一些特殊血清型的大肠埃希氏菌对人和动物致病，尤其对婴儿和幼畜（禽），常引起严重腹泻和败血症。

大肠埃希氏菌作为外源基因表达的宿主，遗传背景清楚，技术操作培养条件简单，是应用最广泛、最成功的表达体系，也是研究微生物遗传的重要材料，如局限性转导就是 1954 年在大肠埃希氏菌 K_{12} 菌株中发现的。莱德伯格（Lederberg）采用两株大肠埃希氏菌的营养缺陷型进行实验，奠定了研究细菌接合方法学上的基础。

大肠埃希氏菌属于细菌界，变形菌门（Proteobacteria），γ-变形菌纲（Gamma-proteobacteria），肠杆菌目（Enterobacteriales），肠杆菌科（Enterobacteriaceae），埃希氏菌属（*Escherichia*），大肠杆菌种（*Coli*）。大肠埃希氏菌是革兰氏阴性短杆菌，大小 0.5 μm×(1~3) μm。需氧或兼性厌氧，最适生长温度 37℃，最适 pH 7.2~7.4。周生鞭毛，能运动，无芽孢。多数菌株生长有菌毛，有的菌株具荚膜或微荚膜。能发酵多种糖类产酸、产气，是人和动物肠道中的正常栖居菌，婴儿出生后即随哺乳进入肠道，与人终身相伴，几乎占粪便干重的 1/3。大多数大肠埃希氏菌可发酵葡萄糖、乳糖、麦芽糖、甘露醇，产酸产气；MR 试验阳性；吲哚试验阳性；VP 试验阴性；不利用柠檬酸盐；不分解尿素；不液化明胶；不产生 H_2S。大多数菌株在肠道内无致病性，极少部分可产生肠毒素等致病因子，引起食物中毒，且大多具有组氨酸脱羧酶活性，污染食品后，可在食品中产生组胺，引起过敏性食物中毒。

大肠埃希氏菌为埃希氏菌属代表菌。一般多不致病，为人和动物肠道中的常居菌，在一定条件下可引起肠道外感染。某些血清型菌株的致病性强，引起腹泻，统称致病性大肠埃希氏菌。大肠埃希氏菌对热的抵抗力较其他肠道杆菌强，55℃ 加热 60 min 或 60℃ 加热 15 min 仍有部分细菌存活。

大肠埃希氏菌的抗原成分复杂，可分为菌体抗原（O）、鞭毛抗原（H）和表面抗原（K）。O 抗原指大肠埃希氏菌的菌体抗原，其组成为细胞壁上的脂多糖（LPS，糖、类脂、蛋白质复合物），即细菌的内毒素。O 抗原是大肠埃希氏菌血清群分群的基础。O 抗原对热非常稳定，经高压蒸汽处理 2h 而不被破坏。每一种血清型只含有一种 O 抗原，目前已分出 171 种，分别以阿拉伯数字表示，其中 162 种与腹泻有关。H 抗原指鞭毛抗原，为蛋白质构成，一种大肠埃希氏菌只有一种 H 抗原。H 抗原能被 80℃ 热处理或酒精破坏，共有 64 种抗原，与大肠埃希氏菌的黏附作用有关。K 抗原是表面抗原，指包于细胞外部的荚膜物质或包膜物质。大肠埃希氏菌 70% 具有 K 抗原。依据 K 抗原对热的敏感性，可将 K 抗原分为 A、B、L 三类。致病性大肠埃希氏菌的抗原主要为 B 抗原，少数为 L 抗原。B 抗原和 L 抗原均可经煮沸被破坏。大肠埃希氏菌根据 O 抗原分为血清群，然后根据 K 抗原分为血清型，再根据 H 抗原分为血清亚型。

（二）致病性大肠埃希氏菌的分类

根据生物学特性不同通常将致病性大肠埃希氏菌分为以下五类：肠道致病性大肠埃希氏菌（Enteropathogenic *E. coli*，EPEC），产肠毒素大肠埃希氏菌（Enterotoxigenic *E. coli*，ETEC），肠道侵袭性大肠埃希氏菌（Enteroinvasive *E. coli*，EIEC），肠道出血性大肠埃希氏菌（Enterohemorrhagic *E. coli*，EHEC），肠道集聚性大肠埃希氏菌（Enteroaggregative *E. coli*，EAEC）。

1. 肠道致病性大肠埃希氏菌

EPEC 是能导致人类多系统感染的肠道致病菌，尤其是引起婴幼儿的腹泻，成人的肠道及泌尿系统感染，有高度传染性。其感染是由对靶细胞的黏附-侵入靶细胞-细胞病变等的多阶段过程构成的。细菌侵入肠道后，主要在十二指肠、空肠和回肠上段大量繁殖。切片标本中可见细菌黏附于绒毛，导致刷状缘破坏、绒毛萎缩、上皮细胞排列紊乱和功能受损，造成严重腹泻。EPEC 不产生不耐热肠毒素和耐热肠毒素。有报道 EPEC 可产生一种由噬菌体编码的肠毒素，因对绿猴肾传代细胞（Vero 细胞）有毒性，故称 VT 毒素。VT 毒素具有神经毒性、细胞毒性和肠毒性。感染 EPEC 的患者，大多为肠炎样表现，粪便呈黄水样或带少许黏液。可有腹痛，但不严重。婴儿伴有发热及呕吐、腹胀等表现。主要对症治疗，有脱水者予以纠正。使用庆大霉素、阿米卡星、诺氟沙星等治疗有效。

2. 产肠毒素大肠埃希氏菌

ETEC 是在人类霍乱样病人大便中发现的致腹泻性大肠埃希氏菌，是旅游者腹泻的主要病原之一；是成人霍乱综合征的常见原因，也是小儿腹泻的重要病原，其发病率仅次于轮状病毒。

ETEC 定居于小肠表面，不损坏也不侵入肠黏膜上皮细胞，通过产生肠毒素引起分泌性腹泻。治疗主要选用司氟沙星或诺氟沙星合用十六角蒙脱石或小檗碱。治疗重点是纠正脱水，酸中毒和低血钾。

3. 肠道侵袭性大肠埃希氏菌

EIEC 能侵入大、小肠黏膜，是引起较大儿童和成年人腹泻的重要病原菌。感染侵袭性大肠埃希氏菌，易引起侵袭性大肠埃希氏菌肠炎。EIEC 能穿入上皮细胞内，使细胞蛋白溶解并在其中生长繁殖，使黏膜刷状缘受损，局部发生溃疡甚至出血，所以临床大便表现似痢疾。其侵入性受控于质粒，消除质粒细菌即丧失其侵袭力。

EIEC 不产生肠毒素，主要是侵入结肠黏膜内并增殖，引起嗜中性粒细胞等炎症，致使粪便中含有血细胞和黏液。抗菌药物可选用阿米卡星、庆大霉素、诺氟沙星等。

4. 肠道出血性大肠埃希氏菌

EHEC 是大肠埃希氏菌的一个亚型，以 O 抗原分型可分为 O157、O26、O111 血清型，主要致病菌株为 O157∶H7，可引起感染性腹泻，因能引起人类的血性腹泻和血性肠炎而得名。EHEC O157∶H7 为革兰氏染色阴性的、有动力、两端钝圆的短杆菌。没有芽孢、有周鞭毛，大多数菌株有荚膜。它对热敏感，可在 7~50℃生长，最适生长温度37℃，在 75℃水中 1min 可被杀死。O157∶H7 抵抗力较强，耐酸耐低温。在自然界的水中可存活几周甚至几个月，在冰箱内则可长期生存。

EHEC 从口腔侵入人体，到达肠腔后，借助菌毛局限性黏附在肠绒毛的刷状缘上，B 亚单位与肠上皮细胞糖脂受体 GB3 结合黏附，A 亚单位具有毒素活性，进入细胞并抑制蛋白质合成，损害肠上皮细胞，重点是盲肠与结肠，肉眼可见肠黏膜弥漫性出血、溃疡。除肠上皮细胞，GB3 受体还广泛存在于血管内皮细胞、肾和神经组织细胞，损害血管内皮细胞，红细胞和血小板而导致溶血尿毒综合征（hemolytic uremic syndrome，HUS）。广泛性肾小管坏死可导致急性肾衰竭。副交感神经的兴奋性由于毒素的作用而增强，可出现窦性心动过缓以及惊厥，VT 毒素还刺激内皮细胞释放Ⅷ因子，从而出现血栓形成性血小板减少性紫癜。

5. 肠道集聚性大肠埃希氏菌

EAEC 为从致病性大肠埃希氏菌菌群中分出的致腹泻性大肠埃希氏菌，能黏附于小肠上皮细胞，并在其表面大量繁殖而引起微绒毛病变。已知有两个菌种和十余个血清型。EAEC 黏附于肠黏膜时呈聚合状，可释放肠毒素，EAEC 不产生肠毒素及 VT 毒素。EAEC 是儿童腹泻的重要病原，并且还与人类免疫缺陷病毒感染者的慢性腹泻和旅游者腹泻有关。其治疗与肠道致病性大肠埃希氏菌肠炎相同。

（三）致病因素

致病菌致病可分为毒素和定植、侵袭力两大类。毒素对宿主有毒，能直接破坏机体的结构和功能。定植或侵袭力本身无毒性，但能突破宿主机体的生理防御屏障，并可在机体内生存下来（医学上称为定植）、繁殖和扩散。如果把毒素当作"元凶"，那定植或侵袭力就是"帮凶"。

大肠埃希氏菌的致病因素包括黏附素（定居因子）和多种毒力因子，包括内毒素、荚膜、Ⅲ型分泌系统和外毒素等。Ⅲ型分泌系统是指能向真核靶细胞内输送毒性基因产物的细菌效应系统，由 20 余种蛋白质组成。

1. 黏附素

黏附是致病菌接触和感染细胞的第一步，与致病性密切相关。黏附素能使细菌紧密黏着在泌尿道和肠道的细胞上，避免因排尿时尿液的冲刷和肠道的蠕动作用而被排除。黏附素有两类,即菌毛(pili, fimbriae)和非菌毛黏附物质(afimbrial adhesin)。菌毛主要存在于革兰氏阴性菌,不同的细菌有不同的菌毛。细菌菌毛通过与宿主表面相应受体相互作用使细菌吸附于细胞表面而定居,故有些菌毛又称定居因子(colonization factor)。菌毛的黏附作用具有选择性,这与宿主细胞表面的特殊受体有关。非菌毛黏附物质存在于革兰氏阳性菌,如 A 群链球菌的脂磷壁酸(LTA)等,它们也与宿主细胞膜上相应受体结合使细菌附于细胞。

大肠埃希氏菌黏附素的特点是具有高特异性,包括 CFA Ⅰ,CFA Ⅱ,CFA Ⅲ;集聚黏附菌毛Ⅰ和Ⅱ;束形成菌毛;紧密黏附素;P 菌毛;侵袭质粒抗原蛋白和 Dr 菌毛等。

2. 外毒素

大肠埃希氏菌能产生多种外毒素,包括志贺毒素Ⅰ和Ⅱ,耐热肠毒素Ⅰ和Ⅱ,不耐热肠毒素Ⅰ和Ⅱ。此外,溶血素 A 在尿路致病性大肠埃希氏菌所致疾病中有重要作用。

肠毒素是产肠毒素大肠埃希氏菌在生长繁殖过程中释放的外毒素,分为不耐热肠毒素(LT)和耐热肠毒素(ST)两种。LT 是一种相对分子质量为 85000 的蛋白质,60℃、10 min 即可灭活,其抗原性和毒性与霍乱毒素相似,引起腹泻的机制也与霍乱毒素相同,刺激细胞环磷酸腺苷(cAMP)增多,引起小肠持续过度分泌而腹泻。ST 是一种低相对分子质量(5000)多肽半抗原,100℃、30 min 活性仍不丧失,与肠上皮细胞膜上的神经节苷脂受体结合,刺激细胞环磷酸鸟苷(cGMP)增多,使小肠短期过度分泌引起腹泻。

3. 内毒素

内毒素是革兰氏阴性菌的菌体中存在的毒性物质的总称,是多种革兰氏阴性菌的细胞壁成分。由菌体裂解后释出的毒素,又称为热原,其化学成分有磷脂多糖-蛋白质复合物,其毒性成分主要为类脂质 A。内毒素位于细胞壁的最外层、覆盖于细胞壁的黏肽上。各种细菌的内毒素的毒性作用较弱,大致相同,可引起发热、微循环障碍、内毒素休克及播散性血管内凝血等,耐热而稳定,抗原性弱。可刺激机体产生抗体,但无中和作用,形成抗毒素,经甲醛处理不能成为类毒素。细菌外毒素和内毒素区别见表 5-1。

表 5-1　　　　　　　　　　　　细菌外毒素和内毒素区别

区别要点	外毒素	内毒素
产生菌	多数革兰氏阳性菌,少数革兰氏阴性菌	多数革兰氏阴性菌,少数革兰氏阳性菌(如苏云金芽孢杆菌)
存在部位	多数活菌分泌出,少数菌裂解后释出	细胞壁组分,菌裂解后释出
化学成分	蛋白质	脂多糖
毒性作用	强,对组织细胞有选择性毒害效应,引起特殊临床表现	较弱,各种类的毒性效应相似,引起发热、白细胞增多、微循环障碍、休克等
免疫抗原性	强,刺激宿主产生抗毒素	较弱,甲醛液处理后不形成类毒素
稳定性	60℃,0.5 h 被破坏	160℃,2~4 h 被破坏
处理方式	特定抗生素治疗为主	消炎药物、抗氧化剂治疗为主

4. 细胞毒素

EHEC 能产生大量类志贺样毒素（Shiga-Like toxin，SLT）。因 SLT 能使 Hela 细胞和 Vero 细胞变性坏死，引起组织病变，溶解，死亡，故又称之为 Veto 毒素，简称 VT 毒素。在细菌产生的毒素中，VT 为最强毒素之一。98℃加热 15 min 可被灭活。根据抗原性不同，分为 VT1、VT2 两种，结构上均由 1 个 A 亚单位和 5 个 B 亚单位组成，分子质量分别为 3300 u 和 8000 u。该毒素具有 3 种生物活性：①神经毒性。将毒素注射家兔或小鼠，作用于中枢神经系统，引起四肢麻痹、死亡；②细胞毒性。对人肝细胞、猴肾细胞和 HeLa 细胞均有毒性；③肠毒性。具有类似大肠埃希氏菌、霍乱弧菌肠毒素的活性，这种致死性的毒素引发人类腹泻甚至是肾衰竭。

肠道出血性大肠埃希氏菌 O157：H7 染色体中毒力决定因子上的 $eaeA$ 基因可以编码一种特殊的黏附因子——紧密黏附素蛋白，使致病菌的细胞黏附在肠上皮细胞，并在上皮细胞上生长繁殖，产生类 Vero 毒素和肠溶血素等毒力因子。

溶血素由 $hlyA$ 基因编码。溶血素能使小血管收缩，导致局部缺血，如注入动物皮内，能引起皮肤坏死；如静脉注射，则导致动物迅速死亡。

二、致病性大肠埃希氏菌在食品产业链中的流行和传播

人类可通过饮用受污染的水或进食未熟透的食物（特别是免治牛肉、汉堡扒及烤牛肉）而感染致病性大肠埃希氏菌。饮用或进食未经消毒的奶类、芝士、蔬菜、果汁及乳酪而染病的个案也有发现。此外，若个人卫生欠佳，也可能会通过人传人的途径，或经进食受粪便污染的食物而感染该种病菌。患病或带菌动物往往是动物来源食品污染的根源。如牛肉、乳制品的污染大多来自带菌牛，带菌鸡所产的鸡蛋、鸡肉制品也可造成传播。带菌动物在其活动范围内也可通过排泄的粪便污染当地的食物、草场、水源或其他水体及场所，造成交叉污染和感染，危害极大。

1. 通过食物传播

致病性大肠埃希氏菌主要是通过污染食物而引起人的感染。大肠埃希氏菌的致病能力和对胃酸的抵抗力均较强，对细胞的破坏性大。动物来源的食物，如牛肉、鸡肉、牛奶、乳制品等是致病性大肠埃希氏菌经食物传播的主要因素，尤其是在动物屠宰过程中这些食物更易受到寄生在动物肠道中的细菌污染。另外蔬菜、水果等被大肠埃希氏菌污染也可造成大肠埃希氏菌感染暴发。

2. 通过水传播

致病性大肠埃希氏菌在不同年限、不同季节、不同水源水中均能生存。与人们的生产、生活有着密切的关系。

1989 年，在美国密苏里州发生因饮用水污染，EHEC 感染暴发，共 240 多人发病。加强饮用水源的消毒管理后，疫情得到了控制。

除了饮用水受到污染可造成感染外，其他被污染的水体如游泳池、湖水及其他地表水等都可造成传播。这也进一步说明了致病性大肠埃希氏菌在外环境中的生存能力较强，引起人类感染可能并不需要在外环境中进行增菌。

3. 密切接触传播

人与人之间的密切接触也可引起致病性大肠埃希氏菌的传播。一个人感染了致病性大肠埃

希氏菌后，常通过密切接触的方式把细菌传染给其父母、子女、兄弟姐妹或其他与之密切接触的人如老师、朋友、亲戚等。在医院里，也发生了多起由于护士照料病人而感染了 EHEC 的报告，并且得到了病原学上的支持。值得指出的是在人与人之间的传播过程中，二代病人症状往往较轻，很少出现出血性肠炎。可能是由于接触传播时感染剂量小或经人传代后细菌毒力减弱。在上述传播途径中，以食物传播为主。对美国发生的 100 多起 O157：H7 暴发流行的感染途径进行统计，发现食源性的占 71%（52% 为牛肉制品，大部分与快餐店中的汉堡包有关；14% 为水果、蔬菜；5% 来源于未知食品）、16% 为人与人接触感染、12% 为水源性感染。

三、致病性大肠埃希氏菌与食品安全

现有资料表明，致病性大肠埃希氏菌感染基本上是一种食源性疾病，牛肉、牛奶、牛肉或牛奶制品、鸡肉、蔬菜、水果、饮料、水均可带病原体，主要是通过食品传播，也有人发现人与人的密切接触也可传播。被污染的食物、水以及日常用品都可能成为传播因子。传播途径以消化道传播为主。主要分为食物型、水型和接触型三种传播类型。其中食物型引起暴发的概率最高，其次为水型。接触型引发的疫情强度一般较低。

肠道出血性大肠埃希氏菌是一群重要的致病性大肠埃希氏菌。目前至少有 100 多种血清型的大肠埃希氏菌具有产志贺毒素的能力，其中血清型 O157：H7 具较高致病力。自美国发现首例 EHEC O157 引起的出血性肠炎的病例后，O157 所致的疾病在全世界范围内都有散发和暴发。1983 年 Karmali 也报道了在散发的 HUS 病人的粪便中发现了具有细胞毒性的大肠埃希氏菌。最为严重的是 1996 年日本发生 9000 多名儿童集体感染的事件。近年来在欧洲部分国家、美洲国家、澳洲、亚洲的中国和日本的散发病例每年都有报道。EHEC O157：H7 主要寄宿在一些反刍动物的肠道，特别是牛、绵羊和山羊。但是马、猪、兔子、犬和猫也是其潜在的宿主。EHEC O157：H7 能够长期寄居在健康携带者和健康的牛、羊等动物的肠道中，因此无症状的带菌者和动物都可能是传染源。生的食物和动物源性未加工的食物，如牛肉，肉类制品，原料奶和乳制品，水果和蔬菜，如莴苣、萝卜缨，以及受粪便污染的水都会与零星病例或暴发的 EHEC O157：H7 型感染有关。

第二节　致病性大肠埃希氏菌检验

致病性大肠埃希氏菌是一类能引起人体以腹泻症状为主的大肠埃希氏菌，可经过污染食物引起人类发病。经常存在于各类食品，导致严重的食源性疾病，加强对其检验非常必要。

一、实验目的

1. 了解致病性大肠埃希氏菌检验原理。
2. 掌握致病性大肠埃希氏菌检验方法。

二、缩略语

DEC：致泻大肠埃希氏菌 Diarrheagenic *Escherichia coli*

EPEC：肠道致病性大肠埃希氏菌 Enteropathogenic *Escherichia coli*
EIEC：肠道侵袭性大肠埃希氏菌 Enteroinvasive *Escherichia coli*
ETEC：产肠毒素大肠埃希氏菌 Enterotoxigenic *Escherichia coli*
STEC：产志贺毒素大肠埃希氏菌 Shiga toxin-producing *Escherichia coli*
EHEC：肠道出血性大肠埃希氏菌 Enterohemorrhagic *Escherichia coli*
EAEC：肠道集聚性大肠埃希氏菌 Enteroaggregative *Escherichia coli*
escV：蛋白分泌物调节基因，gene encoding LEE-encoded type Ⅲ secretion system factor
eae：紧密素基因，gene encoding intimin for *Escherichia coli* attaching and effacing
bfpB：束状菌毛 B 基因，bundle-forming pilus B
*stx*1：志贺毒素Ⅰ基因，Shiga toxin Ⅰ
*stx*2：志贺毒素Ⅱ基因，Shiga toxin Ⅱ
lt：热不稳定性肠毒素基因，heat-labile enterotoxin
st：热稳定性肠毒素基因，heat-stable enterotoxin
stp（*stIa*）：猪源热稳定性肠毒素基因，heat-stable enterotoxins initially discovered in the isolates from pigs
sth（*stIb*）：人源热稳定性肠毒素基因，heat-stable enterotoxins initially discovered in the isolates from human
invE：侵袭性质粒调节基因，invasive plasmid regulator
ipaH：侵袭性质粒抗原 H 基因，invasive plasmid antigen H-gene
aggR：集聚黏附菌毛调节基因，aggregative adhesive fimbriae regulator
uidA：β-葡萄糖苷酶基因，β-glucuronidase gene
astA：集聚热稳定性毒素 A 基因，enteroaggregative heat-stable enterotoxin A
pic：肠定植因子基因，protein involved in intestinal colonization
LEE：肠细胞损伤基因座，Locus of enterocyte effacement
EAF：EPEC 黏附因子，EPEC adhesive factor

三、实验材料

1. 设备和材料

除微生物实验室常规灭菌及培养设备外，其他设备和材料如下。

（1）恒温培养箱 （36±1）℃，（42±1）℃。

（2）冰箱 （2~5）℃。

（3）恒温水浴箱 （50±1）℃，100℃或适配 1.5 mL 或 2.0 mL 金属浴（95~100℃）。

（4）电子天平 感量为 0.1 g 和 0.01 g。

（5）显微镜 10×~100×。

（6）均质器。

（7）振荡器。

（8）无菌吸管 1 mL（具 0.01 mL 刻度），10 mL（具 0.1 mL 刻度）或微量移液器及吸头。

（9）无菌均质杯或无菌均质袋 容量 500 mL。

（10）无菌培养皿 直径 90 mm。

(11) pH 计或精密 pH 试纸。

(12) 微量离心管　1.5 mL 或 2.0 mL。

(13) 接种环　1 μL。

(14) 低温高速离心机　转速≥13000 r/min，控温 4~8℃。

(15) 微生物鉴定系统。

(16) PCR 仪。

(17) 微量移液器及吸头　0.5~2 μL，2~20 μL，20~200 μL，200~1000 μL。

(18) 水平电泳仪　包括电源、电泳槽、制胶槽（长度>10cm）和梳子。

(19) 8 联排管和 8 联排盖（平盖/凸盖）。

(20) 凝胶成像仪。

2. 培养基和试剂

(1) 营养肉汤　见附录 3 中 3.64。

(2) 肠道菌增菌肉汤　见附录 3 中 3.65。

(3) 麦康凯（MAC）琼脂　见附录 3 中 3.38。

(4) 伊红美蓝（EMB）琼脂　见附录 3 中 3.40。

(5) 三糖铁（TSI）琼脂　见附录 3 中 3.35。

(6) 蛋白胨水、靛基质试剂　见附录 3 中 3.61。

(7) 半固体琼脂　见附录 3 中 3.37。

(8) 尿素琼脂（pH 7.2）　见附录 3 中 3.36。

(9) 氰化钾（KCN）培养基　见附录 3 中 3.1。

(10) 氧化酶试剂　见附录 2 中 2.1。

(11) 革兰氏染色液　见附录 2 中 2.2。

(12) BHI 肉汤　见附录 3 中 3.66。

(13) 福尔马林（含 38%~40%甲醛）。

(14) 鉴定试剂盒。

(15) 大肠埃希氏菌诊断血清。

(16) 灭菌去离子水。

(17) 0.85%灭菌生理盐水。

(18) TE（pH 8.0）　见附录 2 中 2.3。

(19) 10×PCR 反应缓冲液　见附录 2 中 2.4。

(20) 25 mmol/L $MgCl_2$。

(21) dNTPs：dATP、dTTP、dGTP、dCTP 每种浓度为 2.5 mmol/L。

(22) 5 U/L Taq 酶。

(23) 引物。

(24) 50×TAE 电泳缓冲液　见附录 2 中 2.5。

(25) 琼脂糖。

(26) 溴化乙锭（EB）或其他核酸染料。

(27) 6×上样缓冲液　见附录 2 中 2.6。

(28) 标记（Marker）　碱基对包含 100 bp、200 bp、300 bp、400 bp、500 bp、600 bp、700 bp、

800 bp、900 bp、1000 bp、1500 bp 条带。

（29）致病性大肠埃希氏菌 PCR 试剂盒。

四、实验方法和步骤

1. 检验程序

致病性大肠埃希氏菌检验程序如图 5-1 所示。

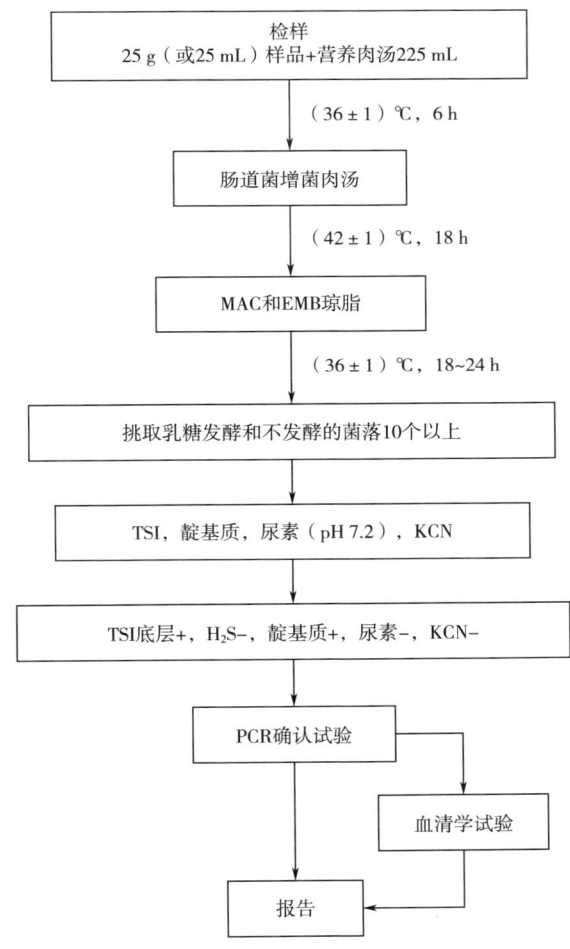

图 5-1　致病性大肠埃希氏菌检验程序

2. 操作步骤

（1）样品制备　固体或半固体样品，以无菌操作称取检样 25 g，加入装有 225 mL 营养肉汤的均质杯中，用旋转刀片式均质器以 8000～10000 r/min 均质 1～2 min；或加入装有 225 mL 营养肉汤的均质袋中，用拍击式均质器均质 1～2 min。液态样品以无菌操作量取检样 25 mL，加入装有 225 mL 营养肉汤的无菌锥形瓶（瓶内可预置适当数量的无菌玻璃珠），振荡混匀。

（2）增菌　将制备的样品匀液于（36±1）℃培养 6 h。取 10 μL，接种于 30 mL 肠道菌增菌肉汤管内，于（42±1）℃培养 18 h。

(3) 分离　将增菌液划线接种 MAC 和 EMB 琼脂平板，于（36±1）℃培养 18~24 h，观察菌落特征。在 MAC 琼脂平板上，分解乳糖的典型菌落为砖红色至桃红色，不分解乳糖的菌落为无色或淡粉色；在 EMB 琼脂平板上，分解乳糖的典型菌落为中心紫黑色，带或不带金属光泽，不分解乳糖的菌落为无色或淡粉色。

(4) 生化试验

①选取平板上可疑菌落 10~20 个（10 个以下全选），应挑取乳糖发酵以及乳糖不发酵和迟缓发酵的菌落，分别接种 TSI 斜面。同时将这些培养物分别接种蛋白胨水、尿素琼脂（pH 7.2）和 KCN 肉汤。于（36±1）℃培养 18~24 h。

②TSI 斜面产酸或不产酸，底层产酸，靛基质阳性，H_2S 阴性和尿素酶阴性的培养物为大肠埃希氏菌。TSI 斜面底层不产酸，或 H_2S、KCN、尿素有任一项为阳性的培养物，均非大肠埃希氏菌。必要时做革兰氏染色和氧化酶试验。大肠埃希氏菌为革兰氏阴性杆菌，氧化酶阴性。

③如选生化鉴定试剂盒或微生物鉴定系统，可从营养琼脂平板上挑取经纯化的可疑菌落用无菌稀释液制备成浊度适当的菌悬液，使用生化鉴定试剂盒或微生物鉴定系统进行鉴定。

(5) PCR 确认试验

①取生化反应符合大肠埃希氏菌特征的菌落进行 PCR 确认试验。

注：PCR 实验室区域设计、工作基本原则及注意事项应参照《疾病预防控制中心建设标准》（建标 127—2009）和《医疗机构临床基因扩增管理办法》附件：《医疗机构临床基因扩增检验实验室工作导则》。

②使用 1 μL 接种环刮取营养琼脂平板或斜面上培养 18~24 h 的菌落，悬浮在 200 μL 0.85% 灭菌生理盐水中，充分打散制成菌悬液，于 13000 r/min 离心 3 min，弃掉上清液。加入 1 mL 灭菌去离子水充分混匀菌体，于 100℃ 水浴或者金属浴维持 10 min；冰浴冷却后，13000 r/min 离心 3 min，收集上清液；按 1∶10 的比例用灭菌去离子水稀释上清液，取 2 μL 作为 PCR 检验的模板；所有处理后的 DNA 模板直接用于 PCR 反应或暂存于 4℃ 并当天进行 PCR 反应；否则，应在-20℃以下保存备用（1 周内）。也可用细菌基因组提取试剂盒提取细菌 DNA，操作方法按照细菌基因组提取试剂盒说明书进行。

③每次 PCR 反应使用 EPEC、EIEC、ETEC、STEC/EHEC、EAEC 标准菌株作为阳性对照。同时，使用大肠埃希氏菌 ATCC25922 或等效标准菌株作为阴性对照，以灭菌去离子水作为空白对照，控制 PCR 体系污染。5 种致病性大肠埃希氏菌特异性基因见表 5-2。

表 5-2　　　　　　　　　5 种致病性大肠埃希氏菌特异性基因

致病性大肠埃希氏菌类别	特异性基因	大肠埃希氏菌特异性基因
EPEC	$escV$ 或 eae、$bfpB$	
STEC/EHEC	$escV$ 或 eae、$stx1$、$stx2$	
EIEC	$invE$ 或 $ipaH$	$uidA$
ETEC	lt、stp、sth	
EAEC	$astA$、$aggR$、pic	

④PCR 反应体系配制：每个样品初筛需配制 12 个 PCR 扩增反应体系，对应检验 12 个目

标基因，具体操作如下：使用 TE 溶液（pH 8.0）将合成的引物干粉稀释成 100 μmol/L 储存液。根据表 5-3 中每种目标基因对应 PCR 体系内引物的终浓度，使用灭菌去离子水配制 12 种目标基因扩增所需的 10×引物工作液（以 uidA 基因为例，见表 5-4）。将 10×引物工作液、10×PCR 反应缓冲液、25 mmol/L $MgCl_2$、2.5 mmol/L dNTPs、灭菌去离子水从−20℃冰箱中取出，融化并平衡至室温，使用前混匀；5 U/μL Taq 酶在加样前从−20℃冰箱中取出。每个样品按照表 5-5 的加液量配制 12 个 25 μL 反应体系，分别使用 12 种目标基因对应的 10×引物工作液。

表 5-3　5 种致病性大肠埃希氏菌目标基因引物序列及每个 PCR 体系内的终浓度

引物名称	引物序列[3]	菌株编号及对应 Genbank 编码	引物所在位置	终浓度 n/(μmol/L)	PCR 产物长度/bp
uidA-F	5'-ATG CCA GTC CAG CGT TTT TGC-3'	Escherichia coli DH1Ec169 (accession no. CP012127.1)	1673870−1673890	0.2	1487
uidA-R	5'-AAA GTG TGG GTC AAT AAT CAG GAA GTG-3'		1675356−1675330	0.2	
escV-F	5'-ATT CTG GCT CTC TTC TTC TTT ATG GCT G-3'	Escherichia coli E2348/69 (accession no. FM180568.1)	4122765−4122738	0.4	544
escV-R	5'-CGT CCC CTT TTA CAA ACT TCA TCG C-3'		4122222−4122246	0.4	
eae-F[①]	5'-ATT ACC ATC CAC ACA GAC GGT-3'	EHEC (accession no. Z11541.1)	2651−2671	0.2	397
eae-R[①]	5'-ACA GCG TGG TTG GAT CAA CCT-3		3047−3027	0.2	
bfpB-F	5'-GAC ACC TCA TTG CTG AAG TCG-3'	Escherichia coli E2348/69 (accession no. FM180569.1)	3796−3816	0.1	910
bfpB-R	5'-CCA GAA CAC CTC CGT TAT GC-3'		4702−4683	0.1	

续表

引物名称	引物序列[3]	菌株编号及对应 Genbank 编码	引物所在位置	终浓度 $n/(\mu mol/L)$	PCR 产物长度/bp
$stx1$-F	5'-CGA TGT TAC GGT TTG TTA CTG TGA CAG C-3'	Escherichia coli EDL933 (accession no. AE005174.2)	2996445-2996418	0.2	244
$stx1$-R	5'-AAT GCC ACG CTT CCC AGA ATT G-3'		2996202-2996223	0.2	
$stx2$-F	5'-GTT TTG ACC ATC TTC GTC TGA TTA TTG AG-3'	Escherichia coli EDL933 (accession no. AE005174.2)	1352543-1352571	0.4	324
$stx2$-R	5'-AGC GTA AGG CTT CTG CTG TGA C-3'		1352866-1352845	0.4	
lt-F	5'-GAA CAG GAG GTT TCT GCG TTA GGT G-3'	Escherichia coli E24377A (accession no. CP000795.1)	17030-17054	0.1	655
lt-R	5'-CTT TCA ATG GCT TTT TTT TGG GAG TC-3'		17684-17659	0.1	
stp-F	5'-CCT CTT TTA GYC AGA CAR CTG AAT CAS TTG-3'	Escherichia coli EC2173 (accession no. AJ555214.1)// Escherichia coli F7682 (accession no. AY342057.1)	1979-1950//14-43	0.4	157
stp-R	5'-CAG GCA GGA TTA CAA CAA AGT TCA CAG-3'		1823-1849//170-144	0.4	
sth-F	5'-TGT CTT TTT CAC CTT TCG CTC-3'	Escherichia coli E24377A (accession no. CP000795.1)	11389-11409	0.2	171
sth-R	5'-CGG TAC AAG CAG GAT TAC AAC AC-3'		11559-11537	0.2	

续表

引物名称	引物序列[3]	菌株编号及对应Genbank编码	引物所在位置	终浓度 $n/(\mu mol/L)$	PCR产物长度/bp
invE-F	5'-CGA TAG ATG GCG AGA AAT TAT ATC CCG-3'	Escherichia coli serotypeO164 (accession no. AF283289.1)	921-895	0.2	766
invE-R	5'-CGA TCA AGA ATC CCT AAC AGA AGA ATC AC-3'		156-184	0.2	
ipaH-F[2]	5'-TTG ACC GCC TTT CCG ATA CC-3'	Escherichia coli 53638 (accession no. CP001064.1)	11471-11490	0.1	647
ipaH-R[2]	5'-ATC CGC ATC ACC GCT CAG AC-3'		12117-12098	0.1	
aggR-F	5'-ACG CAG AGT TGC CTG ATA AAG-3'	Escherichia coli enteroaggregative 17-2 (accession no. Z18751.1)	59-79	0.2	400
aggR-R	5'-AAT ACA GAA TCG TCA GCA TCA GC-3'		458-436	0.2	
pic-F	5'-AGC CGT TTC CGC AGA AGC C-3'	Escherichia coli 042 (accession no. AF097644.1)	3700-3682	0.2	1111
pic-R	5'-AAA TGT CAG TGA ACC GAC GAT TGG-3'		2590-2613	0.2	
astA-F	5'-TGC CAT CAA CAC AGT ATA TCC G-3'	Escherichia coli ECOR33 (accession no. AF161001.1)	2-23	0.4	102
astA-R	5'-ACG GCT TTG TAG TCC TTC CAT-3'		103-83	0.4	

续表

引物名称	引物序列[3]	菌株编号及对应 Genbank 编码	引物所在位置	终浓度 n/(μmol/L)	PCR 产物 长度/bp
16S rDNA-F	5'-GGA GGC AGC AGT GGG AAT A-3'	Escherichia coli strain ST2747 (accession no. CP007394.1)	149585-149603	0.25	1062
16S rDNA-R	5'-TGA CGG GCG GTG TGT ACA AG-3'		150645-150626	0.25	

注：①*escV* 和 *eae* 基因选作其中一个；
②*invE* 和 *ipaH* 基因选作其中一个；
③表中不同基因的引物序列可采用可靠性验证的其他序列代替。

表 5-4　每种目标基因扩增所需 10×引物工作液配制表

引物名称	体积/μL
100 μmol/L *uidA*-F	10×n
100 μmol/L *uidA*-R	10×n
灭菌去离子水	100-2×(10×n)
总体积	100

注：n 表示每条引物在反应体系内的终浓度（详见表 5-3）。

表 5-5　5 种致病性大肠埃希氏菌目标基因扩增体系配制表

试剂名称	加样体积/μL
灭菌去离子水	12.1
10×PCR 反应缓冲液	2.5
25 mmol/L MgCl$_2$	2.5
2.5 mmol/L dNTPs	3.0
10×引物工作液	2.5
5 U/μL Taq 酶	0.4
DNA 模板	2.0
总体积	25

⑤PCR 循环条件：预变性 94℃ 5 min；变性 94℃ 30 s，复性 63℃ 30 s，延伸 72℃ 1.5 min，30 个循环；72℃ 延伸 5 min。将配制完成的 PCR 反应管放入 PCR 仪中，核查 PCR 反应条件正确后，启动反应程序。

⑥称量 4.0 g 琼脂糖粉，加至 200 mL 的 1×TAE 电泳缓冲液中，充分混匀。使用微波炉反复加热至沸腾，直到琼脂糖粉完全溶化形成清亮透明的溶液。待琼脂糖溶液冷却至 60℃ 左右

时，加入溴化乙锭（EB）至终浓度为 0.5 μg/mL，充分混匀后，轻轻倒入已放置好梳子的模具中，凝胶长度要>10 cm，厚度宜为 3~5 mm。检查梳齿下或梳齿间有无气泡，用一次性吸头小心排掉琼脂糖凝胶中的气泡。当琼脂糖凝胶完全凝结硬化后，轻轻拔出梳子，小心将胶块和胶床放入电泳槽中，样品孔放置在阴极端。向电泳槽中加入 1×TAE 电泳缓冲液，液面高于胶面 1~2 mm。将 5 μL PCR 产物与 1 μL 6×上样缓冲液混匀后，用微量移液器吸取混合液垂直伸入液面下胶孔，小心上样于孔中；阳性对照的 PCR 反应产物加入最后一个泳道；第一个泳道中加入 2 μL 分子质量 Marker。接通电泳仪电源，根据公式：电压 = 电泳槽正负极间的距离（cm）×5 V/cm 计算并设定电泳仪电压数值；启动电压开关，电泳开始以正负极铂金丝出现气泡为准。电泳 30~45 min 后，切断电源。取出凝胶放入凝胶成像仪中观察结果，拍照并记录数据。

⑦结果判定：电泳结果中空白对照应无条带出现，阴性对照仅有 $uidA$ 条带扩增，阳性对照中出现所有目标条带，PCR 试验结果成立。根据电泳图中目标条带大小，判断目标条带的种类，记录每个泳道中目标条带的种类，在表 5-6 中查找不同目标条带种类及组合所对应的致病性大肠埃希氏菌类别。

表 5-6　　　　　　　　　　5 种致病性大肠埃希氏菌目标条带与型别对照表

致病性大肠埃希氏菌类别	目标条带的种类组合
EAEC	$aggR$，$astA$，pic 中一条或一条以上阳性
EPEC	$bfpB$（+/−），$escV$[①]（+），$stx1$（−），$stx2$（−）
STEC/EHEC	$escV$[①]（+/−），$stx1$（+），$stx2$（−），$bfpB$（−）
	$escV$[①]（+/−），$stx1$（−），$stx2$（+），$bfpB$（−）　　$uidA$[③]（+/−）
	$escV$[①]（+/−），$stx1$（+），$stx2$（+），$bfpB$（−）
ETEC	lt，stp，sth 中一条或一条以上阳性
EIEC	$invE$[②]（+）

注：①在判定 EPEC 或 SETC/EHEC 时，$escV$ 与 eae 基因等效；
　　②在判定 EIEC 时，$invE$ 与 $ipaH$ 基因等效；
　　③97%以上大肠埃希氏菌为 $uidA$ 阳性。

⑧如用商品化 PCR 试剂盒或多重聚合酶链反应（MPCR）试剂盒，应按照试剂盒说明书进行操作和结果判定。

（6）血清学分型（选做项目）

①O 抗原的鉴定：假定试验。挑取经生化试验和 PCR 试验证实为致病性大肠埃希氏菌的营养琼脂平板上的菌落，根据致病性大肠埃希氏菌的类别，选用大肠埃希氏菌单价或多价 OK 血清做玻片凝集试验。当与某一种多价 OK 血清凝集时，再与该多价血清所包含的单价 OK 血清做凝集试验。致病性大肠埃希氏菌所包括的 O 抗原群见表 5-7。如与某一单价 OK 血清呈现凝集反应，即为假定试验阳性。

证实试验。用 0.85%灭菌生理盐水制备 O 抗原悬液，稀释至与 Mac Farland 3 号比浊管相当的浓度。原效价为 1∶160~1∶320 的 O 血清，用 0.5%盐水稀释至 1∶40。将稀释血清与抗原悬液于 10 mm×75 mm 试管内等量混合，做单管凝集试验。混匀后放于（50±1）℃水浴箱内，经 16 h 后观察结果。如出现凝集，可证实为该 O 抗原。

表 5-7　　　　　　　　致病性大肠埃希氏菌主要的 O 抗原

类别	主要的 O 抗原
EPEC	O26 O55 O86 O111ab O114 O119 O125ac O127 O128ab O142 O158 等
STEC/EHEC	O4 O26 O45 O91 O103 O104 O111 O113 O121 O128 O157 等
EIEC	O28ac O29 O112ac O115 O124 O135 O136 O143 O144 O152 O164 O167 等
ETEC	O6 O11 O15 O20 O25 O26 O27 O63 O78 O85 O114 O115 O128ac O148 O149 O159 O166 O167 等
EAEC	O9 O62 O73 O101 O134 等

②H 抗原的鉴定：取菌株穿刺接种半固体琼脂管，（36±1）℃培养 18~24 h，取顶部培养物 1 环接种至 BHI 液体培养基中，于（36±1）℃培养 18~24 h。加入福尔马林至终浓度为 0.5%，做玻片凝集或试管凝集试验。

若待测抗原与血清均无明显凝集，应从首次穿刺培养管中挑取培养物，再进行 2~3 次半固体管穿刺培养，按照上述操作进行试验。

五、结果与报告

根据生化试验、PCR 确认试验的结果，报告 25 g（或 25 mL）样品中检出或未检出某类致病性大肠埃希氏菌。

如果进行血清学试验，根据血清学试验的结果，报告 25 g（或 25 mL）样品中检出的某类致病性大肠埃希氏菌血清型别。

第三节　致病性大肠埃希氏菌检验国标法与其他方法比较

除 GB 4789.6—2016《食品安全国家标准　食品微生物学检验　致泻大肠埃希氏菌检验》外，美国农业部（USDA）、FDA/BAM 和 ISO 颁布的食品中致病性大肠埃希氏菌检验方案比较常见，各个检验标准中对样品种类信息、不同样品的取样量调整、不同样品的前处理、检验过程出现生化鉴定结果不一致等情况的解决方案等给出的解释存在差异。主要内容比较如下。

1. 制定时间

GB 4789.6—2016：2016 年。

FDA/BAM：2020 年。

ISO/TS 13136—2012：2012 年。

USDA/FSIS：2023 年。

2. 样品分类

GB 4789.4—2016：未分类。

FDA/BAM：未说明。

ISO/TS 13136—2012：供人类消费和动物饲养的产品；食品生产和食品处理领域的环境样本；初级生产阶段的样品，如动物粪便、灰尘和棉签。

USDA/FSIS：生牛肉产品，包括小牛肉和非即食（NRTE）牛肉。

3. 前增菌液

GB 4789.6—2016：使用营养肉汤。

ISO/TS 13136—2012：使用的前增菌液通过在选自以下的非选择性液体营养培养基中培养测试部分来增加要检验的 STEC 细胞的数量。改良的胰蛋白胨-大豆肉汤（胰蛋白胨大豆肉汤，辅以 1.5 g/L 3 号胆汁盐，mTSB），并辅以 16 mg/L 新生霉素（mTSB+N）；缓冲蛋白胨水（BPW）；改良的胰蛋白胨-大豆肉汤（胰蛋白胨-大豆肉汤，添加 1.5 g/L 3 号胆汁盐，mTSB）并添加 12 mg/L 的吖啶黄（mTSB+A），用于分析牛奶和乳制品。当分析怀疑含有高水平污染微生物群落的基质时，应使用 mTSB。

FDA/BAM：使用 LT 肉汤。

USDA/FSIS：使用 mTSB 肉汤。

4. 前增菌培养时间及温度

GB 4789.6—2016：（36±1）℃培养 6 h。

FDA/BAM：（35±2）℃，（24±2）h。

ISO/TS 13136—2012：34～38℃，（18±2）h。

USDA/FSIS：（42±1）℃培养 20～24 h。

5. 二次增菌液

GB 4789.6—2016：肠道菌增菌肉汤。

FDA/BAM：在总大肠菌群的确认测试中使用 BGB 肉汤。在粪便大肠菌群的确认测试中使用 EC 培养基。

USDA/FSIS：四硫磺酸钠煌绿（TT）和氯化镁孔雀绿（RV）增菌液。

6. 增菌时间

GB 4789.6—2016：（42±1）℃培养 18 h。

FDA/BAM：35℃下培养 BGB 管（48±2）h。

USDA/FSIS：（35±2）℃下培养 18～24 h。

7. 分离-选择性培养基及培养条件

GB 4789.6—2016：将增菌液划线接种 MAC 和 EMB 琼脂平板，于（36±1）℃培养 18～24 h。

FDA/BAM：接种于 L-EMB 琼脂的连续循环悬浮液。在 35℃下孵育平板 18～24 h。

USDA/FSIS：在 SBA 上培养，并在（35±2）℃下培养 16～24 h。

8. 选择性培养基结果检查

GB 4789.6—2016：在 MAC 琼脂平板上，分解乳糖的典型菌落为砖红色至桃红色，不分解乳糖的菌落为无色或淡粉色；在 EMB 琼脂平板上，分解乳糖的典型菌落为中心紫黑色，带或不带金属光泽，不分解乳糖的菌落为无色或淡粉色。

FDA/BAM：检查平板上是否有典型的大肠埃希氏菌菌落，即有或没有金属光泽的暗中心。从每个 L-EMB 板上挑选 2 个典型的菌落，并转移到 PCA 斜面上进行形态学和生化测试。

USDA/FSIS：改良的彩虹琼脂上通常呈黑色或灰色。当大肠埃希氏菌 O157：H7 菌落被粉红色或洋红色菌落包围时，它们可能呈蓝色。这些菌落也可能看起来更亮，尤其是在培养 24 h

前检查平板时。

9. 选择性培养基上非典型致病性大肠埃希氏菌菌落处理

GB 4789.6—2016：无详细说明非典型菌落。

FDA/BAM：如果不存在典型菌落，则选择 2 个或更多最有可能是大肠埃希氏菌的菌落。从每个平板中挑选 2 个菌落。

ISO/TS 13136—2012：无详细说明非典型菌落。如果与血清群相关的基因之一呈阳性，则可以对剩余的富集培养物进行血清群特异性富集（SSE）以促进 STEC 的分离。将富集培养物或 SSE 划线到 TBX 或其他合适的培养基上。在（37±1）℃下孵育 18~24 h。选取 50 个具有大肠埃希氏菌形态或特征方面和点的菌落。接种于营养琼脂（NA）和水（菌落可在水中汇集至每个池总共 10 个），在分离的菌落或水池上检验 stx 编码基因。如果池为阳性，返回 NA 并分析形成阳性池的单个菌落，以选择一个单一的阳性菌落。如果在筛选步骤确定，则将菌落鉴定为大肠埃希氏菌，并确认存在 eae 基因和血清群。

USDA/FSIS：无详细说明非典型菌落。大肠埃希氏菌 O157：H7 样品在 mRBA 上具有非典型菌落或典型菌落 O157 的乳胶凝集阴性可报告为阴性。非 O157 大肠埃希氏菌菌落的着色可能因与其他竞争者菌落的接近程度或由于竞争者菌落生长而导致的培养基变色而有所不同，因此从 mRBA 板上发现的每个已识别菌落形态中至少测试一个菌落。在 mRBA 上没有生长的样品或对快速筛选确定的血清群呈凝集阴性的菌落可以报告为 STEC 阴性。自动凝集的样品必须作为潜在的阳性样品进行，使用推定快速筛选进行进一步分析。

10. 生化试验时接种斜面种类及培养时间

GB 4789.6—2016：接种 TSI 斜面。同时将这些培养物分别接种蛋白胨水、尿素琼脂（pH 7.2）和 KCN 肉汤。于（36±1）℃培养 18~24 h。

FDA/BAM：将可疑菌落转移到 TSI 琼脂、BAB 斜面、胰蛋白胨肉汤、阿拉伯糖肉汤和尿素肉汤中。在 20℃下培养 35 h。

ISO/TS 13136—2012：未说明。

USDA/FSIS：未说明。

11. 其他生化试验

GB 4789.6—2016：尿素酶试验；H_2S 试验；KCN 试验。

FDA/BAM：吲哚试验；VP 试验；MR 试验；柠檬酸盐的利用；从乳糖生产气体。

ISO/TS 13136—2012：未说明。

USDA/FSIS：未说明。

12. 补充生化试验

GB 4789.6—2016：未说明。

FDA/BAM：运动性、细胞色素氧化酶、在 KCN 培养基中的生长、丙二酸反应、脲酶产生以及葡萄糖、乳糖、甘露醇、山梨糖醇、纤维二糖和双歧杆菌的发酵。

ISO/TS 13136—2012：未说明。

USDA/FSIS：未说明。

13. 血清学分型（选做项目）

GB 4789.6—2016：O 抗原的鉴定；H 抗原的鉴定。

FDA/BAM：未说明。

ISO/TS 13136—2012：未说明。

USDA/FSIS：SBA 分离株的血清学控制包括阳性对照，用合适的凝集试剂测试阳性 SBA 对照，用于感兴趣的血清组（基于血清组特异性 PCR 结果），试剂盒阳性和试剂盒阴性对照，以及自凝集试剂盒控制。要确定 O 抗原是否存在，请使用针对感兴趣的血清组的血清凝集试剂盒。使用 SBA 板块的增长。对于不确定的结果，可能需要进行基因检验。如果感兴趣的血清群发生乳胶凝集，则分离株的 O 抗原血清学阳性。

第四节 致病性大肠埃希氏菌检验过程质量控制和常见问题解析

一、检验过程质量控制

国标检验致病性大肠埃希氏菌大致分为以下几个步骤：样品制备、增菌、分离、生化试验、PCR 确认试验、血清学试验（选做项目）以及结果报告。

为了控制环境污染，每次检验过程中，于检验台上打开两块计数琼脂平板，设置不接菌的阴性对照，并在检验环境中暴露不少于 15 min，将此平板与本批次样品同时进行培养，以掌握检验过程中是否存在来自检验环境的污染。

定期使用致病性大肠埃希氏菌标准菌株或相应定量活菌参考品，在实验室或阳性对照实验室内，用适当的食品样品进行阳性实验验证，染菌量应控制在 10~100 CFU/25 g，并进行记录，验证实验至少每 2 个月进行 1 次。

在 PCR 确认试验过程中，PCR 实验室区域设计、工作基本原则及注意事项应参照《疾病预防控制中心建设标准》（建标 127—2009）和《医疗机构临床基因扩增管理办法》附件《医疗机构临床基因扩增检验实验室工作导则》。

在血清学试验过程中，应按照生产商提供的使用说明进行 O 抗原和 H 抗原的鉴定。当生产商的使用说明与国标检验中的描述可能有偏差时，按生产商提供的使用说明进行。

二、操作要点和注意事项

（1）对易产生较大颗粒的样品（如肉类）进行检验时，建议使用带滤网均质袋，以便均质后用吸管吸取匀液。

（2）取前增菌液接种肠道菌增菌肉汤后需在（42±1）℃下进行培养，该温度范围内培养有助于抑制非肠道菌生长。

（3）分离划线用直径 3 mm 的接种环（1 环约 10 μL）。

（4）可疑菌落的选取，应是每个琼脂平板上分别取 10~20 个（10 个以下的全选）乳糖发酵和不发酵的菌落。

（5）在 TSI 培养时，应将试管口松开，保持管内有充足的氧气，否则由于氧气不足，斜面酸性产物不能氧化恢复红色。

（6）大肠埃希氏菌 H 抗原在传代中容易丢失或发育不良，需在半固体上传代 3 次，观察生长，如不扩散，则表示 H 抗原丢失，无法做 H 抗原凝集试验。

三、常见问题解析

1. 在使用 PCR 检验的过程中，有时会出现假阳性或者假阴性的结果，这是为什么？

解析：操作过程中，由于操作不当，导致样品污染，从而出现假阳性的结果。因微生物含量过低，会出现假阴性结果。

2. 仅用生化鉴定或者仅用毒力基因检验能对致病性大肠埃希氏菌进行确认吗？

解析：仅用生化鉴定或者仅用毒力基因检验不能对致病性大肠埃希氏菌进行确认。需要先对可疑菌落进行生化鉴定，生化鉴定为大肠埃希氏菌后，再进行毒力基因的检验，判定是何种致病性大肠埃希氏菌。因为在肠杆菌科中，存在和致病性大肠埃希氏菌生化鉴定结果相同的菌株，一些致病菌也存在相同的毒力基因，所以不能对可疑菌落直接进行毒力基因检验或者仅用生化鉴定来判定何种致病性大肠埃希氏菌。

3. 血清学试验存在哪些不足？

解析：血清学试验采用玻片凝集试验进行，其原理是当颗粒性抗原与相应抗体特异结合后，在适量电解质存在的条件下，可逐渐聚集，出现肉眼可见的凝集现象。虽然利用抗血清对大肠埃希氏菌 H 抗原进行检验分型最为常用，但在现实的工作应用中还是存在一些问题。例如，为了获得良好的分型结果，目标菌株需要多次传代，然后多次凝集，最后获取单一的 H 血清分型，过程耗时耗力；凝集结果判断依赖操作人员经验，客观性不强；在现场工作中，部分菌株存在交叉凝集和不凝集现象，影响结果判断；另外，完整的 H 分型血清库价格昂贵且有效期较短，不利于推广应用。

思考题

1. 比较肠道致病性大肠埃希氏菌、产肠毒素大肠埃希氏菌、肠道侵袭性大肠埃希氏菌、肠道出血性大肠埃希氏菌和肠道集聚性大肠埃希氏菌的生物学特点及其致病机理。
2. 肠道出血性大肠埃希氏菌的快速检测方法有哪些？简述其原理。
3. 简述致病性大肠埃希氏菌引起的食品安全问题。

第六章

副溶血性弧菌检验

【学习目标】
1. 了解副溶血性弧菌的生物学特性和流行学特征及其在食品检验中的安全学意义。
2. 掌握副溶血性弧菌的检验原理和方法。
3. 熟悉检验方法在实际样品中的正确应用和操作注意事项。

副溶血性弧菌（*Vibrio parahaemolyticus*）是一种广泛分布于海洋及盐湖中的致病菌。近几年来，我国沿海地区报道的副溶血性弧菌食物中毒逐年增多，副溶血性弧菌已经成为我国主要食源性致病菌之一。本章主要介绍食品中副溶血性弧菌的检验方法。

第一节 副溶血性弧菌概述

一、副溶血性弧菌简介

副溶血性弧菌由 Fujino 在 1950 年日本暴发的一次集体性食物中毒事件中分离发现，主要分布于河口、海洋和沿海环境以及鱼类、贝类等海产品中。人类常因食用生的、未煮熟的或处理不当的海产品而引起急性肠胃炎，在极少数情况下，还会导致伤口感染、耳朵感染或败血症。因此，副溶血性弧菌是沿海地区导致食源性疾病的主要致病菌。

（一）副溶血性弧菌的生物学特性

副溶血性弧菌是一种革兰氏阴性（G^-）嗜盐菌，兼性厌氧，细菌形态呈杆状、弧状或丝状，无荚膜，无芽孢，具有单一带鞘的极鞭毛，有运动能力，当其在逆环境中无法进行游动时，会在菌体周边产生侧生菌毛进行泳动。副溶血性弧菌对甲壳素有较强的吸附定植能力，可通过形成生物被膜增强其在体外环境中的存活率，并可促进对宿主的定植和感染，也会因污染的加工设备导致加工食品时发生交叉污染。副溶血性弧菌适应环境的能力极强，在 5~44℃ 均可生长，最适生长温度 30~35℃，具有耐碱性，最佳生长 pH 7.8~8.5；不耐酸，当 pH<6.0 时便不可生长。在含有 20~40 g/L NaCl 的培养基中生长最佳，当盐浓度高于 100 g/L 或者低于 5 g/L 则会停止生长。对营养物质需求不高，可以在各种培养基中生长，在选择性培养基硫代硫酸钠-柠檬酸盐-胆盐-蔗糖琼脂（TCBS）平板上可形成典型的蓝绿色斗笠状菌落，菌落形

态多为圆形，表面光滑，半透明，用接种环轻轻挑起会有黏稠质感。

（二）副溶血性弧菌的血清分型

副溶血性弧菌株型繁多，根据菌体抗原（O）和荚膜抗原（K）的抗原特性，目前可以识别出 13 个 O 血清群和 71 个 K 血清群。副溶血性弧菌感染被认为是由多血清型副溶血性弧菌引起，主要导致急性肠胃炎，也会导致伤口感染和败血症。1996 年，由血清型 O3：K6 菌株引起了一场大流行，其传播迅速，在全球范围内引起了多次肠胃炎暴发。迄今为止，已知 49 种血清型参与传播，广泛分布于亚洲、欧洲、美洲和非洲的 22 个国家。在中国，临床样本中以 O3：K6、O4：K68 和 O1：KUT 等血清型为主。

（三）副溶血性弧菌毒力因子

副溶血弧菌感染包括黏附、侵袭、增殖和释放毒素等过程，这些过程与其产生的多种毒力相关因子密切相关，包括溶血毒素、分泌系统、黏附因子、摄铁系统、脂多糖和蛋白酶等。

1. 溶血毒素类

溶血毒素具有溶血活性、细胞毒性及肠毒性等多重生物毒性，能够引起机体组织细胞破裂及脏器损伤。副溶血性弧菌可产生三种溶血素：耐高温直接溶血素（TDH）、与 TDH 相关的溶血素（TRH）和耐高温溶血素（TLH）。TDH 和 TRH 被认为是主要的致病因子。TDH 是一种耐热、成孔毒素，由 156 个氨基酸组成，其被广泛认为是通过定植或侵入宿主肠道上皮细胞与之相互作用而导致肠炎性腹泻。TDH 的溶血过程由受体介导，与红细胞膜结合呈温度依赖性，并破坏细胞膜和溶酶体膜。TDH 的细胞毒性机制是高浓度的 TDH 使肠上皮细胞钙离子浓度升高，导致氯离子通道打开，肠细胞氯离子分泌增加导致细胞破裂。因此，分泌 TDH 的菌株为强毒株，是引发食物中毒的重要毒力因子。

TRH 是另一种致病因子，与 TDH 有大约 67% 的同源序列，其生物活性与 TDH 相近。另外，产生 TRH 的菌株还可以产生脲酶来中和穿透细菌细胞壁的氢离子，并在细菌通过胃的过程中提高存活率。TLH 普遍存在于副溶血性弧菌中，对溶血毒素 TDH 和 TRH 功能的发挥起补充作用。TDH、TRH、TLH 分别由 *tdh*、*trh*、*tlh* 基因编码。流行病学研究表明，临床分离株多含 *tdh* 和 *trh* 基因，而环境分离株中含有 *tdh* 和 *trh* 基因的较少。

2. Ⅲ 型分泌系统（T3SS）

T3SS 是致病性革兰氏阴性菌中的一种毒力因子，具有针状结构，可以利用一种类似注射器的跨膜装置将效应蛋白注入宿主细胞，其效应子通过改变宿主的蛋白质功能或信号通路来发挥毒性。T3SS 具有两个分泌系统，其中 T3SS1 是有效的细胞毒性诱导剂；T3SS2 对感染动物回肠中液体的积蓄起主要作用，并且与炎症、上皮脱落相关，参与肠道破坏，引起急性肠胃炎。T3SS1 受到由 EsxA、ExsC、ExsD 和 ExsE 蛋白相互作用组成的调控系统调控，转录由 ExsA 启动。ExsA 是一个属于 AraC 家族的转录因子，ExsD 是一种直接与 ExsA 结合并抑制 ExsA 活性的抗激活剂，ExsC 是一种抗-抗激活剂，可以直接结合 ExsD 释放 ExsA。T3SS2 受两个转录因子（VtrA 和 VtrB）调控。VtrA 是跨膜蛋白，上调 VtrB 的表达，而 VtrB 激活 T3SS2 的转录表达。

3. Ⅵ 型分泌系统（T6SS）

T6SS 也是一种分泌装置，可以将效应物分泌到动物宿主细胞或目标细菌细胞，在结构上与 T1SS、T3SS、T4SS 相似。副溶血性弧菌有两个 T6SS，T6SS1 和 T6SS2 可存在于临床和环境分离株中。T6SS 由结构蛋白、转位蛋白、分泌蛋白等一系列具有辅助功能的蛋白组成。T6SS 结构蛋白的核心成分是 DotU 和 IcmF，它们位于细胞膜上，具有稳定质膜的功能，受群体感应系统（QS）的调控。OpaR 和 AphA 是 QS 的核心调控因子，分别在高密度细菌和低密度细菌下表达。在细胞密度低时，QS 系统调节因子 LuxO 活跃，抑制 OpaR 活性，激活 AphA。在细胞密度高时，LuxO 的活性受到限制，导致 AphA 活性受到抑制和 OpaR 的激活。OpaR 可抑制溶血素共调节蛋白 Hcp1（控制 T6SS 蛋白的释放）的转录，从而负调控 T6SS1，正调控 T6SS2；AphA 对 T6SS1 和 T6SS2 均具有负调控作用。ToxR 是副溶血性弧菌的一种膜结合的毒力调节蛋白，它与 AphA 和 OpaR 共同抑制 T6SS1 的活性。

4. 黏附因子

细菌发病机制中最重要的一步是细菌与宿主细胞结合。细菌黏附因子存在于细菌表面，与宿主细胞接触，分泌效应器和毒素蛋白。副溶血性弧菌黏附宿主细胞相关的主要因子是血凝素、烯醇化酶和 T6SS2。甘露糖敏感血凝素（MSHA）是影响细菌对宿主细胞黏附和致病性的重要因素。MSHA 对唾液酸和 GM1 神经节苷脂等多糖具有较高的亲和力，促进其在肠道上皮细胞中的定植。烯醇化酶是一种表面暴露蛋白，能促进细菌与 Hep-2 细胞的黏附和病原菌与宿主的相互作用。CalR 可以通过调控 T6SS2 的表达进而调控副溶血性弧菌的黏附。MAM7（Multivalent Adhesion Molecule 7）是一种新型黏附分子，广泛存在于革兰氏阴性菌中。MAM7 在其 N 端由 44 个疏水氨基酸组成，能够定位蛋白质外膜。MAM7 还包含 7 个哺乳动物细胞入口结构域，通过与宿主细胞表面纤维连接蛋白和质膜磷脂酸作用，使细菌附着在宿主细胞上。MAM7 是一种共享的黏附因子，当革兰氏阴性致病菌在第一次接触宿主细胞时能够立即与宿主细胞建立接触，从而导致其他致病菌接触后特异性黏附和毒力因子的上调。

5. 摄铁系统

金属离子在副溶血性弧菌的基因表达调控中发挥重要作用。铁元素是副溶血性弧菌生命活动中不可缺少的，宿主细胞中的铁主要存在于转铁蛋白、乳铁蛋白和红细胞中，游离的铁离子很少，难以满足致病菌的铁需求。弧菌获取铁主要通过两种方式：一是产生外毒素破坏红细胞，释放血红蛋白；二是制备一种铁螯合剂，其分子质量低，对亚铁血红素中的铁离子具有很高的亲和力。副溶血性弧菌的摄铁系统由铁膜结合受体和铁螯合物组成，细菌可以产生被称为弧菌铁蛋白的载体，它能够螯合铁，产生的铁载体复合物通过细菌外膜蛋白受体被运输到细胞中进行铁同化。

6. 脂多糖

脂多糖是细菌内毒素的主要物质，也是革兰氏阴性菌细胞壁的主要成分之一。细菌生物膜中形成的胞外多糖是黏附作用的关键物质。Bandekar 和 Nerkar 已经证明副溶血性弧菌的脂多糖对小鼠腹腔巨噬细胞有影响，通过增加脂多糖的剂量，可以显著提高腹腔巨噬细胞的 RNA 含量和溶酶体活性。

二、副溶血性弧菌在食品产业链中的流行和传播

副溶血性弧菌是一种海洋细菌，分布极广，主要来源于鱼、虾、蟹、贝类和海藻等海产品和水产品。海水是其主要的污染源，海产品、海盐、带菌者等都有可能成为传播副溶血性弧菌的载体，有肠道病史的居民、渔民带菌率可达 31.6%~88.8%，也是传染源之一。副溶血性弧菌主要经食物传播，日本及我国沿海地区为副溶血弧菌食物中毒发病率的高发区。据调查，我国沿海水域、海产品中副溶血性弧菌检出率较高，7~9 月常是副溶血性弧菌食物中毒的高发季节，常见者为蟹类、乌贼、海蜇、鱼、黄泥螺等；其次为蛋品、肉类或蔬菜，进食肉类或蔬菜

而中毒者，多因食物容器或砧板污染所引起。

三、副溶血性弧菌与食品安全

副溶血性弧菌属于我国食品安全国家标准明确规定限量的食源性致病菌，食用被副溶血性弧菌污染的生的或未煮熟的海产品会导致食物中毒，严重危害着人类的健康。副溶血性弧菌首次发现源于1950年日本暴发的一次由沙丁鱼引起的集体性食物中毒事件，该事件造成至少272人食物中毒，导致20人死亡。随后，1956年和1960年相继暴发了2起由该菌引起的食物中毒事件。据统计，1965—1974年间，日本有高达24%的食物中毒是由副溶血性弧菌引起。中国最早报道副溶血性弧菌中毒事件是在1962年。1973年11月，我国食品卫生细菌学检验方法座谈会上结合国际命名，将嗜盐菌改名为副溶血性弧菌。2001—2010年，在我国13个监测地区发现，共有5773件中毒事件，患者人数达到17.3万人，而副溶血性弧菌是最主要的致病性微生物。我国华东地区沿海城市的海水中，副溶血性弧菌的检出率达47.5%~66.5%，海产鱼虾的平均带菌率达到45.6%~48.7%，夏季可达90%以上，给人类健康带来了严重的危害与风险。国家食源性疾病监测网数据显示，副溶血性弧菌引起的食物中毒发生规模及人群暴露规模呈明显上升趋势。2009—2020年间，美国CDC国家疫情报告系统（NORS）记录了美国151起与弧菌污染食品相关的疫情。据估计，仅在2014年，美国就有超过92000例副溶血性弧菌个体感染。

副溶血性弧菌存活能力强，在抹布和砧板上能生存1个月以上，海水中可存活47 d，致病的最小剂量为10^5~10^8 CFU。接触副溶血性弧菌可被感染，并可引发为肠胃炎，主要症状有爆发性腹泻、恶心、呕吐、腹部绞痛，偶尔还会出现头痛、发烧和发冷。腹泻特征是细菌性痢疾，在直肠镜检中有血、脓和浅表溃疡。对于伴随慢性疾病的人群（肝病、免疫缺陷、消化性溃疡、糖尿病、酒精中毒、血液病、胃外科手术、心脏病、肾病、癌症等）来说，副溶血性弧菌还可能发展成为败血症甚至引起死亡。

副溶血性弧菌暴发主要集中在5~10月，但对于不同性别、年龄患病率无显著性差异，免疫力低下人群多为易感人群。

第二节　副溶血性弧菌检验

副溶血性弧菌是分布在海洋及盐湖中极为广泛的一种致病菌，主要来自海产品，如墨鱼、海鱼、海虾、海蟹和海蜇等以及含盐分较高的腌制食品，如咸菜、腌肉、熟肉类、禽肉和禽蛋类等，可引起食物中毒。因此，加强对副溶血性弧菌的检验非常重要。

一、实验目的

1. 了解副溶血性弧菌检验原理。
2. 掌握副溶血性弧菌检验方法。

二、实验原理

食品样本中往往因为副溶血性弧菌含菌量低而影响检出率，需要进行增菌培养。采用特殊的培养基培养,可使副溶血性弧菌以外的细菌受抑制,而使副溶血性弧菌得到增殖,便于后续的检验。另外,副溶血性弧菌在各种选择性培养基上的菌落形态不同,这可以作为辨别副溶血性弧菌的一个简单方法,但在实际工作中,还要配合生化试验以及血清学试验作准确的鉴定。

三、实验材料

1. 设备和材料

除微生物实验室常规灭菌及培养设备外,其他设备和材料如下。

(1) 恒温培养箱　(36±1)℃。
(2) 冰箱　2~5℃、7~10℃。
(3) 恒温水浴箱　(36±1)℃。
(4) 均质器或无菌乳钵。
(5) 天平　感量0.1 g。
(6) 无菌试管　18 mm×180 mm、15 mm×100 mm。
(7) 无菌吸管　1 mL（具0.01 mL刻度）、10 mL（具0.1 mL刻度）或微量移液器及吸头。
(8) 无菌锥形瓶　容量250 mL、500 mL、1000 mL。
(9) 无菌培养皿　直径90 mm。
(10) 全自动微生物生化鉴定系统。
(11) 无菌手术剪、镊子。

2. 培养基和试剂

(1) 3%氯化钠碱性蛋白胨水（APW）　见附录3中3.67。
(2) 硫代硫酸盐-柠檬酸盐-胆盐-蔗糖（TCBS）琼脂　见附录3中3.41。
(3) 3%氯化钠胰蛋白胨大豆琼脂（NTSA）　见附录3中3.42。
(4) 3%氯化钠三糖铁琼脂　见附录3中3.43。
(5) 嗜盐性试验培养基　见附录3中3.10。
(6) 3%氯化钠甘露醇试验培养基　见附录3中3.11。
(7) 3%氯化钠赖氨酸脱羧酶试验培养基　见附录3中3.12。
(8) 3%氯化钠 MR-VP 培养基　见附录3中3.13。
(9) 3%氯化钠溶液　见附录2中2.7。
(10) 我妻氏血琼脂　见附录3中3.44。
(11) 氧化酶试剂　见附录2中2.1。
(12) 革兰氏染色液　见附录2中2.2。
(13) ONPG 试剂　见附录2中2.8。
(14) Voges-Proskauer（VP）试剂　见附录2中2.9。
(15) 弧菌显色培养基。
(16) 生化鉴定试剂盒。

四、实验方法和步骤

1. 检验程序

副溶血性弧菌检验程序如图6-1所示。

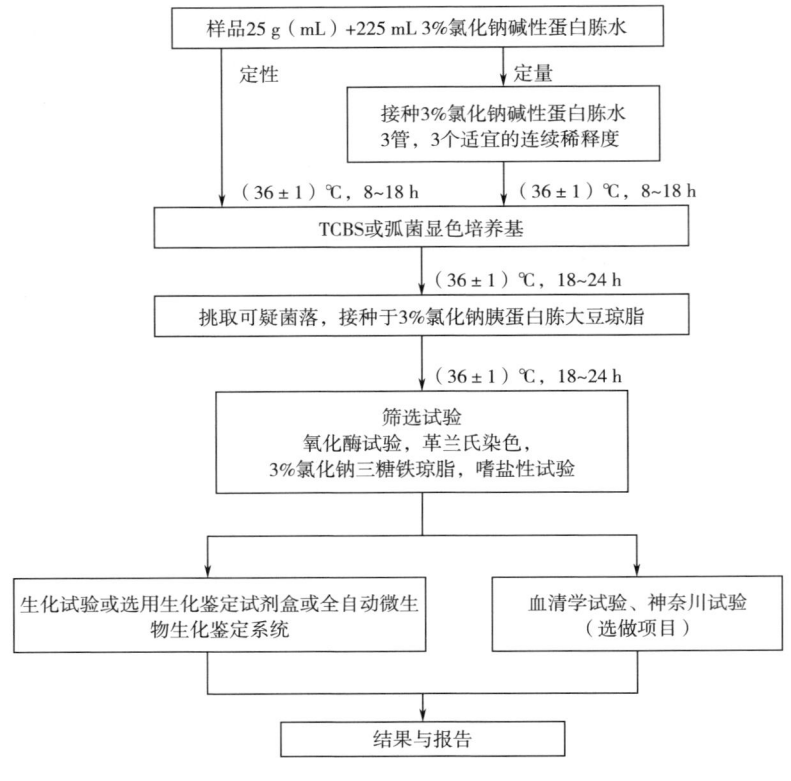

图 6-1 副溶血性弧菌检验程序

2. 操作步骤

（1）样品制备

①非冷冻样品采集后应立即置 7~10℃ 冰箱保存，尽可能及早检验；冷冻样品应在 45℃ 以下不超过 15 min 或在 2~5℃ 不超过 18 h 解冻。

②鱼类和头足类动物取表面组织、肠或鳃。贝类取全部内容物，包括贝肉和体液；甲壳类取整个动物，或者动物的中心部分，包括肠和鳃。如为带壳贝类或甲壳类，则应先在自来水中洗刷外壳并甩干表面水分，然后以无菌操作打开外壳，按上述要求取相应部分。

③以无菌操作取样品 25 g（mL），加入 3% 氯化钠碱性蛋白胨水 225 mL，用旋转刀片式均质器以 8000 r/min 均质 1 min，或拍击式均质器拍击 2 min，制备成 1∶10 的样品匀液。如无均质器，则将样品放入无菌乳钵，自 225 mL 3% 氯化钠碱性蛋白胨水中取少量稀释液加入无菌乳钵，样品磨碎后放入 500 mL 无菌锥形瓶，再用少量稀释液冲洗乳钵中的残留样品 1~2 次，洗液放入锥形瓶，最后将剩余稀释液全部放入锥形瓶，充分振荡，制备 1∶10 的样品匀液。

（2）增菌

①定性检验：将制备的 1∶10 样品匀液于（36±1）℃ 培养 8~18 h。

②定量检验：用无菌吸管吸取 1∶10 样品匀液 1 mL，注入含有 9 mL 3% 氯化钠碱性蛋白胨水的试管内，振摇试管混匀，制备 1∶100 的样品匀液。

另取 1 mL 无菌吸管，按上述操作程序，依次制备 10 倍系列稀释样品匀液，每递增稀释 1 次，换用 1 支 1 mL 无菌吸管。

根据对待检样污染情况的估计，选择 3 个适宜的连续稀释度，每个稀释度接种 3 支含有 9 mL 3%氯化钠碱性蛋白胨水的试管，每管接种 1 mL。于（36±1）℃下恒温培养 8~18 h。

（3）分离　对所有显示生长的增菌液，用接种环在距离液面以下 1 cm 内沾取一环，在 TCBS 平板或弧菌显色培养基平板上划线分离。一支试管划线一块平板。于（36±1）℃培养 18~24 h。

典型的副溶血性弧菌在 TCBS 上呈圆形、半透明、表面光滑的绿色菌落，用接种环轻触，有类似口香糖的质感，直径 2~3 mm。从培养箱取出 TCBS 平板后，应尽快（不超过 1 h）挑取菌落或标记要挑取的菌落。典型的副溶血性弧菌在弧菌显色培养基上的特征按照产品说明进行判定。

（4）纯培养　挑取 3 个或以上可疑菌落，划线接种 3%氯化钠胰蛋白胨大豆琼脂平板，(36±1)℃培养 18~24 h。

（5）初步鉴定

①氧化酶试验：挑选纯培养的单个菌落进行氧化酶试验，副溶血性弧菌为氧化酶阳性。

②涂片镜检：将可疑菌落涂片，进行革兰氏染色，镜检观察形态。副溶血性弧菌为革兰氏阴性，呈棒状、弧状、卵圆状等多形态，无芽孢，有鞭毛。

③挑取纯培养的单个可疑菌落，转种 3%氯化钠三糖铁琼脂斜面并穿刺底层，（36±1）℃培养 24 h 观察结果。副溶血性弧菌在 3%氯化钠三糖铁琼脂中的反应为底层变黄不变黑，无气泡，斜面颜色不变或红色加深，有动力。

④嗜盐性试验：挑取纯培养的单个可疑菌落，分别接种 0%、6%、8%和 10%不同氯化钠浓度的胰胨水，（36±1）℃培养 24 h，观察液体混浊情况。副溶血性弧菌在无氯化钠和 10%氯化钠的胰胨水中不生长或微弱生长，在 6%氯化钠和 8%氯化钠的胰胨水中生长旺盛。

（6）确证鉴定　取纯培养物分别接种含 3%氯化钠的甘露醇试验培养基、赖氨酸脱羧酶试验培养基、MR-VP 培养基，（36±1）℃培养 24~48 h 后观察结果；3%氯化钠三糖铁琼脂隔夜培养物进行 ONPG 试验。可选择生化鉴定试剂盒或全自动微生物生化鉴定系统。

（7）生化鉴定　取初步鉴定为副溶血性弧菌阳性的可疑菌落，分别接种于葡萄糖、乳糖、蔗糖、甘露醇、甲基红、靛基质、VP、赖氨酸、鸟氨酸、精氨酸、硫化氢及溶血性试验等各类微量生化培养基中，置于 37℃下培养，除 VP、靛基质和甲基红试验培养 48 h 添加附加试剂观察外，其他均在 24 h 观察结果。该菌对葡萄糖产酸不产气，不分解乳糖和蔗糖，能分解甘露醇，产生靛基质，不产生硫化氢，甲基红阳性，VP 阴性，赖氨酸阳性，精氨酸阴性，鸟氨酸多数为阳性，少数呈阴性，部分有溶血性，主要生化性状见表 6-1。

表 6-1　副溶血性弧菌的生化性状

试验项目	结果
革兰氏染色镜检	阴性，无芽孢
氧化酶	+
动力	+
蔗糖	-
葡萄糖	+

续表

试验项目	结果
甘露醇	+
分解葡萄糖产气	−
乳糖	−
硫化氢	−
赖氨酸脱羧酶	+
VP	−
ONPG	−

注：+表示阳性；−表示阴性。

(8) 血清学分型（选做项目）

①制备：接种两管3%氯化钠胰蛋白胨大豆琼脂试管斜面，(36±1)℃培养18~24 h。用含3%氯化钠的5%甘油溶液冲洗3%氯化钠胰蛋白胨大豆琼脂斜面培养物，获得浓厚的菌悬液。

②K抗原的鉴定：取1管上述菌悬液，首先用多价K抗血清进行检验，出现凝集反应时再用单个的抗血清进行检验。用蜡笔在一张玻片上划出适当数量的间隔和一个对照间隔。在每个间隔内各滴加一滴菌悬液，并对应加入一滴K抗血清。在对照间隔内加一滴3%氯化钠溶液。轻微倾斜玻片，使各成分相混合，再前后倾动玻片1 min。阳性凝集反应可以立即观察到。

③O抗原的鉴定：将另外1管菌悬液转移到离心管内，121℃灭菌1 h。灭菌后4000 r/min离心15 min，弃去上层液体，沉淀用生理盐水洗3次，每次4000 r/min离心15 min，最后一次离心后留少许上层液体，混匀制成菌悬液。用蜡笔将玻片划分成相等的间隔。在每个间隔内加入1滴菌悬液，将O群血清分别加1滴到间隔内，最后一个间隔加1滴生理盐水作为自凝对照。轻微倾斜玻片，使各成分相混合，再前后倾动玻片1 min。阳性凝集反应可以立即观察到。如果未见到与O群血清的凝集反应，菌悬液在121℃再次高压1 h后，重新检验。如果仍为阴性，则培养物的O抗原属于未知。根据表6-2报告血清学分型结果。

表6-2　　　　　　　　　　　副溶血性弧菌的抗原

O群	K型
1	1, 5, 20, 25, 26, 32, 38, 41, 56, 58, 60, 64, 69
2	3, 28
3	4, 5, 6, 7, 25, 29, 30, 31, 33, 37, 43, 45, 48, 54, 56, 57, 58, 59, 72, 75
4	4, 8, 9, 10, 11, 12, 13, 34, 42, 49, 53, 55, 63, 67, 68, 73
5	15, 17, 30, 47, 60, 61, 68
6	18, 46
7	19
8	20, 21, 22, 39, 41, 70, 74
9	23, 44
10	24, 71

续表

O群	K型
11	19，36，40，46，50，51，61
12	19，52，61，66
13	65

（9）神奈川试验（选做项目）　神奈川试验是在我妻氏血琼脂上测试是否存在特定溶血素。神奈川试验阳性结果与副溶血性弧菌分离株的致病性显著相关。

用接种环将测试菌株在3%氯化钠胰蛋白胨大豆琼脂上18 h培养物点种于表面干燥的我妻氏血琼脂平板。每个平板上可以环状点种几个菌。（36±1）℃培养不超过24 h，并立即观察。阳性结果为菌落周围呈半透明环的β溶血。

3. GB 4789.7—2013 副溶血性弧菌检验过程详解及关键控制点分析

（1）增菌　增菌时，3%氯化钠碱性蛋白胨水中蛋白胨提供碳源、氮源、维生素、生长因子；高含量氯化钠和高pH可以抑制非弧菌类细菌生长，不影响副溶血性弧菌生长。

（2）分离　对所有显示生长的增菌液，用接种环在距离液面以下1 cm内沾取一环增菌液，于硫代硫酸盐-柠檬酸盐-胆盐-蔗糖平板（TCBS）或弧菌显色培养基平板上划线分离。一支试管划线一块平板。于（36±1）℃培养18~24 h。

TCBS中，多价蛋白胨、酵母膏粉提供碳氮源、维生素和生长因子，氯化钠可刺激弧菌的生长，蔗糖是可发酵的糖类，胆酸钠、牛胆汁粉、硫代硫酸钠和柠檬酸钠及较高的pH可抑制革兰氏阳性菌和大肠菌群，硫代硫酸钠与柠檬酸铁反应作为检验硫化氢产生的指示剂，溴麝香草酚蓝和麝香草酚蓝是pH指示剂，琼脂是培养基的凝固剂。副溶血性弧菌不发酵蔗糖，不会使培养基pH降低，因而在该培养基上为绿色菌落。创伤和拟态弧菌都不发酵蔗糖，需进一步确证鉴定，霍乱弧菌发酵蔗糖为黄色。

典型的副溶血性弧菌在TCBS上呈圆形、半透明、表面光滑的绿色菌落，用接种环轻触，有类似口香糖的质感，直径2~3 mm。从培养箱取出TCBS平板后，应尽快（不超过1 h）挑取菌落或标记要挑取的菌落。

副溶血性弧菌在TCBS平板上的生长特征如图6-2所示。

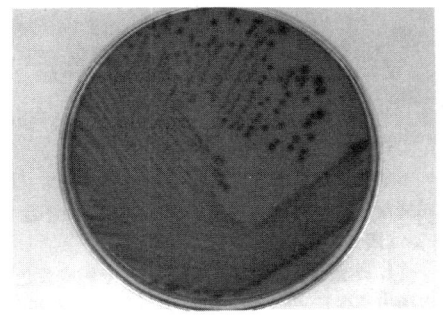

图6-2　副溶血性弧菌在TCBS平板上的生长特征

彩图6-2

典型的副溶血性弧菌在弧菌显色培养基上的特征按照产品说明进行判定，在科玛嘉公司生产的显色平板上的生长特征如图 6-3 所示。

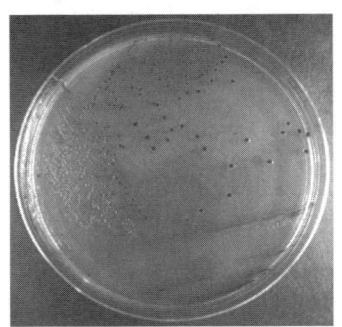

图 6-3 副溶血性弧菌在显色平板上的生长特征

彩图 6-3

（3）纯培养 挑取 3 个或以上可疑菌落，划线接种到 3%氯化钠胰蛋白胨大豆琼脂平板，(36±1)℃培养 18~24 h。培养基中，胰蛋白胨、大豆蛋白胨提供氮源、维生素、生长因子，高含量氯化钠可以抑制非弧菌类细菌生长，不影响副溶血性弧菌生长。

副溶血性弧菌在 3%氯化钠胰蛋白胨大豆琼脂平板上的生长特征如图 6-4 所示。

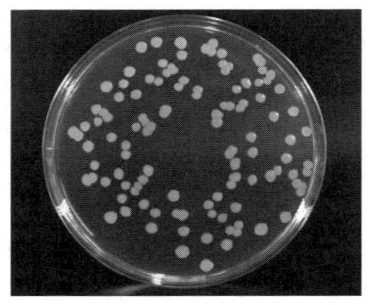

图 6-4 副溶血性弧菌 ATCC17802 在 3%氯化钠胰蛋白胨大豆琼脂平板上的生长特征

彩图 6-4

（4）初步鉴定

①氧化酶试验：挑选纯培养的单个菌落进行氧化酶试验，30 s 内出现蓝紫色为阳性，延迟反应或无颜色变化为阴性。副溶血性弧菌为氧化酶阳性。

副溶血性弧菌氧化酶试验结果如图 6-5 所示。

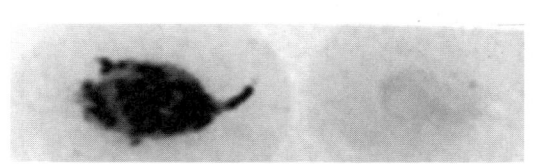

图 6-5 副溶血性弧菌氧化酶试验结果

彩图 6-5

②涂片镜检：副溶血性弧菌为革兰氏阴性（图 6-6），呈棒状、弧状、卵圆状等多形态，无芽孢，有鞭毛。

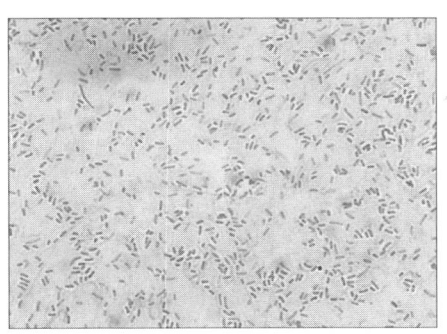

彩图 6-6

图 6-6　副溶血性弧菌革兰氏染色结果

③挑取纯培养的单个可疑菌落，转种 3%氯化钠三糖铁琼脂斜面并穿刺底层，（36±1）℃培养 24 h 观察结果。培养基中，蛋白胨、牛肉膏粉提供氮源、维生素、矿物质；乳糖、葡萄糖、蔗糖为可发酵糖类，其产酸时通过酚红指示剂测出，酸性呈黄色，碱性呈红色；硫代硫酸钠可被某些细菌还原为硫化氢，与硫酸亚铁中的铁盐生成黑色硫化铁；较高含量的氯化钠维持弧菌均衡的渗透压。

副溶血性弧菌在 3%氯化钠三糖铁琼脂中的反应为底层变黄不变黑，无气泡，斜面颜色不变或红色加深，有动力。

3%氯化钠三糖铁琼脂管上副溶血性弧菌生长及显色特征如图 6-7 所示。

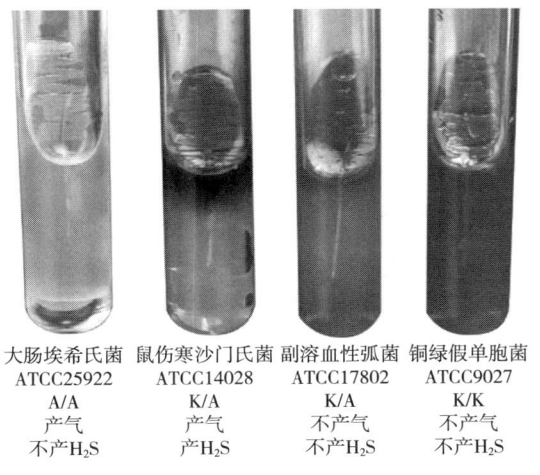

大肠埃希氏菌　鼠伤寒沙门氏菌　副溶血性弧菌　铜绿假单胞菌
ATCC25922　　ATCC14028　　ATCC17802　　ATCC9027
　A/A　　　　　K/A　　　　　K/A　　　　　K/K
　产气　　　　　产气　　　　　不产气　　　　不产气
不产H_2S　　　产H_2S　　　不产H_2S　　不产H_2S

彩图 6-7

图 6-7　3%氯化钠三糖铁琼脂管——副溶血性弧菌 ATCC 17802

④嗜盐性试验：副溶血性弧菌在无氯化钠和 10%氯化钠的胰胨水中不生长或微弱生长，在 6%氯化钠和 8%氯化钠的胰胨水中生长旺盛。

嗜盐性试验结果如图 6-8 所示。

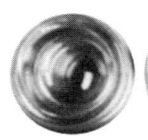 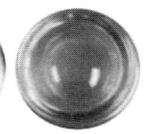 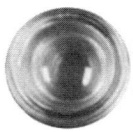 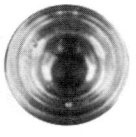 

a. 无盐胨水　b. 6%盐胨水　c. 8%盐胨水　d. 10%盐胨水

嗜盐性试验：
a.无氯化钠胨水：阴性；
b.6% 氯化钠胨水：阳性；
c.8% 氯化钠胨水：阳性；
d.10% 氯化钠胨水：阴性。

图 6-8　嗜盐性试验——副溶血弧菌 ATCC17802

（5）确证鉴定　取纯培养物分别接种含 3%氯化钠的甘露醇试验培养基、赖氨酸脱羧酶试验培养基、MR-VP 培养基，（36±1）℃ 培养 24～48 h 后观察结果。

3%氯化钠三糖铁琼脂隔夜培养物进行 ONPG 试验，阳性结果为生成黄色的邻硝基酚，阴性结果为无色或淡黄色（图 6-9）。

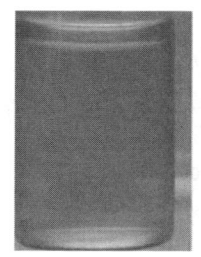  

（1）阳性：黄色　　（2）阴性：无色

图 6-9　ONPG 试验——副溶血弧菌 ATCC17802

3%氯化钠葡萄糖磷酸盐胨水（VP 试验）中，因为某些细菌能分解葡萄糖产生丙酮酸，并进一步将丙酮酸脱羧成为乙酰甲基甲醇，后面在碱性环境下被空气中的氧氧化成为二乙酰，进而与培养基中的精氨酸等所含的胍基结合，形成红色的化合物，即 VP 试验阳性。副溶血性弧菌 VP 试验阴性，如图 6-10 所示。

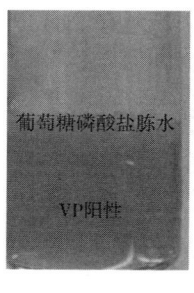 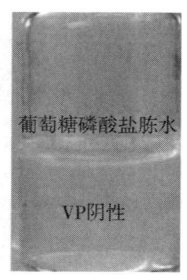

图 6-10　3%氯化钠葡萄糖磷酸盐胨水试验

（6）DBI-08 试剂条生化检验　DBI-08 试剂条用于副溶血性弧菌的生化鉴定，包含干制生化鉴定试剂 14 种。使用时，按照说明书，将一定浓度的菌悬液接种到管内，使小管内底物溶解。孵育产生的代谢产物通过自发反应或加入附加试剂后变色。DBI-08 副溶血性弧菌鉴定结果如图 6-11 所示。

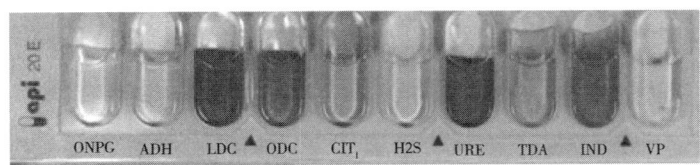
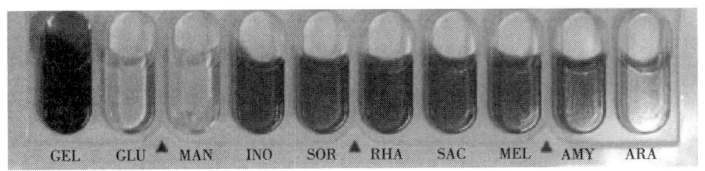

图 6-11　DBI-08 副溶血性弧菌 ATCC17802 鉴定结果

彩图 6-11

（7）关键控制点

①样品处理：样品采集后应立即冷却（7~10℃），然后尽快进行分析。应避免与冰直接接触，以最大限度地提高弧菌的存活率和复苏率。弧菌会因快速冷却而受伤，但在环境温度下会在海鲜中迅速生长。当需要冷冻储存样品时，如果可行，建议使用-80℃的温度。

②培养基及培养方法

a. TCBS 含有蔗糖，无需高压灭菌，加热煮沸至完全溶解后，冷至 45~50℃ 倾入无菌平皿，无沉淀。

b. 我妻氏血琼脂培养基配制时每 100 mL 添加 5% 无菌脱纤维绵羊全血，倾注时温度不宜过高，否则血细胞易被破坏而溶血。

c. 3% 氯化钠三糖铁琼脂适宜制备成高柱斜面，有助于结果判读。

d. 如 VP 试验阳性菌未出现阳性反应，可将加有试剂的培养物于 50℃ 左右轻微加热，阳性菌即出现红色，而真正阴性菌仍保持原色。

e. ONPG 试剂置于 2~5℃ 冰箱保存。使用前，将所需用量的 ONPG 溶液加热至 37℃。

③生化反应

a. 3% 氯化钠三糖铁穿刺接种时，勿穿到底部，否则会影响观察底层培养基颜色的变化。

b. 制备的菌悬液浓度不宜过大，否则可能会产生假阳性结果。

c. 试剂条取出时切勿将托盘倒置，以免试剂盒和生化管掉落；同时避免长条槽中无菌水进入试剂圆孔中。

五、结果与报告

根据检出的可疑菌落生化性状，报告 25 g（mL）样品中检出副溶血性弧菌。如果进行定量检验，根据证实为副溶血性弧菌阳性的试管管数，查最可能数（MPN）检索表，报告每 g（mL）副溶血性弧菌的 MPN 值。副溶血性弧菌菌落生化性状与其他弧菌的鉴别情况见表 6-3。

表 6-3　　副溶血性弧菌菌落生化性状与其他弧菌的鉴别情况

名称	氧化酶	赖氨酸	精氨酸	鸟氨酸	明胶	脲酶	VP	42℃生长	蔗糖	D-纤维二糖	乳糖	阿拉伯糖	D-甘露糖	D-甘露醇	ONPG	嗜盐性试验 氯化钠含量/% 0	3	6	8	10
副溶血性弧菌 (*V. parahaemolyticus*)	+	+	-	+	+	V	-	+	-	V	-	+	+	+	-	-	+	+	+	-
创伤弧菌 (*V. vulnificus*)	+	+	-	+	+	-	-	+	-	+	+	-	+	V	+	-	+	+	-	-
溶藻弧菌 (*V. alginolyticus*)	+	+	-	+	+	+	-	+	+	+	-	+	+	+	-	-	+	+	+	+
霍乱弧菌 (*V. cholerae*)	+	+	-	+	+	-	V	+	+	-	-	+	+	+	+	+	+	-	-	-
拟态弧菌 (*V. mimicus*)	+	+	-	+	+	-	-	+	-	-	-	+	+	+	+	+	+	-	-	-
河弧菌 (*V. fluvialis*)	+	-	+	-	+	-	-	+	+	+	-	+	+	+	+	-	+	+	V	-
弗氏弧菌 (*V. furnissii*)	+	-	+	-	+	-	-	+	+	+	-	+	+	+	-	-	+	+	+	-
梅氏弧菌 (*V. metschnikovii*)	-	+	-	-	+	-	+	V	+	-	-	-	+	+	+	-	+	+	V	-
霍利斯弧菌 (*V. hollisae*)	+	-	-	-	-	-	nd	-	-	-	+	+	-	-	+	-	+	+	-	-

注：+表示阳性；-表示阴性；nd 表示未试验；V 表示可变。

第三节　副溶血性弧菌检验国标法与其他方法比较

除 GB 4789.7—2013《食品安全国家标准　食品微生物学检验　副溶血性弧菌检验》外，SN/T 0173—2018《出口食品中副溶血性弧菌检验方法》、FDA/BAM 和 ISO 21872-1—2017 颁布的食品中副溶血性弧菌检验方案较为常见，各个检验标准中对样品种类信息、增菌条件、纯培养使用的培养基及培养时间、生化鉴定试验内容等存在差异。主要内容比较如下。

1. 制定时间

GB 4789.7—2013：2013 年。

SN/T 0173—2018：2018 年。

FDA/BAM：2004 年。

ISO 21872-1—2017：2017 年。

2. 样品分类

GB 4789.7—2013：鱼类和头足类动物、贝类、甲壳类、带壳贝类等。

SN/T 0173—2018：非带壳贝类和带壳贝类等。

FDA/BAM：鱼类、贝类、甲壳类和已加工的产品，即加热、干燥、冷冻的产品等。

ISO 21872-1—2017：供人类消费和喂养动物的产品；食品生产和食品处理区域的环境样本。

3. 增菌液及培养时间

GB 4789.7—2013：3% APW，(36±1)℃培养 8~18 h。

SN/T 0173—2018：3% APW，(36±1)℃培养 (18±1) h。

FDA/BAM：APW，(35±2)℃下培养 6~8 h。

ISO 21872-1—2017：ASPW，在 41℃或在 37℃孵育 6 h，孵化条件由目标物种和食品状态决定。对于深度冷冻、干燥或盐渍产品中所有目标菌株的检验，主要富集应在 37℃下进行。

4. 二次增菌

GB 4789.7—2013、SN/T 0173—2018 和 FDA/BAM 均无特别说明二次增菌条件。

ISO 21872-1—2017：ASPW 培养基在 41℃孵育 18 h 或在 37℃孵育 18 h。

5. 分离-选择性培养基及培养条件

GB 4789.7—2013：TCBS 平板或弧菌显色培养基平板，(36±1)℃培养 18~24 h。

SN/T 0173—2018：TCBS 平板或弧菌显色培养基，(36±1)℃培养 (24±3) h。

FDA/BAM：TCBS 平板 (35±2)℃培养 18~24 h；改良纤维二糖多黏菌素 B 多黏菌素 E 琼脂平板（mCPC）和纤维二糖-多黏菌素 E 琼脂平板（CC）均 39~40℃过夜培养。

ISO 21872-1—2017：TCBS 平板 37℃培养 24 h。另选一种与 TCBS 平板互补的任何其他固体选择性培养基，根据制造商的说明确定培养条件。

6. 纯培养时接种培养基及培养时间

GB 4789.7—2013：3% NTSA 平板，(36±1)℃培养 18~24 h。

SN/T 0173—2018：氯化钠营养琼脂平板，(36±1)℃培养 (24±3) h。

FDA/BAM：非选择性琼脂 [T_1N_1，T_1N_3 或胰蛋白胨大豆（TSA）-2% NaCl 琼脂]，(35±2)℃孵育过夜。

ISO 21872-1—2017：含盐营养琼脂（SNA），(37±1)℃培养 (24±3) h。

7. 鉴定时接种培养基、时间及方法

GB 4789.7—2013：典型的副溶血性弧菌在 TCBS 琼脂上呈圆形、半透明、表面光滑的绿色菌落，用接种环轻触，有类似口香糖的质感，直径 2~3 mm。3%氯化钠三糖铁琼脂斜面 (36±1)℃培养 24 h，副溶血性弧菌在 3%氯化钠三糖铁琼脂中的反应为底层变黄不变黑，无气泡，斜面颜色不变或红色加深，有动力；0%、6%、8%和 10% APW，(36±1)℃培养 24 h 后，副溶血性弧菌在无氯化钠和 10%氯化钠的胰胨水中不生长或微弱生长，在 6%氯化钠和 8%氯化钠的胰胨水中生长旺盛。

SN/T 0173—2018：氯化钠三糖铁琼脂斜面 (36±1)℃培养 (18±1) h，典型的副溶血性弧菌，在氯化钠三糖铁斜面上的反应为底层黄色，斜面黄色，不产生硫化氢，不产气；0%和 3% APW，(36±1)℃培养 (24±3) h，副溶血性弧菌在无盐胰胨水中几乎不生长，在 3%氯化钠胰胨水中生长旺盛。

FDA/BAM：副溶血性弧菌在 TCBS 琼脂上呈圆形、不透明、绿色或蓝色菌落，直径 2~3 mm，大多数副溶血性弧菌菌株不会在 mCPC 或 CC 琼脂上生长，如果生长，由于缺乏纤维二糖，发酵菌落呈现为绿紫色。利用精氨酸葡萄糖斜面（AGS）以及 T_1N_0 和 T_1N_3 肉汤筛选可疑的副溶血性弧菌，（35±2）℃培养 18~24 h，副溶血性弧菌只在 T_1N_3 中生长，在 T_1N_0 中不生长；同时将疑似菌落接种于胰酪大豆胨液体培养基（TSB）和胰胨大豆琼脂斜面（TSA）（加入 2% NaCl）上，（35±2）℃孵育过夜，以便后续进行革兰氏染色试验；同时将培养物穿刺接种于活力测试培养基，在（35±2）℃孵化过夜，副溶血性弧菌有动力。

ISO 21872-1—2017：副溶血性弧菌的典型菌落是光滑的绿色（蔗糖阴性）菌落，直径 2~3 mm。使用取样环、铂铱直线或玻璃棒，从含盐营养琼脂中提取一部分纯培养物，并在用氧化酶试剂湿润的滤纸上划线。从 TCBS 琼脂平板和所选的第二种选择性培养基上挑取单菌落进行革兰氏染色镜检；同时接种 ASPW 培养基，在（37±1）℃下培养 1~6 h，在显微镜下观察其运动性（选做）。

8. 生化试验

GB 4789.7—2013：将纯培养物分别接种于 3% 氯化钠甘露醇、赖氨酸、MR-VP 培养基，（36±1）℃培养 18~24 h 后观察结果；隔夜培养物进行 ONPG 试验。

SN/T 0173—2018：挑取疑似菌落进行嗜盐性、氧化酶、鸟氨酸脱羧酶、赖氨酸脱羧酶、精氨酸双水解酶、VP、β-半乳糖苷酶、靛基质试验，如可疑菌落仅有一项不符合生化确认特性时，需进一步扩大生化鉴别，进行蔗糖分解试验，于 42℃生长试验、O/F 试验鉴定。

FDA/BAM：副溶血弧菌可以通过 ONPG、耐盐性、氧化酶、精氨酸双水解酶、鸟氨酸脱羧酶、赖氨酸脱羧酶、纤维二糖和乳糖反应的差异以及对明胶酶和尿素酶的敏感性与大多数干扰性海洋弧菌和其他海洋微生物区分开来。

ISO 21872-1—2017：将获得的纯培养物接种于 L-赖氨酸脱羧酶盐水、精氨酸二氢化酶盐水培养基，并进行 β-半乳糖苷酶（ONPG）、Kovacs 氏靛基质、耐盐性和精氨酸双水解酶试验。

9. 其他生化试验

GB 4789.7—2013：①神奈川试验（选做）。用接种环将测试菌株的 3% 氯化钠胰蛋白胨大豆琼脂 18 h 培养物点种于表面干燥的我妻氏血琼脂平板。每个平板上可以环状点种几个菌。（36±1）℃培养不超过 24 h，并立即观察。阳性结果为菌落周围呈半透明环的 β 溶血。②K、O 抗原凝集试验（选做）。

SN/T 0173—2018：①神奈川试验（选做）。以接种环将 3% 氯化钠胰胨水培养物点种于充分干燥的我妻氏血琼脂平板上，可先在平板背面以玻璃铅笔划出若干小区，使一个平板能做多个试验。于（36±1）℃培养（18±1）h。24 h 内观察结果，阳性结果在菌落周围有一清晰的透明环。②K、O 抗原凝集试验（选做）。

FDA/BAM：用大量培养液接种于含有 3% NaCl 的尿素发酵液或接种于尿素琼脂基础琼脂平板表面或斜面上，（35±2）℃培养 18~24 h。尿素酶的产生与 *tdh* 和/或 *trh* 基因的存在相关，副溶血性弧菌大多可以产生脲酶，缓慢产生脲酶的菌株再孵育 24 h。关于血清型分型无详细说明，其中提到由于 K 抗原掩盖了 O 抗原，在进行 O 抗原凝集试验之前，有必要通过在 100℃下加热 1~2 h 去除前者。

ISO 21872-1—2017：未说明。

第四节 副溶血性弧菌检验过程质量控制和常见问题解析

近年来,食源性疾病暴发事件中由微生物引发的事件数量和发病人数最多,而由副溶血性弧菌所致食源性疾病事件起数最多,并且显著上升,必须持续地进行海产品中副溶血性弧菌的检验。

一、检验过程质量控制

1. 样品采集过程质量控制

对检验样品进行采集后,应尽快送检。采取的样品有时因受存放条件的影响(如低温冷冻或干燥时间过长等原因),使菌体处于受伤状态,故需对此类可疑食品或可疑中毒材料进行增菌培养,但应注意,为有利于细菌恢复,不宜选用抑制性较强的培养基,否则影响细菌生长。样品经增菌 8~18 h 后,转种平板进行分离,挑选可疑菌落,接种于含有 3%氯化钠三糖铁培养基,此时挑选数目不应少于 5 个,尤其夏季海产食品混放,相互污染严重,常有不同型别的大量细菌存在,以防漏检。同时应注意对不同种类的检验样品应采集不同部位,如鱼类等采集肠或鳃、贝类及甲壳类应先对外壳进行清洗,取所有内容物。

2. 样品分离过程质量控制

从培养箱取出 TCBS 平板后,应尽快(不超过 1 h)挑取菌落或标记要挑取的菌落。典型的副溶血性弧菌在弧菌显色培养基上的特征按照产品说明进行判定。操作过程要注意保证挑取单菌落,避免污染。

二、操作要点和注意事项

(1)根据 GB 4789.7—2013《食品安全国家标准 食品微生物学检验 副溶血性弧菌检验》中所提到的培养基与试剂进行配制,要注意不同培养基的灭菌时间及条件不同。如有需要,需提前 1 d 制作平板,确保平板干燥无水珠,有利于后续试验的开展。

(2)取纯培养物分别接种含 3%氯化钠的甘露醇试验培养基、赖氨酸脱羧酶试验培养基、MR-VP 培养基,(36±1)℃培养 24~48 h 后观察结果;3%氯化钠三糖铁琼脂隔夜培养物进行 ONPG 试验。可选择生化鉴定试剂盒或全自动微生物生化鉴定系统。随后还可进行血清学分型及神奈川试验测试是否存在特定溶血素。

(3)在配制 3%氯化钠赖氨酸脱羧酶试验培养基时要注意,先将除赖氨酸以外的成分溶于蒸馏水中,校正 pH 至 6.8±0.2。再按 0.5%的比例加入赖氨酸,对照培养基不加赖氨酸。

三、常见问题解析

1. 是否所有副溶血性弧菌均有致病性?

解析:虽然副溶血性弧菌能引发食物中毒,危害人类健康,但大多数副溶血性弧菌是没有致病性的,只有少数的高致病性菌株才会导致人类患病。

2. 是否所有副溶血性弧菌都有动力?

解析：在液体培养条件下菌体多生长为单鞭毛，运行活泼。在比较新鲜湿润或软琼脂培养基上，有些副溶血性弧菌可形成不规则菌落或片状扩散生长，在 0.7% 以上琼脂的培养基上能生长周鞭毛（侧毛）。一般在 20~25℃ 培养生长的周鞭毛较为稳定，而在 37℃ 培养或 24 h 以上的培养物，周鞭毛易于由菌体自发脱落，具有周鞭毛的菌株，在固体培养基上多表现扩散生长，单鞭毛的菌株在固体培养基上呈典型菌落，不表现扩散生长。

3. 样品长时间低温存放是否会影响副溶血性弧菌的检验结果？

解析：副溶血性弧菌在 4℃ 下不稳定，而在室温下繁殖较快，保存效果良好，在寒冷的情况下易死亡，待检样品应注意不要冷冻，尽快送检，以免影响检验结果。同时，所分离得到的阳性菌株尽量选择常温存放，避免在冰箱存放期间菌株死亡或进入非培养状态。

4. 如样品含有多种弧菌，可以靠 TCBS 培养基区分吗？

解析：除霍利斯弧菌在 TCBS 上不能生长，TCBS 对副溶血性弧菌的选择性和对其他弧菌是一样的。但霍乱弧菌是黄色菌落，副溶血性弧菌是绿色或蓝绿色菌落。创伤弧菌和拟态弧菌都不发酵蔗糖，菌落颜色和副溶血性弧菌差不多，很难区分，只能通过后续的确认试验区分。一般样品中含有多种弧菌的情况比较常见，分离的时候一定要在平板上多级稀释划线，保证菌落分离，不要一条线划到底而使菌落未分开，导致结果无法判定。

目前，常用的弧菌显色培养基利用的是致病基因，靶向明确，能直接通过颜色和形态区分出副溶血性弧菌，极大地提高了分离筛选的效率。

5. 在分离时，为什么要求"用接种环在距离液面以下 1 cm 内沾取一环增菌液"？

解析：副溶血性弧菌需氧性明显，在碱性蛋白胨水中经 36℃ 增菌 8~18 h，菌液呈均匀混浊生长，且在表面易形成菌膜。液面以下 1 cm 这个范围是目标菌最多的区域。

思考题

1. 简述食品中进行副溶血性弧菌检验的安全学意义。
2. 简述副溶血性弧菌的生物学特性。
3. 副溶血性弧菌感染过程与哪些毒力因子相关？试讨论毒力因子与发病机理之间的联系。
4. 试比较副溶血性弧菌常见的检验方法，简要说明其优缺点和检验过程的注意事项。

第七章

小肠结肠炎耶尔森氏菌检验

【学习目标】
1. 了解小肠结肠炎耶尔森氏菌的生物学特性及其在食品产业链中的流行和传播途径。
2. 掌握小肠结肠炎耶尔森氏菌的检验技术。
3. 了解小肠结肠炎耶尔森氏菌检验的不同方法。
4. 掌握小肠结肠炎耶尔森氏菌检验过程常见问题分析方法和质量控制过程。

耶尔森氏菌属包括 18 个种,其中对人有致病性的有 3 种:小肠结肠炎耶尔森氏菌 (*Yersinia enterocolitica*)、假结核耶尔森氏菌 (*Yersinia pseudotuberculosis*) 和鼠疫耶尔森氏菌 (*Yersinia pestis*)。目前仅有小肠结肠炎耶尔森氏菌和假结核耶尔森氏菌已被确定为食源性致病菌。鼠疫耶尔森氏菌可引起黑疽病,不通过食品传染。

小肠结肠炎耶尔森氏菌是少数几种能在冷藏温度下 (0~4℃) 生长繁殖的肠道致病菌之一,小肠结肠炎耶尔森氏菌病 (耶氏菌病) 是 20 世纪 80 年代才受到重视的一种新的肠道传染病,不少地区因耶尔森氏菌引起的胃肠炎和严重腹泻甚至多于痢疾。鉴于小肠结肠炎耶尔森氏菌的危害性,很多国家都已将该菌列为食品的常规检验项目。我国也颁布了检验该菌的国家标准和检验检疫行业标准。

第一节 小肠结肠炎耶尔森氏菌概述

一、小肠结肠炎耶尔森氏菌简介

小肠结肠炎耶尔森氏菌,简称耶氏菌,属于肠杆菌科耶尔森氏菌属,最早于 1933 年发现于美国纽约州,由 Frederiksen 在 1964 年命名。小肠结肠炎耶尔森氏菌及其类似菌无处不在,经常可在土壤、水、动物及各种食物中分离出来,动物是该菌的重要宿主,几乎所有的家畜都曾发现该菌的自然感染,其中猪携带量最高,其次为犬、鸡、牛和羊等。在乳、肉、水产品(牡蛎、贝类)、糕点等食品及马、猪、鹿、家禽、犬、鼠等动物的排泄物中皆能检出。人群对该菌普遍易感,但以儿童最为常见。对氯霉素、庆大霉素、链霉素、卡那霉素、硝基呋喃、多黏菌素 B 和四环素敏感。

小肠结肠炎耶尔森氏菌菌株及其相关的种可根据其细胞抗原进行血清学分组，根据O抗原目前至少可以分为70个以上的血清型，但目前全球的商业化分型抗血清（或单克隆抗体）仅限于常见致病性菌株的血清型，包括O：1，2、O：3、O：5、O：8与O：9血清型。

二、小肠结肠炎耶尔森氏菌在食品产业链中的流行和传播

1. 流行特性

耶尔森氏菌病是一种全球性疾病，各大洲均有分布。欧洲是小肠结肠炎耶尔森氏菌感染率较高地区，菌株的主要流行型别为4/O：3型。在比利时、芬兰、瑞典等国家的病例数较多，最近一次报道是2018年上半年在瑞典发生的由于食用猪肠引起的一起暴发。我国曾在20世纪80年代报道过两次暴发，大约有500人感染。2010—2015年的调查显示，小肠结肠炎耶尔森氏菌在我国人群中的感染率约为0.59%，并不低于其他国家调查结果，菌株以3/O：3型为主要流行型别，与欧洲主要流行型别不同。已经发现在我国临床上部分小肠结肠炎耶尔森氏菌感染导致的腹泻常被诊断为细菌性痢疾，因此我国实际人群中小肠结肠炎耶尔森氏菌的流行水平可能被低估。假结核耶尔森氏菌的感染率一般都稍低于小肠结肠炎耶尔森氏菌，多分布于北半球，南半球主要见于澳大利亚和新西兰，南美洲（除巴西外）与非洲则罕有报道。芬兰与日本是报告假结核耶尔森氏菌感染最多的国家。

耶尔森氏菌病一年四季均可发生，由于耶尔森氏菌的嗜冷性，在寒冷季节多发。

2. 传染源

人类疾病与食用受小肠结肠炎耶尔森氏菌污染的食物、动物排泄物及未经氯化处理的水之间的关系已得到充分证实。小肠结肠炎耶尔森氏菌和假结核耶尔森氏菌都为人兽共患病原体，具有广泛的动物宿主，在人类以及所有温血的野生或家养动物中均能发现。猪和犬是小肠结肠炎耶尔森氏菌最主要的宿主和传染源，据统计，猪大约有50%的被侵染率。牛的被侵染率也很大，为7.9%~24.6%。目前已检验出30多种啮齿类动物的携菌，概率大概在5.2%~10%。生猪或未完全熟制猪肉、猪内脏制品是人类感染耶尔森氏菌病的最主要来源。假结核耶尔森氏菌分布更为广泛，在鸟类中的感染率通常大大高于小肠结肠炎耶尔森氏菌，候鸟的迁徙则对于假结核耶尔森氏菌在世界范围内不同大陆之间的广泛传播起到很大作用。

3. 传染途径

小肠结肠炎耶尔森氏菌与假结核耶尔森氏菌主要通过粪-口途径传播。人的感染尤其是暴发流行最主要的途径是摄入被污染的食物和水，接触患者的粪便等也可引起人与人之间的相互传播。人通过直接接触带菌动物的排泄物也会造成感染。水源或土源传播造成的疫情多是由于水和土壤遭到了被感染牲畜粪便的污染。

另外，该菌还可通过冰箱储存的受污染的食物传播。污染可能发生在食物的制造、加工以及无封闭包装食品的切割、分装、搬运、售卖等各个过程。目前已从各种生熟肉食、蔬菜、乳及乳制品、果汁饮料等食物中分离出小肠结肠炎耶尔森氏菌。由于细菌本身的嗜冷性，可以在冰箱冷藏的食品中长期存活和繁殖，因此冰箱低温储存的被污染食品是耶尔森氏菌病的重要传染源。

输入受到小肠结肠炎耶尔森氏菌或假结核耶尔森氏菌污染的红细胞是引起输血相关感染的原因之一。由于该菌能够在冷藏温度下繁殖，因此它也可能会通过冷藏保存的血液使受血者感染。耶尔森氏菌病的血源性传播虽然比较罕见，但由于通常会直接导致患者发生脓毒症，病死率高，仍然需要得到重视。

小肠结肠炎耶尔森氏菌是一种很重要的人类和动物肠道致病菌，也是重要的食源性致病菌之一，因此很多国家都已将该菌列为进出口食品的常规检验项目。部分报道的由食品中小肠结肠炎耶尔森氏菌引起的耶尔森氏菌病暴发情况见表7-1。

表7-1　　　　　　小肠结肠炎耶尔森氏菌引起的耶尔森氏菌病暴发情况

年份	国家	病例	食品	血清型
1976	美国（纽约）	38	巧克力牛奶	O∶8
1981	美国（纽约）	239	奶粉、炒面	O∶8
1981		NA	即食蔬菜	O∶3
1981—1982	美国（华盛顿）	50	豆腐	O∶13a 和 O∶13b
1982	芬兰	26	未经证实，但食堂食品是可疑来源	O∶3
1982	美国（宾夕法尼亚州）	16	豆芽	O∶8
1983~1984	英国（英格兰和威尔士）	32	生牛奶和巴氏杀菌牛奶、奶酪、奶油和冰淇淋	O∶6,30
1983	匈牙利	8	罐装猪头肉（猪肉-奶酪）	O∶3
1987~1988	澳大利亚	11	巴氏杀菌牛奶	O∶3 和 O∶6,30
1988	瑞典	61	牛奶和奶油	NK
1988~1989	美国	15	猪小肠	O∶3
1990	英国（英格兰）	36	巴氏杀菌牛奶	O∶10K, O∶6,30
1995	美国（佛蒙特州和新罕布什尔州）	10	巴氏杀菌牛奶	O∶8
1997	印度（泰米尔纳德邦）	25	酪乳	O∶3
1998	美国（纽约）	NA	熟食肉	NK
1999	美国（得克萨斯州）	NA	猪肉	NK
2000—2001	美国（佐治亚州）	NA	猪肉	NK
2002	美国（新墨西哥州）	NA	火腿沙拉	NK
2003—2004	美国（威斯康星州和乔治亚州）	NA	猪小肠（猪肉）	NK
2005	日本	42	混合沙拉	O∶8
2005—2006	挪威	15	罐装猪头肉	O∶9/O∶3
2011	挪威	21	袋装沙拉	O∶9

注：NA 表示未检出；NK 表示不可知。

三、小肠结肠炎耶尔森氏菌与食品安全

耶尔森氏菌病是由于摄入耶尔森氏菌污染的食品所造成的一种传染性疾病，主要由小肠结

肠炎耶尔森菌感染造成，少数由假结核耶尔森氏菌感染造成，是以腹泻为主要临床表现的胃肠道传染病，少数可出现结节性红斑、反应性关节炎，甚至是脓毒症等肠外并发症。在美国，大多数食源性感染是由小肠结肠炎耶尔森氏菌所造成。这种病暴发大多是与不当的食品加工技术相关，包括较差的环境卫生条件和加工人员不当的灭菌技术。

耶尔森氏菌病的暴发也与未经巴氏灭菌的牛奶、牡蛎有关，更常见的情况是食用了未煮熟但携带该菌的菜肴。据美国疾病控制和预防中心（CDC）的数据，美国每年大约每10万人中有1人被确诊为耶尔森氏菌感染的病例。然而，这一数据可能被低估，因为只有严重的病例才会被上报。此外，美国食物供应中耶尔森氏菌的低污染率还可能与小肠结肠炎耶尔森氏菌感染患者的误诊和长的潜伏期等原因相关，并伴随着无法确定感染源的问题。

小肠结肠炎耶尔森氏菌在土壤、水和动物中的普遍存在为其进入食物链提供了多种途径，其感染剂量估计数量为1万~100万个细胞。在婴儿、儿童、青少年和老年人中，较少数量的小肠结肠炎耶尔森氏菌就可能导致感染。5岁以下的儿童更易受耶尔森氏菌感染的伤害，不到10%的受感染儿童可能有血便。在免疫功能低下的个体中，耶尔森氏菌病可导致脑膜炎和皮肤炎症。鉴于耶尔森氏菌病的致病性和污染的普遍性，应采取综合措施进行主要耶尔森氏菌的防范工作，以确保消费者的饮食安全。

第二节　小肠结肠炎耶尔森氏菌检验

小肠结肠炎耶尔森氏菌是近年来受到重视的食源性致病菌，虽然由该菌感染引起的腹泻可以自愈，但感染所引起的一些慢性迁延型疾病较严重。因此，有必要对小肠结肠炎耶尔森氏菌进行检验。

一、实验目的

1. 了解小肠结肠炎耶尔森氏菌检验原理。
2. 掌握小肠结肠炎耶尔森氏菌检验方法。

二、实验原理

常用小肠结肠炎耶尔森氏菌的选择分离培养基为CIN-1平板及改良Y琼脂。CIN-1平板是一种对耶尔森氏菌选择性较强的培养基，小肠结肠炎耶尔森氏菌在CIN琼脂上生长良好，发酵甘露醇产酸能使指示剂变红，所以菌落呈现红色。不同型的菌株，菌落大小有明显不同。小肠结肠炎耶尔森氏菌不分解乳糖，所以在改良Y琼脂上不产酸，不能使指示剂孟加拉红变红，细菌不着色，故小肠结肠炎耶尔森氏菌为无色透明菌落。

三、实验材料

1. 设备和材料

除微生物实验室常规灭菌及培养设备外，其他设备和材料如下。

（1）冰箱　0~4℃。

（2）恒温培养箱　（26±1）℃、（36±1）℃。
（3）显微镜　10×～100×。
（4）均质器。
（5）天平　感量 0.1 g。
（6）灭菌试管　16 mm×160 mm、15 mm×100 mm。
（7）灭菌吸管　1 mL（具 0.01 mL 刻度）、10 mL（具 0.1 mL 刻度）。
（8）锥形瓶　200 mL、500 mL。
（9）灭菌平皿　直径 90 mm。
（10）微生物生化鉴定试剂盒或微生物生化鉴定系统。

2. 培养基和试剂

（1）改良磷酸盐缓冲液　见附录 2 中 2.10。
（2）CIN-1 培养基（Cepulodin Irgasan Novobiocin Agar）　见附录 3 中 3.14。
（3）改良 Y 培养基（Agar Y，Modified）　见附录 3 中 3.15。
（4）改良克氏双糖培养基　见附录 3 中 3.16。
（5）糖发酵管　见附录 3 中 3.62。
（6）鸟氨酸脱羧酶培养基　见附录 3 中 3.17。
（7）半固体琼脂　见附录 3 中 3.37。
（8）缓冲葡萄糖蛋白胨水［甲基红（MR）和 VP 试验用］　见附录 3 中 3.68。
（9）碱处理液　见附录 2 中 2.11。
（10）尿素培养基　见附录 3 中 3.18。
（11）营养琼脂　见附录 3 中 3.39。
（12）小肠结肠炎耶尔森氏菌诊断血清。

四、实验方法和步骤

1. 检验程序

小肠结肠炎耶尔森氏菌检验程序如图 7-1 所示。

2. 操作步骤

（1）增菌　以无菌操作取 25 g（或 25 mL）样品放入含有 225 mL 改良磷酸盐缓冲液增菌液的无菌均质杯或均质袋内，以 8000 r/min 均质 1 min 或拍击式均质器均质 1 min。液体样品或粉末状样品，应振荡混匀。均质后于（26±1）℃增菌 48～72 h。增菌时间长短可根据对样品污染程度的估计来确定。

（2）碱处理　除乳与乳制品外，其他食品的增菌液 0.5 mL 与碱处理液 4.5 mL 充分混合 15 s。

（3）分离　将乳与乳制品增菌液或经过碱处理的其他食品增菌液分别接种于 CIN-1 琼脂平板和改良 Y 琼脂平板，（26±1）℃培养（48±2）h。典型菌落在 CIN-1 上为深红色中心，周围具有无色透明圈（红色牛眼状菌落），菌落大小为 1～2 mm，在改良 Y 琼脂平板上为无色透明、不黏稠的菌落。

（4）改良克氏双糖试验　分别挑取（3）中可疑菌落 3～5 个，分别接种于改良克氏双糖铁琼脂，接种时先在斜面划线，再于底层穿刺，（26±1）℃培养 24 h，将斜面和底部皆变黄且不产气的培养物做进一步的生化鉴定。

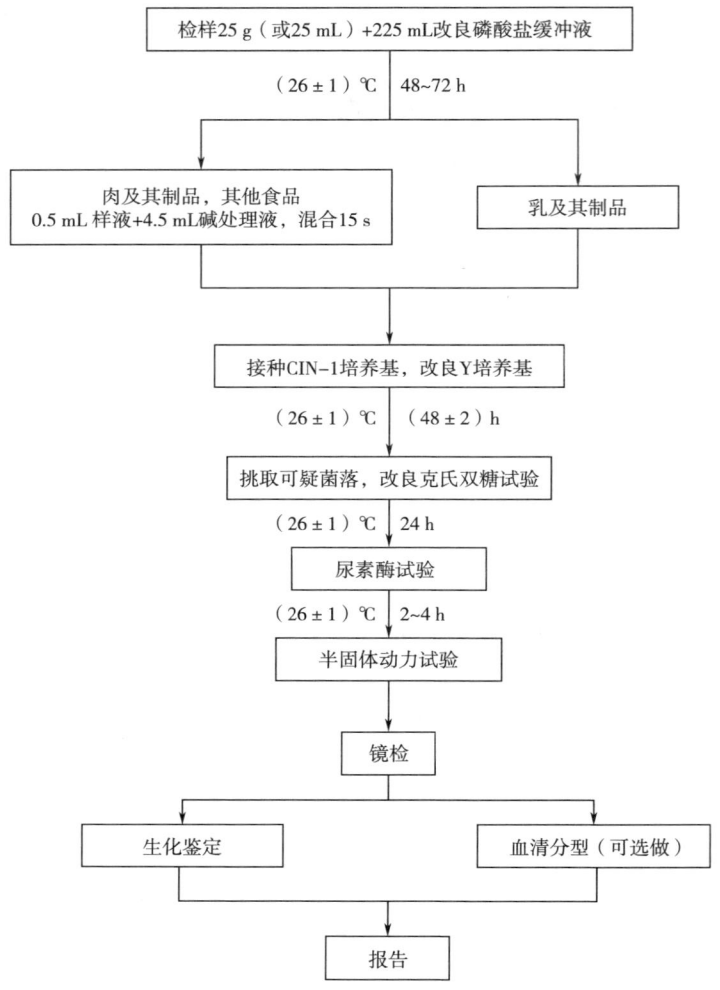

图 7-1 小肠结肠炎耶尔森氏菌检验程序

(5) 尿素酶试验和动力观察　用接种环挑取 1 满环 (4) 得到的可疑培养物，接种到尿素培养基中，接种量应足够大，振摇几秒钟，(26±1)℃培养 2~4 h。小肠结肠炎耶尔森氏菌尿素酶试验如为阳性，则培养基为玫瑰红色。

将尿素酶试验阳性菌落分别接种于两管半固体培养基中，于 (26±1)℃ 和 (36±1)℃ 培养 24 h。将在 26℃有动力而 36℃无动力的可疑菌培养物划线接种营养琼脂平板，进行纯化培养，用纯化物进行革兰氏染色镜检和生化试验。

(6) 革兰氏染色镜检　将纯化的可疑菌进行革兰氏染色。小肠结肠炎耶尔森氏菌呈革兰氏阴性球杆菌，有时呈椭圆或杆状，大小为 (0.8~3.0) μm×0.8 μm。

(7) 生化鉴定

①从(5)中的营养琼脂平板上挑取单个菌落接种生化反应管，生化反应在 (26±1)℃进行。小肠结肠炎耶尔森氏菌的主要生化性状以及与其他相似菌的区别见表 7-2。

表 7-2　小肠结肠炎耶尔森氏菌与其他相似菌的生化性状鉴别表

项目	小肠结肠炎耶尔森氏菌（Yersinia enterocolitica）	中间型耶尔森氏菌（Yersinia intermedia）	弗氏耶尔森氏菌（Yersinia frederiksenii）	克氏耶尔森氏菌（Yersinia kristensenii）	假结核耶尔森氏菌（Yersinia pseudotuberculosis）	鼠疫耶尔森氏菌（Yersinia pestis）
动力（26℃）	+	+	+	+	+	−
尿素酶	+	+	+	+	+	−
VP 试验（26℃）	+	+	+	−	−	−
鸟氨酸脱羧酶	+	+	+	+	−	−
蔗糖	d	+	+	−	−	−
棉子糖	−	+	−	−	−	d
山梨糖	+	+	+	+	−	−
甘露醇	+	+	+	+	+	+
鼠李糖	−	+	+	−	−	+

注：+表示阳性；−表示阴性；d 表示有不同生化型。

②如选择微生物生化鉴定试剂盒或微生物生化鉴定系统，可根据（6）镜检结果，选择革兰氏阴性球杆菌菌落作为可疑菌落，从（5）所接种的营养琼脂平板上挑取单菌落，使用微生物生化鉴定试剂盒或微生物生化鉴定系统进行鉴定。

（8）血清型鉴定（选做项目）　除进行生化鉴定外，可选择做血清型鉴定。在洁净的载玻片上加一滴 O 因子血清，将待试培养物混入其内，使其成为均一性混浊悬液，将玻片轻轻摇动 0.5~1 min，在黑色背景下观察反应。如在 2 min 内出现比较明显的小颗粒状凝集者，即为阳性反应，反之则为阴性，另用生理盐水作对照试验，以检查有无自凝现象；具体操作方法可按 GB 4789.4—2024《食品安全国家标准　食品微生物学检验　沙门氏菌检验》中沙门氏菌 O 因子血清分型方法进行。

3. GB 4789.8—2016 小肠结肠炎耶尔森氏菌检验过程详解及关键控制点分析

（1）采样和前处理　采取的样品以无菌操作放至提前灭过菌的容器内，应立即送检，并注意冷藏，根据样品的种类分别进行处理，固体食品如肉类及其制品等，均需用均质器打碎或用乳钵研磨后再进行增菌培养。

（2）增菌培养　为使受损伤的小肠结肠炎耶尔森氏菌得到较好的恢复和繁殖或由污染少量细菌的样品中检出，必须采用增菌的方法。根据该菌能在 0~4℃生长的特点，采用 4℃冷增菌，有利于耶尔森氏菌的存活和缓慢繁殖，而对大多数其他细菌不利或保持不变，特别适用于含菌量少的被检材料。

使用改良磷酸盐缓冲液进行增菌。改良磷酸盐缓冲液对本菌有一定的选择性，经冷增菌培养后，分别在 7 d、14 d、21 d 时进行分离，可获得较好的检出效果，虽然增菌时间较长，但可提高检出率。山梨醇提供碳氮源，磷酸氢二钠和磷酸二氢钠为缓冲液，胆盐抑制革兰氏阳性菌，氯化钠提供细胞所需要的渗透压。

（3）碱处理　小肠结肠炎耶尔森氏菌比其他革兰氏阴性菌生长慢，因其他细菌都能在弱选择性分离琼脂平板上生长，尤其在22～26℃情况下仍可生长较快，所以耶尔森氏菌往往易被掩盖。为控制其他细菌的过多生长，采用耶尔森氏菌对弱碱性有较高抵抗力的特点，将冷增菌后的样液，经弱碱液迅速处理15 s，立即接种选择性平板进行分离，此方法可杀死大部分不耐碱的其他细菌，可提高小肠结肠炎耶尔森氏菌的检出率。

检验乳品时不需要进行碱处理，增菌培养后可直接进行分离，尤其在细菌污染较少情况下的样品，经碱处理后有时对该菌的检出也有影响。

（4）分离培养　CIN琼脂（Cefsulodin-Irgasan-Novobiocin Agar）是一种对耶尔森氏菌选择性较强的培养基，为Schienan氏于1979年研制成功，由于配方中Irgasan成分在我国不易购到，经试验后改用二苯醚代替，其选择培养基的效果反应相同，因此称为"CIN-1"。

小肠结肠炎耶尔森氏菌在CIN-1平板上生长菌落较大，扁平，有明显的边缘，中心为深红色，周围有半透明圆环的特征，呈牛眼状菌落，其他肠杆菌在此培养基上与本菌菌落形态不同，易于鉴别。培养基中，胰蛋白胨和酵母浸粉提供氮源和微量元素，甘露醇为可发酵糖，氯化钠维持培养基体系渗透压，硫酸镁提供菌体生长的微量元素去氧胆酸钠和结晶紫抑制革兰氏阳性菌，中性红是pH指示剂，琼脂是培养基的凝固剂。

CIN-1平板上小肠结肠炎耶尔森氏菌的典型菌落特征如图7-2所示。

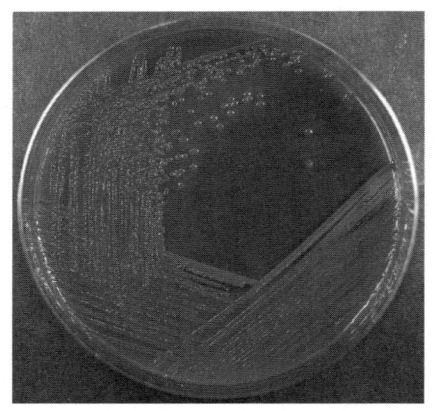

彩图7-2

图7-2　小肠结肠炎耶尔森氏菌在CIN-1上的典型菌落

在改良Y琼脂平板上生长为无色透明、光滑、扁平、不黏稠的菌落。经样品分离效果比较，改良Y培养基分离率高于麦康凯和SS培养基，因此选用CIN-1和改良Y培养基结合使用，可达到较好的分离选择效果。改良Y培养基中，蛋白胨、水解酪蛋白作为营养物质提供菌体细胞生长所需要的氮源、碳源及生长因子等，氯化钠维持培养基体系渗透压，乳糖作为可发酵的碳水化合物，丙酮酸钠和草酸钠能促进目标菌生长，孟加拉红作为着色剂，琼脂作为凝固剂。

改良Y琼脂平板上小肠结肠炎耶尔森氏菌的典型菌落特征如图7-3所示。

（5）改良克氏双糖试验　由上述平板上挑选可疑菌落，接种改良克氏双糖斜面进行初筛，26℃、24 h后斜面底层均变黄色（少数因不发酵或迟缓发酵蔗糖者斜面可仍为红色）。硫化氢阴性和不产生气体的培养物做进一步生化试验。

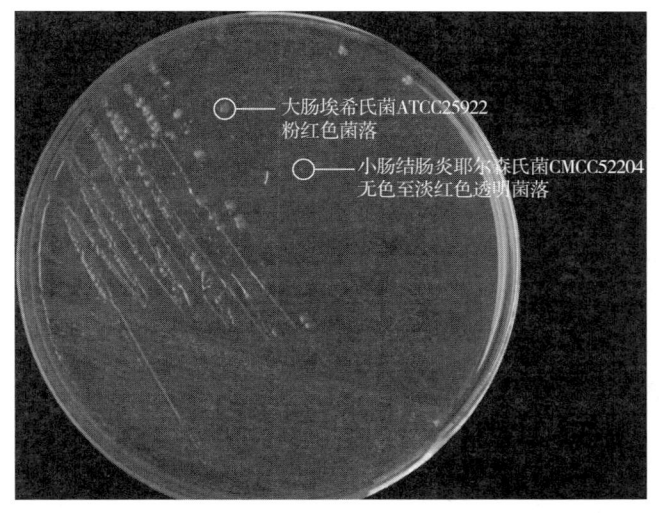

图 7-3　小肠结肠炎耶尔森氏菌在改良 Y 琼脂平板上的典型菌落

彩图 7-3

培养基中，蛋白胨、酵母膏、牛肉粉提供氮源、维生素、矿物质；山梨醇、葡萄糖提供可发酵糖类；硫代硫酸钠可被某些细菌还原成 H_2S，与铁离子生成黑色硫化铁；酚红是 pH 指示剂，发酵糖产酸变黄，产碱变红；氯化钠维持均衡的渗透压；琼脂是培养基的凝固剂。

改良克氏双糖铁琼脂上小肠结肠炎耶尔森菌的典型培养特征如图 7-4 所示。

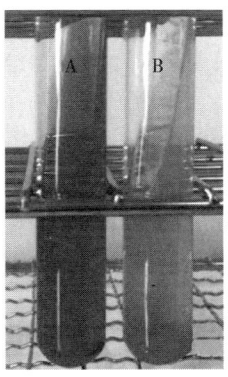

图 7-4　小肠结肠炎耶尔森氏菌在改良
克氏双糖铁琼脂上生长结果
A—空白对照；B—阳性。

彩图 7-4

利用改良克氏双糖铁琼脂斜面对小肠结肠炎耶尔森氏菌初筛较三糖铁琼脂斜面更为可靠，因为变形杆菌、柠檬酸杆菌、克雷伯氏菌等都可能产生类似耶尔森氏菌的底层和斜面均产酸的反应，在三糖铁琼脂上有 15% 的细菌反应不一致，难以区分，但在改良克氏双糖上的反应与其他易于混淆的细菌反应不同，绝大部分耶尔森氏菌在改良克氏双糖斜面上反应一致，耶尔森氏菌甘露醇阳性者为 100%，蔗糖阳性者为 98%，乳糖则为 8%~15%，而变形杆菌对甘露醇、乳糖则为阴性，即可排除部分非耶尔森氏菌的干扰。

（6）尿素酶和动力试验　在进一步筛选试验中，尿素酶反应是一项非常重要的生化反应试验，注意培养基制作时尿素不要高温加热，以防水解影响效果，接种细菌时（可适当扩大接菌量），一般在 2~4 h 培养基变红，为尿素酶阳性。蛋白胨提供细菌生长所需的碳氮源、维生素和其他的生长因子，氯化钠维持培养基体系的渗透压平衡，葡萄糖为可发酵糖类，磷酸二氢钾是培养基的缓冲剂，酚红为 pH 指示剂，琼脂是培养基的凝固剂。有些细菌能产生尿素酶，将尿素分解，产生 2 个分子的氨，使培养基变为碱性，酚红呈粉红色。

尿素琼脂斜面培养基上小肠结肠炎耶尔森菌的典型培养特征如图 7-5 所示。

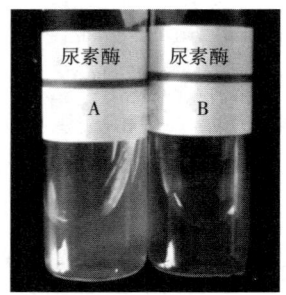

图 7-5　小肠结肠炎耶尔森氏菌在尿素琼脂斜面上生长结果
A—空白对照；B—小肠结肠炎耶尔森氏菌。

彩图 7-5

同时，将小肠结肠炎耶尔森氏菌接种两管半固体（琼脂斜面培养基），分别置于 36℃ 和 26℃，24 h 后观察，小肠结肠炎耶尔森氏菌于 26℃ 培养有动力，在 36℃ 培养不产生动力。

半固体琼脂斜面培养基上小肠结肠炎耶尔森氏菌的动力试验结果如图 7-6 所示。

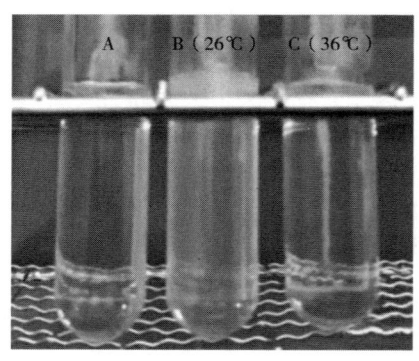

图 7-6　小肠结肠炎耶尔森氏菌半固体琼脂试验
A—空白对照；B—26℃ 培养有动力；C—36℃ 培养无动力。

彩图 7-6

（7）生化反应　小肠结肠炎耶尔森氏菌生化反应结果为鸟氨酸脱羧酶阳性、蔗糖阳性、棉子糖阴性、山梨醇阳性、甘露醇阳性、鼠李糖阴性和 VP 试验阳性（26℃），具体结果如图 7-7 所示。

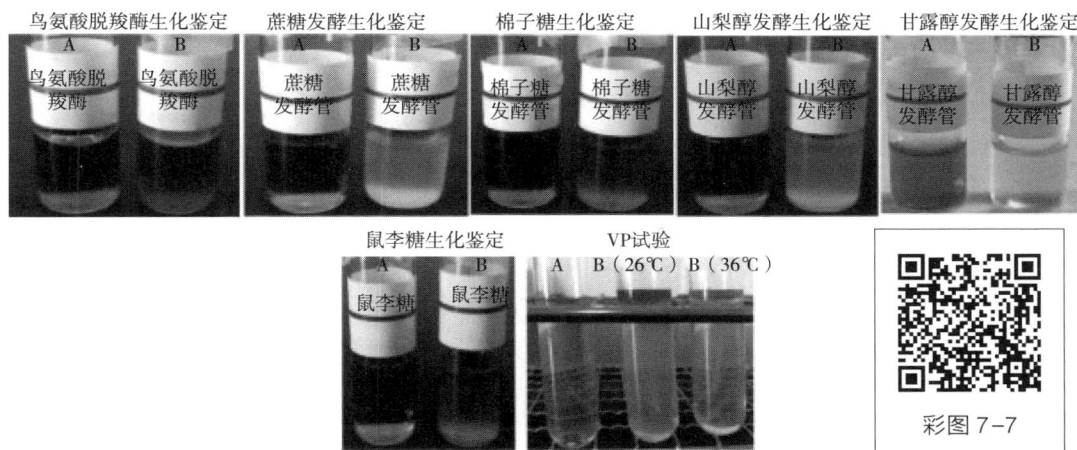

图 7-7　小肠结肠炎耶尔森氏菌生化反应试验
A—空白对照；B—小肠结肠炎耶尔森氏菌。

五、结果与报告

综合以上及生化特征报告结果，报告 25 g（或 25 mL）样品中检出或未检出小肠结肠炎耶尔森氏菌。

第三节　小肠结肠炎耶尔森氏菌检验国标法与其他方法比较

除 GB 4789.8—2016《食品安全国家标准　食品微生物学检验　小肠结肠炎耶尔森氏菌检验》外，SN/T 0174—2011《出口食品小肠结肠炎耶尔森氏菌检验方法》、FDA/BAM（*Yersinia enterocolitica*）和 ISO 10273—2017 颁布的食品中小肠结肠炎耶尔森氏菌的检验方法也较为常见，各个检验标准中对样品种类信息、增菌条件、纯培养使用的培养基及培养时间、生化鉴定试验内容等存在差异。主要内容比较如下。

1. 制定时间

GB 4789.8—2016：2016 年。

SN/T 0174—2011：2011 年。

FDA/BAM（*Yersinia enterocolitica*）：2017 年修订。

ISO 10273—2017：2017 年。

2. 样品分类

GB 4789.8—2016：乳及其制品，肉及其制品，其他食品。

SN/T 0174—2011：食品，动物饲料及食品生产和处理领域的环境样本可参照使用。

FDA/BAM（*Yersinia enterocolitica*）：食品、水和环境样品。

ISO 10273—2017：供人类食用和饲养动物的产品，以及食品生产和食品处理领域的环境样本。

3. 增菌液及培养时间

GB 4789.8—2016：改良磷酸盐缓冲液增菌液，(26±1)℃增菌 48~72 h。

SN/T 0174—2011：①10 倍稀释采用蛋白胨、山梨醇和胆盐（PSB）增菌液，22~25℃摇瓶培养 48~72 h，或静置培养 5 d；②100 倍稀释采用氯酸钾（ITC）增菌液，25℃培养 48 h。

FDA/BAM（*Yersinia enterocolitica*）：蛋白胨山梨醇胆汁肉汤（PSBB），10℃下孵育 10 d。

ISO 10273—2017：①直接选择性琼脂培养法中采用 PSB 预增菌肉汤 10 倍稀释样品，将 1 mL 悬液均分涂布到 2~4 个 CIN 琼脂平板上，倒置 30℃培养（24±2）h；② PSB 增菌肉汤 10 倍稀释样品在 25℃培养（44±4）h（无需搅拌）；③10 mL PSB 增菌肉汤 10 倍稀释样品加入 90 mL 二氯苯氧氯酚（Irgasan™）、替卡西林和 ITC 肉汤混合，制备选择性增菌 ITC 悬浮液，25℃培养（44±4）h（无需搅拌）；④在低温增菌法中采用低温增菌肉汤（CEB）或 PSB 增菌肉汤增菌，在 4℃下培养（22±1）d。

4. 二次增菌

GB 4789.8—2016、SN/T 0174—2011 及 FDA/BAM（*Yersinia enterocolitica*）：未提及二次增菌。

ISO 10273—2017：在低温冷增菌法中，在 CEB 或 PSB 增菌肉汤培养（8±1）d 和（22±1）d 后，将 0.1 mL 增菌液转移到 10 mL 含氯化镁的改良 Rappaport 肉汤（MRB）增菌液中，25℃培养 4 d。

5. 分离-选择性培养基及培养条件

GB 4789.8—2016：CIN-1 琼脂平板和改良 Y 琼脂平板，(26±1)℃培养（48±2）h。

SN/T 0174—2011：①PSB 增菌液划线接种于 CIN 琼脂平板，30℃倒置培养 24~48 h；②ITC 增菌液划线接种于 SSDC 琼脂平板，30℃倒置培养 24~48 h。

FDA/BAM（*Yersinia enterocolitica*）：划线至麦康凯（MacConkey）平板和 CIN 平板，30℃下孵育 1~2 d。

ISO 10273—2017：CIN 琼脂平板，倒置 30℃培养（24±2）h。

6. 纯培养时接种培养基及培养时间

GB 4789.8—2016：营养琼脂平板，(26±1)℃培养 24 h。

SN/T 0174—2011：营养琼脂平板，30℃培养 24 h。

FDA/BAM（*Yersinia enterocolitica*）：酵母抽提物的胰蛋白酶大豆琼脂（TSAYE）平板，培养时间未说明。

ISO 10273—2017：CIN 琼脂平板，30℃培养（24±2）h；营养琼脂、血琼脂或胰蛋白胨大豆琼脂，30℃培养 18~24 h。

7. 鉴定时接种培养基、时间及方法

GB 4789.8—2016：典型菌落在 CIN-1 上为深红色中心，周围具有无色透明圈（红色牛眼状菌落），菌落大小为 1~2 mm，在改良 Y 琼脂平板上为无色透明、不黏稠的菌落。改良克氏双糖铁琼脂，(26±1)℃培养 24 h，斜面和底部皆变黄且不产气。

SN/T 0174—2011：CIN 琼脂平板，典型的小肠结肠炎耶尔森氏菌菌落光滑，直径≤1mm，红色中心，半透明边缘。用有斜透射光源的立体显微镜观察菌落无晕圈，呈细小颗粒状。SS-DC 琼脂平板，典型的小肠结肠炎耶尔森氏菌菌落，直径≤1mm，灰白色，边缘模糊无晕圈，用有斜透射光源的立体显微镜观察菌落可看到呈精细颗粒状。

FDA/BAM（*Yersinia enterocolitica*）：CIN 平板，典型菌落直径 1~2 mm，中心为深红色，边缘清晰，周围有清晰的无色区域的菌落。麦康凯（MacConkey）琼脂平板典型菌落直径 1~2 mm、扁平、无色或淡粉色菌落，筛除红色或黏液菌落。

ISO 10273—2017：需要使用耶尔森氏菌的对照菌株，特别是在 CIN 琼脂上帮助区分致病性小肠结肠炎耶尔森氏菌和其他耶尔森氏菌菌种。每种确认试验都应使用适当的阳性和阴性对照菌株。在 CIN 琼脂上，致病性小肠结肠炎耶尔森氏菌表现为边缘完整的圆形光滑小菌落（约 1 mm 或以下）。菌落中心有一个小的深红色锐边（"靶心"）。周围的边缘半透明或透明，用斜射光检查时，没有彩虹色，呈细颗粒状（暗场照明或斜射光有助于将小肠结肠炎耶尔森氏菌的特征菌落与其他耶尔森氏菌菌种和一些非耶尔森氏菌菌种的非常相似的菌落区分开来；如果背景菌群在 CIN 平板上密集生长，致病性小肠结肠炎耶尔森氏菌的菌落可能较小，典型的红色中心可能不清晰或不存在）。

CR-MOX 琼脂试验检验毒力质粒（*pYV*），从纯培养的菌株中挑出几个菌落（脲酶阳性，菌落形态典型），接种到 CR-MOX 琼脂表面，在 37℃下培养 24~48 h（*pYV* 在实验室储存、长时间培养和反复传代过程中会自发丢失。因此，毒力质粒检验应在确认的早期阶段进行），呈阳性反应的平板含有尖锐的橙红色（刚果红结合）针尖状菌落（钙依赖性生长，温度为 37℃），可能还有无色的较大菌落。阴性反应的平板只含有无色菌落（由于毒力质粒 *pYV* 可能会在实验室的继代培养过程中丢失，因此也要继续对测试中出现阴性反应的菌株进行确认）。

吡嗪酰胺酶检验，在培养基斜面接种典型菌株，在 30℃下培养（48±4）h，加入 1 mL 使用当天现配的 1%硫酸铁（Ⅱ）铵溶液，如在 15 min 内出现粉红色，反应呈阳性，表明存在由吡嗪酰胺酶形成的吡嗪酸。

8. 生化试验

GB 4789.8—2016：将尿素酶阳性及 26℃有动力而 36℃无动力的营养琼脂平板上的可疑菌落接种生化反应管，生化反应在（26±1）℃进行，涉及动力（26℃）、尿素酶、VP 试验（26℃）、鸟氨酸脱羧酶、蔗糖、棉子糖、山梨醇、甘露醇及鼠李糖试验。

SN/T 0174—2011：选取尿素酶检验阳性、吲哚检验阳性或阴性、发酵葡萄糖阳性、葡萄糖产气阴性、发酵乳糖阴性、产生硫化氢阴性及氧化酶检验阴性的菌落进行进一步的生化试验，涉及赖氨酸脱羧酶、鸟氨酸脱羧酶、蔗糖、鼠李糖、海藻糖和木糖发酵、西蒙氏柠檬酸盐、吐温酯酶等试验。

FDA/BAM（*Yersinia enterocolitica*）：采用 LAIA 斜面阳性培养菌，划线至一个 TSAYE 培养平板并进行室温培养。对 TSAYE 上的培养菌进行纯度检验、氧化酶测试及革兰氏染色。将 TSAYE 上的菌落接种至含有蛋黄的培养基，如厌氧蛋黄（AEY）琼脂，用于脂肪酶反应（在室温下进行 2~5 d 的厌氧培养）。同时，接种以下生化测试培养基并在室温下孵育 3 d（除运动性测试培养基和 MR-VP 肉汤，培养条件均为 35~37℃下孵育 24 h）：脱羧酶基础培养基（Falkow）、苯丙氨酸脱氨酶琼脂、动力测试培养基（半固体）、胰蛋白胨肉汤、吲哚试验、MR-VP 肉汤、溴甲酚紫肉汤、西蒙氏柠檬酸盐琼脂、小牛肉浸液肉汤及 API 20E 系统或 Vitek GNI、吡嗪酰胺酶琼脂斜面（48 h）、β-D-葡萄糖苷酶试验（30℃，24 h）及脂肪酶测试对耶尔森氏菌进行生化鉴定。

第四节　小肠结肠炎耶尔森氏菌检验过程质量控制和常见问题解析

微生物实验室通过检验得出的各项数据和结论的准确性和可靠性直接决定了其所提供的技术支持和防控策略的可靠性和有效性，对人民群众的健康安全和社会的稳定有着很大程度的影响。因此，有效提高微生物检验室的检验工作质量及水平，确保所提供数据和结论的准确可靠至关重要。

一、检验过程质量控制

1. 空白对照质量控制

实验过程中，每批样品前增菌液、选择性增菌液、分离平板等都要做空白对照。如果空白对照平板上出现小肠结肠炎耶尔森氏菌可疑菌落时，应废弃本次实验结果，并对增菌液、吸管、平皿、培养基、实验环境等进行污染来源分析。

2. 阳性对照质量控制

定期使用小肠结肠炎耶尔森氏菌的标准株，在 P2 实验室或符合国家要求和相关规定的阳性对照实验室内，用适当的食品样品进行阳性对照试验验证，染菌剂量应控制在 10~100 CFU/25 g 样品，并进行记录，此验证试验至少每 2 个月进行一次。

3. 培养基和试剂质量控制

每 2 个月将所使用的培养基和生化试剂用小肠结肠炎耶尔森氏菌的标准菌株或阴性菌株（如大肠埃希氏菌 ATCC25922）进行验证，并进行记录。

二、操作要点和注意事项

（1）使用均质袋进行前增菌培养时，应使用带有底托的均质袋架子，防止培养过程中前增菌液袋子歪倒泄漏污染培养箱。

（2）在 CIN-1 琼脂平板和改良 Y 琼脂平板上划线分离时，应三区划线，且线条应稀疏不宜过密，以免杂菌生长过大，掩盖可疑小肠结肠炎耶尔森氏菌的检出。

（3）改良克氏双糖试验中，应先在斜面划线，再于底层穿刺。由于培养 36~48 h 后小肠结肠炎耶尔森氏菌会产碱，造成斜面变红，因此应注意培养时效，在培养 24 h 时观察结果。

（4）在培养箱中叠放培养皿时，为防止中间平皿过热，高度不得超过 6 个平皿。

（5）本方法移液时可使用可连接吸管的电动移液器，在使用过程中，一旦液体进入电动移液器滤膜中，应立即对过滤膜进行更换，以防止交叉污染。

（6）当对易产生较大颗粒的样品（如肉类）进行检测时，建议使用带滤网均质袋，以方便均质后用吸管吸取匀液。

（7）鉴于微量移液器移液头较短，为控制污染，在本方法移液过程中不推荐使用微量移液器。

（8）CIN-1 平板制备后应避光冷藏保存，并在 24 h 内使用完毕。

三、常见问题解析

1. 是否所有小肠结肠炎耶尔森氏菌均有致病性？

解析：小肠结肠炎耶尔森氏菌并非都有致病性，其可分为 1A、1B、2、3、4、5 型 6 个生物型，生物 1A 型中的菌株均属于非致病型菌株，而生物 1B、2~5 型中大多数为致病型菌株。

2. 如果生化鉴定为小肠结肠炎耶尔森氏菌的培养物和 O 因子血清不凝集，是否还可判定为小肠结肠炎耶尔森氏菌？

解析：可以。因为小肠结肠炎耶尔森氏菌目前发现了 60 多种 O 抗原，但几个较大血清生产商的产品都不全，如日本生研有 O：1、O：2、O：3、O：5、O：8、O：9 等血清型，丹麦 SSI 有 O：3、O：9 等主要致病型的血清，因此如果出现生化鉴定正确的菌株和 O 因子血清均不凝集，也应判定为小肠结肠炎耶尔森氏菌。

3. 为什么增菌时间长短可根据对样品污染程度的估计确定？

解析：因为某些样品中小肠结肠炎耶尔森氏菌赋存量较低，(26 ± 1)℃培养 48~72 h 时增菌液中的小肠结肠炎耶尔森氏菌的增菌量难以达到检出水平，在此情况下可适当延长增菌时间，以提高检验的准确性。

4. 是否所有培养状态下小肠结肠炎耶尔森氏菌都有动力？

解析：不是。小肠结肠炎耶尔森氏菌在 22~30℃培养条件下形成丰富鞭毛；33℃仅形成少量鞭毛；35℃以上培养时则无鞭毛形成。

5. 如果小肠结肠炎耶尔森氏菌在半固体培养基中，于 (26 ± 1)℃培养 24 h 无动力现象，是继续进行下一步检验还是舍弃？

解析：需要保留菌株进行下一步检验。因为小肠结肠炎耶尔森菌从糖发酵管或尿素培养基转种至半固体培养基，会造成部分菌株动力丧失，可通过接种血琼脂平板或 BHI 平板恢复其动力。即使 (26 ± 1)℃和 (36 ± 1)℃两个温度均无动力的菌株，也应保留进行下一步检验。

6. 为什么除乳与乳制品外，其他食品的增菌液需经碱处理？

解析：由于小肠结肠炎耶尔森氏菌相对耐碱，所以用碱处理可以降低杂菌干扰，提高目的菌的检出率。由于乳品加碱后蛋白质会变性成团，增加该菌的检出难度，所以乳与乳制品不需要加碱处理。

7. 如何配制和使用 50%甘油-BHI 肉汤菌种冻存液？

解析：取 BHI 肉汤干粉，按说明书加入 1/2 体积的水彻底溶解后，再加入等体积的甘油，混匀，分装于 2 mL 菌种冻存管中（1.5 mL/管），121℃高压灭菌 15 min，-20℃贮存备用。使用时，将 BHI 肉汤冻存管从-20℃取出，恢复至室温，将已鉴定完成的小肠结肠炎耶尔森氏菌用无菌棉签从营养琼脂平板上刮取，加入 50%甘油-BHI 肉汤中，混匀后用防冻记号笔标识清晰，-80℃长期保存备查。

8. 如果在前增菌或选择增菌结束后，肉汤中未见微生物生长，是否可以终止实验？

解析：不可以。因为肉眼可见的细菌浓度为 10^7 CFU/mL，在此浓度以下，肉眼虽不能发现微生物生长，但实际上溶液中已经有微生物生长。

9. 为什么使用 VITEK 2 Compact 全自动微生物生化鉴定系统不能准确鉴定出小肠结肠炎耶尔森氏菌？

解析：用 VITEK 2 Compact 全自动微生物生化鉴定系统可以将小肠结肠炎耶尔森氏菌鉴定

到属，但不能鉴定到种，还需结合其他生化反应进一步鉴定到种。

10. 使用微生物生化鉴定试剂盒鉴定小肠结肠炎耶尔森氏菌，生化反应应于什么温度下进行？

解析：由于小肠结肠炎耶尔森氏菌的最佳生长代谢温度为25~28℃，在此温度下生长的小肠结肠炎耶尔森氏菌方能表现出某些生化特性，因此使用微生物生化鉴定试剂盒应于26℃进行反应。

11. 如检验中遇到非典型性小肠结肠炎耶尔森氏菌，想对菌种进行确认怎么办？

解析：建议将菌种接种半固体琼脂试管，送至权威机构进行系统鉴定。

思考题

1. 小肠结肠炎耶尔森氏菌经常存在于哪类食品？增菌时为什么要采用低温长时间培养？
2. 简述国标法中小肠结肠炎耶尔森氏菌检验的基本流程及关键控制点。
3. 国标法与FDA/BAM方法在小肠结肠炎耶尔森氏菌检验中有何差异？
4. 如何制定有效的质控措施来确保小肠结肠炎耶尔森氏菌检验结果的准确性与可靠性？

第八章 空肠弯曲杆菌检验

【学习目标】
1. 了解空肠弯曲杆菌在食品产业链中的传播及流行状况。
2. 掌握空肠弯曲杆菌的基本概念及生理生化特性。
3. 掌握空肠弯曲杆菌的常规分离、纯化及检验方法。
4. 能够解决空肠弯曲杆菌在检验过程中的常见质量控制问题。

空肠弯曲杆菌（*Campylobacter jejuni*）广泛存在于鸟类、犬、猫、猪、牛等动物中，该菌近几年正从不引人注目的动物病原体一跃成为人类急性肠炎的一个重要致病菌。食品被空肠弯曲杆菌污染的重要原因是动物粪便，其次是健康带菌者，食品和饮用水受到该菌的污染可引起人类肠炎的暴发。因此，需制定预防空肠弯曲杆菌食物中毒的相应措施并加强食品卫生检验与卫生管理。

第一节 空肠弯曲杆菌概述

一、空肠弯曲杆菌简介

空肠弯曲杆菌（*Campylobacter jejuni*）隶属弯曲菌属（*Campylobacter*），是微需氧型革兰氏阴性螺旋弯曲菌，大小为（0.2~0.8）μm×（0.5~5）μm，有鞭毛，无芽孢，无荚膜。作为共生生物生活在许多家养和野生鸟类及哺乳动物的胃肠道中，包括20种和亚种，也有研究分为16种和6种亚种。除了不活动弯曲菌（*C. gracilis*）和昭和弯曲菌（*C. showae*）多鞭毛外，其他弯曲杆菌都在细胞的一端或两端有一个单极的无鞘鞭毛。

空肠弯曲杆菌有侵袭力，既有内毒素也分泌外毒素。该菌耐寒，-20℃可存活2~5个月；在室温下仅可存活数天，对热敏感，60℃处理20 min即可杀死。该菌耐酸碱，故易在胃肠道中生存。该菌在水、牛奶及粪便中存活较久，人粪中如含菌数1×10^8/g，可保持活力达7 d以上。

本菌生化反应不活泼，不利用糖类，MR、VP试验阴性，在含3.5%氯化钠培养基中不生长，产生硫化氢，硝酸盐还原阳性，过氧化氢酶阳性，氧化酶阳性，能在含1%甘氨酸中生长，对萘啶酸敏感，在氯化三苯基四氮唑（TTC）400 μg/mL 中生长呈红色菌落，能水解马尿酸。有菌体（O）抗原、热不稳定 K 抗原和鞭毛（H）抗原。根据 O 抗原不同，可将空肠弯曲杆菌分为 48 种以上血清型。

空肠弯曲杆菌主要的传染源为动物，以家禽、野禽及家畜带菌量最多。传播途径主要包括饮食、饮水及直接接触（人-畜，人-人）。食用未经加工或加工不当的肉、蛋、奶等易被弯曲杆菌污染的食物或是饮用被污染生水均可引起疾病传播。从环境到污染鸡盲肠、家禽胴体以及最终成为人类致病因子的途径中存在许多障碍，但弯曲杆菌的生存和感染机制尚不清楚。在大多数有症状的病例中，弯曲杆菌病表现为轻度和自限性胃肠炎，症状表现为发烧、呕吐和头痛 1～3 d，随后腹痛 3～7 d，水样或带血的腹泻。然而，在少数个体中，空肠弯曲杆菌感染是更严重疾病的前兆，包括免疫反应性并发症，如格林-巴利综合征（GBS）和 Millere-Fisher 综合征（MFS），这是一种可能致命的慢性瘫痪。

据世界卫生组织估计，全球由传染性病原体引起的食源性疾病中，约有 1/6 可归因于弯曲杆菌，这使得弯曲杆菌成为继诺如病毒之后的第二重要致病因素。在欧盟，人弯曲杆菌病的发病率与肉鸡胴体弯曲杆菌相关。例如，在芬兰和瑞典等欧盟国家，鸡肉胴体空肠弯曲杆菌污染率普遍较低，因此这些国家人类弯曲杆菌感染的发生率同样处于较低水平。

二、空肠弯曲杆菌在食品产业链的流行和传播

空肠弯曲杆菌广泛散布在各种动物体内，其中以家禽、野禽和家畜带菌最多，在啮齿类动物中也分离出弯曲杆菌。病菌通过其粪便排出体外，污染环境。当人与这些动物密切接触或食用被污染的食品时，病原菌即进入人体。市售家禽、家畜的肉、奶、蛋类多被弯曲杆菌污染，如进食未加工或加工不适当或吃凉拌菜等，均可引起传染。本部分以禽类生产加工过程中空肠弯曲杆菌的污染和传播为例进行介绍。

1. 在退饲和运输期间传播

退饲时间是指鸟、禽类被剥夺食物的总时间，即运输和屠宰前在屠宰场等候期间，通常具有 8～12 h 的窗口期。退饲时间不足会导致肠内仍有部分饲料和粪便，在加工过程中肠道内容物可能会引起肠道破裂，污染胴体。

在装载和运输鸟、禽类期间，动物可能会由于挤压、运动、温度波动以及食物和水的缺乏而受到压力。在应激动物中，肠道蠕动可能会增加，导致更多的粪便和病原体排泄。弯曲杆菌阳性鸡群的盲肠弯曲杆菌水平在运输和饲养后被证明比农场测试的高。Stern 等证明，在运输和饲养之后，与农场相比，禽鸟外部的弯曲杆菌数量显著增加。

2. 运输及加工工具

运输工具、板条箱或集装箱系统是农场和屠宰场之间的物理连接。许多研究表明，在清洗和消毒后，容器仍然受到弯曲杆菌的污染，板条箱中携带的不同弯曲杆菌菌株比以前更多，这可能与清洗和漂洗水的循环利用以及弯曲杆菌在水中存在消毒剂情况下生存的能力相关。屠宰房在某种程度影响着弯曲杆菌的污染程度，它与清洗和消毒过程的效率以及清洗和消毒过程与重复使用间的干燥时间有关。

使用污染的容器装载禽类会导致以下情况：①存在于在板条箱上的弯曲杆菌可能感染农场余下的其他禽类；②容器中的禽类外表面受弯曲杆菌污染，而弯曲杆菌仍然存在于清洁和消毒的容器中，导致胴体受污染；③对于没有感染空肠弯曲杆菌的群体，使用污染的容器可能会导

致禽类在运输期间和屠宰房内受到弯曲杆菌的内部定植。禽类与运输工具之间的接触时间也是影响感染的重要因素。

生产线清洗消毒不彻底而残留的有机物对弯曲杆菌有保护作用，且能够促进生物膜形成及菌种间的协同作用，使弯曲杆菌能在清洗消毒后仍在加工器具上存活。

3. 加工过程中胴体感染关键点

（1）卸货、悬挂与宰杀　从板条箱中卸载禽类的方法是导致放血后尸体上弯曲杆菌数量增加的一个风险因素。与人工从板条箱或容器中挑选并悬挂的禽类相比，从自动倾倒容器的禽类中检出弯曲杆菌数量更高。倾斜整个容器可能会把粪便和禽类倒在传送带上，导致更多的禽类受到外部污染。研究还表明，在拔毛和清洗后，电晕家禽尸体上弯曲杆菌的数量比气晕家禽的高，因为电晕诱导排便。

（2）烫洗　在烫洗过程中，弯曲杆菌数量大幅下降，但在烫洗后胴体上仍可检验到弯曲杆菌。由于取样方法（如颈部皮肤与胴体漂洗）和表达单位（CFU/g、CFU/cm^2、CFU/mL、CFU/胴体）的差异，不同研究之间的绝对数字很难进行比较。总的来说，烫洗尸体上的弯曲杆菌数量比预烫尸体上的弯曲杆菌数量减少约 2 log。因为弯曲杆菌对热敏感，不能在烫洗温度下长时间生存，烫洗温度对弯曲杆菌的数量很重要。定植的群体在烫洗和拔毛后，弯曲杆菌污染显著降低。

尽管弯曲杆菌对热敏感，但由于在烫洗水中存在粪便和有机物，弯曲杆菌似乎仍能够在烫洗水中生存。

（3）拔毛　拔毛可以去除附着在羽毛上的弯曲杆菌，但拔毛过程对胴体腹部施加压力，从而迫使可能受污染的粪便附着到胴体和设备上，导致胴体上弯曲杆菌的数量相比于烫洗后增加。在大多数研究中，拔毛后与拔毛前的胴体相比，弯曲杆菌数量的增减似乎取决于屠宰批次和屠宰场最初的弯曲杆菌定植或污染程度。

（4）净膛　在不同的取内脏步骤中，如果没根据禽类大小调整设备或禽类大小变化很大，可能会导致禽类肠道的切割或破裂，弯曲杆菌污染的肠道内容物会泄漏到胴体上。在嗉囊移除过程，可能发生破裂，导致内容物溢出到胴体。

（5）冷却　弯曲杆菌的数量在冷冻期间会再次下降。在空气冷却过程中，干燥效应会对弯曲杆菌造成生理应激。尽管在冷水中可能会产生交叉污染，但将胴体浸泡在水中可以去除胴体上的细菌。冷却处理与弯曲杆菌污染率之间并非显著的负相关。在一些国家，如美国和澳大利亚，在冷水中添加氯气，这可能会更有效地减少胴体上的细菌负荷，而是否存留微生物与特定菌株的存活力有关。

4. 物流屠宰

物流屠宰是一种防止交叉污染的方法，通过安排弯曲杆菌定植家禽只在非定植家禽之后屠宰，在屠宰日或屠宰周结束时屠宰，可降低弯曲杆菌污染的屠宰批次。

5. 对肉鸡酮体进行冷冻保藏或加热处理

冷却后冷冻会显著减少弯曲杆菌数，随着冷冻在一定时间内延长，空肠弯曲杆菌数逐渐减少。由于冷冻后水分减少，与速冻相比，缓冻形成的大冰晶在解冻时更易造成细胞壁破裂和水分减少。冷冻后弯曲杆菌的减少量与禽类群体最初的感染量有关。

三、空肠弯曲杆菌与食品安全

1978 年，在佛蒙特州的本宁顿首次报道了水源性弯曲杆菌的暴发，随后相继有很多关于水源性弯曲杆菌暴发的报告。然而，由于缺乏具体的通报和检验系统，许多国家可能仍未充分报告疫情对应的不同的弯曲杆菌属。空肠弯曲杆菌是世界范围内水源性疾病暴发的主要病原体，大多数报告疾病暴发主要发生在北欧国家，与相对较小的地下水工程没有充分杀菌消毒有关。弯曲杆菌暴发的常见原因是污水污染或暴雨造成的交叉连接和水处理中断。

在1998—2016年间，美国总共报告了465起单州疫情和8003例病例，弯曲杆菌疫情暴发的传染源通常为乳制品（32%）、鸡肉（17%）和蔬菜（6%）。与鸡肉相比，乳制品（1.86%）的暴发率最高，其次是蔬菜（1.35%）和肉制品（0.76%）。夏季（35%）报告的疫情较多，随后是春季（26%）和秋季（22%）。研究发现，暴发次数最多的是西部159次（34%）和中西部137次（29%）普查区，强调了乳制品、鸡肉和蔬菜作为食物载体在弯曲杆菌暴发中的作用。

典型的空肠弯曲杆菌肠炎常在感染病原菌24~72 h后起病，临床表现为急性水样或血样腹泻、发热及腹部绞痛，可同时伴有恶心呕吐、轻度脱水等，症状平均持续6 d。腹痛与急性阑尾炎类似，应避免因误诊造成不必要的手术，发热可为低热也可高达40℃以上。该病在发展中国家中以儿童多见，发达国家中儿童与成人均为易感人群。夏秋季是发病高峰，季节性在发达地区较为明显。当感染人体的空肠弯曲杆菌浓度达到800 CFU时即可导致腹泻，浓度的增加可导致疾病感染率的增加。

第二节 空肠弯曲杆菌检验

空肠弯曲杆菌是引起人类腹泻最常见的致病菌之一，其引起食物中毒的主要原因是食用了含有空肠弯曲杆菌活菌及其肠毒素和细菌毒素的食品，属于混合型细菌性食物中毒。目前，食品中空肠弯曲杆菌的检验包括传统的分离、鉴定和生化检验及核酸检验方法等。

一、实验目的

1. 了解空肠弯曲杆菌检验的原理。
2. 掌握食品中空肠弯曲杆菌检验的方法和生化试验操作及结果判定。

二、实验原理

空肠弯曲杆菌对营养要求严格，在普通培养基上难以生长，在凝固血清或血琼脂培养基上培养36 h可形成无色半透明的毛玻璃样小菌落，半径0.5~1 mm，单个菌落呈中间凸起，周边不规则，呈现白色或奶油色，表面光滑或粗糙，无溶血现象。生化反应不活泼，不发酵糖类，不分解尿素，靛基质阴性。可还原硝酸盐，氧化酶和过氧化氢酶阳性。能产生微量或不产生硫化氢，甲基红和VP试验阴性，柠檬酸盐培养基中不生长，在弯曲杆菌中唯一马尿酸呈阳性反应。

三、实验材料

1. 设备和材料

除微生物实验室常规灭菌及培养设备外，其他设备和材料如下。

(1) 恒温培养箱 （25±1）℃、（36±1）℃、（42±1）℃。

(2) 冰箱 2~5℃。

(3) 恒温振荡培养箱 （36±1）℃、（42±1）℃。

(4) 天平 感量 0.1 g。

(5) 均质器与配套均质袋。

(6) 振荡器。

(7) 无菌吸管 1 mL（具 0.01 mL 刻度）、10 mL（具 0.1 mL 刻度）或微量移液器及吸头。

(8) 无菌锥形瓶 容量 100 mL、200 mL、2000 mL。

(9) 无菌培养皿 直径 90 mm。

(10) pH 计或 pH 比色管或精密 pH 试纸。

(11) 水浴装置 （36±1）℃、100℃。

(12) 微需氧培养装置 提供微需氧条件（5%氧气、10%二氧化碳和85%氮气）。

(13) 过滤装置及滤膜 0.22 μm、0.45 μm。

(14) 显微镜 10×~100×，有相差功能。

(15) 离心机 离心速度≥20000 g。

(16) 比浊仪。

(17) 微生物生化鉴定系统。

2. 培养基和试剂

(1) Bolton 肉汤（Bolton broth） 见附录 3 中 3.69。

(2) 改良 CCD 琼脂（modified Charcoal Cefoperazone Deoxycholate Agar，mCCDA） 见附录 3 中 3.45。

(3) 哥伦比亚血琼脂（Columbia blood agar） 见附录 3 中 3.46。

(4) 布氏肉汤（Brucella broth） 见附录 3 中 3.70。

(5) 氧化酶试剂 见附录 2 中 2.1。

(6) 马尿酸钠水解试剂 见附录 2 中 2.12。

(7) Skirrow 血琼脂（Skirrow blood agar） 见附录 3 中 3.47。

(8) 吲哚乙酸酯纸片 见附录 2 中 2.13。

(9) 0.1%蛋白胨水 见附录 3 中 3.71。

(10) 1 mol/L 硫代硫酸钠（$Na_2S_2O_3$）溶液 见附录 2 中 2.14。

(11) 3%过氧化氢（H_2O_2）溶液 见附录 2 中 2.15。

(12) 空肠弯曲杆菌显色培养基。

(13) 生化鉴定试剂盒或生化鉴定卡。

四、实验方法和步骤

1. 检验程序

空肠弯曲杆菌检验程序如图 8-1 所示。

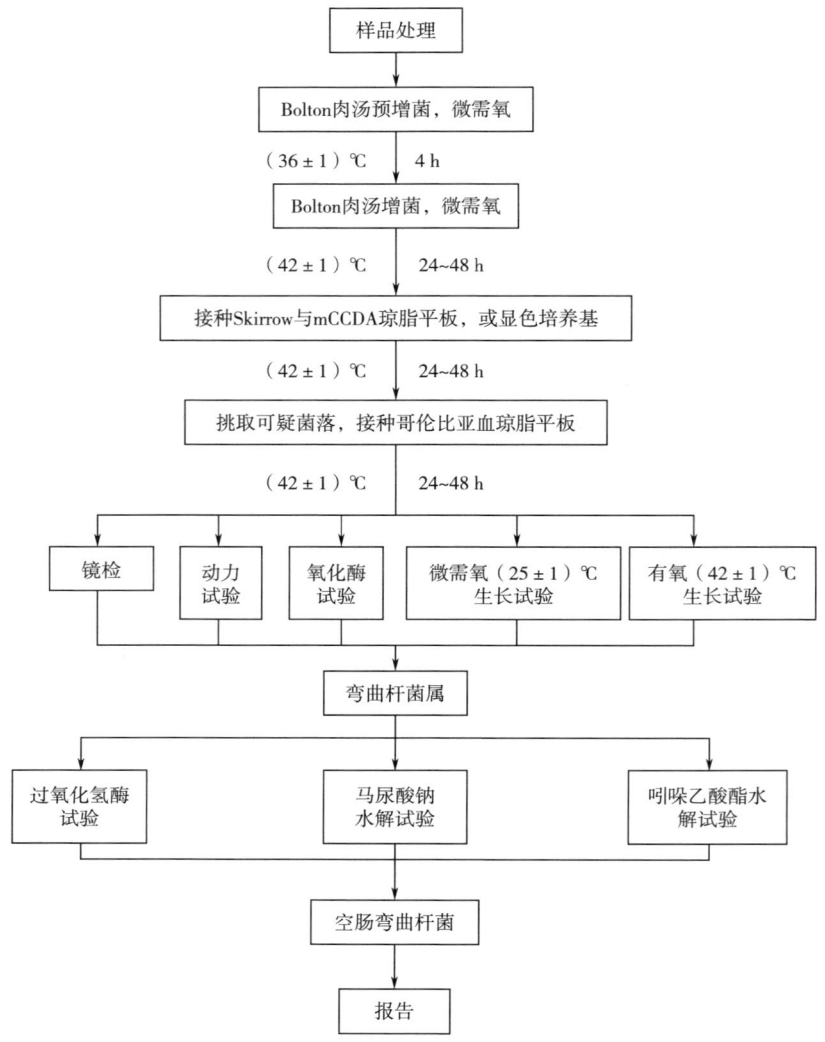

图 8-1　空肠弯曲杆菌检验程序

2. 操作步骤

（1）样品处理

①一般样品：取 25 g（mL）样品（水果、蔬菜、水产品为 50 g）加入盛有 225 mL Bolton 肉汤的有滤网的均质袋中（若为无滤网均质袋可使用无菌纱布过滤），用拍击式均质器均质 1~2 min，经滤网或无菌纱布过滤，将过滤液进行培养。

②整禽等样品：用 200 mL 0.1% 的蛋白胨水中充分冲洗样品的内外部，并振荡 2~3 min，经无菌纱布过滤至 250 mL 离心管中，16000 g 离心 15 min 后弃去上清，用 10 mL 0.1% 蛋白胨水悬浮沉淀，吸取 3 mL 于 100 mL Bolton 肉汤中进行培养。

③贝类：取至少 12 个带壳样品，除去外壳后将所有内容物放到均质袋中，用拍击式均质器均质 1~2 min，取 25 g 样品至 225 mL Bolton 肉汤中（1∶10 稀释），充分振荡后再转移 25 mL 于 225 mL Bolton 肉汤中（1∶100 稀释），将 1∶10 和 1∶100 稀释的 Bolton 肉汤同时进行培养。

④蛋黄液或蛋浆：取 25 g（mL）样品于 125 mL Bolton 肉汤中并混匀（1∶6 稀释），再转移 25 mL 于 100 mL Bolton 肉汤中并混匀（1∶30 稀释），同时将 1∶6 和 1∶30 稀释的 Bolton 肉汤进行培养。

⑤鲜乳、冰淇淋、奶酪等：若为液体乳制品取 50 g；若为固体乳制品取 50 g 加入盛有 50 mL 0.1% 蛋白胨水的有滤网均质袋中，用拍击式均质器均质 15~30 s，保留过滤液。必要时调整 pH 至 7.5±0.2，将液体乳制品或滤液以 20000 g 离心 30 min 后弃去上清，用 10 mL Bolton 肉汤悬浮沉淀（尽量避免带入油层），再转移至 90 mL Bolton 肉汤进行培养。

⑥需表面涂拭检验的样品：无菌棉签擦拭检验样品的表面（面积至少 100 cm^2 以上），将棉签头剪落到 100 mL Bolton 肉汤中进行培养。

⑦水样：将 4 L 的水（对于氯处理的水，在过滤前每升水中加入 5 mL 1mol/L 硫代硫酸钠溶液）经 0.45 μm 滤膜过滤，把滤膜浸没在 100 mL Bolton 肉汤中进行培养。

（2）预增菌与增菌　在微需氧条件下，(36±1)℃ 培养 4 h，如条件允许配以 100 r/min 的速度进行振荡。必要时测定增菌液的 pH 并调整至 7.4±0.2，(42±1)℃ 继续培养 24~48 h。

（3）分离　将 24 h 增菌液、48 h 增菌液及对应的 1∶50 稀释液分别划线接种于 Skirrow 血琼脂与 mCCDA 琼脂平板上，微需氧条件下 (42±1)℃ 培养 24~48 h。另外，可选择使用空肠弯曲杆菌显色平板作为补充。

观察 24 h 培养与 48 h 培养的琼脂平板上的菌落形态，mCCDA 琼脂平板上的可疑菌落通常为淡灰色，有金属光泽、潮湿、扁平，呈扩散生长的倾向。Skirrow 血琼脂平板上的第一型可疑菌落为灰色、扁平、湿润有光泽，呈沿接种线向外扩散的倾向；第二型可疑菌落常呈分散凸起的单个菌落，边缘整齐、发亮。空肠弯曲杆菌显色培养基上的可疑菌落按照说明进行判定。

（4）鉴定

①弯曲杆菌属的鉴定：挑取 5 个（如少于 5 个则全部挑取）或更多的可疑菌落接种到哥伦比亚血琼脂平板上，微需氧条件下 (42±1)℃ 培养 24~48 h，按照本部分①~⑤进行鉴定，结果符合表 8-1 的可疑菌落确定为弯曲杆菌属。

表 8-1　　　　　　　　　　　　　　　弯曲杆菌属的鉴定

项目	弯曲杆菌属特性
形态观察	革兰氏阴性，菌体弯曲如小逗点状，两菌体的末端相接时呈 S 形、螺旋状或海鸥展翅状[①]
动力观察	呈现螺旋状运动[②]
氧化酶试验	阳性
微需氧条件下 (25±1)℃ 生长试验	不生长
有氧条件下 (42±1)℃ 生长试验	不生长

注：①有些菌株的形态不典型。
　　②有些菌株的运动不明显。

②形态观察：挑取可疑菌落进行革兰氏染色，镜检。

③动力观察：挑取可疑菌落用 1 mL 布氏肉汤悬浮，用相差显微镜观察运动状态。

④氧化酶试验：用铂/铱接种环或玻璃棒挑取可疑菌落至氧化酶试剂润湿的滤纸上，如果

在 10 s 内出现紫红色、紫罗兰或深蓝色为阳性。

⑤微需氧条件下（25±1）℃生长试验：挑取可疑菌落，接种到哥伦比亚血琼脂平板上，微需氧条件下（25±1）℃培养（44±4）h，观察细菌生长情况。

⑥有氧条件下（42±1）℃生长试验：挑取可疑菌落，接种到哥伦比亚血琼脂平板上，有氧条件下（42±1）℃培养（44±4）h，观察细菌生长情况。

（5）空肠弯曲杆菌的鉴定

①过氧化氢酶试验：挑取菌落，加到干净玻片上的3%过氧化氢溶液中，如果在30 s 内出现气泡则判定结果为阳性。

②马尿酸钠水解试验：挑取菌落，加到盛有0.4 mL 1%马尿酸钠的试管中制成菌悬液。混合均匀后在（36±1）℃水浴中温育2 h 或（36±1）℃培养箱中温育4 h。沿着试管壁缓缓加入0.2 mL 茚三酮溶液，不要振荡，在（36±1）℃的水浴或培养箱中再温育10 min 后判读结果。若出现深紫色则为阳性；若出现淡紫色或没有颜色变化则为阴性。

③吲哚乙酸酯水解试验：挑取菌落至吲哚乙酸酯纸片上，再滴加一滴灭菌水。如果吲哚乙酸酯水解，则在5~10 min 内出现深蓝色；若无颜色变化则表示没有发生水解。空肠弯曲杆菌的鉴定结果见表8-2。

表 8-2　　　　　　　　　　空肠弯曲杆菌的鉴定结果

特征	空肠弯曲菌 （C. jejuni）	结肠弯曲菌 （C. coli）	海鸥弯曲菌 （C. lari）	乌普萨拉弯曲菌 （C. upsaliensis）
过氧化氢酶试验	+	+	+	-或微弱
马尿酸盐水解试验	+	-	-	-
吲哚乙酸酯水解试验	+	+	-	+

注：+表示阳性；-表示阴性。

④替代试验：对于确定为弯曲杆菌属的菌落，可使用生化鉴定试剂盒或生化鉴定卡代替以上①~③进行鉴定。

3. 空肠弯曲杆菌检验过程详解及关键控制点分析

（1）样品处理　无菌操作取一定量的样品加入Bolton肉汤中，注意不同样品之间处理及加样量的区别，如其中整禽、固体乳制品等样品需准备0.1%的无菌蛋白胨水进行冲洗或溶解处理。

无论哪种食品样品都应尽快检验，空肠弯曲杆菌的存活时间取决于温度，在25℃情况下的存活时间不到24 h 或更少，因此样品在原始分离前应存入冰箱或冷柜。

（2）预增菌　在微需氧条件下，（36±1）℃培养4 h，以恢复样品中病原菌的活力，便于检出。

Bolton肉汤中乳白蛋白水解物、动物组织酶解物提供碳源、氮源；酵母浸膏提供各种维生素；氯化钠维持均衡的渗透压；丙酮酸钠和偏亚硫酸氢钠能中和培养基的有毒物质，也能增强培养基的空气耐受力；α-酮戊二酸提供生长因子，促进空肠弯曲杆菌的生长；碳酸钠提供空肠弯曲杆菌最有利的酸碱环境；头孢派酮和多黏菌素B抑制革兰氏阴性菌；万古霉素和三甲氧苄胺嘧啶抑制革兰氏阳性菌；两性霉素B抑制酵母和真菌的生长。

Bolton 增菌后培养基特征如图 8-2 所示。

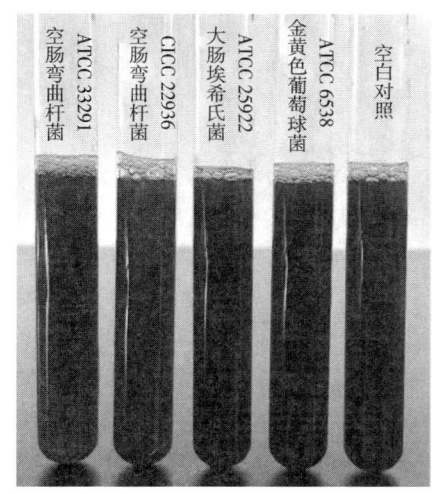

图 8-2 Bolton 增菌液

彩图 8-2

（3）增菌 由于空肠弯曲杆菌最适生长温度为 42℃，一般培养 24 h 后观察菌落，故样本需要置于 42℃中培养，达到增菌的目的。

（4）选择性分离及培养 初分离时可出现扁平粗糙型和细小光滑型两种菌落；菌落细小，可表现为粉红灰色、灰白或黄灰色、轻微黏液样外观，有些菌落沿接种线有拖尾样外观。

①Skirrow 琼脂培养基：培养基中蛋白胨、胰蛋白胨、酵母浸膏提供碳源、氮源、维生素、生长因子，氯化钠维持均衡的渗透压，丙酮酸钠、焦亚硫酸钠、硫酸亚铁有利于弯曲杆菌的生长，头孢派酮可抑制革兰氏阴性菌和部分革兰氏阳性菌，两性霉素 B 抑制真菌生长，利福平可抑制非弯曲杆菌其他厌氧菌生长。

空肠弯曲杆菌在 Skirrow 琼脂培养基上典型菌落形态如图 8-3 所示。

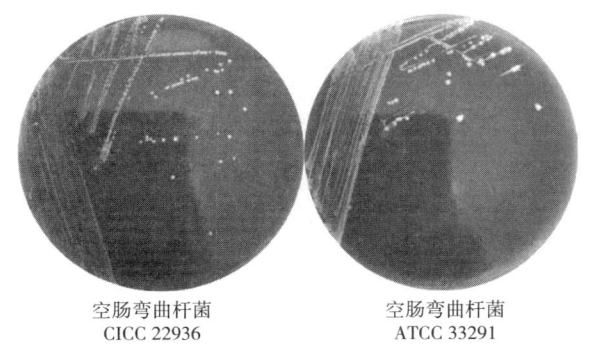

空肠弯曲杆菌　　　　空肠弯曲杆菌
CICC 22936　　　　　ATCC 33291

图 8-3 Skirrow 琼脂培养结果

彩图 8-3

②mCCDA 琼脂培养基：培养基中肉浸液、动物组织酶解物、酪蛋白酶解物提供碳源、氮源，维生素，生长因子，氯化钠维持均衡的渗透压，木炭具有解毒、收集二氧化碳和改变表面

张力的作用,去氧胆酸钠为选择性抑菌剂,头孢哌酮可抑制普通肠道菌生长,两性霉素 B 抑制酵母和真菌生长,利福平可抑制非弯曲杆菌其他厌氧菌,硫酸亚铁和丙酮酸钠有利于空肠弯曲杆菌的生长,琼脂是培养基的凝固剂。

空肠弯曲杆菌在 mCCDA 琼脂培养基上典型菌落形态如图 8-4 所示。

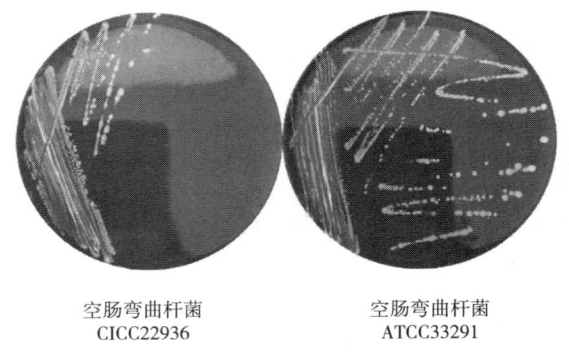

空肠弯曲杆菌
CICC22936

空肠弯曲杆菌
ATCC33291

图 8-4 mCCDA 琼脂培养结果

彩图 8-4

③显色培养基:由于不同厂家显色培养基中添加的酶作用底物和显色基团各不相同,所以形成的菌落特征就不同,应按照厂家的说明书判断。空肠弯曲杆菌在 HiMedia 公司弯曲杆菌显色培养基(货号:M2020)上生长良好,呈现浅紫至紫色的菌落。

空肠弯曲杆菌在显色培养基上典型菌落形态如图 8-5 所示。

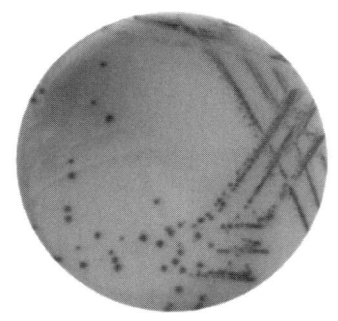

彩图 8-5

图 8-5 显色培养基菌落形态

④哥伦比亚血琼脂培养基:培养基中动物组织酶解物、淀粉提供碳氮源,维生素和生长因子,羊血是细菌生长繁殖的良好营养物质。在 45~50℃ 的基础培养基中加入血液可以保存血液中某些不耐热的生长因子,同时血细胞不被破坏。庆大霉素能抑制肠杆菌科和铜绿假单胞菌的生长。

空肠弯曲杆菌在哥伦比亚血琼脂培养基上微需氧(42±1)℃条件下生长情况如图 8-6 所示。

(5)初步鉴定 空肠弯曲杆菌属的鉴定包括形态结构染色性、培养特点等。

①镜检及动力学试验:其形态特点呈逗点状、S 形或海鸥展翅形的革兰氏阴性菌,一端或两端有单鞭毛,运动活泼。培养最适生长温度 42℃,也有少数菌为 25℃。革兰氏染色镜检结

果如图 8-7 所示。

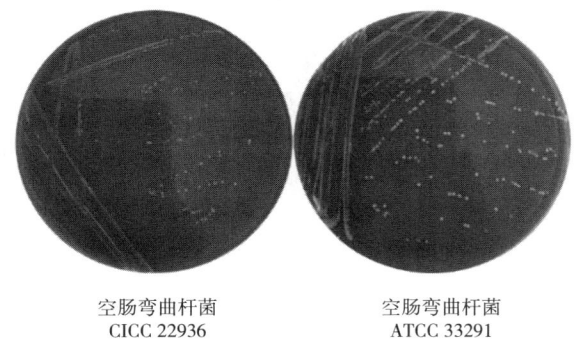

空肠弯曲杆菌　　　　空肠弯曲杆菌
CICC 22936　　　　 ATCC 33291

图 8-6　哥伦比亚血琼脂培养结果

彩图 8-6

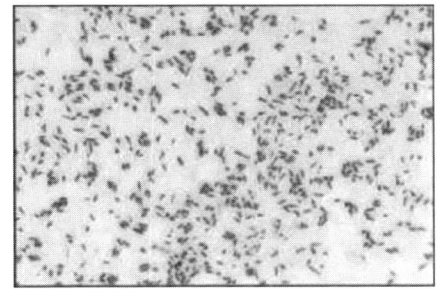

图 8-7　革兰氏染色镜检结果

彩图 8-7

②氧化酶试验：氧化酶（细胞色素氧化酶）是细胞色素呼吸酶系统的最终呼吸酶。具有氧化酶的细菌，首先使细胞色素 C 氧化，再由氧化型细胞色素 C 使对苯二胺氧化，生成有色的醌类化合物。细菌在与试剂接触 10 s 内呈深紫色，为阳性。

空肠弯曲杆菌氧化酶试验结果如图 8-8 所示。

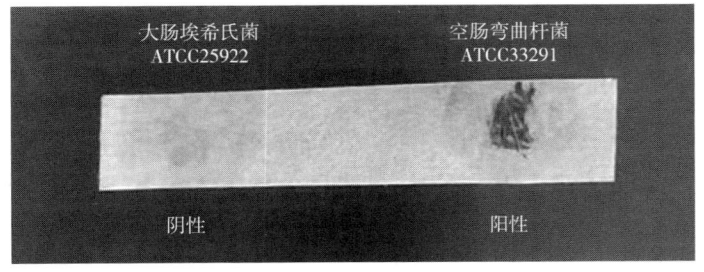

图 8-8　氧化酶试验结果

彩图 8-8

③微需氧条件下（25±1）℃生长试验：空肠弯曲杆菌在该培养条件下不生长，培养结果如图 8-9 所示。

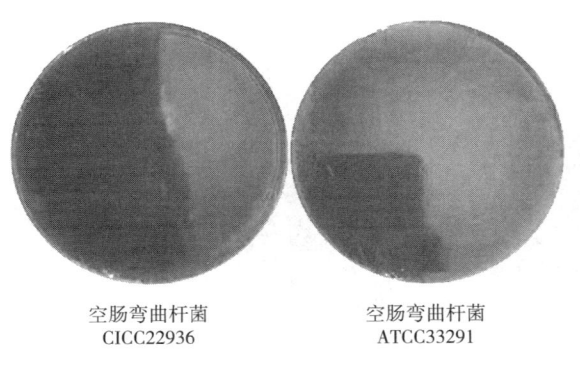

空肠弯曲杆菌　　　　　空肠弯曲杆菌
CICC22936　　　　　　ATCC33291

图 8-9　哥伦比亚血琼脂［微需氧（25±1）℃］

彩图 8-9

④需氧条件下（47±1）℃生长试验：空肠弯曲杆菌在该培养条件下不生长，培养结果如图 8-10 所示。

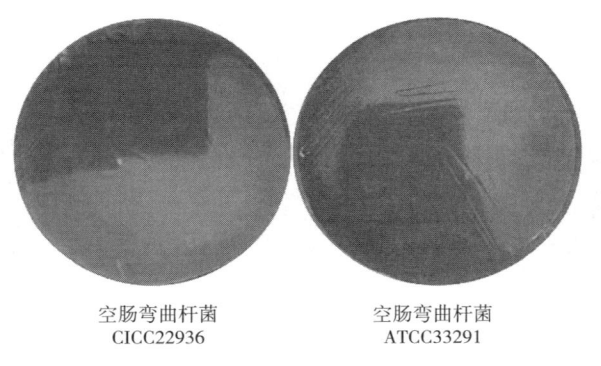

空肠弯曲杆菌　　　　　空肠弯曲杆菌
CICC22936　　　　　　ATCC33291

图 8-10　哥伦比亚血琼脂［有氧（42±1）℃］

彩图 8-10

（6）空肠弯曲杆菌鉴定　空肠弯曲杆菌的鉴定除以上特点外，还包括其他不分解糖类、氧化酶阳性、马尿酸盐水解试验阳性、吲哚乙酸酯水解试验阳性等。

①过氧化氢酶试验：许多好氧和兼性厌氧细菌都具有分解过氧化氢的活性，当其遇到大量过氧化氢溶液时，可以产生大量氧气，形成气泡，而厌氧菌不具有过氧化氢酶活性。

空肠弯曲杆菌过氧化氢酶试验结果如图 8-11 所示。

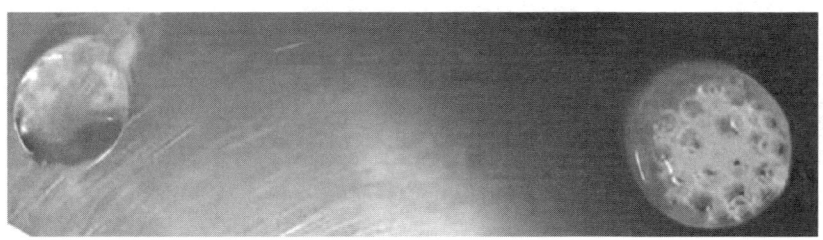

大肠埃希氏菌 ATCC25922　　　　　空肠弯曲杆菌 ATCC33291

图 8-11　过氧化氢酶试验结果

彩图 8-11

②马尿酸钠水解试验：该试验是检验细菌是否具有马尿酸水解酶，使马尿酸水解为苯甲酸和甘氨酸，苯甲酸与三氯化铁试剂结合，形成苯甲酸铁沉淀。

马尿酸钠水解试验结果如图 8-12 所示。

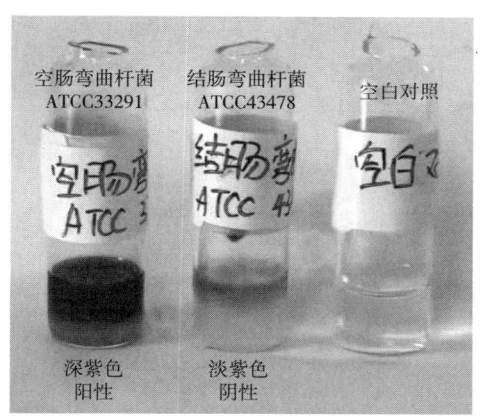

图 8-12　马尿酸钠水解试验结果

③吲哚乙酸酯水解试验：某些细菌可产生吲哚乙酸酯酶，吲哚乙酸酯被水解后生成吲哚，遇光被空气中的氧气氧化成靛蓝。

吲哚乙酸酯水解试验结果如图 8-13 所示。

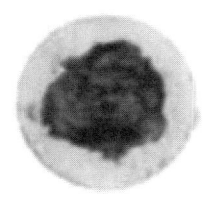

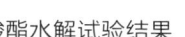

图 8-13　吲哚乙酸酯水解试验结果

五、结果与报告

综合以上试验结果，报告检样单位中检出或未检出空肠弯曲杆菌。

第三节　空肠弯曲杆菌检验国标法与其他方法比较

除 GB 4789.9—2014《食品安全国家标准　食品微生物学检验　空肠弯曲菌检验》外，FDA/BAM 和 USDA/FSIS 颁布的食品中空肠弯曲杆菌检验方案比较常见，各个检验标准中对样品种类信息、不同样品的取样量调整、不同样品的前处理、检验过程出现生化鉴定结果不一致等情况的解决方案等给出的解释存在差异。主要内容比较如下。

1. 样品分类

GB 4789.9—2014：一般样品、整禽等样品、贝类、蛋黄液或蛋浆、鲜乳、冰淇淋、奶酪、需表面涂拭检验的样品、水样等。

FDA/BAM：一般样品、水样、乳制品、奶酪、贝类等。

USDA/FSIS：对家禽等样品有完整的检验体系。

2. 预增菌

增菌过程中，GB 4789.9—2014、FDA/BAM、USDA/FSIS 都有预增菌。预增菌结束后，其他方法直接转入 42℃增菌阶段，而 USDA 方法推荐加入头孢哌酮，这与其他方法不同。通过比较发现，样品的预处理和增菌对提高样品的分离率很重要。

3. 预增菌液

GB 4789.9—2014、FDA/BAM 采用 Bolton 肉汤进行增菌，USDA/FSIS 使用 2× BF-BEB 进行增菌培养。

4. 增菌时间

GB 4789.9—2014：在微需氧条件下，(36±1)℃培养 4 h，如条件允许，配以 100 r/min 的速度进行振荡。必要时测定增菌液的 pH 并调整至 7.4±0.2，(42±1)℃继续培养 24~48 h。

FDA/BAM：①如果已知样品在生产 10 d 内或污染时间时或当样品是乳制品时，在 37℃微氧条件下培养 4 h，进行预增菌；②如果样品已经冷藏了 ≥10 d 或所有水、贝类等样品均采用 5 h 预增菌（在 30℃下培养 3 h，后在 37℃培养 2 h）。预增菌后提高培养温度至 42℃，根据样品的区别，培养时间有所不同。

USDA/FSIS：(42±1.0)℃下培养 (48±2) h。

5. 分离培养

FDA/BAM 和 USDA/FSIS 方法在增菌液接种平板时都有稀释步骤，GB 4789.9—2014 则直接接种平板。

6. 分离-选择性培养基及培养条件

GB 4789.9—2014：Skirrow 血琼脂与 mCCDA 琼脂平板上，微需氧条件下 (42±1)℃培养 24~48 h。

FDA/BAM：Abeyta-Hunt-Bark 或 mCCDA 琼脂上，微需氧条件下，在 42℃下培养 24~48 h。对于 *C. fetus* 的检验，在 37℃下培养 48~72 h。

USDA/FSIS：Campy-Cefex 平板上进行划线分离，在适当的微氧条件下将平板放入密闭容器中，在 (42±1.0)℃下培养 (48±2) h。

7. 选择性培养基结果检查

GB 4789.9—2014：观察 24 h 与 48 h 培养的 mCCDA 琼脂和 Skirrow 血琼脂平板上的菌落形态，平板上的第一型可疑菌落为灰色、扁平、湿润有光泽，呈沿接种线向外扩散的倾向；第二型可疑菌落常呈分散凸起的单个菌落，边缘整齐、发亮。

FDA/BAM：如果表现典型病原体，则将两个菌落或亚种重新划线至不加抗生素的 Abeyta-Hunt-Bark 琼脂，仅需确认一个板或亚型，选择背景增长最少的平板。在微需氧条件下冷藏分离琼脂平板以防需要重新挑取菌落，重新划线平板在微需氧条件下以 42℃培养 24~48 h

(*C. fetus* 在 37℃）。

USDA/FSIS：培养后，检查所有平板上的是否含有典型菌落。典型菌落呈半透明或黏液状，亮粉色，扁平或略凸起，大小可能有很大差异。在菌落周围的琼脂中可出现红色的光晕。

8. 鉴定

鉴定过程中，都有初步鉴定和最终鉴定，初步鉴定主要以少数典型生化反应和菌体形态来判断，在此程中虽然各方法不完全一致，但所采用的生化反应基本相同。通过初步鉴定可以减少工作量，先对所得菌株进行初步鉴定，确定为弯曲杆菌后，再统一进一步生化鉴定。

9. 生化试验的种类

GB 4789.9—2014：氧化酶试验、过氧化氢酶试验、吲哚乙酸酯水解试验和马尿酸钠水解试验。

FDA/BAM：马尿酸盐水解、TSI 反应、葡萄糖利用率试验、干点弯曲试验或弯曲杆菌检验、1%甘氨酸、产 H_2S 试验、硝酸盐还原试验、氧化酶试验、过氧化氢酶试验等。

USDA/FSIS：乳胶凝集免疫测定。

10. 替代生化试验

GB 4789.9—2014：生化鉴定试剂盒或生化鉴定卡。

FDA/BAM：未说明。

USDA/FSIS：未说明。

11. 结果报告

GB 4789.9—2014：综合以上试验结果，报告检样单位中检出或未检出空肠弯曲杆菌。

FDA/BAM：未说明。

USDA/FSIS：根据是否存在鉴定的弯曲杆菌，弯曲杆菌的定性评估报告为阳性或阴性。

第四节 空肠弯曲杆菌检验过程质量控制和常见问题解析

一、检验过程质量控制

1. 空白对照质量控制

实验过程中，每批样品预增菌液、选择性增菌液、分离平板等都要做空白对照。如果空白对照平板上出现空肠弯曲杆菌可疑菌落时，应废弃本次实验结果，并对增菌液、吸管、平皿、培养基、实验环境等进行污染来源分析。

2. 阳性对照质量控制

定期使用空肠弯曲杆菌 ATCC33291 菌种或相应定量活菌参考品，在 P2 实验室或阳性对照实验室内，用适当的食品样品进行阳性对照实验验证，染菌剂量应控制在 10~100 CFU/25 g 样品，并进行记录，验证实验至少每 2 个月进行 1 次。

3. 培养基和试剂质量控制

每 2 个月将所使用的培养基和生化试剂用 GB 4789.28—2024《食品安全国家标准 食品微

生物学检验　培养基和试剂的质量要求》推荐的阳性和阴性对照标准菌种进行验证，并进行记录。

二、操作要点和注意事项

（1）弯曲杆菌分离鉴定工作应在二级生物安全实验室内进行，样品检验应在洁净区内完成，器具应严格分开并定期检查和校准，实验室应保持过滤通风。

（2）空肠弯曲杆菌在普通培养基上难以生长，微需氧菌，初次分离时需在含 5% O_2、85% N_2、10% CO_2 气体环境中生长，传代培养时在 10% CO_2 气体环境中生长，最适温度为 37～42℃，在正常大气或无氧环境均不能生长。

（3）使用均质袋进行预增菌培养时，应使用带有底托的均质袋架子，防止培养过程中预增液泄漏污染培养箱。

（4）预增菌时间与样品种类、目标菌和杂菌的含量及状态等因素有关。一般菌相比较复杂的高污染样品，如果增菌时间过长会导致杂菌生长过多，目标菌可能就会被另一种优势菌所取代，这种情况下，增菌时间不宜过长。低污染样品的增菌时间可以适当延长。由于本标准适用的样品种类众多，预增菌的时间应根据实际情况和经验进行具体选择。建议增菌液发生混浊时停止预增菌。

（5）马尿酸钠水解实验和吲哚乙酸酯水解实验中，为保证实验结果的准确性，需要挑取培养状态良好的新鲜菌落，菌量应该足够大。加入茚三酮溶液后，不要振荡，（36±1）℃水浴或培养箱温浴 10 min 后及时观察结果，不可放置时间太久，以免干扰结果判读。

三、常见问题解析

1. 是否所有空肠弯曲杆菌均有致病性？感染空肠弯曲杆菌会出现哪些症状？

解析：目前，所有已知的空肠弯曲杆菌对人、动物或对二者均有致病性。空肠弯曲杆菌感染后病人的主要临床症状为腹痛、腹泻、头痛、发热等胃肠炎症状。多数患者可在一周内自愈，但免疫力低下、有基础疾病以及严重感染者可发展为血便和更严重后果。

2. 国标法检验空肠弯曲杆菌时，提到"将 24 h、48 h 增菌液及对应的 1∶50 稀释液分别划线接种于 Skirrow 血琼脂与 mCCDA 琼脂平板上，微需氧条件下（42±1）℃培养 24～48 h"。为什么要增加这一步？可否省略？

解析：1∶50 稀释液，用增菌液稀释即可。主要为了降低原始的干扰菌浓度，有利于阳性菌落的出现，不可省略。

3. 国标法检验中，空肠弯曲杆菌在 mCCDA 琼脂的形态是否仅限于标准所述？还有无其他形态？

解析：空肠弯曲杆菌在 mCCDA 琼脂平板上的形态与在 Skirrow 琼脂平板上相似，但也有可能出现两种形态，一种为有光泽、潮湿、扁平菌落，呈扩散生长的倾向，另一种为分散凸起、有金属光泽的单个菌落，直径为 1～2 mm。

4. 在预增菌或选择性增菌结束后，肉汤未见微生物生长，是否可以终止实验？

解析：不可以。因为肉汤可见的细菌浓度为 10^7 CFU/mL，在此浓度以下，肉眼不能发现微生物生长，但实际溶液中有微生物生长。

5. 空肠弯曲杆菌的菌种保存时间是多久？

解析：在-20℃时一般可以保存6个月，-70℃时冻干保存时间可以长达两年。

6. 预增菌和增菌的目的是什么，该步骤与分离培养有何区别？

解析：①预增菌是为了让受损的微生物得以恢复，该步骤包括固态、液态以及冷冻产品的前处理过程，以及对预增菌温度和时间的规定。增菌是为了促进目标菌生长，使其在量上形成优势，方便检出抑制非目标菌的增殖，减少检验干扰。②预增菌和增菌步骤是不能对结果进行判定的，只能写一些类似"培养基浑浊、颜色变化"之类的描述。分离培养是可以对结果进行判定的，比如"黑色菌落，金属光泽"。

思考题

1. 空肠弯曲杆菌的常见计数方法有哪些？
2. 常见的空肠弯曲杆菌鉴别培养基有哪些？
3. 在绝对厌氧条件下是否可以分离纯化空肠弯曲杆菌？

第九章

金黄色葡萄球菌检验

【学习目标】

1. 掌握金黄色葡萄球菌生物学特性，了解其对食品产业链和食品安全的危害。

2. 掌握金黄色葡萄球菌及其肠毒素检验原理，掌握国标法金黄色葡萄球菌及其肠毒素检验方法。

3. 了解不同金黄色葡萄球菌及其肠毒素检验方法的异同。

金黄色葡萄球菌（*Staphylococcus aureus*）简称金葡菌，无芽孢和鞭毛，大多数无荚膜，革兰氏阳性，广泛分布于自然界中，空气、水、灰尘及人和动物的排泄物中都可找到，是一类重要的人畜共患病原菌。金黄色葡萄球菌可导致人和动物的伪膜性肠炎、败血症和脓毒症等多种疾病，严重威胁人类和动物的生命安全。金黄色葡萄球菌食物中毒主要由于其产生的肠毒素而引起。

第一节　金黄色葡萄球菌概述

一、金黄色葡萄球菌简介

金黄色葡萄球菌为典型的革兰氏阳性球菌，直径为 0.5～1.5 μm，菌体排列较整齐，常堆积成葡萄串状排列。在液体培养基中生长时，呈双球或短链状排列。无芽孢，无鞭毛，大多数无荚膜，易被碱性染料着色。对营养要求不高，需氧或兼性厌氧，在普通培养基上生长良好，最适生长温度 37℃，最适 pH 7.4。在普通琼脂平板上，经 18～24 h 培养后，形成圆形隆起、边缘整齐、表面光滑、湿润、不透明的菌落。能产生不渗入培养基的脂溶性色素，故葡萄球菌有金黄色、白色及柠檬色葡萄球菌之分。一般为甲基红试验阳性，VP 试验弱阳性。多数能分解葡萄糖、麦芽糖和蔗糖，产酸不产气。不产生靛基质，可还原硝酸盐，分解尿素产氮，凝固牛奶或被陈化，能产生氨和少量硫化氢，产生凝固酶、核酸酶，具有溶血性。

金黄色葡萄球菌是非芽孢细菌中抵抗力最强的菌。干燥情况下可存活数月，80℃ 以上的高温 30 min 才可以将其彻底杀死。可存活于高盐环境，最高可以耐受 150 g/L NaCl 溶液，对糖也具有高度的耐受性，可在水分活度（A_w）低至 0.83 时生长。易产生耐药性，对青霉素、金霉素、红霉素和庆大霉素高度敏感，对磺胺、氯霉素敏感性较差。对青霉素 G 的耐药菌株已达 90% 以上，尤其是耐甲氧西林金黄色葡萄球菌（Methicillin-resistant Staphylococcus aureus, MRSA）。MRSA 从发现至今，感染几乎遍及全球，已成为医院和社区感染最常见的致病菌。在美国肠道细菌耐药性监测系统（National Antimicrobial Resistance Monitoring System for Enteric Bacteria, NARMS）2019 版报告中，已将 MRSA 列入严重威胁等级。

金黄色葡萄球菌可产生多种毒素和酶，致病性强，主要包括溶血毒素、杀白细胞素、血浆凝固酶、溶纤维蛋白酶、透明质酸酶、耐热核酸酶、肠毒素等，与食物中毒有密切关系的主要是肠毒素。50% 以上金黄色葡萄球菌能产生肠毒素，一个菌株也能产生两种或两种以上肠毒素，且产生肠毒素的菌株一般凝固酶试验也呈阳性。肠毒素是金黄色葡萄球菌在适宜的基质和环境条件下所分泌的外毒素，为一组结构相似的可溶性蛋白质，相对分子质量 26000~34000，耐热抗酸，能经受 100℃、30 min 或胃蛋白酶的水解，其抗原成分是耐热性的蛋白质和多糖。根据抗原性不同，可将肠毒素分为肠毒素 A、B、C、D、E 五个经典类型和新型肠毒素（如 SEG、SEH、SEI、SEK 等），其中 A 型肠毒素是导致葡萄球菌食物中毒最常见的病原因子，大约 80% 的葡萄球菌食物中毒事件由其所致，其毒力最强，人一般摄入 1 μg/kg 即能引起中毒。D 型毒力较弱，人摄入 25 μg/kg 才引起中毒。新型肠毒素中肠毒素 G、H、I、R、S 和 T 已被证实具有催吐活性。

二、金黄色葡萄球菌在食品产业链中的流行和传播

一般来说，金黄色葡萄球菌可通过以下途径污染食品：食品（尤其是动物类产品）在加工前本身带菌，或在加工过程中受到了污染，产生了肠毒素，引起食物中毒；奶牛患化脓性乳腺炎或禽畜局部化脓时，对肉体其他部位的污染；食品加工人员、炊事员或销售人员带菌，造成食品污染。

1. 金黄色葡萄球菌与动物

金黄色葡萄球菌是家禽类、哺乳动物皮肤和黏膜上的正常菌群，可以在宿主的生活环境中传播，并存活很长时间。据报道，屠宰后鸡体表面带菌率为 43.3%，鸭体表带菌率为 66.6%。50% 的典型和非典型金黄色葡萄球菌菌株会产生可导致食物源肠毒素人类中毒，主要是因为屠宰过程中，金黄色葡萄球菌造成的人与动物之间的交叉污染所致。

金黄色葡萄球菌也是奶牛群中牛乳腺炎的常见病原体，可通过小型反刍动物及其乳汁在食品链中传播。在患乳腺炎的奶牛中，金黄色葡萄球菌集中于乳头皮肤、乳房和口鼻中，毛发中也可检测到金黄色葡萄球菌。在农场中一般多为水平传播，成为农场持续感染的主要来源。除感染牛外，金黄色葡萄球菌还可通过工人的手、毛巾和苍蝇传播。患有临床和亚临床金黄色葡萄球菌乳腺炎的乳房可直接将此微生物排泄到牛奶中，从而导致牛奶污染。受污染的生乳及其乳制品，甚至是巴氏杀菌产品，都可能给消费者带来巨大风险。

2. 金黄色葡萄球菌与食品从业人员

金黄色葡萄球菌常寄生于人的皮肤、鼻腔、咽喉、肠胃和化脓疮口中，一般健康人的咽喉、鼻腔、皮肤、手指甲、肠道内带菌率为 20%~30%。据报道，大多数金黄色葡萄球菌食物中毒是由患局部化脓性皮肤病、急性上呼吸道感染（鼻窦炎、化脓性咽炎、口腔疾病等）的食品从业人员在生产加工过程中污染了加工后的食品所致。在猪肉加工厂中，人类处理次数的增加导致了金黄色葡萄球菌的污染。

多数金黄色葡萄球菌中毒事件的出现是因为食品从业人员加工、烹饪或食品分发过程中的不良卫生习惯导致。该菌会黏附在零售食品员工戴的手套表面，如果不经常更换，则可能成为交叉污染源。使用手套时，不洗手或不适当洗手可能会污染手套的内部和外部。手套为手上的细菌生长提供了温暖、潮湿的环境，可能会促进手上的微生物快速生长。

3. 金黄色葡萄球菌与食品加工环境

除了食品从业人员与加工食品交叉污染外，加工车间的卫生环境和设备也是导致金黄色葡萄球菌污染的重要因素。在西印度群岛一家工厂的调查研究中发现，空气、食品和环境样品中金黄色葡萄球菌的总阳性率为27.1%（46/170）。在后加工处理环境中，空气和食品接触面上的金黄色葡萄球菌数量增加，表明烹调后的产品受到交叉污染是影响食品微生物质量的最重要风险因素，在制备过程需要更多加工处理的食品更容易受到金黄色葡萄球菌污染。

三、金黄色葡萄球菌与食品安全

金黄色葡萄球菌引起的食物中毒事件在全球频发。据美国CDC估计，由金黄色葡萄球菌引起的食源性疾病每年约有241000例，在各种食源性致病菌中金黄色葡萄球菌造成的危害排在第五位。在2016年欧洲食源性疾病暴发事件中，有8%的病例被确诊为由金黄色葡萄球菌所致。在澳大利亚，2000—2012年期间由金黄色葡萄球菌引起的食物中毒占到了所有确诊和疑似的食源性疾病总数量的1%。我国2011—2016年期间食源性疾病监测数据分析表明，金黄色葡萄球菌引起的食源性疾病暴发总次数为314，疾病总数5196例，仅次于副溶血性弧菌和沙门氏菌，食物中毒暴发数量和疾病数量均位列致病菌引起的食源性疾病的前五位。

金黄色葡萄球菌的流行一般随季节分布，多见于春夏季。引起金黄色葡萄球菌食物中毒的食品种类主要有奶类、肉类、蛋类、鱼类及其制品等动物性食品。此外，凉粉、剩米饭、米酒、蛋糕等淀粉类食品也可引起中毒。近年来，由熟鸡、鸭制品污染引起的中毒增多。肉类和家禽菜肴是美国金黄色葡萄球菌疾病暴发中最常见的食品，占金黄色葡萄球菌食物中毒案例的55%。食品加工和制备过程污染也是导致金黄色葡萄球菌疾病暴发的可能因素，包括初始烹饪、保温和再加热过程时间和温度不足，将食物长时间放置于室温或空气中，熟食的缓慢冷却，冷藏温度不足以及在食用前长时间准备食物。

单纯摄食金黄色葡萄球菌菌体不会引起中毒，中毒主要因摄入该菌产生的肠毒素而引起。金黄色葡萄球菌污染食品，开始活菌数量一般不多，只有在适宜生长和产毒条件下（一般20~37℃，pH 6~7，A_w>0.85，蛋白质和淀粉充足）长时间放置，大量繁殖使菌数达到5~6 log CFU/g时，才能产生足够数量的肠毒素引起食物中毒。肠毒素的产生与食品受污染程度、食品存放温度、食品种类和性质等有密切关系。一般食品污染越严重，适宜生长温度越高，繁殖速度越快，越易产生肠毒素，且产生肠毒素的时间越短。如薯类、谷类和乳类食品中污染的葡萄球菌在20~37℃下经4~8 h就有肠毒素产生，而在5~6℃时，则需18 d才能产生肠毒素。一般而言，含淀粉、蛋白质丰富，A_w较高的食品，受金黄色葡萄球菌污染后易形成肠毒素。

肠毒素随食物进入人体消化道后进入血液，会刺激中枢神经系统引起中毒反应。肠毒素作用于迷走神经的内脏分枝而致呕吐，作用于肠道使水分分泌与吸收失去平衡而致腹泻。潜伏期一般1~5 h，主要症状表现为急性胃肠炎症状，恶心、呕吐、中上腹痛和腹泻，以呕吐最为显著。伴有头痛、发冷，体温一般正常或有低热。病程1~2 d，愈后良好。

第二节　金黄色葡萄球菌检验

金黄色葡萄球菌广泛分布于自然界，可导致人和动物的多种疾病，严重威胁人类和动物的生命安全。目前，食品中金黄色葡萄球菌及其毒素检验方法较多，但各方法的检验依据和原理相似或基本相同。

一、实验目的

1. 了解金黄色葡萄球菌检验原理。
2. 掌握金黄色葡萄球菌检验方法。

二、实验原理

根据 GB 4789.10—2016《食品安全国家标准　食品微生物学检验　金黄色葡萄球菌检验》，选择不同方法对金黄色葡萄球菌进行定量或定性检验，第一法适用于食品中金黄色葡萄球菌的定性检验；第二法适用于金黄色葡萄球菌含量较高食品中该菌的计数；第三法适用于金黄色葡萄球菌含量较低食品中该菌的计数。由于金黄色葡萄球菌的高度耐盐性，前增菌中加入 7.5%NaCl 肉汤可在不影响金黄色葡萄球菌生长的同时抑制其他菌的生长。Baird-Parker 琼脂平板是分离和计数金黄色葡萄球菌的重要培养基，其中的甘氨酸和丙酮酸钠能促进葡萄球菌的生长，氯化锂和亚碲酸钾抑制非葡萄球菌的生长；金黄色葡萄球菌代谢产生的卵磷脂酶能降解卵黄使菌落产生透明圈，而脂肪酶作用则产生不透明的沉淀环，同时由于亚碲酸钾被还原而使菌落呈黑色。在实际工作中，还要配合生化试验以及肠毒素检验作为补充。

三、实验材料

1. 设备和材料

除微生物实验室常规灭菌及培养设备外，其他设备和材料如下。

（1）恒温培养箱　（36±1）℃。

（2）冰箱　2~5℃。

（3）恒温水浴箱　36~56℃。

（4）天平　感量 0.1 g。

（5）均质器。

（6）振荡器。

（7）无菌吸管　1 mL（具 0.01 mL 刻度）、10 mL（具 0.1 mL 刻度）或微量移液器及吸头。

（8）无菌锥形瓶　容量 100 mL、500 mL。

（9）无菌培养皿　直径 90 mm。

（10）涂布棒。

（11）pH 计或 pH 比色管或精密 pH 试纸。

2. 培养基和试剂

（1）7.5%氯化钠肉汤　见附录3中3.72。
（2）血琼脂平板　见附录3中3.48。
（3）Baird-Parker琼脂平板　见附录3中3.49。
（4）脑心浸出液肉汤（BHI肉汤）　见附录3中3.66。
（5）兔血浆　见附录2中2.16。
（6）稀释液　磷酸盐缓冲液（PBS）　见附录2中2.17。
（7）营养琼脂斜面　见附录3中3.39。
（8）革兰氏染色液　见附录2中2.2。
（9）无菌生理盐水　见附录2中2.18。

四、实验方法和步骤

（一）第一法　金黄色葡萄球菌定性检验

1. 检验程序

金黄色葡萄球菌定性检验程序如图9-1所示。

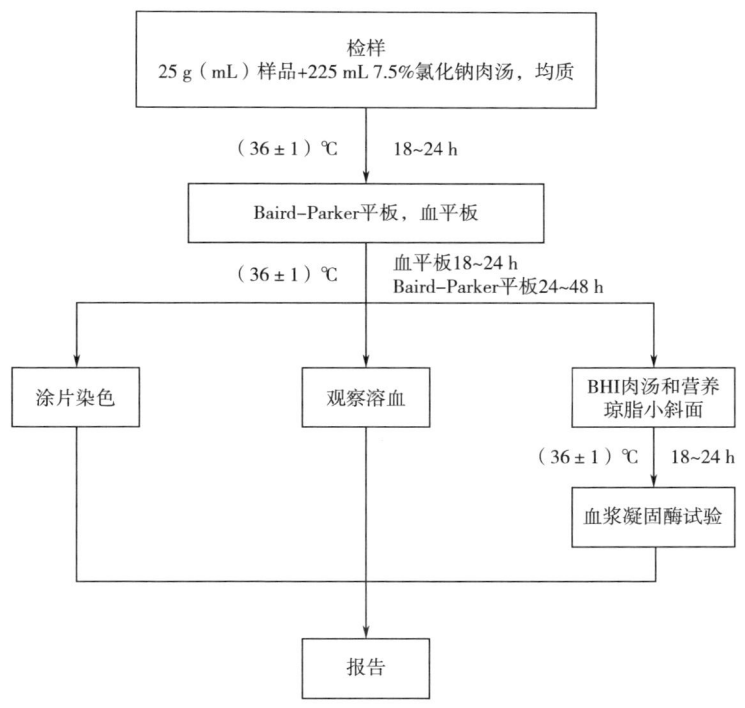

图9-1　金黄色葡萄球菌定性检验程序

2. 操作步骤

（1）样品处理　称取25 g样品至盛有225 mL 7.5%氯化钠肉汤的无菌均质杯内，8000~10000 r/min均质1~2 min，或放入盛有225 mL 7.5%氯化钠肉汤的无菌均质袋中，用拍击式均质器拍打1~2 min。若样品为液态，吸取25 mL样品至盛有225 mL 7.5%氯化钠肉汤的无菌锥形瓶（瓶内可预置适当数量的无菌玻璃珠）中，振荡混匀。

（2）增菌　将上述样品匀液于（36±1）℃培养18~24 h。金黄色葡萄球菌在7.5%氯化钠肉汤中呈混浊生长。

（3）分离　将增菌后的培养物，分别划线接种到Baird-Parker平板和血平板，血平板（36±1）℃培养18~24 h。Baird-Parker平板（36±1）℃培养24~48 h。

（4）初步鉴定　金黄色葡萄球菌在Baird-Parker平板上呈圆形，表面光滑，凸起，湿润，菌落直径为2~3 mm，颜色呈灰黑色至黑色，有光泽，常有浅色（非白色）的边缘，周围绕以不透明圈（沉淀），其外常有一清晰带。当用接种针触及菌落时具有黄油样黏稠感。有时可见到不分解脂肪的菌株，除没有不透明圈和清晰带外，其他外观基本相同。从长期贮存的冷冻或脱水食品中分离的菌落，其黑色常较典型菌落浅些，且外观可能较粗糙，质地较干燥。在血平板上，形成菌落较大，圆形，光滑凸起，湿润，金黄色（有时为白色），菌落周围可见完全透明溶血圈。挑取上述可疑菌落进行革兰氏染色镜检及血浆凝固酶试验。

（5）确证鉴定

①染色镜检：金黄色葡萄球菌为革兰氏阳性球菌，排列呈葡萄球状，无芽孢，无荚膜，直径为0.5~1 μm。

②血浆凝固酶试验：挑取Baird-Parker平板或血平板上至少5个可疑菌落（小于5个全选），分别接种到5 mL BHI和营养琼脂小斜面，（36±1）℃培养18~24 h。

取新鲜配制兔血浆0.5 mL，放入小试管中，再加入BHI培养物0.2~0.3 mL，振荡摇匀，置（36±1）℃温箱或水浴箱内，每0.5 h观察一次，观察6 h，如呈现凝固（即将试管倾斜或倒置时，呈现凝块）或凝固体积大于原体积的一半，被判定为阳性结果。同时以血浆凝固酶试验阳性和阴性葡萄球菌菌株的肉汤培养物作为对照。也可用商品化的试剂，按说明书操作，进行血浆凝固酶试验。

结果如可疑，挑取营养琼脂小斜面的菌落到5 mL BHI，（36±1）℃培养18~48 h，重复试验。

（6）葡萄球菌肠毒素的检验（选做）　可疑食物中毒样品或产生葡萄球菌肠毒素的金黄色葡萄球菌菌株的鉴定，应按GB 4789.10—2016《食品安全国家标准　食品微生物学检验　金黄色葡萄球菌检验》附录B（见本章第三节）检验葡萄球菌肠毒素。

3. 结果与报告

（1）结果判定　符合初步验证和确证鉴定的菌株可判定为金黄色葡萄球菌。

（2）结果报告　在25 g（mL）样品中检出或未检出金黄色葡萄球菌。

（二）第二法　金黄色葡萄球菌平板计数法

1. 检验程序

金黄色葡萄球菌平板计数法检验程序如图9-2所示。

2. 操作步骤

（1）样品的稀释

①固体和半固体样品：称取25 g样品置于盛有225 mL磷酸盐缓冲液或生理盐水的无菌均质杯内，8000~10000 r/min均质1~2 min，或置于盛有225 mL稀释液的无菌均质袋中，用拍击式均质器拍打1~2 min，制成1∶10的样品匀液。

②液体样品：以无菌吸管吸取25 mL样品置于盛有225 mL磷酸盐缓冲液或生理盐水的无菌锥形瓶（瓶内预置适当数量的无菌玻璃珠）中，充分混匀，制成1∶10的样品匀液。

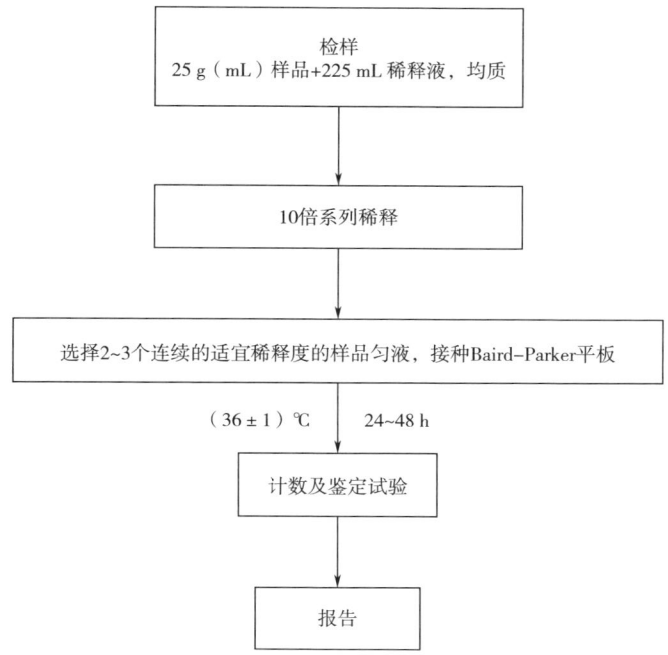

图9-2 金黄色葡萄球菌平板计数法检验程序

③用1 mL无菌吸管或微量移液器吸取1:10样品匀液1 mL,沿管壁缓慢注于盛有9 mL磷酸盐缓冲液或生理盐水的无菌试管中(注意吸管或吸头尖端不要触及稀释液面),振摇试管或换用1支1 mL无菌吸管反复吹打使其混合均匀,制成1:100的样品匀液。

④按③操作程序,制备10倍系列稀释样品匀液。每递增稀释1次,换用1次1 mL无菌吸管或吸头。

(2) 样品的接种　根据对样品污染状况的估计,选择2~3个适宜稀释度的样品匀液(液体样品可包括原液),在进行10倍递增稀释的同时,每个稀释度分别吸取1 mL样品匀液以0.3 mL、0.3 mL、0.4 mL接种量分别加入三块Baird-Parker平板,然后用无菌涂布棒涂布整个平板,注意不要触及平板边缘。使用前,如Baird-Parker平板表面有水珠,可放在25~50℃的培养箱里干燥,直到平板表面的水珠消失。

(3) 培养　在通常情况下,涂布后,将平板静置10 min,如样液不易吸收,可将平板放在培养箱(36±1)℃培养1 h;等样品匀液吸收后翻转平板,倒置后于(36±1)℃培养24~48 h。

(4) 典型菌落计数和确认

①金黄色葡萄球菌在Baird-Parker平板上呈圆形,表面光滑,凸起,湿润,菌落直径为2~3 mm,颜色呈灰黑色至黑色,有光泽,常有浅色(非白色)的边缘,周围绕以不透明圈(沉淀),其外常有一清晰带。当用接种针触及菌落时具有黄油样黏稠感。有时可见到不分解脂肪的菌株,除没有不透明圈和清晰带外,其他外观基本相同。从长期贮存的冷冻或脱水食品中分离的菌落,其黑色常较典型菌落浅些,且外观可能较粗糙,质地较干燥。

②选择有典型的金黄色葡萄球菌菌落的平板,且同一稀释度3个平板所有菌落数合计在20~200 CFU的平板,计数典型菌落数。

③从典型菌落中至少选5个可疑菌落(小于5个全选)进行鉴定试验。分别做染色镜检,

血浆凝固酶试验（第一法）；同时划线接种到血平板（36±1）℃培养 18~24 h 后观察菌落形态，金黄色葡萄球菌菌落较大，圆形，光滑凸起，湿润，金黄色（有时为白色），菌落周围可见完全透明溶血圈。

3. 结果计算

（1）若只有一个稀释度平板的典型菌落数在 20~200 CFU，计数该稀释度平板上的典型菌落，按式（9-1）计算。

（2）若最低稀释度平板的典型菌落数<20 CFU，计数该稀释度平板上的典型菌落，按式（9-1）计算。

（3）若某一稀释度平板的典型菌落数>200 CFU，但下一稀释度平板上没有典型菌落，计数该稀释度平板上的典型菌落，按式（9-1）计算。

（4）若某一稀释度平板的典型菌落数>200 CFU，而下一稀释度平板上虽有典型菌落但不在 20~200 CFU，应计数该稀释度平板上的典型菌落，按式（9-1）计算。

（5）若 2 个连续稀释度的平板典型菌落数均在 20~200 CFU，按式（9-2）计算。

（6）计算公式

$$T = \frac{AB}{Cd} \tag{9-1}$$

式中　T——样品中金黄色葡萄球菌菌落数；

　　　A——某一稀释度典型菌落的总数；

　　　B——某一稀释度鉴定为阳性的菌落数；

　　　C——某一稀释度用于鉴定试验的菌落数；

　　　d——稀释因子。

$$T = \frac{A_1 B_1 / C_1 + A_2 B_2 / C_2}{1.1 d} \tag{9-2}$$

式中　T——样品中金黄色葡萄球菌菌落数；

　　　A_1——第一稀释度（低稀释倍数）典型菌落的总数；

　　　B_1——第一稀释度（低稀释倍数）鉴定为阳性的菌落数；

　　　C_1——第一稀释度（低稀释倍数）用于鉴定试验的菌落数；

　　　A_2——第二稀释度（高稀释倍数）典型菌落的总数；

　　　B_2——第二稀释度（高稀释倍数）鉴定为阳性的菌落数；

　　　C_2——第二稀释度（高稀释倍数）用于鉴定试验的菌落数；

　　　1.1——计算系数；

　　　d——稀释因子（第一稀释度）。

4. 报告

根据 3 中公式计算结果，报告每 g（mL）样品中金黄色葡萄球菌数，以 CFU/g（mL）表示；如 T 值为 0，则以<1 乘以最低稀释倍数报告。

（三）第三法　金黄色葡萄球菌 MPN 计数

1. 检验程序

金黄色葡萄球菌 MPN 计数检验程序如图 9-3 所示。

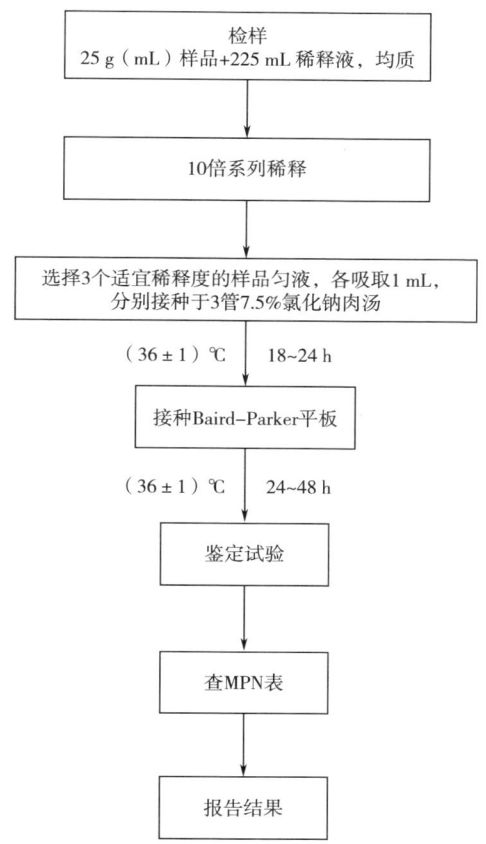

图9-3 金黄色葡萄球菌 MPN 计数检验程序

2. 操作步骤

（1）样品的稀释　同第二法2中的样品稀释。

（2）接种和培养

①根据对样品污染状况的估计，选择3个适宜稀释度的样品匀液（液体样品可包括原液），在进行10倍递增稀释的同时，每个稀释度分别接种1 mL样品匀液至7.5%氯化钠肉汤管（如接种量超过1 mL，则用双料7.5%氯化钠肉汤），每个稀释度接种3管，将上述接种物（36±1）℃培养，18~24 h。

②用接种环从培养后的7.5%氯化钠肉汤管中分别取培养物1环，移种于Baird-Parker平板（36±1）℃培养，24~48 h。

（3）典型菌落确认　按第二法2中"典型菌落计数和确认"进行。

3. 结果与报告

根据证实为金黄色葡萄球菌阳性的试管管数，查MPN检索表（见附录4中4.1），报告每g（mL）样品中金黄色葡萄球菌的最可能数，以MPN/g（mL）表示。

五、金黄色葡萄球菌检验过程详解及关键控制点分析

由于金黄色葡萄球菌各检验方法大致原理相似，以第一法（金黄色葡萄球菌定性检验）

为例进行检验过程详解及关键控制点分析。

1. 金黄色葡萄球菌检验过程详解

（1）增菌　增菌过程中使用7.5%氯化钠肉汤，为选择性增菌培养基。其中，蛋白胨和牛肉粉提供细菌生长所需的碳源、氮源、维生素等营养元素；7.5%氯化钠肉汤提供较高的渗透压，不能耐受高盐环境的细菌在该培养基中生长受到抑制。金黄色葡萄球菌由于其高度耐盐性，在7.5%氯化钠肉汤中呈混浊生长。

（2）分离及初步鉴定　建议采用三区或四区划线，以获得最佳分离效果，出现单菌落。

①Baird-Parker培养基：Baird-Parker琼脂用于金黄色葡萄球菌的选择性分离培养，需配合亚碲酸盐卵黄增菌液使用。丙酮酸钠和甘氨酸刺激葡萄球菌的生长；氯化锂和亚碲酸钾抑制非葡萄球菌的微生物；金黄色葡萄球菌因其含有卵磷脂酶，可降解卵黄使菌落产生透明圈，而脂酶作用则产生不透明的沉淀环；金黄色葡萄球菌因其凝固酶阳性，还能还原亚碲酸钾而产生黑色菌落。

金黄色葡萄球菌在Baird-Parker平板上呈圆形，表面光滑，凸起，湿润，菌落直径为2~3 mm，颜色呈灰黑色至黑色，有光泽，常有浅色（非白色）的边缘，周围绕以不透明圈（沉淀），其外常有一清晰带。当用接种针触及菌落时具有黄油样黏稠感。有时可见到不分解脂肪的菌株，除没有不透明圈和清晰带外，其他外观基本相同。从长期贮存的冷冻或脱水食品中分离的菌落，其黑色常较典型菌落浅些，且外观可能较粗糙，质地较干燥。

Baird-Parker培养基上金黄色葡萄球菌典型培养特征如图9-4所示。

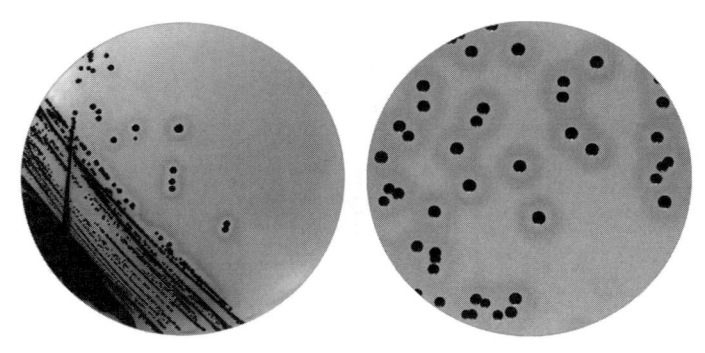

彩图9-4

图9-4　Baird-Parker琼脂菌落特征——金黄色葡萄球菌ATCC25923

②血平板：金黄色葡萄球菌能产生溶血素，可在血平板上形成较大、圆形、光滑凸起、湿润、金黄色（有时为白色）的菌落，菌落周围可见完全透明溶血圈（β溶血）。

血平板培养基上金黄色葡萄球菌典型培养特征如图9-5所示。

（3）确证鉴定

①染色镜检：金黄色葡萄球菌为革兰氏阳性球菌，排列呈葡萄球状，无芽孢，无荚膜，直径为0.5~1 μm。金黄色葡萄球菌革兰氏染色镜检结果如图9-6所示。

②血浆凝固酶试验：挑取Baird-Parker平板或血平板上至少5个可疑菌落（小于5个全选），分别接种到5 mL BHI和营养琼脂小斜面，(36±1)℃培养18~24 h。

图 9-5　血平板菌落特征——金黄色葡萄球菌 ATCC6538

彩图 9-5

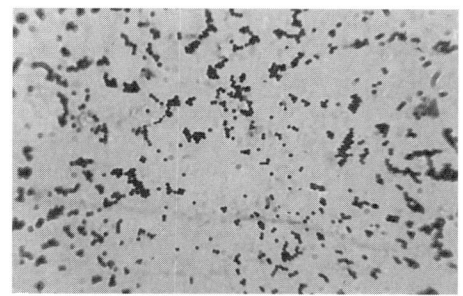

金黄色葡萄球菌 ATCC25923

图 9-6　革兰氏染色镜检特征——金黄色葡萄球菌 ATCC25923

彩图 9-6

取新鲜配制兔血浆 0.5 mL，放入小试管中，再加入 BHI 培养物 0.2~0.3 mL，振荡摇匀，置（36±1）℃温箱或水浴箱内，每 0.5 h 观察一次，观察 6 h，如呈现凝固（即将试管倾斜或倒置时，呈现凝块）或凝固体积大于原体积的一半，被判定为阳性结果。同时以血浆凝固酶试验阳性和阴性葡萄球菌菌株的肉汤培养物作为对照。结果如可疑，挑取营养琼脂小斜面的菌落到 5 mL BHI，（36±1）℃培养 18~48 h，重复试验。

金黄色葡萄球菌血浆凝固酶试验结果如图 9-7 所示。

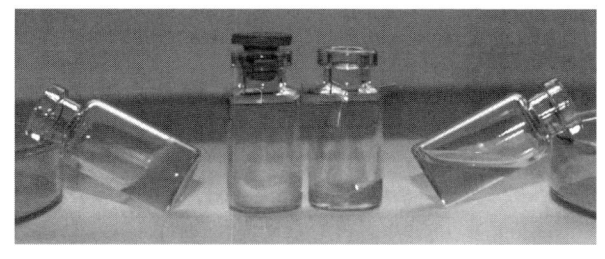

图 9-7　血浆凝固酶试验——金黄色葡萄球菌（阳性）、表皮葡萄球菌（阴性）

彩图 9-7

从左到右依次为阳性（金黄色葡萄球菌）、冻干血浆、空白、阴性（表皮葡萄球菌）。

2. 金黄色葡萄球菌检验过程关键控制点

（1）样品处理及增菌　样品取样一定要均匀，并具有代表性。

（2）分离及初步鉴定

①配制 Baird-Parker 培养基时，一定要注意加入亚碲酸钾卵黄添加剂时培养基温度不宜过高，需冷却至50℃左右，以免影响亚碲酸钾的作用，或导致卵黄絮凝。

②观察 Baird-Parker 平板上的菌落时，一定要注意金黄色葡萄球菌具有"双环"，即一圈浑浊带，外侧有一透明环。只有单环浑浊带的一般是变形杆菌。

（3）确证鉴定　进行血浆凝固试验时要注意以下几点。

①可疑菌落需同时接种在 5 mL 的 BHI 肉汤中和营养琼脂上；如果可疑菌在 BHI 肉汤出现生长状态不良，菌液浊度不够的情况，可用营养琼脂上的菌落重新接种 BHI 肉汤进行活化。

②必须使用新鲜的 BHI 肉汤培养物。"新鲜"应理解为，培养物从培养箱取出后，立即进行试验，以保证培养物的酶活力良好。避免出现因取出一段时间后，因酶活力降低而引起的假阴性。

③兔血浆中加入 BHI 肉汤培养物后，要轻轻转动瓶身至混合均匀，不要采取剧烈摇晃的方式。试验应每 0.5 h 观察一次，不可直接观察第 6 h 后的结果。一些金黄色葡萄球菌能够产生蛋白酶来分解纤维蛋白，而出现先凝集而后消融的情况，保证每 0.5 h 观察一次，防止因观察不及时，而误判成假阴性。观察凝固情况时，采用将西林瓶缓慢倾斜或倒置的方式。切记不要采用摇晃的方式进行观察，当凝固体积大于原体积一半，即可判为阳性。

第三节　金黄色葡萄球菌肠毒素检验

单纯摄食金黄色葡萄球菌菌体不会引起中毒，中毒主要由摄入葡萄球菌产生的肠毒素而引起。因此，对于金黄色葡萄球菌肠毒素的检验监测十分必要。

一、实验目的

1. 了解金黄色葡萄球菌肠毒素检验原理。
2. 掌握金黄色葡萄球菌肠毒素检验方法。

二、实验原理

本方法可用 A、B、C、D、E 型金黄色葡萄球菌肠毒素分型酶联免疫吸附试剂盒完成，测定的基础是酶联免疫吸附反应（ELISA）。96孔酶标板的每一个微孔条的 A~E 孔分别包被了 A、B、C、D、E 型葡萄球菌肠毒素抗体，H孔为阳性质控，已包被混合型葡萄球菌肠毒素抗体，F 和 G 孔为阴性质控，包被了非免疫动物的抗体。样品中如果有葡萄球菌肠毒素，游离的葡萄球菌肠毒素则与各微孔中包被的特定抗体结合，形成抗原抗体复合物，其余未结合的成分在洗板过程中被洗掉；抗原抗体复合物再与过氧化物酶标记物（二抗）结合，未结合上的酶标记物在洗板过程中被洗掉；加入酶底物和显色剂并孵育，酶标记物上的酶催化底物分解，使无色的显色剂变为蓝色；加入反应终止液可使颜色由蓝变黄，并终止了酶反应；以 450 nm 波长的酶标仪测量微孔溶液的吸光度值，样品中的葡萄球菌肠毒素与吸光度值成正比。

三、实验材料

1. 试剂和材料

除另有规定外，所用试剂均为分析纯，试验用水应符合 GB/T 6682—2008《分析实验室用水规格和试验方法》对一级水的规定。

（1）A、B、C、D、E 型金黄色葡萄球菌肠毒素分型 ELISA 检验试剂盒。

（2）pH 试纸　范围在 3.5~8.0，精度 0.1。

（3）0.25 mol/L、pH 8.0 的 Tris 缓冲液　将 121.1 g 的 Tris 溶解到 800 mL 的去离子水中，待冷却至室温后，加 42 mL 浓 HCl，调 pH 至 8.0。

（4）pH 7.4 的磷酸盐缓冲液　称取 $NaH_2PO_4 \cdot H_2O$ 0.55 g（或 $NaH_2PO_4 \cdot 2H_2O$ 0.62 g）、$Na_2HPO_4 \cdot 2H_2O$ 2.85 g（或 $Na_2HPO_4 \cdot 12H_2O$ 5.73 g）、NaCl 8.7 g 溶于 1000 mL 蒸馏水中，充分混匀即可。

（5）庚烷。

（6）10% 次氯酸钠溶液。

（7）肠毒素产毒培养基　见附录 3 中 3.19。

（8）营养琼脂　见附录 3 中 3.39。

2. 仪器和设备

（1）电子天平　感量 0.01 g。

（2）均质器。

（3）离心机转速 3000~5000 g。

（4）离心管　50 mL。

（5）滤器　滤膜孔径 0.2 μm。

（6）微量加样器　20~200 μL、200~1000 μL。

（7）微量多通道加样器　50~300 μL。

（8）自动洗板机（可选择使用）。

（9）酶标仪　波长 450 nm。

四、实验方法和步骤

1. 样品处理

（1）从分离菌株培养物中检验葡萄球菌肠毒素方法　待测菌株接种营养琼脂斜面（试管 18 mm×180 mm）36℃培养 24 h，用 5 mL 生理盐水洗下菌落，倾入 60 mL 产毒培养基中，36℃振荡培养 48 h，振速为 100 次/min，吸出菌液，8000 r/min 离心 20 min，100℃加热 10 min，取上清液，取 100 μL 稀释后的样液进行试验。

（2）从食品中提取和检验葡萄球菌毒素方法

①牛奶和奶粉：将 25 g 奶粉溶解到 125 mL、0.25 mol/L、pH 8.0 的 Tris 缓冲液中，混匀后同液体牛奶一样按以下步骤制备。将牛奶于 15℃，3500 g 离心 10 min。将表面形成的一层脂肪层移走，变成脱脂牛奶。用蒸馏水对其进行稀释（1∶20）。取 100 μL 稀释后的样液进行试验。

②脂肪含量不超过40%的食品：称取10 g样品绞碎，加入pH 7.4的PBS液15 mL进行均质。振摇15 min。于15℃，3500 g离心10 min。必要时，移去上面脂肪层。取上清液进行过滤除菌。取100 μL的滤出液进行试验。

③脂肪含量超过40%的食品：称取10 g样品绞碎，加入pH 7.4的PBS液15 mL进行均质。振摇15 min。于15℃，3500 g离心10 min。吸取5 mL上层悬浮液，转移到另外一个离心管中，再加入5 mL的庚烷，充分混匀5 min。于15℃，3500 g离心5 min。将上部有机相（庚烷层）全部弃去，注意该过程中不要残留庚烷。将下部水相层进行过滤除菌。取100 μL的滤出液进行试验。

其他食品可酌情参考上述食品处理方法。

2. 金黄色葡萄球菌肠毒素检验

（1）将所需数量的微孔条插入框架中（一个样品需要一个微孔条）。将样品液加入微孔条的A~G孔，每孔100 μL。H孔加100 μL的阳性对照，用手轻拍微孔板充分混匀，用黏胶纸封住微孔以防溶液挥发，置室温下孵育1 h。

（2）将孔中液体倾倒至含10%次氯酸钠溶液的容器中，并在吸水纸上拍打几次以确保孔内不残留液体。每孔用多通道加样器注入250 μL的洗液，再倾倒掉并在吸水纸上拍干。重复以上洗板操作4次。本步骤也可由自动洗板机完成。

（3）每孔加入100 μL的酶标抗体，用手轻拍微孔板充分混匀，置室温下孵育1 h。

（4）重复（2）的洗板程序。

（5）加50 μL的TMB底物和50 μL的发色剂至每个微孔中，轻拍混匀，室温黑暗避光处孵育30 min。

（6）加入100 μL的2 mol/L硫酸终止液，轻拍混匀，30 min内用酶标仪在450 nm波长条件下测量每个微孔溶液的吸光度值。

注：所有操作均应在室温（20~25℃）下进行，A、B、C、D、E型金黄色葡萄球菌肠毒素分型ELISA检验试剂盒中所有试剂的温度均应回升至室温方可使用。测定中吸取不同的试剂和样品溶液时应更换吸头，用过的吸头以及废液处理前要浸泡到10%次氯酸钠溶液中过夜。

3. 结果的计算和表述

（1）质量控制　测试结果阳性质控的吸光度值要>0.5，阴性质控的吸光度值要<0.3，如果不能同时满足以上要求，测试的结果不被认可。对阳性结果要排除内源性过氧化物酶的干扰。

（2）临界值的计算　每一个微孔条的F孔和G孔为阴性质控，两个阴性质控吸光度值的平均值加上0.15为临界值。

示例：阴性质控1＝0.08

阴性质控2＝0.10

平均值＝0.09

临界值＝0.09+0.15＝0.24

（3）结果表述　吸光度值小于临界值的样品孔判为阴性，表述为样品中未检出某型金黄色葡萄球菌肠毒素；吸光度值大于或等于临界值的样品孔判为阳性，表述为样品中检出某型金黄色葡萄球菌肠毒素。

4. 生物安全

因样品中不排除有其他潜在的传染性物质存在，所以要严格按照 GB 19489—2008《实验室　生物安全通用要求》对废弃物进行处理。

第四节　金黄色葡萄球菌及其肠毒素检验国标法与其他方法比较

一、金黄色葡萄球菌检验方法异同分析

除 GB 4789.10—2016《食品安全国家标准　食品微生物学检验　金黄色葡萄球菌检验》外，FDA/BAM 和加拿大颁布的食品中金黄色葡萄球菌检验方案 MFHPB-21 比较常见，各个检验标准中对样品种类信息、取样量、前处理、检验过程出现生化鉴定结果不一致等情况的解决方案等给出的解释存在差异。主要内容比较如下。

1. 制定时间

GB 4789.10—2016：2016 年。

FDA/BAM：2016 年。

加拿大 MFHPB-21：2005 年，2020 年补充。

2. 检验方法

GB 4789.10—2016：三种检验方法，包括定性和定量方法。第一法适用于食品中金黄色葡萄球菌的定性检验；第二法适用于金黄色葡萄球菌含量较高食品中该菌的计数；第三法适用于金黄色葡萄球菌含量较低食品中该菌的计数。

FDA/BAM：两种检验方法，均为定量检验。方法一为直接平板计数法，适用于金黄色葡萄球菌含量>100 CFU/g 食品中金黄色葡萄球菌的计数；方法二为金黄色葡萄球菌 MPN 法，当食品中含有少量金黄色葡萄球菌和大量竞争菌群时，建议采用方法二。

加拿大 MFHPB-21：一种定量检验方法，适用于食品中金黄色葡萄球菌的计数。此方法经验证，对天然污染的肉类、鱼类、家禽、蔬菜、谷物和乳制品以及人工污染的食物有效。也可用于其他食品、食品配料及环境样品中金黄色葡萄球菌的检验。

3. 样品处理和稀释（适用于定量检验方法）

GB 4789.10—2016：样品处理不区分食品类别，选择磷酸盐缓冲液或生理盐水进行稀释。

FDA/BAM：样品处理不区分食品类别，选择磷酸盐缓冲液进行稀释。

加拿大 MFHPB-21：乳品、粉末、肉类、香辛料、贝类及其他黏性液体和水溶性固体食品用蛋白胨水进行稀释，奶酪制品用 2%柠檬酸钠（加热至 45℃）进行稀释。

4. 增菌（适用于定性法或 MPN 法）

GB 4789.10—2016：使用 7.5%氯化钠肉汤作为选择性增菌培养基，（36±1）℃培养，18~24 h。

FDA/BAM：使用含 10%氯化钠，1%丙酮酸钠的 TSB 培养基作为选择性增菌培养基，35~37℃培养（48±2）h。

加拿大 MFHPB-21：定量检验方法中不含增菌过程。

5. 分离（适用于定性和 MPN 法）和计数（适用于平板计数法）选择性培养基及培养时间

GB 4789.10—2016：定性方法使用 Baird-Parker 琼脂和血平板，MPN 法和平板计数法仅使用 Baird-Parker 琼脂。血平板（36±1）℃培养 18~24 h，Baird-Parker 平板（36±1）℃培养 24~48 h。

FDA/BAM：仅使用 Baird-Parker 琼脂，35~37℃培养 45~48 h。

加拿大 MFHPB-21：可选培养基有 Baird-Parker 琼脂、金黄色葡萄球菌显色培养基、甘露醇盐琼脂（MSA）、BP-RPF（兔血浆+牛纤维蛋白原）琼脂，建议 Baird-Parker 琼脂为必选，剩余 3 种培养基 3 选 1，所有培养基均置于 35℃培养。Baird-Parker 琼脂可在 24~30 h 对疑似菌落数进行计数，在（48±4）h 时进行验证；金黄色葡萄球菌显色培养基培养（24±2）h；BP-RPF 培养基培养 24~48 h，在 24~30 h 计数，在（48±4）h 时进行验证；MSA 培养基培养 18~24 h（至多 48 h）。2020 年补充版方法选择 Baird-Parker+琼脂（添加吖啶黄和多黏菌素 B 的 Baird-Parker 琼脂），用于生牛奶、奶酪、鱼类和海鲜产品的冷冻食品检验。

6. 平板计数法接种量

GB 4789.10—2016：每个稀释度分别吸取 1 mL 样品匀液，以 0.3 mL、0.3 mL、0.4 mL 接种量分别加入 3 块 Baird-Parker 平板。

FDA/BAM：根据对样品污染情况的估计，选择适宜稀释度的样品，吸取 1 mL 样品悬液以 0.4 mL、0.3 mL 和 0.3 mL 接种量分别加入 3 个 Baird-Parker 琼脂板上，用无菌涂布棒将接种物涂布于平板表面。

加拿大 MFHPB-21：涂布在 Baird-Parker 平板上的体积由容许限决定，容许限标准遵循政府标准、指南或实验室的内部规范。例如，当产品报告结果为<25/g 时，则选取适当稀释度将吸取 0.2 mL 接种量分别加入 2 个 BP 琼脂平板上；如果产品报告结果为<5/g 时，则将选取 0.4 mL 1∶10 稀释液分别加入 5 个 BP 琼脂平板的表面上。

7. 典型菌落初步确认

GB 4789.10—2016：不区分类别，金黄色葡萄球菌在 Baird-Parker 典型菌落呈圆形，表面光滑，凸起，湿润，菌落直径为 2~3 mm，颜色呈灰黑色至黑色，有光泽，常有浅色（非白色）的边缘，周围绕一不透明圈（沉淀），其外常有一清晰带。用接种针触及菌落时有黄油样黏稠感。有时可见到不分解脂肪的菌株，除没有不透明圈和清晰带外，其他外观基本相同。从长期贮存的冷冻或脱水食品中分离的菌落，其黑色常较典型菌落浅些，且外观可能较粗糙，质地较干燥。在血平板上，形成菌落较大，圆形，光滑凸起，湿润，金黄色（有时为白色），菌落周围可见完全透明溶血圈。

FDA/BAM：不区分类别，金黄色葡萄球菌在 Baird-Parker 典型菌落描述与 GB 4789.10—2016 一致。

加拿大 MFHPB-21：分为 4 种类型。类型 1，菌落完整，凸起，黑色有光泽，周围有清晰带，延伸至不透明圈。类型 2，菌落完整，凸起，黑色有光泽，没有明确的清晰区域。类型 3，与类型 1 相似的深灰色菌落。类型 4，与类型 2 相似的深灰色菌落。

对于上述 4 种形态的菌落，如果在一种菌落形态中存在明显的形态差异或大小差异，则对其分别计数并分别确认。对于类型 3 和 4（带有和不带有清晰区域的灰色菌落），仅深灰色菌落进行计数。不应将浅灰色菌落视为金黄色葡萄球菌疑似菌落。

8. 平板计数法计算公式

GB 4789.10—2016：若 2 个连续稀释度的平板典型菌落数均在 20~200 CFU，按式（9-2）计算，其余情况按式（9-1）计算，报告每 g（mL）样品中金黄色葡萄球菌数，以 CFU/g（mL）表示。如均为阴性，则以小于 1 乘以最低稀释倍数报告。

FDA/BAM：对每种类型的菌落数量进行分别计数和记录。当最低稀释度的平板中的菌落数<20 时，可对此进行计数。如果>200 个菌落的培养皿中有金黄色葡萄球菌典型菌落，且典型菌落在更高稀释度下没有出现，则可对此浓度进行计数，但不计数非典型菌落。至少挑选 1 个每种类型的疑似菌落进行凝固酶生成试验。将以凝固酶阳性菌落为代表的 3 个平行的平板上的数目相加，乘以样品稀释倍数，报告每克样品中金黄色葡萄球菌数，以 CFU/g 表示。

加拿大 MFHPB-21：分 5 个平板计数情况和 2 个平板计数情况。

（1）5 个平板的计数（1∶10 稀释度，仅限固体食物）

①如果每个平板中疑似葡萄球菌菌落数均<20，则将所有 5 个平板中每种菌落形态类型的计数分别相加，这是每 2 mL（0.2 g）食物 4 种菌落类型之一的计数。将每个计数乘以 5，并记录为每克食物的疑似菌落数（C）。将结果相加记为每克食物的总疑似菌落数。

②如果每个平板的所有疑似葡萄球菌菌落数在 20~200，则随机选择 2 个平板，分别计算每种类型的菌落数并计算每个平板各自的平均数（每 0.4 mL，相当于 0.04 g 食物）（A/2）。将每个计数乘以 25 并记录为每克食物的疑似菌落数（C）。将结果相加记为每克食物的总疑似菌落数。

③如果 5 个平板中某些平板上的葡萄球菌疑似菌落数<20，而其他平板上的葡萄球菌疑似菌落数≥20，则按照上面步骤①进行。

④如果没有包含 20~200 个疑似金黄色葡萄球菌的平板数，则可在超出范围的有疑似菌落的平板上进行估计。

（2）对 2 个重复平板进行计数（任何稀释）

①选择包含 20~200 个葡萄球菌疑似菌落（包含所有菌落形态类型）的平板。

②计算每个平板上每种菌落形态类型的平均数（A/2），乘以 5 并乘以适当的稀释系数，并记录为每克或每毫升食物中每种疑似葡萄球菌菌落形态类型的数量（C）。将结果相加并报告为每克或每毫升食物的总疑似葡萄球菌落数。

③如果使用来自一种以上稀释度的平板，计数将按如下所示取平均值。

④如果没有包含 20~200 个疑似金黄色葡萄球菌的平板可用时，则可在含有疑似菌落数超出此范围的平板上进行估计计数。当结果超出 20~200 个时，将结果报告为估计计数。

（3）2 次稀释的计数平均值　如果连续 2 个稀释的平板上均含有 20~200 个疑似葡萄球菌菌落，则应使用所有 4 个平板上的计数取平均。由于要分别计算 4 种不同形态类型的菌落，可能会出现总数在 20~200 个范围内，但是单个类型计数<20 的情况出现，则必须将估计值和真实值结合起来才能得出一个平均值。这可以通过使用式（9-3）来避免。

$$平均菌落计数/g 或 mL = \frac{总菌落数}{每种稀释度用量 \times \left(\frac{1}{稀释度1} + \frac{1}{稀释度2}\right)} \quad (9-3)$$

9. 验证性实验

GB 4789.10—2016：染色镜检、血浆凝固酶试验。

FDA/BAM：镜检、血浆凝固酶试验、辅助试验（过氧化氢酶、发酵葡萄糖、发酵甘露醇、溶葡萄球菌素、产耐热核酸酶）。

加拿大 MFHPB-21：血浆凝固酶试验、辅助试验（探针、乳胶凝集试验、快速 ID 试剂盒、发酵葡萄糖、发酵甘露醇、溶葡萄球菌素、产耐热核酸酶等）。

二、金黄色葡萄球菌肠毒素检验方法异同分析

除 GB 4789.10—2016《食品安全国家标准　食品微生物学检验　金黄色葡萄球菌检验》外，FDA/BAM 和 USDA/FSIS 颁布的食品中金黄色葡萄球菌肠毒素检验方案比较常见，各个检验标准中使用的方法、适用范围、检验毒素类型和灵敏度比较见表 9-1。

表 9-1　　　　　　　　　　金黄色葡萄球菌肠毒素检验对比

标准	使用方法	适用范围	检验毒素类型	灵敏度
GB 4789.10—2016	ELISA	食品	金黄色葡萄球菌肠毒素 A~E	—
FDA/BAM	ELISA/EFLA	食品、细菌培养物	金黄色葡萄球菌肠毒素 A~E	0.05 ng/g
USDA/FSIS	ELISA/EFLA	食品，尤其是即食食品、巴氏杀菌蛋、生肉制品等	金黄色葡萄球菌肠毒素 A~E	1 ng/g 或 mL

除上述区别外，不同国家颁布的检验方法中，部分毒素提取前处理方法不同，例如，在 FDA/BAM 的检验方法中，乳制品中肠毒素检验时需经过透析浓缩处理，另外，FDA/BAM 针对干扰因素和注意事项描述更细化。

第五节　金黄色葡萄球菌检验过程质量控制和常见问题解析

食源性致病菌检验的质量控制是为保证其培养、分离、鉴定、计数等的准确性，避免因操作变化导致检验结果错误。数据的可靠性直接决定了食源性致病菌监管和防控策略的可靠性和有效性，对食品安全和人民健康安全具有重大意义。因此，在食源性致病菌检验过程中，应建立相应的质量控制措施，以确保所提供数据和结论的准确性。

一、检验过程质量控制

1. 空白对照控制

金黄色葡萄球菌检验中，每批样品在开展分离及计数时，需在每个步骤中加入空白对照，确保实验结果的准确性和可靠性。如果空白对照出现生长浑浊或金黄色葡萄球菌可疑菌落，则本次检验结果不可靠，需对增菌液、吸管、平皿、培养基、实验环境等进行污染来源分析。检验过程尽快完成，严格按标准方法计数和报告。

生化鉴定时需加入阳性、阴性和空白对照，以保证结果的准确性。阳性对照菌株可选用 ATCC6538、ATCC25923 或 CMCC（B）26003，阴性对照可选用表皮葡萄球菌 ATCC12228。

2. 培养基和试剂质量控制

培养基和试剂质量控制管理中，要严格遵循 GB 4789.28—2024《食品安全国家标准　食品微生物学检验　培养基和试剂的质量要求》中的要求，按照供应商提供的贮存条件、有效期和使用方法进行培养基和试剂的保存和使用。防止试剂或培养基过期，使其保有良好的适用性。开封后的脱水合成培养基质量取决于贮存条件，通过观察粉末的流动性、均匀性、结块情况和色泽变化等判断质量变化。若发现培养基受潮或物理性状发生明显改变则不应再使用。在培养基分配中，要少量多次，注重有效灭菌，保存环境应注意避光。

二、操作要点和注意事项

（1）配制 Baird-Parker 琼脂基础培养基时，一定要注意加入亚碲酸钾卵黄增菌剂时，培养基的温度不能太高，需冷却至 50℃ 左右，以免影响亚碲酸钾的作用，或者导致卵黄絮凝。

（2）7.5% NaCl 增菌培养时，若样品本身在均质后清澈，培养 18 h 观察呈现一定程度的浑浊（与培养前相比），则接种平板；若 18 h 后仍无变化，继续培养至 24 h 后无论浑浊与否都接种至平板。

（3）在观察 Baird-Parker 平板上的菌落特征时，一定要注意金黄色葡萄球菌具有"双环"，单环浑浊带一般是金黄色葡萄球菌阴性。

（4）进行血浆凝固试验时要注意，可疑菌落需同时接种在 5 mL 的 BHI 肉汤中和营养琼脂上，应使用新鲜的 BHI 肉汤培养物和新鲜血浆，试验应每 0.5 h 观察一次，切记不要直接观察第 6 h 后的结果。一些金黄色葡萄球菌能够产生蛋白酶来分解纤维蛋白，而出现先凝集而后消融的情况，保证每 0.5 h 观察一次，防止因观察不及时，而误判成假阴性。

（5）观察凝固情况时，采用将试管缓慢倾斜或倒置的方式（动作勿大）。当凝固体积大于原体积一半，即可判为阳性。切记不要采用摇晃的方式进行观察。同时进行阳性及阴性对照，若任何一管对照组不符合时，应另制备血浆，重新试验。

（6）涂布计数时，涂布棒不要触及平板边缘。Baird-Parker 平板使用前表面有水珠，可放在 25~50℃ 的培养箱里干燥，直到平板表面的水珠消失。要尽可能短时间涂布，避免形成菌团。

（7）肠毒素提取时，可能产生致病菌或肠毒素气溶胶，需在经批准的生物安全柜中进行。

三、常见问题解析

1. 在金黄色葡萄球菌增菌过程中，在 7.5% NaCl 肉汤中呈浑浊生长，怎么判断？

解析：由于食品基质的影响，有可能不易观察，最好是进行下一步试验验证。

2. Baird-Parker 琼脂平板的状态有絮状物沉淀，应该如何控制？

解析：不同厂家的培养基平板制好后的状态有所不同，主要取决于亚碲酸钾卵黄增菌液。根据各厂家的培养基说明制定相应的实验室 SOP，在添加亚碲酸钾卵黄增菌液时，需要掌握温度，过高易使卵黄变性，太低则琼脂易凝固。

3. 检验金黄色葡萄球菌时，如果血平板溶血明显，但是血浆凝固酶在规定时间内不凝固，那么，能判定金黄色葡萄球菌未检出吗？

解析：在保证 Baird-Parker 平板上有典型菌落的前提下，严格按照国标要求进行纯化后进行试验，阳性对照没有问题，则可判定其未检出。

4. 金黄色葡萄球菌染色镜检阳性，甘露醇反应阳性，但血浆酶试验不凝固，原因是什么？

解析：①可能由于培养基不对引起，从 Baird-Parker 平板挑取的典型菌落应直接接入 BHI 代替营养肉汤中。②凝固时间是 6 h，期间每 0.5 h 观察一次。一般 1~3 h 内阳性菌株即可凝固。培养时间过长，已经发生的凝固会溶解，不会再次凝固。③观察结果时候不停摇晃，强烈摇晃会使之无法凝固。④可能与试剂或兔血浆质量有关。

5. 按国标检验金黄色葡萄球菌时，把 Baird-Parker 平板上的可疑菌落接种到 BHI 和营养琼脂小斜面，是在 Baird-Parker 平板上一起挑取 5 个菌落接一管 BHI 和小斜面，还是一个菌落接一管 BHI 和小斜面？

解析：1 对 1 接。

6. 金黄色葡萄球菌计数选用 100 倍稀释度，平皿菌落总数是 120，证实试验，选取 5 个菌落做血浆凝固酶，均为 0，结果报小于 1 乘以最低稀释倍数，是报<10 还是<100？

解析：根据公式计算结果，报告每 g（mL）样品中金黄色葡萄球菌数，以 CFU/g（mL）表示；如 T 值为 0，则以小于 1 乘以最低稀释倍数报告。

7. 金黄色葡萄球菌定性实验中，样品在 7.5%氯化钠肉汤培养后，肉汤是澄清的，还需要划线接种到 Baird-Parker 平板和血平板吗？

解析：需要继续，颜色澄清没有菌落可能是没长菌；也有一种情况是有菌，但是也有防腐剂，所以不会浑浊，也有可能划线后出现菌落。

8. 同一食品样品，平板计数没有菌落生长，但做金黄色葡萄球菌血平板却都有划线的菌落，这是什么原因？样品本身含有菌，为什么在平板计数培养基上不能快速恢复，而经增菌液复苏后就会在平板上生长？

解析：①操作过程没问题，有可能样品本身含菌量较低，低于 1 CFU/g，通过增菌液可呈级数生长，造成平板划线有菌落生长。②与接种量有关，使用平板计数时没有进行增菌，接种量（以固体样品为例）加入 1 mL 稀释液，最高为 0.1 g 样品，然后培养。

9. 金黄色葡萄球菌在 Baird-Parker 平板、血平板上菌落都很典型，可血浆不凝固是什么原因？

解析：设置阳性对照，观察阳性菌株的血浆凝固酶试验是否有凝固。若阳性对照没有凝固，再进行一次试验，要定时观察，每隔 1 h 观察一次，大概 2~3 h 会出现凝固现象。同时做一下镜检，看下是不是革兰氏阳性葡萄球菌。

10. 检验金黄色葡萄球菌时，Baird-Parker 平板和血平板上一个菌落也没有，是否可以直接报告未检出？

解析：首先确定标准菌株有结果，之后报告取决于所用的方法，如果是定性的则可以直接报告未检出；如果是定量的就报告小于 1 乘以最小的稀释度，以 CFU/g 表示；如果是 MPN 计数则报告<3.0 MPN/g。

11. 国标中金黄色葡萄球菌用平板法检验时采用三级采样法，那么每次检验必须检五个样品吗？

解析：是的，应严格按照国标要求检验。

12. 以下金黄色葡萄球菌检验结果如何判定？

①Baird-Parker 平板和血平板有疑似菌落，革兰氏染色为阳性，但未出现血浆凝固，是否

可判定无金黄色葡萄球菌？

②血平板有疑似菌落，染色阳性，血浆酶试验凝固；但 Baird-Parker 平板疑似菌落染色阳性，未出现血浆酶凝固现象。是否判定无金黄色葡萄球菌？

③Baird-Parker 平板、血平板有疑似菌落，染色为阴性，但血浆酶出现凝固，是否判定无金黄色葡萄球菌？

解析：①未检出；②检出；③建议再染一个玻片观察。

金黄色葡萄球菌的主要鉴定依据：产生金黄色色素、血平板上产生透明的溶血环、分解甘露醇、血浆凝固酶试验阳性、涂片镜检为革兰氏阳性葡萄状球菌。

13. "用接种针接触菌落有似奶油至树胶样的硬度，偶尔会遇到非脂肪溶解的类似菌落""但无混浊带及透明圈"，这个表达如何理解？

解析：金黄色葡萄球菌在 Baird-Parker 平板上绝大多数都是典型形态，即会出现 3 个圈，只有少数不分解脂肪，那样的菌株看不见浑浊带和透明圈。出现这种形态也是可疑金黄色葡萄球菌，要继续鉴定。

14. GB 4789.10—2016 中，检验程序中列的是 Baird-Parker 平板和血平板，是两个同时做还是做其中一个就可以？

解析：两个同时做，防止漏检。实际操作中，遇到很多非金黄色葡萄球菌，在 Baird-Parker 平板上的形态很典型，革兰氏阳性，但是血平板无溶血圈。

15. Baird-Parker 平板符合标准，显色培养基与菌株一致呈紫色，但血平板无溶血环，血浆凝固酶阳性，能判定是金黄色葡萄球菌吗？

解析：用标准菌株划线培养观察是否溶血，可能是血平板的问题。革兰氏染色是阳性球菌就应该是。

16. 金黄色葡萄球菌在国标里面定量方法有两种，这两种方法分别适用于什么情况？应如何选择？

解析：国标里的两种定量方法分别为涂布计数法和 MPN 法，实际检验中选择哪种方法可根据样品的污染程度来决定。如果根据经验判断，或目测样品污染比较严重，建议选择涂布计数法。如样品污染程度较轻，或根据经验判断带菌概率较低，建议使用 MPN 法。

17. 为什么有些金黄色葡萄球菌在液体培养基培养久了就不溶血了？

解析：培养时间长了后菌龄增加，基本上以衰老期的菌为主，代谢缓慢，或者死亡，因此国标有培养时间限制。保证菌的活力，有活力才有明显典型的性状特征。

18. 为什么金黄色葡萄球菌增菌要用非选择性增菌呢？而沙门氏菌增菌要选择性增菌？

解析：计数时，金黄色葡萄球菌不用非选择性增菌，因为增菌要淘汰一些杂菌，同样也会对样品中有的金黄色葡萄球菌有些损伤。定性时，金黄色葡萄球菌的培养基是 7.5% NaCl 肉汤，是有选择性的。沙门氏菌即使在被污染的食品中含量也比较低，而且再经过加工后，受到损失比较大，所以沙门氏菌的前增菌是为了能恢复濒临死亡的菌，便于检验。

19. 检验金黄色葡萄球菌时，所用的卵黄亚碲酸钾增菌剂会不会影响实验结果？

解析：会。需要注意倒平板的温度控制，培养基大概冷至 50℃ 左右，再加入卵黄亚碲酸钾增菌剂混匀。温度高了亚碲酸钾会使平板呈灰暗色，金黄色葡萄球菌和碲反应黑色就不明显。

思考题

1. 金黄色葡萄球菌的鉴定依据有哪些？
2. 食品中能否允许有个别金黄色葡萄球菌存在？为什么？
3. 金黄色葡萄球菌在血平板、Baird-Parker 平板上的菌落特征如何？为什么？
4. 凝固酶试验在金黄色葡萄球菌鉴定中的重要性是什么？其原理和操作要点是什么？
5. 金黄色葡萄球菌肠毒素检验中为何会出现假阳性和假阴性？如何避免？

第十章

β型溶血性链球菌检验

CHAPTER 10

【学习目标】
1. 理解β型溶血性链球菌的基本生物学特性，掌握其生化特性鉴定方法。
2. 掌握β型溶血性链球菌在不同培养基（如血平板）上的生长表现。
3. 认识β型溶血性链球菌对食品安全的潜在威胁。
4. 掌握国家关于β型溶血性链球菌在食品中的检验标准和方法。

β型溶血性链球菌（β-hemolytic sreptococcus，BHS）是急性呼吸道感染的重要致病菌，可以引起急性扁桃体炎、猩红热和脓疱疮，也可以引起严重的侵袭性感染如败血症、坏死性筋膜炎和链球菌中毒休克综合征。该细菌在国内外不同的人群中广泛传播，具有快速可传播性。本章主要介绍β型溶血性链球菌相关基础知识及其检验方法。

第一节 β型溶血性链球菌概述

一、β型溶血性链球菌简介

β型溶血是指在菌落周围形成完全透明的溶血环，红细胞完全溶解。β型溶血性链球菌是指能够产生β型溶血的酿脓（或A群）链球菌（*Streptococcus pyogenes*）和无乳（或B群）链球菌（*Streptococcus agalactiae*）。β型溶血性链球菌又称乙型溶血性链球菌，是链球菌属中的一种，具有强致病性，可引起皮肤、皮下组织化脓性炎症，呼吸道感染，流行性咽炎的爆发性流行。在菌落周围形成一个宽2~4 mm、界限分明、完全透明的无色溶血环，也称乙型溶血，因而这类菌也称为溶血性链球菌。

1. 生物学特性

β型溶血性链球菌是最常见的社区感染性病原菌之一，主要定植于呼吸道、皮肤、阴道等处，属于革兰氏阳性菌，多为球形或卵圆形，无芽孢、无鞭毛、多数无荚膜。直径为0.5~1.0 μm，常排列成链状，链长短不一，短者由4~8个细胞组成，长者由20~30个细胞组成。在液体培养基中易呈长链，固体培养基中常呈短链。由于链球菌能产生脱链酶，所以正常情况下链球菌的链不能无限制延长。多数菌株在血清肉汤中培养易形成透明的荚膜，继续培养后消失。不形成芽孢，无鞭毛，易被普通的碱性染料着色，老龄培养或被中性粒细胞吞噬后，转为革兰氏阴性。

2. 培养特性

β型溶血性链球菌是一种需氧或兼性厌氧菌，对营养要求较高，普通培养基上生长不良，需补充血清、血液、腹水，大多数菌株需要核黄素、维生素B_6、烟酸等生长因子。最适生长温度37℃，在20~42℃能生长，最适pH 7.4~7.6。在血清肉汤中易成长链，管底呈絮状或颗粒状沉淀。在血平板上形成灰白色、半透明、表面光滑、边缘整齐、直径0.5~0.75 mm的细小菌落。在血琼脂板上菌落周围可形成一个2~4 mm宽、界限分明、完全透明的溶血环，即β溶血。

生化反应分解葡萄糖，产酸不产气。对乳糖、甘露醇、水杨苷、山梨醇、棉子糖、蕈糖、七叶苷的分解能力因不同菌株而异，一般不分解菊糖，不被胆汁溶解，触酶阴性。

3. 抗原结构

β型溶血性链球菌的抗原构造较复杂，主要有三种。

（1）核蛋白抗原　又称P抗原，无种、属、型特异性，各种链球菌的核蛋白抗原均相同，与葡萄球菌的核蛋白有相互交叉反应。

（2）多糖抗原　又称C抗原，是群特异性抗原，是细胞壁的多糖组分，可用稀盐酸等提取。对人致病的90%属于A族，其次为B族，其他族少见。

（3）蛋白质抗原　又称表面抗原，具有型特异性，位于抗原外层，其中可分为M、T、R、S四种不同性质的抗原成分，与致病性有关的是M抗原。同族链球菌可根据表面抗原不同进行分型，如A族链球菌可据此分为60多型。

4. 致病性因子

β型溶血性链球菌的致病性与其产生的毒素及侵袭性酶有关。主要有以下几种。

（1）链球菌溶血素　溶血素有O和S两种，O为含有—SH的蛋白质，具有抗原性；S为小分子多肽，分子质量较小，无抗原性。具有溶解红细胞、杀死白细胞及毒害心脏的作用。

（2）致热外毒素　曾称红疹毒素或猩红热毒素，是人类猩红热的主要毒性物质，具有抗原性，会引起局部或全身红疹、发热、疼痛、恶心、呕吐、周身不适。该毒素是蛋白质，对热稳定，产生的毒素能中和该毒素的活性。可分为A、B、C三种不同抗原性的毒素，无交叉保护作用。毒素具有内毒素样的致热作用，对细胞或组织有损害作用。

（3）透明质酸酶　又称扩散因子，能分解细胞间质的透明质酸，故能增强细菌的侵袭力，使病菌易在组织中扩散，从而加强细菌的致病性。

（4）链激酶　又称链球菌纤维蛋白溶酶，能使血液中纤维蛋白酶原变成纤维蛋白酶，可溶解血块或阻止血浆凝固，有利于细菌在组织中的扩散。该酶耐热，100℃下50 min仍可保持活性。

（5）链道酶　又称链球菌DNA酶，能使脓液稀薄，促进病菌扩散。由A、C、G族链球菌产生。此酶能分解黏稠脓液中具有高度黏性的DNA，使脓汁稀薄易于扩散。产生的相应抗体有中和该酶的活性。用链激酶、链道酶制剂进行皮肤试验作为测定机体细胞免疫的一种方法。

（6）杀白细胞素　能使白细胞失去动力，变成球形，最后膨胀破裂。

二、β型溶血性链球菌在食品产业链中的流行和传播

β型溶血性链球菌在自然界中分布较广，存在于水、空气、尘埃、粪便及健康人和动物的

口腔、鼻腔、咽喉中，可通过直接接触、空气飞沫传播或通过皮肤、黏膜伤口感染，被污染的食品常有奶、肉、蛋及其制品。上呼吸道感染患者、人畜化脓性感染部位常成为食品污染的污染源。在新疆地区，从屠宰场、畜禽肉储备库、超市及农贸市场采样 580 份，共分离鉴定出 11 株 β 型溶血性链球菌，检出率 1.89%。其中，咽喉/鼻拭子样品检出率 1.3%，畜禽肉样品检出率 0%，酮体拭子样品检出率 0.7%，环境拭子样品检出率 4.0%，生鲜乳样品检出率 4.2%，表明生鲜乳及其环境是 β 型溶血性链球菌污染的重要食品产业链节点。

一般来说，β 型溶血性链球菌通过以下途径污染食品。

（1）食品加工和销售人员口腔、鼻腔、手、面部有化脓性炎症时造成食品污染。

（2）食品在加工前就已经被溶血性链球菌污染，如患化脓性乳腺炎的奶牛或者畜禽局部化脓感染时，它们产的牛奶或者肉产品受到污染。

（3）熟食制品因包装不善使食品发生污染。

三、β 型溶血性链球菌与食品安全

目前，已知 β 型溶血性链球菌是引发上呼吸道感染如咽峡炎、急性扁桃体炎等感染性疾病的最常见的致病菌之一，也可引起毒血症、坏死性筋膜炎、毒休克综合征等其他感染性疾病。更为严重的是 β 型溶血性链球菌还能引发严重的感染后自身免疫性疾病，如急性肾炎、风湿热及风湿性心脏病，后者有较高的发病率和致死率。目前全球近 200 万人患有严重 β 型溶血性链球菌感染性疾病，每年至少有 51.7 万人因严重的 β 型溶血性链球菌感染死亡，已成为世界性的公共卫生问题。

2017 年 4 月 27 日，四川成都疾控中心报告了一起 β 型溶血性链球菌食物中毒事件，患者均有腹痛、腹泻、恶心、呕吐等症状，有共同就餐史。通过流行性调查，本次食物中毒发生在某小公司，由于食堂工作人员短缺，临时外借 1 名厨师，该厨师在有腹泻的情况下，没有拒绝邀请，而是带病坚持工作，遂导致此次食物污染中毒事件的发生。同样，在国外也发生过 β 型溶血性链球菌感染引起扁桃体炎的暴发事件。2012 年，在巴塞罗那一家餐厅暴发了 β 型溶血性链球菌感染事件，在 13 名接触晚餐食物的人中，6 人出现了感染症状，发病率达到 58.8%。流行性调查证明，这是一起食源性 β 型溶血性链球菌交叉传染事件。

2021 年 9 月，我国香港特别行政区也暴发 β 型溶血性链球菌引起的侵袭性感染，截至 2021 年 10 月 10 日，在近 40 天时间内香港共出现了 79 例 β 型溶血性链球菌引起的感染，其中 7 人死亡。感染者多数为厨师和兼职鱼贩，发病前曾接触过淡水鱼。检验发现，近一半的感染者是由 ST283 型引起，感染来源可能是食用了未彻底加热的淡水鱼或通过手部伤口感染。

为防止食源性 β 型溶血性链球菌感染，建议消费者按照 WHO 的提示做好如下五点。

（1）保持清洁　勤洗手，尤其是在加工食物时和处理生的肉、禽、蛋、水产品之后，都要洗手。

（2）生熟分开　冰箱中的食物要生熟分开，加工食物的厨具、容器也要生熟分开，用后分别清洗干净，防止交叉污染。

（3）食物做熟　烹调食物要烧熟煮透，再次食用前要彻底加热。

（4）保持食物的安全温度　熟食在室温下存放的时间不宜过长，生肉类食品不宜反复冻融。

（5）使用安全的水和食物原材料　选用新鲜的食材进行适当加工，食品制作全过程要使

用安全的水,包括烹饪用具和餐具清洁以及洗手用水。

第二节 β型溶血性链球菌检验

一、实验目的

1. 了解β型溶血性链球菌检验原理。
2. 掌握β型溶血性链球菌检验方法。

二、实验原理

采用改良胰蛋白胨大豆肉汤（Modified tryptone soybean broth，mTSB）进行食品样本中的溶血性链球菌的增菌培养；然后，使用哥伦比亚CNA血琼脂选择性培养基进行溶血性链球菌的增殖，根据菌落颜色、形态、大小等进行初步辨别；最后根据革兰氏染色镜检或者触酶实验进行鉴定和确认。

三、实验材料

1. 设备和材料

除微生物实验室常规灭菌及培养设备外，其他设备和材料如下。

(1) 恒温培养箱 (36±1)℃。
(2) 冰箱 2~5℃。
(3) 厌氧培养装置。
(4) 电子天平 感量0.1 g。
(5) 均质器与配套均质袋。
(6) 显微镜 10×~100×。
(7) 无菌吸管 1 mL（具0.01 mL刻度）、10 mL（具0.1 mL刻度）或微量移液器及吸头。
(8) 无菌锥形瓶 容量100 mL、200 mL、2000 mL。
(9) 无菌培养皿 直径90 mm。
(10) pH计或pH比色管或精密pH试纸。
(11) 水浴装置 (36±1)℃。
(12) 微生物生化鉴定系统。

2. 培养基和试剂

(1) 改良胰蛋白胨大豆肉汤（Modified tryptone soybean broth，mTSB） 见附录3中3.20。
(2) 哥伦比亚CNA血琼脂（Columbia CNA blood agar） 见附录3中3.50。
(3) 哥伦比亚血琼脂（Columbia blood agar） 见附录3中3.46。
(4) 革兰氏染色液 见附录2中2.2。
(5) 胰蛋白胨大豆肉汤（Tryptone soybean broth，TSB） 见附录3中3.20.1。

（6）草酸钾血浆　见附录2中2.19。
（7）0.25%氯化钙（$CaCl_2$）溶液　见附录2中2.20。
（8）3%过氧化氢（H_2O_2）溶液　见附录2中2.15。
（9）生化鉴定试剂盒或生化鉴定卡。

四、实验方法和步骤

1. 检验程序

β型溶血性链球菌检验程序如图10-1所示。

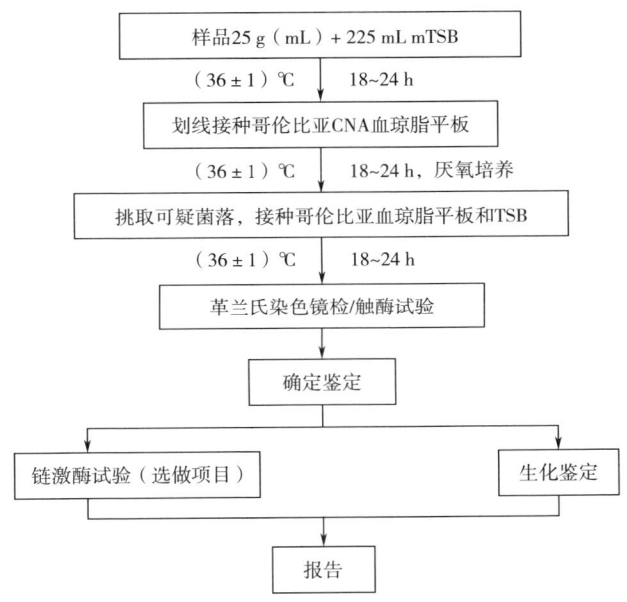

图10-1　β型溶血性链球菌检验程序

2. 操作步骤

（1）样品处理及增菌　按无菌操作称取检样25 g（mL），加入盛有225 mL mTSB 的均质袋中，用拍击式均质器均质1~2 min；或加入盛有225 mL mTSB 的均质杯中，以8000~10000 r/min 均质1~2 min。若样品为液态，振荡均匀即可。（36±1）℃培养18~24 h。

（2）分离　将增菌液划线接种于哥伦比亚CNA血琼脂平板，（36±1）℃厌氧培养18~24 h，观察菌落形态。β型溶血性链球菌在哥伦比亚CNA血琼脂平板上的典型菌落形态为直径2~3 mm，灰白色、半透明、光滑、表面突起、圆形、边缘整齐，并产生β型溶血。

（3）鉴定

①分纯培养：挑取5个（如小于5个则全选）可疑菌落分别接种哥伦比亚血琼脂平板和TSB 增菌液，（36±1）℃培养18~24 h。哥伦比亚血琼脂平板菌落灰白色，圆形，表面光滑，扁平，边缘不整齐，有无色透明的溶血圈。

②革兰氏染色镜检：挑取可疑菌落染色镜检。β型溶血性链球菌为革兰氏染色阳性，球形或卵圆形，常排列成短链状。

③触酶试验：挑取可疑菌落于洁净的载玻片上，滴加适量3%过氧化氢溶液，立即产生气泡者为阳性。β型溶血性链球菌触酶为阴性。

④链激酶试验（选做项目）：吸取草酸钾血浆0.2 mL于0.8 mL灭菌生理盐水中混匀，再加入经（36±1）℃培养18~24 h的可疑菌的TSB培养液0.5 mL及0.25%氯化钙溶液0.25 mL，振荡摇匀，置于（36±1）℃水浴中10 min，血浆混合物自行凝固（凝固程度至试管倒置，内容物不流动）。继续（36±1）℃培养24 h，凝固块重新完全溶解为阳性，不溶解为阴性，β型溶血性链球菌为阳性。

⑤其他检验：使用生化鉴定试剂盒或生化鉴定卡对可疑菌落进行鉴定。

3. β型溶血性链球菌检验过程详解及关键控制点分析

（1）前增菌　无菌操作称取检样25 g（mL），加入盛有225 mL mTSB的无菌均质杯、均质袋或合适容器内，根据检验标准要求进行均质。若样品为液体，既可以均质，也可以振荡混匀。（36±1）℃培养18~24 h。

培养基中胰蛋白胨、大豆蛋白胨提供氮源、维生素和生长因子，葡萄糖提供碳源，无水磷酸二氢钾为缓冲剂，氯化钠维持均衡的渗透压。

（2）选择性分离　将培养后的mTSB增菌液摇匀，用接种环划线接种于哥伦比亚CNA血琼脂平板和哥伦比亚血琼脂平板，（36±1）℃厌氧培养18~24 h，观察菌落形态。单菌落的特征最为典型，利于观察，为获得大量单菌落，一般建议采用三区或四区划线，这样分离效果好，更容易出现单菌落。

①哥伦比亚CNA血琼脂平板：β型溶血性链球菌在哥伦比亚CNA血琼脂平板上的典型菌落形态为直径2~3 mm、灰白色、半透明、光滑、表面突起、圆形、边缘整齐，并产生β型溶血。

培养基中胰酪蛋白胨、动物组织蛋白酶消化液、酵母提取粉、牛肉提取粉、淀粉提供碳氮源、维生素和生长因子，琼脂是凝固剂。羊血是细菌生长繁殖的良好营养物质。在45~50℃的基础培养基中加入血液可以保护血液中某些不耐热的生长因子，同时保护血细胞不被破坏。多黏菌素B和萘啶酸能抑制杂菌生长。

哥伦比亚CNA血琼脂平板上β型溶血性链球菌典型培养特征如图10-2所示。

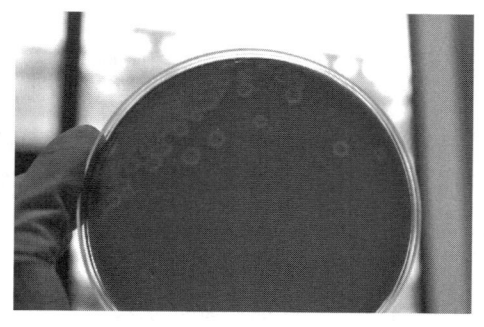

彩图10-2

图10-2　哥伦比亚CNA血琼脂平板形态——β型溶血性链球菌CICC10373

②哥伦比亚血琼脂平板：哥伦比亚血琼脂平板用于苛养和非苛养型细菌的培养，以及溶血性细菌的鉴别。哥伦比亚血琼脂平板菌落灰白色，圆形，表面光滑，扁平，边缘不整齐，有无

色透明的溶血圈。

培养基中酪蛋白胰酶消化物、心胰酶消化物、肉胃酶消化物、酵母浸出粉、可溶性淀粉提供碳源、氮源、维生素和生长因子，羊血是细菌生长繁殖的良好营养物质。在 45~50℃ 的基础培养基中加入血液可以保护血液中某些不耐热的生长因子，同时血细胞不被破坏。

哥伦比亚血琼脂平板上 β 型溶血性链球菌典型培养特征如图 10-3 所示。

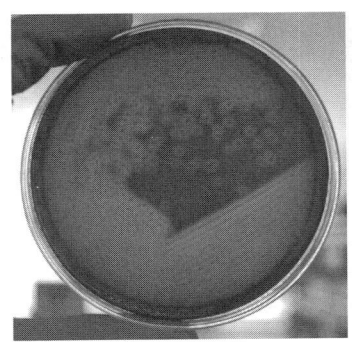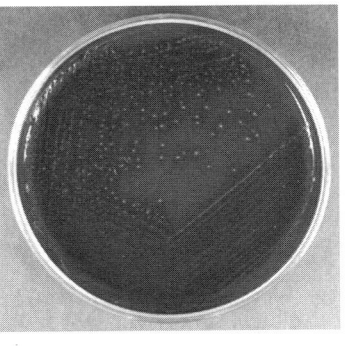

图 10-3　哥伦比亚血琼脂平板上典型形态——β 型溶血性链球菌 CICC10373

彩图 10-3

（3）鉴定

①革兰氏染色镜检：β 型溶血性链球菌为革兰氏染色阳性，细胞壁主要由肽聚糖形成的致密网状结构组成，壁厚，类脂含量低，交联度高，用乙醇处理后，发生脱水作用，肽聚糖层孔径缩小，透性降低，从而使结晶紫-碘复合物不易被洗脱而保留在细胞内，故细菌仍保留初染时的紫色。挑取 β 型溶血性链球菌可疑菌落染色镜检，形态呈球形或卵圆形，常排列成短链状。

β 型溶血性链球菌革兰氏染色镜检如图 10-4 所示。

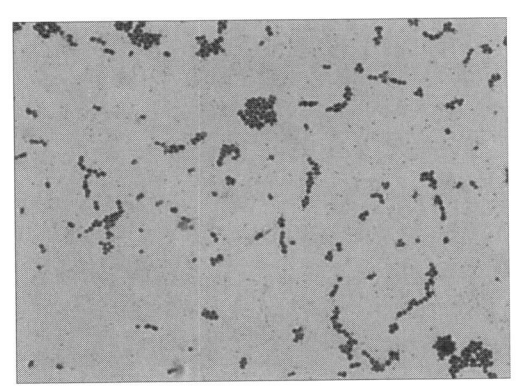

图 10-4　革兰氏染色镜检——β 型溶血性链球菌 CICC10373

彩图 10-4

②链激酶和杆菌肽试验：β 型溶血性链球菌能产生链激酶，该酶能使血液中的纤维蛋白酶原变成纤维蛋白酶，而后溶解纤维蛋白，使血凝块溶解，为阳性反应。此试验用于测定链球菌的致病性。阳性反应具有致病性。

杆菌肽试验是以 A 群链球菌对杆菌肽几乎是 100% 敏感，而其他群链球菌对杆菌肽通常耐药的原理进行的试验。故此试验可对链球菌进行鉴别。

β型溶血性链球菌链激酶和杆菌肽试验如图10-5所示。

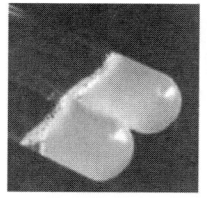
（36±1）℃水浴
10min，凝固

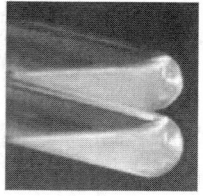
（36±1）℃水浴
24h，溶解

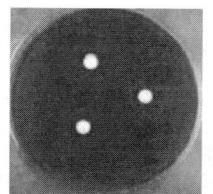
杆菌肽试验：敏感

彩图10-5

图10-5　链激酶和杆菌肽试验——β型溶血性链球菌 CICC10373

③生化鉴定试验：API 20 Strep试条由20个含干燥底物的微量小管组成，能检验酶活力或糖的发酵。酶活力测定是以由纯培养制成的浓菌悬液接种于含干燥的酶底物的微量小管中，使管内的底物溶解。在培养期间，所产生的最终代谢产物通过自然反应或加入附加试剂而变色。发酵试验是接种于由含糖底物组成的培养基中。发酵的碳水化合物通过pH指示剂颜色的改变来检验。鉴定结果可根据说明书的判读表读出，也可参照生化检索手册或鉴定软件，得到鉴定结果。

彩图10-6

API生化鉴定试剂盒对β型溶血性链球菌可疑菌落进行鉴定，如图10-6所示。

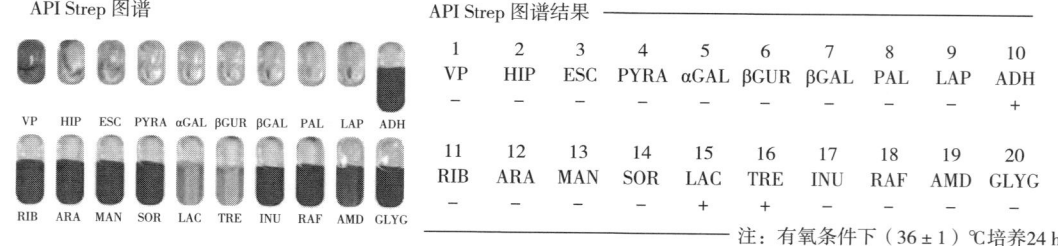

注：有氧条件下（36±1）℃培养24h。

图10-6　生化鉴定试验——β型溶血性链球菌 CICC10373

（4）关键控制点

①样品处理：样品采样地点到实验室处理的时间尽可能短。样品处理，尽可能减少样品间的交叉污染，注意操作手套的及时更换。取样一定要均匀，具有随机性。

②培养基的选择及培养要点

a. 必须选用针对β型溶血性链球菌的选择性培养基哥伦比亚CNA血琼脂平板，多黏菌素B、萘啶酸能有效抑制杂菌生长。

b. 试剂和培养基的配制一定要严格按照说明书进行，明确是否需要高压灭菌，添加剂用量及培养基保存条件。

c. 配制哥伦比亚CNA血琼脂平板，注意在45~50℃的基础培养基中加入血液，温度过高将破坏血液成分。

d. mTSB 增菌液 121℃ 高压灭菌 15 min，必须冷却后，加入无菌多黏菌素 B 和萘啶酸，温度过高将导致抗生素失效。

e. 从挑选可疑菌落开始，建议同时划线于 LB 琼脂平板，作为对照，进一步观察生长状态，确认是否存在杂菌。

③生化反应

a. 生理生化鉴定严格按照说明书进行，建议重复划线两次，确保是单一菌落，无杂菌存在，并保证菌落的活性。

b. 多种生化反应检验同时开展可以提高检验效率。

五、结果与报告

综合以上试验结果，报告每 25 g（mL）检样中检出或未检出 β 型溶血性链球菌。

第三节 β型溶血性链球菌检验国标法与其他方法比较

我国食品中 β 型溶血性链球菌检验是采用 GB 4789.11—2014《食品安全国家标准 食品微生物学检验 β 型溶血性链球菌检验》。目前，国际上尚未针对 β 型溶血性链球菌检验设立标准。我国对空气微生物中 β 型溶血性链球菌设立国家推荐性标准 GB/T 18204.3—2013《公共场所卫生检验方法 第 3 部分：空气微生物》。另外，动物垫料 β 型溶血性链球菌设立了地方推荐性标准 DB15/T 2071—2021《动物垫料中 β-溶血性链球菌检测》。以上方法与 GB 4789.11—2014 的异同点如下。

1. 制定时间

GB 4789.11—2014：2014 年。

GB/T 18204.3—2013：2013 年。

DB15/T 2071—2021：2021 年。

2. 检验范围

GB 4789.11—2014：适用于食品中 β 型溶血性链球菌的检验。

GB/T 18204.3—2013：适用公共场所空气中的细菌总数、真菌总数、β 型溶血性链球菌及嗜肺军团菌检验。

DB15/T 2071—2021：适用于动物垫料中 β 型溶血性链球菌定性检验。

3. 前增菌

GB 4789.11—2014：增菌液为 mTSB 增菌液，二次增菌为 TSB 增菌液。

GB/T 18204.3—2013：撞击法采样。

DB15/T 2071—2021：增菌液为 mTSB 增菌液，二次增菌为 TSB 增菌液。

4. 前增菌培养时间

GB 4789.11—2014：（36±1）℃，18~24 h。

GB/T 18204.3—2013：撞击式微生物采样器采集 5~15 min。

DB15/T 2071—2021：（36±1）℃，18~24 h。

5. 分离-选择性培养基及培养条件

GB 4789.11—2014：选择性培养基为哥伦比亚 CAN 血琼脂培养基和哥伦比亚血琼脂培养基平板。

GB/T 18204.3—2013：血琼脂平板。

DB15/T 2071—2021：哥伦比亚 CAN 血琼脂培养基和哥伦比亚血琼脂培养基平板。

6. 鉴定及确认

GB 4789.11—2014：使用革兰氏染色镜检、触酶试验和生化鉴定，可选做项目是链激酶试验。

GB/T 18204.3—2013：根据血琼脂平板菌落形态进行鉴定，缺乏进一步的确认。

DB15/T 2071—2021：使用革兰氏染色镜检、触酶试验和生化鉴定，另外，可选择性使用全自动微生物生化鉴定系统或飞行时间质谱仪等进行鉴定。

第四节　β型溶血性链球菌检验过程质量控制和常见问题解析

一、检验过程质量控制

（1）防止感染或者携带β型溶血性链球菌的人群对各类食品的污染，特别是局部化脓性感染、上呼吸道感染的人员不应接触食品，暂停其检验工作。

（2）防止乳及乳制品的污染。例如，牛奶养殖场中需定期对生产中的奶牛进行体检，挤奶前必须严格消毒，一旦发现患有化脓性乳腺炎的奶牛必须立即隔离，乳制品要用消毒后的原料，并注意低温保存。

（3）动物屠宰过程中，应严格执行检验法规，割除病灶并且以流水冲洗；在肉制品加工中发现化脓性病灶应整块剔除。

二、操作要点和注意事项

（1）操作过程严格按照要求佩戴口罩和手套，分离、鉴定等在超净台中进行，实验结束后按照规定对菌株进行灭活处理，防止β型溶血性链球菌感染和传播。

（2）对易产生较大颗粒的样品（如肉类）进行检验时，建议使用带滤网均质袋，以便均质后用吸管吸取匀液。

（3）预增菌时间与样品种类、目标菌和杂菌的含量及状态等因素有关。一般菌相比较复杂的高污染样品，如果增菌时间过长会导致杂菌生长过多，目标菌可能就会被另一种优势菌所取代，这种情况下，增菌时间不宜过长。低污染样品的增菌时间可以适当延长。预增菌的时间应根据实际情况和经验进行具体选择。建议增菌液发生浑浊时停止预增菌。

三、常见问题解析

1. β型溶血性链球菌在食品中的流行性如何？

解析：目前，食品中β型溶血性链球菌流行性调查较少，大部分是感染或者食物中毒案例报道，但在临床上报道感染较多。

2. β型溶血性链球菌预增菌时间如何选择？

解析：β型溶血性链球菌预增菌时间应根据检验样本种类和实验操作而定。高污染样品预增菌时间不宜过长，而低污染样品预增菌时间可以适当延长。

3. β型溶血性链球菌和乙型溶血性链球菌是不是同一种菌？

解析：是的，β型溶血性链球菌，又称乙型溶血性链球菌。

4. 链球菌具体分类是什么？

解析：为便于研究不同溶血性链球菌的区别，通常使用基于细菌细胞表面C多糖抗原的血清凝集原理为基础的兰氏血清学分型方法将溶血性链球菌分为各种亚型。一般来说，兰氏分群法根据溶血性链球菌表面的A、B、C、G、F或者L抗原分别分为相应的亚型。其中对人类致病者90%属于A组溶血性链球菌，而B、C、G组溶血性链球菌也可引发不同的疾病。

5. β型溶血性链球菌可引起哪些疾病及其治疗措施是什么？

解析：常见的感染有肺炎、急性扁桃体炎、败血症，严重者可引起急性坏死性筋膜炎。青霉素及其他β-内酰胺类抗生素由于杀菌活性强、价格低廉，因此是作为治疗β型溶血性链球菌感染性疾病的一线用药，敏感率高达100%。

另外，由于大环内酯类抗生素对支原体和革兰氏阳性球菌有广谱抗菌活性，且价格低廉、毒副作用低、过敏反应少，因此大环内酯类抗生素是对β-内酰胺类抗生素过敏患者的主要替代治疗药物。

思考题

1. β型溶血性链球菌的哪些生物学特性使其具有强致病性？请具体说明其溶血素（如溶血素O和S）的作用机制，以及这些毒素如何影响宿主的免疫反应和器官功能。

2. 描述β型溶血性链球菌在血平板上的典型菌落特征，并解释如何利用这些特征进行实验室鉴定。此外，请列举几种常用的生化鉴定方法。

3. 阐述β型溶血性链球菌的抗原结构，特别是其分型依据及主要致病血清型。分析这些血清型与不同疾病类型之间的关系。

4. 分析β型溶血性链球菌造成的食品污染及其对公共卫生的危害。同时，阐述食品安全国家标准中关于β型溶血性链球菌的检测方法和步骤。

第十一章

肉毒梭菌和肉毒毒素检验

【学习目标】
1. 了解肉毒梭菌的生物学特性及其在食品产业链中的流行和传播途径。
2. 掌握肉毒梭菌的检验技术。
3. 了解不同国家或机构肉毒梭菌检验方法。
4. 掌握肉毒梭菌检验过程常见问题分析方法和质量控制过程。

食源性肉毒梭菌中毒是一种严重的潜在致命疾病,人类肉毒梭菌中毒往往由食用被烈性神经毒素(肉毒毒素)污染的食物引起。虽然肉毒梭菌中毒疫情比较不常见,但仍需要对其快速识别以确定来源,防止出现更多病例,并有效治疗受影响患者。

第一节 肉毒梭菌和肉毒毒素概述

一、肉毒梭菌和肉毒毒素简介

肉毒梭菌(*Clostridium botulinum*),也称肉毒杆菌,全称肉毒梭状芽孢杆菌,是一种厌氧性梭状芽孢杆菌属的革兰氏阳性食源性致病菌。肉毒梭菌大小为 (4~6) μm×(0.9~1.2) μm,是一种大杆菌,两侧平行,两端钝圆,呈直杆状或稍弯曲。能形成芽孢,芽孢比繁殖体宽,呈梭状,位于次极端,使细胞呈网球拍状。严格厌氧菌,生长发育时为厌氧或兼性厌氧,对营养要求不高,在普通培养基上就可以生长。肉毒梭菌抵抗力一般,所有菌株在 45℃ 以上都受到抑制,80℃ 加热 20~30 min 或 100℃ 加热 10 min 可将其杀死。其芽孢抵抗力很强,可耐煮沸 1~6 h,或于 180℃ 干热 5~15 min,或 121℃ 高压蒸汽 10~20 min,或 100℃ 5 h 才能杀死芽孢。10%盐酸须经 1 h 才能破坏,在乙醇中能存活 2 个月。

厌氧环境中,肉毒梭菌在繁殖过程中可分泌肉毒毒素(botulinum toxin),该毒素是迄今已知毒物中毒性最强的生物毒素,极微量即可引起人的死亡。据估计,人的最小口服致死量为 $5\times10^{-9} \sim 5\times10^{-6}$ mg/kg 体重。毒素进入人体后,可在正常胃液中 24 h 不被破坏,大部分在小肠上部被吸收,通过淋巴管和血管进入血液循环,选择性地作用于运动神经与副交感神经,主要作用点为神经末梢和神经肌肉交接处,抑制神经传导介质——乙酰胆碱的释放,使肌肉发生弛缓性瘫痪。

生理学研究已经证明，肉毒毒素对突触结构电位活动、突触内外离子浓度、突触后结构均有影响。可阻止神经细胞内外离子交换，阻断 Ca^{2+} 诱导的囊泡分泌作用，从而不使乙酰胆碱释放。人们食入和吸收这种毒素后，神经系统将遭到破坏，出现眼睑下垂、复视、斜视、吞咽困难、头晕、呼吸困难和肌肉乏力等症状，严重者可因呼吸麻痹而死亡。

肉毒毒素中毒潜伏期长短不一，短者 2 h，长者数天，一般为 12~24 h。病程一般为 2~3 d，也有长达 2~3 周之久。肉毒毒素中毒死亡率较高，据报道可达 30%~50%，死亡主要是由于呼吸麻痹及心肌瘫痪。所有肉毒毒素均为大分子蛋白质，为不耐热毒素，抵抗力较强，80℃加热 3 min 或煮沸 10~20 min 可破坏其毒性。A 型毒素由 19 种氨基酸组成，为含有神经毒蛋白和红细胞凝集素两种抗原的不同蛋白质复合体，B、E、F 各型均含有神经毒蛋白和无毒蛋白两种成分。

肉毒梭菌根据其毒素的免疫学特性，可分为 A~G 7 个毒素型，C 型包括 C1 和 C2 两个亚型。不同类型的肉毒梭菌的生化特征具有差异（表 11-1）。各型毒素基因序列有很高同源性，且与破伤风毒素基因有较高同源性，但其同源程度有一定差异，可达 31.6%~98.1% 不等。各型之间抗原性不同，其毒性只能被相应抗毒素所中和。A 型、B 型菌芽孢抵抗力最强。引起人肉毒毒素中毒的主要是 A、B、E 和 F 型肉毒梭菌。临床观察表明，A 型肉毒梭菌中毒比其他型可引起更严重的病症和更高死亡率。

表 11-1　　　　　各型肉毒梭菌的生化反应

型别反应	A	B	C	D	E	F	G
葡萄糖发酵	+	+	+	+	+	+	-
麦芽糖发酵	+	+	(±)	(±)	(+)	+	-
乳糖发酵	-	-	-	(-)	-	-	-
蔗糖发酵	(±)	(±)	(±)	(±)	(±)	(±)	-
靛基质产生	-	-	(-)	(-)	-	-	-
胆胶液化	(+)	(+)	(±)	(±)	(±)	(+)	-
牛奶消化	+	(±)	-	-	-	(+)	-

注：+表示阳性反应；-表示阴性反应；（±）表示视菌株而异；（+）表示多为阳性反应；（-）表示多为阴性反应。

肉毒梭菌按其生理特征还可分为 4 个类群：Ⅰ群为蛋白质分解性，能水解凝固蛋白质，其菌株培养最适温度为 35℃，包括 A 型、B 型和 F 型；Ⅱ群为非蛋白质分解性，不能水解凝固蛋白质，其菌株培养最适温度为 26℃，包括 B 型、E 型和 F 型；Ⅲ群包括 C 型和 D 型，也为非蛋白质分解性；Ⅳ群为阿根廷梭菌（旧称 G 型肉毒梭菌）（表 11-2）。蛋白质分解性的肉毒梭菌芽孢比非蛋白分解性的肉毒梭菌芽孢更耐热。

表 11-2　　　　　肉毒梭菌根据生理特征分类

毒素类型	Ⅰ	Ⅱ	Ⅲ	Ⅳ（阿根廷梭菌）	丁酸梭菌	巴氏梭菌
	A B F	B E F	C D	G	（E）	F
G+C/%	26~28	27~29	26~28	26~28		
蛋白质水解作用	+	-	-	+	-	-

续表

毒素类型	I A B F	II B E F	III C D	IV（阿根廷梭菌） G	丁酸梭菌 （E）	巴氏梭菌 F
明胶液化	+	+	+	+	−	−
葡萄糖	+	+	+	−	+	+
果糖	±	+	±	−	+	+
甘露醇	−	+	−	−	−	−
麦芽糖	±	+	±	−	+	+
蔗糖	−	+	−	−	+	−
海藻糖	−	+	−	−	+	−
酯酶	+	+	+	+	−	−
卵磷脂酶	−	−	−	−	−	+
代谢酸类	A IB B IV PP	A B	A P B	A IB B IV PA	A B	A B
最佳生长温度	30~40℃	25~37℃	40℃	37℃	30~37℃	0~45℃
最低生长温度	10~12℃	3.0℃	15℃		−10℃	

注：①代谢酸类：A 乙酸；B 丁酸；P 丙酸；IB 异丁酸；IV 异戊酸；PP 苯丙酸；PA 苯乙酸；
②耐热试验：作用于磷酸盐缓冲液 pH 7.0（温度/D 值，min）；
③+表示所有菌株反应阳性；−表示所有菌株反应阴性；±表示部分阳性，部分阴性。

肉毒梭菌中毒不是传染性疾病，患病动物或人不会直接传播给健康动物或人。大多数情况下，动物和人类之间的交叉传播十分罕见。肉毒梭菌主要引起以下三种类型的感染：①婴儿肉毒梭菌感染：婴儿肉毒中毒一般发生在 6 个月龄以下的婴儿，主要是由被摄入的肉毒梭菌孢子，在肠道内发芽并产生毒素而引起。②创伤性肉毒梭菌感染：一般是由于肉毒梭菌孢子进入创伤部位并在厌氧环境下繁殖产生毒素引起。③食源性肉毒梭菌感染：已经在多种食品中发现肉毒毒素，包括低酸腌渍蔬菜（如青豆、菠菜、蘑菇和甜菜）、鱼（包括罐装金枪鱼、发酵鱼制品、咸鱼和熏鱼）和肉制品（如火腿和香肠）。

二、肉毒梭菌与食品安全

多项研究发现，蜂蜜、肉类及肉制品、罐装食品、发酵食品、腌制食品、真空包装食品等食品中经常有肉毒梭菌。由于肉毒梭菌能产生肉毒毒素和抗性芽孢，因此成为影响食品安全的重要致病菌。

食源性肉毒梭菌中毒是一种严重的潜在致命疾病，在各大洲均有零星暴发。2016 年，德国和西班牙报道了一起跨国食源性肉毒梭菌中毒事件，6 起病例均食用了未加热的盐腌鱼肉。1987—2016 年，法国肉毒梭菌中毒病例平均每年 10~25 例，主要是由于食用被污染的自制腌制火腿以及其他猪肉制品所致。1997—2019 年，西班牙肉毒梭菌中毒暴发共 44 起，其中 8 起为食源性肉毒梭菌中毒，腌制蔬菜和鱼制品是主要的传染源。2008—2019 年，捷克发生 9 例肉毒梭菌中毒事件，大多数为食源性中毒。1955—2018 年，乌克兰共发生了 8614 起肉毒梭菌中毒病例，造成 659 人死亡。1994—2021 年，美国发生了 13 起与商品冷藏不足相关的食源性肉毒梭菌中毒事件，导致37例患病，其中包括4例死亡。2017年，美国加州暴发一起因食用被肉毒梭菌污染的奶酪酱中毒事件，共造成9人住院和1人死亡。巴西亚马逊地区2017—2019年发生3起与食用受污染的食物有关的肉毒梭菌中毒。2015年3月，埃塞俄比亚一家庭食用受污染传统辣椒调味品，造成10人肉毒梭菌中毒，5人死亡。2007—2017年，伊朗共有252例食源性肉毒梭菌中毒，与被污染的自制传统加工鱼制品、罐装产品以及未经巴氏杀菌的乳制品有关。2020年，越南南部12人因食用被污染的肉酱感染肉毒梭菌。

我国22个省市2004—2020年期间共发生食源性肉毒梭菌中毒事件80起，包括386例病例和55例死亡，其中新疆和青海报道数量比较多，引起中毒的最常见的食品是自制的传统加工臭豆腐和牛肉干。虽然全球范围内肉毒梭菌中毒的事件少见，但其严重性证明了食品行业和消费者正确进行有关食品卫生、加工和储存操作的重要意义。家庭自制食品是食源性肉毒梭菌主要感染源，大多是由于加工和储存不当造成的肉毒梭菌污染。未完全杀灭肉毒梭菌芽孢的食品储存在厌氧环境中且未正确冷藏，因此产生了肉毒毒素并导致了肉毒梭菌中毒。腌制蔬菜引起的多次肉毒梭菌暴发表明原料中经常出现肉毒梭菌芽孢，一些蔬菜制品可能具有肉毒梭菌生长和毒素产生的高风险。

消费者应确保食品冷藏储存并在食用前彻底重新加热。食品生产过程中，罐头、罐装食品等真空食品必须严格执行GB 8950—2016《食品安全国家标准 罐头食品生产卫生规范》。罐装后须经120℃、4 min以上彻底灭菌，对有肉毒梭菌增殖危险性的食品，应严格遵守低温储存和运输规定，如鱼、肉、火腿、腊肠等，须在10℃以下，通风凉快处储存，避免加工后再污染。在储存过程中有产气膨胀罐头时，不能食用。商业加热巴氏灭菌法（包括真空包装巴氏灭菌产品、热熏制品）可能不足以杀死所有芽孢，可冷藏食品并添加酸化剂以防止肉毒毒素的产生，以及在食品上粘贴标签来充分说明食品的冷藏储存方式，从而防止由于运输储存处理不当导致肉毒梭菌污染的风险。防止肉毒梭菌污染食品原料，食品制作的原料应新鲜，充分洗净并灭菌，食品制作、烹调、加工所需器具、器材等应洗净后灭菌。

第二节　肉毒梭菌和肉毒毒素检验

肉毒梭菌广泛分布于自然界土壤、湖泊及海洋沉积物和哺乳动物肠道中，是一种常见的食源性致病菌。近年来食源性肉毒梭菌中毒事件频发，受肉毒梭菌污染的食品主要有蔬菜、鱼类、肉类、乳类等蛋白质食品。在欧美国家因食用受污染的肉类和罐头食品引起的食物中毒较多，日本等沿海国家以鱼类及其制品较多，在我国主要以发酵食品为主，如臭豆腐、豆瓣酱、面酱、豆豉等。因此，对于一些食品，特别是不经加热处理而直接食用的食品，检验其中有无肉毒梭菌或肉毒毒素至关重要。

一、实验目的

1. 了解肉毒梭菌及肉毒毒素检验原理。
2. 掌握肉毒梭菌及肉毒毒素检验方法。

二、实验原理

小鼠腹腔注射法是肉毒毒素检出的标准方法，其中明胶磷酸缓冲液的作用除稀释样品外，还能够稳定肉毒毒素。庖肉培养基含有葡萄糖和碎肉块等，A、B 型肉毒梭菌生长旺盛而且产大量气体，表面浑浊，底有粉状或颗粒状沉淀，产气，发臭并能消化肉块。卵黄琼脂培养基是鉴定肉毒梭菌的方法之一，由于肉毒梭菌含有脂肪酶，能分解脂肪，产生甘油，在卵黄琼脂平板上生长时，能使菌落及其周围表面覆盖着特有的彩虹样（或珍珠层样）薄层，但是 G 型肉毒梭菌无此现象。

肉毒梭菌检验目标主要是毒素，不论食品中的肉毒毒素检验还是肉毒梭菌检验，均以毒素的检验及定型试验为判定的主要依据。

三、实验材料

1. 设备和材料

除微生物实验室常规灭菌及培养设备外，其他设备和材料如下。

(1) 冰箱　2~5℃、-20℃。

(2) 电子天平　感量 0.1 g。

(3) 无菌手术剪、镊子、试剂勺。

(4) 均质器或无菌乳钵。

(5) 离心机　3000 r/min、14000 r/min。

(6) 厌氧培养装置。

(7) 恒温培养箱　(35±1)℃、(28±1)℃。

(8) 恒温水浴箱　(37±1)℃、(60±1)℃、(80±1)℃。

(9) 显微镜　10×~100×。

(10) PCR 仪。

(11) 电泳仪或毛细管电泳仪。

(12) 凝胶成像系统或紫外检验仪。

(13) 核酸蛋白分析仪或紫外分光光度计。

(14) 可调微量移液器　0.2~2 μL、2~20 μL、20~200 μL、100~1000 μL。

(15) 无菌吸管　1.0 mL、10.0 mL、25.0 mL。

(16) 无菌锥形瓶　100 mL。

(17) 培养皿　直径 90 mm。

(18) 离心管　50 mL、1.5 mL。

(19) PCR 反应管。

(20) 无菌注射器　1.0 mL。

(21) 小鼠　15~20 g，每一批次试验应使用同一品系的 KM 或 ICR 小鼠。

2. 培养基和试剂

除另有规定外，PCR 试验所用试剂为分析纯或符合生化试剂标准，水应符合 GB/T 6682—2008《分析实验室用水规格和试验方法》中一级水的要求。

(1) 庖肉培养基　见附录 3 中 3.21。

（2）胰蛋白酶胰蛋白胨葡萄糖酵母膏肉汤（TPGYT） 见附录3中3.73。

（3）卵黄琼脂培养基 见附录3中3.22。

（4）明胶磷酸盐缓冲液 见附录2中2.21。

（5）革兰氏染色液 见附录2中2.2。

（6）10%胰蛋白酶溶液 见附录2中2.22。

（7）磷酸盐缓冲液（PBS） 见附录2中2.17。

（8）1 mol/L 氢氧化钠溶液。

（9）1 mol/L 盐酸溶液。

（10）肉毒毒素诊断血清。

（11）无水乙醇和95%乙醇。

（12）10 mg/mL 溶菌酶溶液。

（13）10 mg/mL 蛋白酶 K 溶液。

（14）3 mol/L 乙酸钠溶液（pH 5.2）。

（15）TE 缓冲液。

（16）引物 根据表11-3中序列合成，临用时用超纯水配制引物浓度为 10 μmol/L。

（17）10×PCR 缓冲液。

（18）25 mmol/L $MgCl_2$。

（19）dNTPs dATP、dTTP、dCTP、dGTP。

（20）*Taq* 酶。

（21）琼脂糖 电泳级。

（22）溴化乙锭或 Goldview。

（23）5×TBE 缓冲液。

（24）6×加样缓冲液。

（25）DNA 分子质量标准。

四、实验方法和步骤

1. 检验程序

肉毒梭菌及肉毒毒素检验程序如图 11-1 所示。

2. 操作步骤

（1）样品制备

①样品保存：待检样品应放置 2~5℃冰箱冷藏。

②固态与半固态食品：固态或游离液体很少的半固态食品，以无菌操作称取样品 25 g，放入无菌均质袋或无菌乳钵，块状食品以无菌操作切碎，含水量较高的固态食品加入 25 mL 明胶磷酸盐缓冲液，乳粉、牛肉干等含水量低的食品加入 50 mL 明胶磷酸盐缓冲液，浸泡 30 min，用拍击式均质器拍打 2 min，或用无菌研杵研磨制备样品匀液，收集备用。

③液态食品：液态食品摇匀，以无菌操作量取 25 mL 检验。

④剩余样品处理：取样后的剩余样品放 2~5℃冰箱冷藏，直至检验结果报告发出后，按感染性废弃物要求进行无害化处理，检出阳性的样品应采用压力蒸汽灭菌方式进行无害化处理。

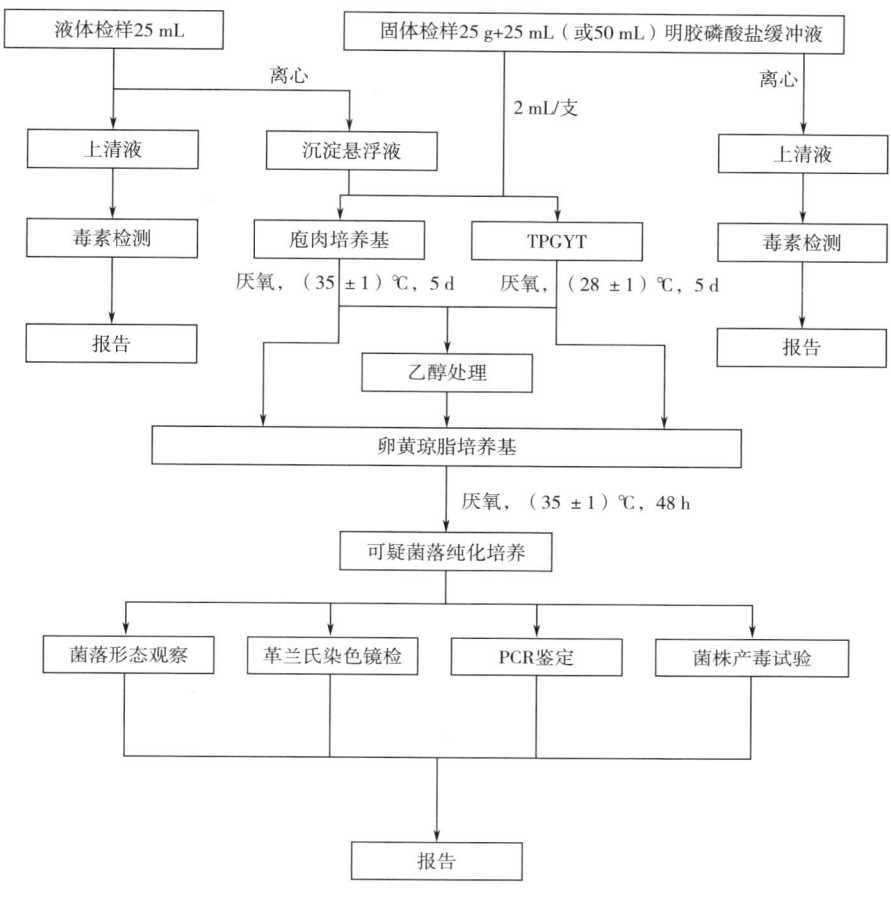

图 11-1 肉毒梭菌及肉毒毒素检验程序

(2) 肉毒毒素检验

①毒素液制备：取样品匀液约 40 mL 或均匀液体样品 25 mL 放入离心管，3000 r/min 离心 10~20 min，收集上清液分为两份放入无菌试管中，一份直接用于毒素检验，一份用胰酶处理后进行毒素检验。液体样品保留底部沉淀及液体约 12 mL，重悬，制备沉淀悬浮液备用。

胰酶处理：用 1 mol/L 氢氧化钠或 1 mol/L 盐酸调节上清液 pH 至 6.2，按 9 份上清液加 1 份 10%胰酶（活力 1∶250）水溶液，混匀，37℃孵育 60 min，期间间或轻轻摇动反应液。

②检出试验：用 5 号针头注射器分别取离心上清液和胰酶处理上清液腹腔注射小鼠 3 只，每只 0.5 mL，观察和记录小鼠 48 h 内的中毒表现。典型肉毒毒素中毒症状多在 24 h 内出现，通常在 6 h 内发病和死亡，其主要表现为竖毛，四肢瘫软，呼吸困难，呈现风箱式呼吸，腰腹部凹陷，宛如蜂腰，多因呼吸衰竭而死亡，可初步判定为肉毒毒素所致。若小鼠在 24 h 后发病或死亡，应仔细观察小鼠症状，必要时浓缩上清液重复试验，以排除肉毒毒素中毒。若小鼠出现猝死（30 min 内）导致症状不明显时，应将毒素上清液进行适当稀释，重复试验。

③确证试验：上清液或（和）胰酶处理上清液的毒素试验阳性者，取相应试验液 3 份，每份 0.5 mL，其中第一份加等量多型混合肉毒毒素诊断血清，混匀，37℃孵育 30 min；第二份加等量明胶磷酸盐缓冲液，混匀后煮沸 10 min；第三份加等量明胶磷酸盐缓冲液，混匀。将三份

混合液分别腹腔注射小鼠各两只，每只 0.5 mL，观察 96 h 内小鼠的中毒和死亡情况。

结果判定：若注射第一份和第二份混合液的小鼠未死亡，而第三份混合液小鼠发病死亡，并出现肉毒毒素中毒的特有症状，则判定检验样品中检出肉毒毒素。

④毒力测定（选做项目）：取确证试验阳性的试验液，用明胶磷酸盐缓冲液稀释制备一定倍数稀释液，如 10 倍、50 倍、100 倍、500 倍等，分别腹腔注射小鼠各两只，每只 0.5 mL，观察和记录小鼠发病与死亡情况至 96 h，计算最低致死剂量（MLD/mL 或 MLD/g），评估样品中肉毒毒素毒力，MLD 等于小鼠全部死亡的最高稀释倍数乘以样品试验液稀释倍数。例如，样品稀释两倍制备的上清液，再稀释 100 倍试验液使小鼠全部死亡，而 500 倍稀释液组存活，则该样品毒力为 200 MLD/g。

⑤定型试验（选做项目）：根据毒力测定结果，用明胶磷酸盐缓冲液将上清液稀释至 10~1000 MLD/mL 作为定型试验液，分别与各单型肉毒毒素诊断血清等量混合（国产诊断血清一般为冻干血清，用 1 mL 生理盐水溶解），37℃孵育 30 min，分别腹腔注射小鼠两只，每只 0.5 mL，观察和记录小鼠发病与死亡情况至 96 h。同时，用明胶磷酸盐缓冲液代替诊断血清，与试验液等量混合作为小鼠试验对照。

结果判定：某一单型诊断血清组动物未发病且正常存活，而对照组和其他单型诊断血清组动物发病死亡，则判定样品中所含肉毒毒素为该型肉毒毒素。

（3）肉毒梭菌检验

①增菌培养与检出试验

a. 取出庖肉培养基 4 支和 TPGY 肉汤管 2 支，隔水煮沸 10~15 min，排除溶解氧，迅速冷却，切勿摇动，在 TPGY 肉汤管中缓慢加入胰酶液至液体石蜡液面下肉汤中，每支 1 mL，制备成 TPGYT。

b. 吸取样品匀液或毒素制备过程中的离心沉淀悬浮液 2 mL 接种至庖肉培养基中，每份样品接种 4 支，2 支直接放置（35±1）℃厌氧培养至 5 d。另 2 支放 80℃保温 10 min，再放置（35±1）℃厌氧培养至 5 d；同样方法接种 2 支 TPGYT 肉汤管，（28±1）℃厌氧培养至 5 d。

c. 检查记录增菌培养物的浊度、产气、肉渣颗粒消化情况，并注意气味。肉毒梭菌培养物为产气、肉汤浑浊（庖肉培养基中 A 型和 B 型肉毒梭菌肉汤变黑）、消化或不消化肉粒、有异臭味。

d. 取增菌培养物进行革兰氏染色镜检，观察菌体形态，注意是否有芽孢、芽孢的相对比例、芽孢在细胞内的位置。

e. 若增菌培养物 5 d 无菌生长，应延长培养至 10 d，观察生长情况。

f. 取增菌培养物阳性管的上清液，按（2）方法进行毒素检出和确证试验，必要时进行定型试验，阳性结果可证明样品中有肉毒梭菌存在。

②分离与纯化培养

a. 增菌液前处理，吸取 1 mL 增菌液至无菌螺旋帽试管中，加入等体积过滤除菌的无水乙醇，混匀，在室温下放置 1 h。

b. 取增菌培养物和经乙醇处理的增菌液分别划线接种至卵黄琼脂平板，（35±1）℃厌氧培养 48 h。

c. 观察平板培养物菌落形态，肉毒梭菌菌落隆起或扁平、光滑或粗糙，易成蔓延生长，边缘不规则，在菌落周围形成乳色沉淀晕圈（E 型较宽，A 型和 B 型较窄），在斜视光下观察，菌落表面呈现珍珠样虹彩，这种光泽区可随蔓延生长扩散到不规则边缘区外的晕圈。

d. 菌株纯化培养。在分离培养平板上选择 5 个肉毒梭菌可疑菌落，分别接种卵黄琼脂平板，（35±1）℃，厌氧培养 48 h，按步骤 c 观察菌落形态及其纯度。

③鉴定试验

a. 染色镜检。挑取可疑菌落进行涂片、革兰氏染色和镜检，肉毒梭菌菌体形态为革兰氏阳性粗大杆菌、芽孢卵圆形，大于菌体，位于次端，菌体呈网球拍状。

b. 毒素基因检验

（a）菌株活化：挑取可疑菌落或待鉴定菌株接种 TPGY，（35±1）℃厌氧培养 24 h。

（b）DNA 模板制备：吸取 TPGY 培养液 1.4 mL 至无菌离心管中，14000 g 离心 2 min，弃上清，加入 1.0 mL PBS 悬浮菌体，14000 g 离心 2 min，弃上清，用 400 μL PBS 重悬沉淀，加入 10 mg/mL 溶菌酶溶液 100 μL，摇匀，37℃水浴 15 min，加入 10 mg/mL 蛋白酶 K 溶液 10 μL，摇匀，60℃水浴 1 h，再沸水浴 10 min，14000 g 离心 2 min，上清液转移至无菌小离心管中，加入 3 mol/L NaAc 溶液 50 μL 和 95%乙醇 1.0 mL，摇匀，-70℃或-20℃放置 30 min，14000 g 离心 10 min，弃去上清液，沉淀干燥后溶于 200 μL TE 缓冲液，置于-20℃保存备用。

注：根据实验室实际情况，也可采用常规水煮沸法或商品化试剂盒制备 DNA 模板。

（c）核酸浓度测定（必要时）：取 5 μL DNA 模板溶液，加超纯水稀释至 1 mL，用核酸蛋白分析仪或紫外分光光度计分别检验 260 nm 和 280 nm 波段的吸光度值 A_{260} 和 A_{280}。按式（11-1）计算 DNA 浓度。当浓度在 0.34~340 μL/mL 或 A_{260}/A_{280} 比值在 1.7~1.9 时，适宜于 PCR 扩增。

$$C = A_{260} \times N \times 50 \tag{11-1}$$

式中　C——DNA 浓度，单位为微克每毫升（μg/mL）；

A_{260}——260 nm 处的吸光值；

N——核酸稀释倍数。

（d）PCR 扩增：分别采用针对各型肉毒毒素基因设计的特异性引物（表 11-3）进行 PCR 扩增，包括 A 型肉毒毒素（botulinum neurotoxin A，bont/A）、B 型肉毒毒素（botulinum neurotoxin B，bont/B）、E 型肉毒毒素（botulinum neurotoxin E，bont/E）和 F 型肉毒毒素（botulinum neurotoxin F，bont/F），每个 PCR 反应管检验一种型别的肉毒梭菌。

表 11-3　　　　肉毒毒素基因 PCR 检验的引物序列及其产物

检验肉毒梭菌类型	引物序列	扩增长度/bp
A 型	F5'-GTG ATA CAA CCA GAT GGT AGT TAT AG-3' R5'-AAA AAA CAA GTC CCA ATT ATT AAC TTT-3'	983
B 型	F5'-GAG ATG TTT GTG AAT ATT ATG ATC CAG-3' R5'-GTT CAT GCA TTA ATA TCA AGG CTG G-3'	492
E 型	F5'-CC A GGC GGT TGT CAA GAA TTT TAT-3' R5'-TCA AAT AAA TCA GGC TCT GCT CCC-3'	410
F 型	F5'-GCT TCA TTA AAG AAC GGA AGC AGT GCT-3' R5'-GTG GCG CCT TTG TAC CTT TTC TAC G-3'	1137

反应体系配制见表 11-4，反应体系中各试剂的量可根据具体情况或不同的反应总体积进

行相应调整。

表 11-4　　肉毒毒素基因 PCR 检验的反应体系

试剂	终浓度	加入体积/μL
10×PCR 缓冲液	1×	5.0
25 mmol/L MgCl$_2$	2.5 mmol/L	5.0
10 mmol/L dNTPs	0.2 mmol/L	1.0
10 μmol/L 正向引物	0.5 μmol/L	2.5
10 μmol/L 反向引物	0.5 μmol/L	2.5
5 U/μL Taq 酶	0.05 U/μL	0.5
DNA 模板	—	1.0
ddH$_2$O	—	32.5
总体积	—	50.0

反应程序：预变性 95℃、5 min；循环参数 94℃、1 min，60℃、1 min，72℃、1 min；循环数 40；后延伸 72℃，10 min；4℃保存备用。

PCR 扩增体系应设置阳性对照、阴性对照和空白对照、用含有已知肉毒梭菌菌株或含肉毒毒素基因的质控品作阳性对照、非肉毒梭菌基因组 DNA 作阴性对照、无菌水作空白对照。

凝胶电泳检验 PCR 扩增产物，用 0.5×TBE 缓冲液配制 1.2%~1.5% 的琼脂糖凝胶，凝胶加热融化后冷却至 60℃左右加入溴化乙锭至 0.5 μg/mL 或 Goldview 5 μL/100 mL 制备胶块，取 10 μL PCR 扩增产物与 2.0 μL 6×加样缓冲液混合，点样，其中一孔加入 DNA 分子质量标准。0.5×TBE 电泳缓冲液，10 V/cm 恒压电泳，根据溴酚蓝的移动位置确定电泳时间，用紫外检视仪或凝胶成像系统观察和记录结果。PCR 扩增产物也可采用毛细管电泳仪进行检验。

（e）结果判定：阴性对照和空白对照均未出现条带，阳性对照出现预期大小的扩增条带（表 11-3），判定本次 PCR 检验成立；待测样品出现预期大小的扩增条带，判定为 PCR 结果阳性，根据表 11-3 判定肉毒梭菌菌株型别，待测样品未出现预期大小的扩增条带，判定 PCR 结果为阴性。

c. 菌株产毒试验。将 PCR 阳性菌株或可疑肉毒梭菌菌株接种庖肉培养基或 TPGYT 肉汤（用于 E 型肉毒梭菌），按上述条件厌氧培养 5 d，进行毒素检验和（或）定型试验，毒素确证试验阳性者，判定为肉毒梭菌，根据定型试验结果判定肉毒梭菌型别。

3. GB 4789.12—2016 肉毒梭菌和肉毒毒素检验过程详解及关键控制点分析

（1）样品制备　无菌操作称取 25 g（mL）样品，放入无菌均质袋或乳钵中，含水量高的固态食品加入 25 mL 明胶磷酸盐缓冲液，含水量低的食品加入 5 mL 明胶磷酸盐缓冲液，浸泡 30 min，根据标准要求进行均质。若为液体食品，无需加入明胶磷酸盐缓冲液，可直接检验。

明胶磷酸盐缓冲液是检验肉毒梭菌和肉毒毒素的样品稀释液，其中明胶是一种抗原稳定剂，能够起到稳定肉毒毒素的作用。磷酸氢二钠和磷酸二氢钾是常用的缓冲剂，能够抵抗外界少量的酸碱添加，仍能基本保持 pH 不变。

（2）毒素液制备　毒素液制备时需用胰蛋白酶处理。胰蛋白酶是肽链内切酶，能将蛋白质分解成氨基酸，是特异性最强的蛋白酶。在肉毒梭菌检验过程中，如果样品中存在非蛋白水解类型的毒素，则可能需要胰蛋白酶激活才能检验，可提高毒素毒力，但并未改变其免疫原性。胰蛋白酶不能过量添加，否则可能会降解培养物中存在的任何完全激活的毒素。

（3）毒素检出动物试验　按照上述方法检测毒素时，除确定为毒素导致的死亡外，没有肉毒中毒临床症状的小鼠死亡不足以证明注射的物质含有肉毒毒素，表明可能存在其他化学物质或外伤会导致死亡。

肉毒毒素确证中，多型混合肉毒毒素诊断血清是 A、B、C、D、E、F、G 混合（混合型）肉毒毒素特异性抗血清，能够中和肉毒毒素。煮沸加热处理可以将肉毒毒素灭活。因此，前两组小鼠不应死亡。

（4）增菌培养与检出

①疱肉培养基：培养基含有的蛋白胨、新鲜牛肉、酵母浸膏、葡萄糖和可溶性淀粉提供碳源、氮源、维生素和生长因子；低浓度的葡萄糖可提供能源，但不致以积累毒性代谢产物；磷酸二氢钠为缓冲剂；牛肉含有较多的巯基基团，巯基基团起还原作用，添加了还原铁粉，为厌氧细菌提供良好的生长环境。疱肉培养基和 TPGY 肉汤管使用前需隔水煮沸，排除溶解氧。

疱肉培养基中 A、B 型肉毒梭菌生长旺盛而且产大量气体，表面浑浊，底有粉状或颗粒状沉淀，产气，发臭并能消化肉块（图 11-2）。

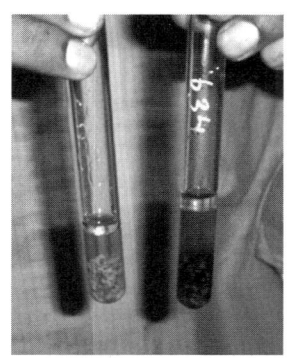

图 11-2　疱肉培养基中肉毒梭菌生长情况

彩图 11-2

②革兰氏染色：肉毒梭菌是革兰氏阳性菌，革兰氏染色呈紫色，菌体形态为粗大杆菌、芽孢卵圆形，大于菌体，位于次端，菌体呈网球拍状（图 11-3）。

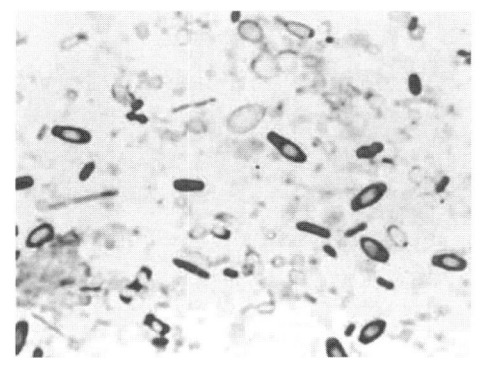

图 11-3　肉毒梭菌革兰氏染色结果

彩图 11-3

（5）分离与纯化培养

①乙醇处理：样品中杂菌过多会影响肉毒梭菌的检出，选择乙醇处理增菌液，能够提高检出率。

②卵黄琼脂培养基：培养基中酵母浸膏、胰胨和胨胨能提供氨基酸、含氮化合物和维生素，氯化钠维持培养基渗透压平衡，琼脂是培养基的凝固剂。卵黄乳液用于检验卵磷脂酶、脂肪酶和蛋白水解活性。

肉毒梭菌在卵黄琼脂平板上呈隆起或扁平、光滑或粗糙，易成蔓延生长，边缘不规则，由于肉毒梭菌含有脂肪酶，能分解脂肪，产生甘油，在菌落周围形成乳色沉淀晕圈（E型较宽，A型和B型较窄），在斜视光下观察，菌落表面呈现珍珠样虹彩，这种光泽区可随蔓延生长扩散到不规则边缘区外的晕圈（图11-4）。

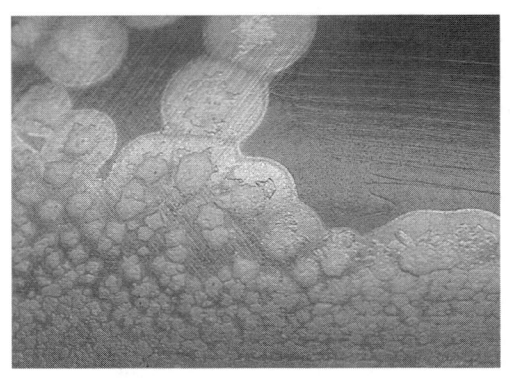

图11-4 肉毒梭菌在卵黄琼脂平板上的菌落特征

彩图11-4

五、肉毒梭菌及肉毒毒素检验关键控制点

1. 样品处理

在测试前应将样品冷藏，但未开封的罐装食品除外，除非严重损坏或有破裂危险，否则不需要冷藏。

2. 肉毒毒素检验

（1）毒素检验动物试验应遵循 GB 15193.2—2014《食品安全国家标准 食品毒理学实验室操作规范》的规定。

（2）为了避免或尽量减少小鼠的非特异性死亡，在注射小鼠之前通过微孔过滤器过滤上清液。

（3）胰蛋白酶处理现配现用，处理后的样品不能过夜存放。

（4）前24 h是小鼠出现肉毒梭菌中毒症状和死亡的最重要时间，98%~99%的动物在24 h内死亡。肉毒梭菌中毒和死亡的典型症状可能会在4~6 h内发生。应及时定期观察并记录所有小鼠的症状。如果死亡发生在24 h后，除非典型的肉毒梭菌中毒症状很明显，否则结果可信度极低。

（5）注射肉毒毒素的老鼠可能会在症状出现前变得过度活跃。

（6）没有肉毒梭菌中毒临床症状的小鼠死亡不足以证明注射的物质含有肉毒毒素，可能是其他因素导致小鼠死亡。

（7）未经胰酶激活处理的样品上清液的毒素检出试验或确证试验为阳性者，则毒力测定和定型试验可省略胰酶激活处理试验。

3. 肉毒梭菌检验

（1）庖肉培养基和 TPGY 肉汤管在接种前需要加热煮沸，排除溶解氧，冷却过程切勿摇动产生气泡。胰酶液缓慢添加进入肉汤。

（2）接种时，用无菌吸管轻轻吸取样品匀液或离心沉淀悬浮液，将吸管口小心插入肉汤管底部，缓缓放出样液至肉汤中，切勿搅动或吹气。

（3）使用庖肉培养基应完全涡旋，毒素可能会附着在肉颗粒上。

（4）TPGYT 增菌液的毒素试验无需添加胰酶处理，胰酶过量添加可能会降解存在的任何完全活化的毒素。

（5）梭菌属存在某些其他成员，在挑选有毒菌落时可能会遇到相当大的困难，易挑选到产生具有相似形态特征但不产生毒素的菌落。

（6）未能从至少一个选定的菌落中分离肉毒梭菌说明其种群可能相对于混合菌群很低，通过额外的增菌步骤重复连续接种可能会增加数量至允许分离。

（7）PCR 扩增体系用含有已知肉毒梭菌菌株或含肉毒毒素基因的质控品作阳性对照、非肉毒梭菌基因组 DNA 作阴性对照、无菌水作空白对照。

六、结果与报告

1. 肉毒毒素检验结果报告

根据肉毒毒素检验中检出试验和确证试验结果，报告 25 g（mL）样品中检出或未检出肉毒毒素。根据定型试验结果，报告 25 g（mL）样品中检出某型肉毒毒素。

2. 肉毒梭菌检验结果报告

根据肉毒梭菌中各项试验结果，报告样品中检出或未检出肉毒梭菌或检出某型肉毒梭菌。

第三节　肉毒梭菌和肉毒毒素检验国标法与其他方法比较

GB 4789.12—2016《食品安全国家标准　食品微生物学检验　肉毒梭菌及肉毒毒素检验》、FDA/BAM 和 FAO 颁布的检验方案整体上相似，在具体的检验方法存在一定的差异，而 ISO/TS 17919—2013《食物链的微生物学　检测食源性致病菌的聚合酶链反应（PCR）产生神经毒素梭状芽孢杆菌的 A、B、E 和 F 型肉毒梭菌的检测》检验方案差异较大，主要内容比较如下。

1. 制定时间

GB 4789.12—2016：2016 年。

FDA/BAM：2001 年。

ISO/TS 17919—2013：2013 年。

FAO：1992 年。

2. 检验范围

GB 4789.12—2016、FDA/BAM 和 FAO 方法均检验的是食品中肉毒梭菌和肉毒毒素。ISO/TS 17919—2013 检验的是基因而不是毒素，因此阳性结果并不一定意味着样品中存在这些毒素。

3. 样品分类

GB 4789.12—2016：固态与半固态食品、液态食品。

FDA/BAM：固态和液态食品。

ISO/TS 17919—2013：人类消费产品、动物饲料和环境样品。

FAO：固态和液态食品。

4. 检验方案

GB 4789.12—2016、FDA/BAM 和 FAO 方法均采用小鼠腹腔注射法进行肉毒毒素的检验和卵黄琼脂培养基进行肉毒梭菌的分离。GB 4789.12—2016、FDA/BAM 方法更全面，包括毒素分型。此外，FDA/BAM 方法介绍了采用 ELISA 技术检验样品中肉毒毒素。

ISO/TS 17919—2013 仅采用 PCR 法对携带肉毒梭菌神经毒素 A、B、E、F 基因的梭状芽孢杆菌进行分子水平的检验。

5. 前增菌处理

GB 4789.12—2016：2 mL 样品匀液或毒素制备过程中的离心沉淀悬浮液接种于 4 支疱肉培养基，2 支（35±1）℃厌氧培养 5 d，另 2 支 80℃保温 10 min，再 35℃厌氧培养 5 d；同样方法接种 2 支 TPGYT 肉汤，（28±1）℃厌氧培养 5 d。

ISO/TS 17919—2013：样品接种于增菌肉汤，最终稀释度为 10^{-1}，在（30±1）℃厌氧培养（24±2）h。如果样品呈酸性或酸化，则用 TPGY 肉汤缓冲液作为增菌培养基。此外，蜂蜜样品增菌方法更复杂。

FAO：按每 15 mL 浓缩肉汤 1~2 g 固体或 1~2 mL 液体食物的比例，接种于 2 支熟肉培养基中，35℃培养 5 d；同样方法接种 2 支 TPGY 肉汤，26℃培养 5 d。仅当所涉及的生物体被强烈怀疑为 B、E 或 F 型非蛋白水解菌株时，才使用 TPGYT。

FDA/BAM：与 FAO 增菌方法一致，但在 TPGY 肉汤中于 28℃培养 5 d。

6. 前增菌处理后无菌生长处理方法

GB 4789.12—2016：如果增菌培养物 5 d 无菌生长，延长培养至 10 d，观察生长情况。

ISO/TS 17919—2013：如果第一次 PCR 结果为阴性，继续培养（48±2）h，然后将 1 mL 增菌液转移到装有 9 mL 新鲜增菌肉汤中。在（30±1）℃下厌氧培养（18±2）h，然后进行第二次 PCR 扩增。

FAO：如果增菌培养在第 7 d 显示没有生长，则再培养 10 d 以检验肉毒梭菌损伤孢子的可能延迟萌发。

FDA/BAM：如果增菌培养在第 5 d 无菌生长，则再孵育 10 d 以检验受损芽孢的可能延迟萌发。

7. 分离及纯化

GB 4789.12—2016：取增菌培养物和经乙醇处理的增菌液分别划线接种至卵黄琼脂平板，（35±1）℃厌氧培养 48 h。在分离培养平板上选择 5 个肉毒梭菌可疑菌落，分别接种卵黄琼脂平板，（35±1）℃厌氧培养 48 h，观察菌落形态及其纯度。

FAO 和 FDA/BAM：将 1 或 2 环乙醇或经过热处理的增菌培养物接种肝-小牛肉-卵黄琼脂

平板或厌氧卵黄琼脂平板（或两者），35℃厌氧培养48 h。选择大约10个典型的单菌落，在卵黄琼脂培养基上重复培养，一式两份。在35℃下厌氧培养一份。在35℃下有氧培养另一份。如果仅在厌氧平板上发现肉毒梭菌典型菌落（在有氧培养下平板上无生长），则认为培养物可能是纯的。

8. 肉毒毒素检验

GB 4789.12—2016：未经过稀释处理，分别取离心上清液和胰酶处理上清液腹腔注射小鼠3只，每只0.5 mL。

FAO 和 FDA/BAM：将胰蛋白酶处理过和未处理的上清液分别按1:2、1:10和1:100的比例加入凝胶磷酸缓冲液，进行稀释，和未稀释的上清液分别注射每对单独的小鼠，每只0.5 mL。

9. 肉毒毒素确证试验

GB 4789.12—2016：第一份加等量多型混合肉毒毒素诊断血清，混匀，37℃孵育30 min，第二份加等量明胶磷酸盐缓冲液，混匀后煮沸10 min；第三份加等量明胶磷酸盐缓冲液，混匀。将三份混合液分别腹腔注射小鼠各两只，每只0.5 mL，观察96 h内小鼠的中毒和死亡情况。

FAO 和 FDA/BAM：仅有热处理组。将1.5 mL未处理的上清液或培养物在100℃下加热10 min。冷却加热的样品，并用0.5 mL未稀释的液体给每只小鼠注射。

第四节　肉毒梭菌和肉毒毒素检验过程质量控制和常见问题解析

一、操作要点和注意事项

（1）实验室的所有工作人员都应该穿上实验服，戴上安全眼镜。工作前后用1%次氯酸盐溶液擦拭实验室台面。

（2）如果罐头严重肿胀，分析人员应采取预防措施，防止罐头内容物喷洒。

（3）在带安全杯的密闭离心机中离心有毒物质。

（4）对胰蛋白酶过敏的分析人员应在头罩中称重或戴口罩。

（5）小鼠的饲料与水必须及时添加、充分供应。

（6）将食品样品尽可能缓慢地接种于庖肉培养基和TPGYT肉汤，以最大限度地减少空气进入。

（7）为了获得更良好的肉毒梭菌菌落，可以稀释增菌液接种于卵黄琼脂平板。

（8）为了尽快得到检验报告，肉毒毒素检验四个项目可以同时进行。

（9）检验报告出来后，样品按感染性废弃物要求进行无害化处理，检出阳性的样品应采用压力蒸汽灭菌方式进行无害化处理。

（10）实验结束将所有有毒物质带到高压灭菌器中，并立即对其进行消毒。

二、常见问题解析

1. 是否所有肉毒毒素均能够通过加热灭活？

解析：是的。只要煮沸 1 min 或 75℃ 加热 5~10 min，肉毒毒素都能被完全破坏。A 型毒素经 60℃ 加热 2 min，差不多能被完全破坏，而 B、E 型毒素要经 70℃ 加热 2 min 才能被破坏，C、D 型毒素对热的抵抗力更大，C 型毒素要经过 90℃ 加热 2 min 加热才能完全破坏。

2. 食物中仅存在肉毒梭菌不存在肉毒毒素，是否会导致肉毒梭菌中毒？

解析：不会。肉毒梭菌中毒的暴发前提是食物中存在肉毒毒素，摄入的肉毒梭菌可能存在于消化道中，但无法在体内繁殖和产生毒素，婴儿除外。

3. 毒素确证试验时，如果加热处理和未加热处理的样品匀液都导致小鼠死亡，是什么原因？

解析：样品中可能含有其他一些耐热的有毒物质，热稳定的有毒物质可能会掩盖肉毒毒素的检验。

4. 毒素定型试验时，如果受单型肉毒毒素诊断血清保护的小鼠发生死亡，是什么原因？

解析：样品中可能含有大量的毒素，也有可能存在不止一种类型的毒素，或者存在其他原因造成的死亡。为了进一步验证，需要将样品匀液在更高的稀释度下重新测试，并且必须使用多型混合肉毒毒素诊断血清代替单型肉毒毒素诊断血清。

思考题

1. 肉毒梭菌经常存在于哪类食品？为什么罐头类食品比较容易引发肉毒梭菌疾病暴发？
2. 简述国标法中肉毒梭菌检测的基本流程及关键控制点。
3. 国标法与 WHO 方法在肉毒梭菌检验中有何差异？
4. 如何制定有效的质控措施来确保肉毒梭菌检验结果的准确性与可靠性？

第十二章

蜡样芽孢杆菌检验

【学习目标】
1. 掌握蜡样芽孢杆菌的形态特征。
2. 掌握蜡样芽孢杆菌食物中毒的特点。
3. 了解蜡样芽孢杆菌检验方法。

蜡样芽孢杆菌（*Bacillus cereus*）是广泛存在于自然环境中的革兰氏阳性菌，对极端环境有较强的耐受性，是一种人畜共患的食源性条件致病菌，能够产生多种毒素。据国家食源性疾病监测网的数据分析，我国每年发生的蜡样芽孢杆菌食物中毒事件约占细菌性食物中毒事件总数的 11.4%。

本章主要介绍蜡样芽孢杆菌的概述，在食品产业链中的流行和传播，蜡样芽孢杆菌导致食源性疾病的相关情况，食品中蜡样芽孢杆菌的检验方法。

第一节 蜡样芽孢杆菌概述

一、蜡样芽孢杆菌简介

蜡样芽孢杆菌广泛分布在灰尘、土壤、污水以及动物肠道中，在许多植物性食品和动物性食品中也很常见。该菌大小为（1.0~1.3）μm×（3.0~5.0）μm，菌体两端较平整，多数呈链状排列，最适生长温度为28~35℃，最低生长温度为4~5℃，最高生长温度为48~50℃，65~70℃时菌体易失去活性。对 pH 耐受性较强，在 pH 1~2 不生长，pH 2~11 可生长，最适生长 pH 4.3~9.3。最适氯化钠浓度为 10 g/L，80 g/L 氯化钠对其生长有抑制作用，无盐情况下生长良好。在营养缺乏时能形成芽孢，呈椭圆形，位于菌体中央稍偏一端。在营养肉汤中32℃培养3 d，芽孢形成率在90%以上；在80~85℃水浴5~10 min 后可刺激芽孢萌发。形成的芽孢高度耐热，能够承受干燥、有毒化学物质、UV 射线、γ 射线和其他不利的环境因素。一些蜡样芽孢杆菌形成的芽孢比嗜温性枯草芽孢杆菌和地衣芽孢杆菌形成的芽孢更耐热，通常食品加热烹调方式无法杀死蜡样芽孢杆菌形成的芽孢，芽孢会残存并萌发，从而导致食品受到污染。

蜡样芽孢杆菌是一种条件致病菌，通常引起的食物中毒症状较温和，病程不超过 24 h，具有自限性，偶可导致菌血症、眼部感染、脑膜炎甚至横纹肌溶解等。其导致的食物中毒可分为两种类型：呕吐型和腹泻型。呕吐型食物中毒是由于摄入了致吐型蜡样芽孢杆菌表达产生的呕吐毒素引起，该毒素耐高温、耐酸、能抗消化酶分解，通常进食 0.5~6 h 后出现恶心、呕吐等症状，严重者可出现暴发性肝衰竭而迅速死亡，引起该类中毒的食物主要为淀粉类食品。由于短时间加热无法破坏其毒性，目前各种食品加工方法，均无法使呕吐毒素失活。腹泻型食物中毒是由蜡样芽孢杆菌产生的不耐热肠毒素引起，该毒素理化性质不稳定，80℃加热 10 min 或者 4℃下放置 30 d 会失活，胃蛋白酶和胰蛋白酶也可将其灭活，因此该类型的食物中毒往往是由于食物中未被杀灭的蜡样芽孢杆菌或其芽孢在小肠中大量萌发繁殖从而导致发病。

导致食物中毒的蜡样芽孢杆菌数量一般需 $>10^5$ CFU/g，通常在进食 6~15 h 后发病，主要症状是水样腹泻、腹部痉挛和疼痛，少见呕吐。引起该类中毒的食物包括肉类、海鲜、乳品和蔬菜等。

二、蜡样芽孢杆菌在食品产业链中的流行和传播

蜡样芽孢杆菌广泛存在于自然环境如土壤、空气、水和灰尘中，因此无法避免地会污染到食品，是一种常见的食品污染菌和食源性条件致病菌。

蜡样芽孢杆菌在食品产业链中流行和传播的主要原因有：①食品加工场所建设与基本卫生设施不符合卫生要求，存在交叉污染；②公共食堂从业人员未经过培训，缺乏卫生知识，食品的制作过程中存在污染环节；③食品生产加工过程中未充分加热、操作环节或日常消毒不规范，导致蜡样芽孢杆菌未被完全杀灭；④公共餐具、饮水机等设施日常消毒不到位，蜡样芽孢杆菌滋生并长期存在；⑤食品存放温度过高，导致蜡样芽孢杆菌快速繁殖。

三、蜡样芽孢杆菌与食品安全

欧洲食品安全局和欧洲疾病预防控制中心报告，2018 年，36 个欧洲国家共有 98 起蜡样芽孢杆菌食物中毒事件，占所有食源性疾病暴发总数的 1.9%。美国食源性疾病暴发监测系统在 2009—2015 年共监测到 65 起蜡样芽孢杆菌食物中毒事件，占所有食源性疾病暴发总数的 2%。我国食源性疾病暴发监测系统在 2010—2020 年共监测到 419 起蜡样芽孢杆菌食物中毒事件，导致 7892 例病例、2786 例住院和 5 例死亡，其中 46.30% 由米饭及其制品引起，其次是肉制品（6.92%）。

蜡样芽孢杆菌食物中毒通常在夏秋季发生频率较高。引起中毒的食品常因保存温度不当、放置时间较长或加热不彻底，致使残存的芽孢得以生长繁殖，从而导致疾病发生。关于蜡样芽孢杆菌食物中毒事件的报道主要涉及集体食堂和饮食服务单位等场所，而家庭等非经营性场所占比较小，但这也可能是由于大规模的集体食物中毒事件容易受到关注，而小规模散发病例鲜见报道造成的，因此蜡样芽孢杆菌食物中毒中家庭散发病例所占比例可能相当高，也是不容忽视的风险。

第二节 蜡样芽孢杆菌检验

蜡样芽孢杆菌作为一种重要的食源性条件致病菌，给食品安全和人类健康带来了一定影

响。该菌与苏云金芽孢杆菌、炭疽芽孢杆菌等的生物学特性十分相似，并且 DNA 相似性极高，建立简便易行、准确度高的蜡样芽孢杆菌检验方法可为该菌所致疾病的诊断和预防带来便利。

一、实验目的

1. 了解蜡样芽孢杆菌检验原理。
2. 掌握蜡样芽孢杆菌检验方法。

二、实验原理

平板计数法适用于蜡样芽孢杆菌含量较高的食品样品中蜡样芽孢杆菌的计数，MPN 计数法适用于蜡样芽孢杆菌含量较低的食品样品中蜡样芽孢杆菌的计数。选择性培养基使用甘露醇卵黄多黏菌素（MYP）琼脂平板，挑取典型菌落再结合确证试验进行鉴定。

三、实验材料

1. 设备和材料

除微生物实验室常规灭菌及培养设备外，其他设备和材料如下。

（1）冰箱　2~5℃。

（2）恒温培养箱　（30±1）℃、（36±1）℃。

（3）均质器。

（4）电子天平　感量0.1 g。

（5）无菌锥形瓶　100 mL、500 mL。

（6）无菌吸管　1 mL（具 0.01 mL 刻度）、10 mL（具 0.1 mL 刻度）或微量移液器及吸头。

（7）无菌平皿　直径 90 mm。

（8）无菌试管　18 mm×180 mm。

（9）显微镜　10×~100×（油镜）。

（10）L 涂布棒。

2. 培养基和试剂

（1）磷酸盐缓冲液（PBS）　见附录 2 中 2.17。

（2）甘露醇卵黄多黏菌素（MYP）琼脂　见附录 3 中 3.51。

（3）胰酪胨大豆多黏菌素肉汤　见附录 3 中 3.74。

（4）营养琼脂　见附录 3 中 3.39。

（5）过氧化氢溶液　见附录 2 中 2.24。

（6）动力培养基　见附录 3 中 3.23。

（7）硝酸盐肉汤　见附录 3 中 3.75。

（8）酪蛋白琼脂　见附录 3 中 3.52。

（9）硫酸锰营养琼脂培养基　见附录 3 中 3.24。

（10）0.5%碱性复红　见附录 2 中 2.23。

（11）动力培养基　见附录 3 中 3.80。

（12）糖发酵管　见附录 3 中 3.62。

(13) VP 培养基　见附录3中3.25。
(14) 胰酪胨大豆羊血（TSSB）琼脂　见附录3中3.53。
(15) 溶菌酶营养肉汤　见附录3中3.76。
(16) 西蒙氏柠檬酸盐培养基　见附录3中3.8。
(17) 明胶培养基　见附录3中3.26。

四、实验方法和步骤

（一）第一法　蜡样芽孢杆菌平板计数法

1. 检验程序

蜡样芽孢杆菌平板计数法检验程序如图12-1所示。

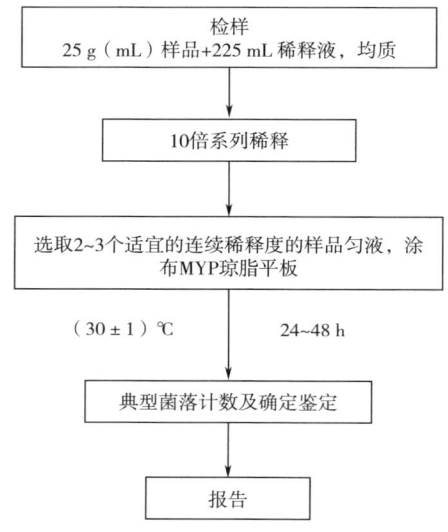

图12-1　蜡样芽孢杆菌平板计数法检验程序

2. 操作步骤

（1）样品处理　冷冻样品应在45℃以下不超过15 min或在2~5℃不超过18 h解冻，若不能及时检验，应放于-20~-10℃保存；非冷冻而易腐的样品应尽可能及时检验，若不能及时检验，应置于2~5℃冰箱保存，24 h内检验。

（2）样品制备　称取样品25 g，放入盛有225 mL PBS或生理盐水的无菌均质杯内，用旋转刀片式均质器以8000~10000 r/min均质1~2 min，或放入盛有225 mL PBS或生理盐水的无菌均质袋中，用拍击式均质器拍打1~2 min。若样品为液态，吸取25 mL样品至盛有225 mL PBS或生理盐水的无菌锥形瓶（瓶内可预置适当数量的无菌玻璃珠）中，振荡混匀，作为1∶10的样品匀液。

（3）样品稀释　吸取上述1∶10的样品匀液1 mL加到装有9 mL PBS或生理盐水的稀释管中，充分混匀制成1∶100的样品匀液。据对样品污染状况的估计，按上述操作，依次制成10倍递增系列稀释样品匀液。每递增稀释1次，换用1支1 mL无菌吸管或吸头。

（4）样品接种　根据对样品污染状况的估计，选择2~3个适宜稀释度的样品匀液（液体样品可包括原液），以 0.3 mL、0.3 mL、0.4 mL 接种量分别接入 3 块 MYP 琼脂平板，然后用无菌 L 涂布棒涂布整个平板，注意不要触及平板边缘。使用前，如 MYP 琼脂平板表面有水珠，可放在 25~50℃ 的培养箱里干燥，直到平板表面的水珠消失。

（5）分离、培养

①分离：在通常情况下，涂布后将平板静置 10 min。如样液不易吸收，可将平板放在培养箱（30±1）℃培养 1 h，等样品匀液吸收后翻转平皿，倒置于培养箱，（30±1）℃培养（24±2）h。如果菌落不典型，可继续培养（24±2）h 再观察。在 MYP 琼脂平板上，典型菌落为微粉红色（表示不发酵甘露醇），周围有白色至淡粉红色沉淀环（表示产卵磷脂酶）。

②纯培养：从每个平板中挑取至少 5 个典型菌落（小于 5 个全选），分别划线接种于营养琼脂平板做纯培养，（30±1）℃培养（24±2）h，进行确证实验。在营养琼脂平板上，典型菌落为灰白色，偶有黄绿色，不透明，表面粗糙似毛玻璃状或融蜡状，边缘常呈扩展状，直径为 4~10 mm。

3. 确定鉴定

（1）染色镜检 挑取纯培养的单个菌落，革兰氏染色镜检。蜡样芽孢杆菌为革兰氏阳性芽孢杆菌，大小为（1~1.3）μm×（3~5）μm，芽孢呈椭圆形，位于菌体中央或偏端，不膨大于菌体，菌体两端较平整，多呈短链或长链状排列。

（2）生化鉴定

①概述：挑取纯培养的单个菌落，进行过氧化氢酶试验、动力试验、硝酸盐还原试验、酪蛋白分解试验、溶菌酶耐性试验、VP 试验、葡萄糖利用（厌氧）试验、根状生长试验、溶血试验、蛋白质毒素结晶试验。蜡样芽孢杆菌生化特征与其他芽孢杆菌的区别见表 12-1。

表 12-1　蜡样芽孢杆菌生化特征与其他芽孢杆菌的区别

项目	蜡样芽孢杆菌（Bacillus cereus）	苏云金芽孢杆菌（Bacillus thuringiensis）	蕈状芽孢杆菌（Bacillus mycoides）	炭疽芽孢杆菌（Bacillus anthracis）	巨大芽孢杆菌（Bacillus megaterium）
革兰氏染色	+	+	+	+	+
过氧化氢酶	+	+	+	+	+
动力	+/-	+/-	-	-	+/-
硝酸盐还原	+	+/-	+	+	-/+
酪蛋白分解	+	+	+/-	-/+	+/-
溶菌酶耐性	+	+	+	+	-
卵黄反应	+	+	+	+	-
葡萄糖利用（厌氧）	+	+	+	+	-
VP 试验	+	+	+	+	-
甘露醇产酸	-	-	-	-	+
溶血（羊红细胞）	+	+	+	-/+	-
根状生长	-	-	+	-	-
蛋白质毒素晶体	-	+	-	-	-

注：+表示 90%~100% 的菌株阳性；-表示 90%~100% 的菌株阴性；+/-表示大多数的菌株阳性；-/+表示大多数的菌株阴性。

②动力试验：用接种针挑取培养物穿刺接种于动力培养基中，30℃培养 24 h。有动力的蜡样芽孢杆菌应沿穿刺线呈扩散生长，而蕈状芽孢杆菌常呈"绒毛状"生长。也可用悬滴法检查。

③溶血试验：挑取纯培养的单个可疑菌落接种于 TSSB 琼脂平板上，(30±1)℃ 培养（24±2）h。蜡样芽孢杆菌菌落为浅灰色，不透明，似白色毛玻璃状，有草绿色溶血环或完全溶血环。苏云金芽孢杆菌和蕈状芽孢杆菌呈现弱的溶血现象，而多数炭疽芽孢杆菌为不溶血，巨大芽孢杆菌为不溶血。

④根状生长试验：挑取单个可疑菌落按间隔 2~3 cm 距离划平行直线于经室温干燥 1~2 d 的营养琼脂平板上，(30±1)℃ 培养 24~48 h，不能超过 72 h。用蜡样芽孢杆菌和蕈状芽孢杆菌标准株作为对照进行同步试验。蕈状芽孢杆菌呈根状生长的特征。蜡样芽孢杆菌菌株呈粗糙山谷状生长的特征。

⑤溶菌酶耐性试验：用接种环取纯菌悬液一环，接种于溶菌酶肉汤中，(36±1)℃ 培养 24 h。蜡样芽孢杆菌在本培养基（含 0.001% 溶菌酶）中能生长。如出现阴性反应，应继续培养 24 h。巨大芽孢杆菌不生长。

⑥蛋白质毒素结晶试验：挑取纯培养的单个可疑菌落接种于硫酸锰营养琼脂平板上，(30±1)℃ 培养（24±2）h，并于室温放置 3~4 d，挑取培养物少许于载玻片上，滴加蒸馏水混匀并涂成薄膜。经自然干燥，微火固定后，加甲醇作用 30 s 后倾去，再通过火焰干燥，于载玻片上滴满 0.5% 碱性复红，放火焰上加热（微见蒸气，勿使染液沸腾）持续 1~2 min，移去火焰，再更换染色液再次加温染色 30 s，倾去染液用洁净自来水彻底清洗、晾干后镜检。观察有无游离芽孢（浅红色）和染成深红色的菱形蛋白结晶体。如发现游离芽孢形成的不丰富，应再将培养物置室温 2~3 d 后进行检查。除苏云金芽孢杆菌外，其他芽孢杆菌不产生蛋白结晶体。

⑦生化分型（可选做）：根据对柠檬酸盐利用、硝酸盐还原、淀粉水解、VP 试验反应、明胶液化试验，将蜡样芽孢杆菌分成不同生化型别，见表 12-2。

表 12-2　　　　　　　　　　蜡样芽孢杆菌生化分型试验

型别	生化试验				
	柠檬酸盐	硝酸盐	淀粉	VP	明胶
1	+	+	+	+	+
2	−	+	+	+	+
3	+	+	−	+	+
4	−	−	+	+	+
5	−	−	−	+	+
6	+	−	−	+	+
7	+	−	+	+	+
8	−	+	−	+	+
9	−	+	−	−	+
10	−	+	+	−	+
11	+	+	+	−	+

续表

型别	生化试验				
	柠檬酸盐	硝酸盐	淀粉	VP	明胶
12	+	+	-	-	+
13	-	-	+	-	-
14	+	-	-	-	+
15	+	-	+	-	+

注：+表示90%~100%的菌株阳性；-表示90%~100%的菌株阴性。

4. 结果计算

（1）典型菌落计数和确认

①选择有典型蜡样芽孢杆菌菌落的平板，且同一稀释度3个平板所有菌落数合计在20~200 CFU 的平板，计数典型菌落数。如果出现 a~f 现象，按式（12-1）计算，如果出现 g 现象，则按式（12-2）计算。

a. 只有一个稀释度的平板菌落数在20~200 CFU 且有典型菌落，计数该稀释度平板上的典型菌落。

b. 2个连续稀释度的平板菌落数均在20~200 CFU，但只有一个稀释度的平板有典型菌落，应计数该稀释度平板上的典型菌落。

c. 所有稀释度的平板菌落数均<20 CFU 且有典型菌落，应计数最低稀释度平板上的典型菌落。

d. 某一稀释度的平板菌落数>200 CFU 且有典型菌落，但下一稀释度平板上没有典型菌落，应计数该稀释度平板上的典型菌落。

e. 所有稀释度的平板菌落数均>200 CFU 且有典型菌落，应计数最高稀释度平板上的典型菌落。

f. 所有稀释度的平板菌落数均不在20~200 CFU 且有典型菌落，其中一部分<20 CFU 或>200 CFU 时，应计数最接近20 CFU 或200 CFU 的稀释度平板上的典型菌落。

g. 2个连续稀释度的平板菌落数均在20~200 CFU 且均有典型菌落。

②从每个平板中至少挑取5个典型菌落（小于5个全选），划线接种于营养琼脂平板做纯培养，（30±1）℃培养（24±2）h。

（2）计算公式　菌落计算公式如下。

$$T = \frac{AB}{Cd} \tag{12-1}$$

式中　T——样品中蜡样芽孢杆菌菌落数；
　　　A——某一稀释度蜡样芽孢杆菌典型菌落的总数；
　　　B——鉴定结果为蜡样芽孢杆菌的菌落数；
　　　C——用于蜡样芽孢杆菌鉴定的菌落数；
　　　d——稀释因子。

$$T = \frac{A_1 B_1 / C_1 + A_2 B_2 / C_2}{1.1d} \tag{12-2}$$

式中　T——样品中蜡样芽孢杆菌菌落数；
A_1——第一稀释度（低稀释倍数）蜡样芽孢杆菌典型菌落的总数；
A_2——第二稀释度（高稀释倍数）蜡样芽孢杆菌典型菌落的总数；
B_1——第一稀释度（低稀释倍数）鉴定结果为蜡样芽孢杆菌的菌落数；
B_2——第二稀释度（高稀释倍数）鉴定结果为蜡样芽孢杆菌的菌落数；
C_1——第一稀释度（低稀释倍数）用于蜡样芽孢杆菌鉴定的菌落数；
C_2——第二稀释度（高稀释倍数）用于蜡样芽孢杆菌鉴定的菌落数；
1.1——计算系数（如果第二稀释度蜡样芽孢杆菌鉴定结果为0，计算系数采用1）；
　d——稀释因子（第一稀释度）。

5. 结果与报告

（1）根据 MYP 平板上蜡样芽孢杆菌的典型菌落数，按式（12-1）、式（12-2）计算，报告每 g（mL）样品中蜡样芽孢杆菌菌数，以 CFU/g（mL）表示；如 T 值为 0，则以小于 1 乘以最低稀释倍数报告。

（2）必要时报告蜡样芽孢杆菌生化分型结果。

（二）第二法　蜡样芽孢杆菌 MPN 计数法

1. 检验程序

蜡样芽孢杆菌 MPN 计数法检验程序如图 12-2 所示。

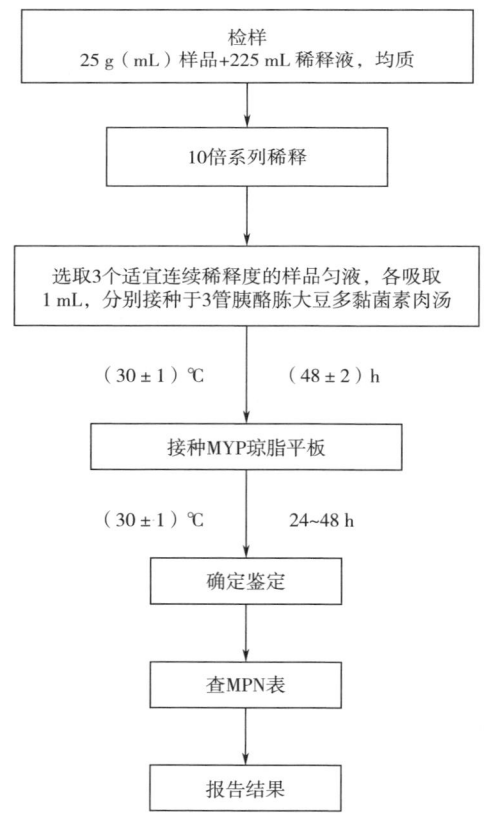

图 12-2　蜡样芽孢杆菌 MPN 计数法检验程序

2. 操作步骤

（1）样品处理　同蜡样芽孢杆菌平板计数法中的样品处理。

（2）样品制备　同蜡样芽孢杆菌平板计数法中的样品制备。

（3）样品稀释　同蜡样芽孢杆菌平板计数法中的样品稀释。

（4）样品接种　取 3 个适宜连续稀释度的样品匀液（液体样品可包括原液），接种于 10 mL 胰酪胨大豆多黏菌素肉汤中，每一稀释度接种 3 管，每管接种 1 mL（如果接种量需要超过 1 mL，则用双料胰酪胨大豆多黏菌素肉汤）。于（30±1）℃培养（48±2）h。

（5）培养　用接种环从各管中分别移取 1 环，划线接种到 MYP 琼脂平板上，（30±1）℃培养（24±2）h。如果菌落不典型，可继续培养（24±2）h 再观察。

（6）确定鉴定　从每个平板选取 5 个典型菌落（小于 5 个全选），划线接种于营养琼脂平板做纯培养，（30±1）℃培养（24±2）h，进行确证实验（见蜡样芽孢杆菌平板计数法的确证实验）。

3. 结果与报告

根据证实为蜡样芽孢杆菌阳性的试管管数，查 MPN 检索表（见附录 D 中 D.2），报告每 g（mL）样品中蜡样芽孢杆菌的最可能数，以 MPN/g（mL）表示。

（三）GB 4789.14—2014 蜡样芽孢杆菌检验过程详解及关键控制点分析

1. 分离、培养

MYP 琼脂平板：蛋白胨、牛肉粉在培养基中作为营养物质提供菌体生长所需的碳源、氮源、维生素及矿物质元素等，D-甘露醇为碳水化合物及可发酵的碳源，酚红为酸碱指示剂，琼脂是凝固剂，50%卵黄提供卵磷脂。发酵甘露醇的细菌在该培养基上生长产酸使菌落及周围的培养基变成黄色，产卵磷脂酶的细菌则水解卵磷脂，使其菌落周围形成一个白色的沉淀环。蜡样芽孢杆菌为甘露醇阴性和卵磷脂酶阳性，因此其菌落呈粉红色，周围有白色至淡粉红色的沉淀环。

MYP 琼脂平板上蜡样芽孢杆菌典型培养特征如图 12-3 所示。

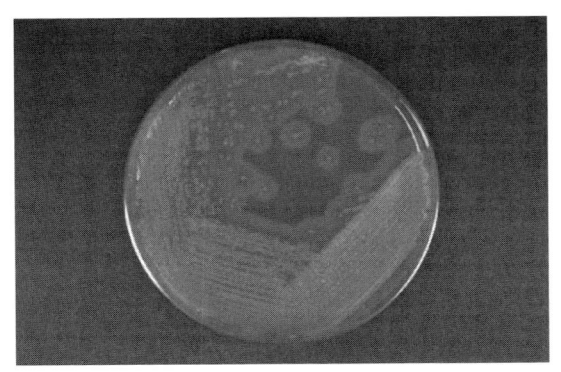

彩图 12-3

图 12-3　MYP 琼脂平板——蜡样芽孢杆菌 CICC21261

2. 确定鉴定

（1）染色镜检　挑取纯培养的单个菌落，革兰氏染色镜检。蜡样芽孢杆菌为革兰氏阳性芽孢杆菌，大小为（1~1.3）μm×(3~5) μm，芽孢呈椭圆形，位于菌体中央或偏端，不膨大于菌体，菌体两端较平整，多呈短链或长链状排列。染色结果如图 12-4 所示。

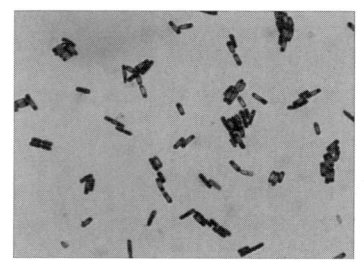

图 12-4　革兰氏染色结果——蜡样芽孢杆菌 CICC21261

彩图 12-4

（2）动力试验　用接种针挑取培养物穿刺于动力培养基中，30℃培养 24 h。有动力的蜡样芽孢杆菌应沿穿刺线呈扩散生长，而蕈状芽孢杆菌常呈"绒毛状"生长（图 12-5）。

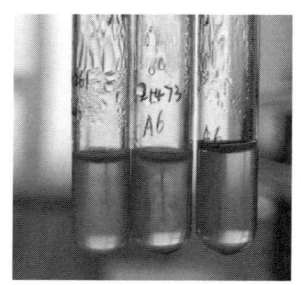

图 12-5　动力试验结果
左为蜡样芽孢杆菌 CICC21261，中为蕈状芽孢杆菌 CICC21473，右为对照

彩图 12-5

（3）溶血试验　TSSB 培养基中，酪蛋白、牛肉粉作为营养物质提供菌体生长所需的碳源、氮源、维生素及矿物质元素等；无菌磷酸二氢钠作为 pH 缓冲体系；溴麝香草酚蓝作为酸碱指示剂；琼脂作为凝固剂；脱纤维羊血提供红细胞，检验微生物溶血特性。

挑取纯培养的单个可疑菌落接种于 TSSB 琼脂平板上，（30±1）℃培养（24±2）h。蜡样芽孢杆菌菌落为浅灰色，不透明，似白色毛玻璃状，有草绿色溶血环或完全溶血环。苏云金芽孢杆菌和蕈状芽孢杆菌呈现弱的溶血现象，而多数炭疽芽孢杆菌为不溶血。蜡样芽孢杆菌在 TSSB 琼脂平板上的培养结果如图 12-6 所示。

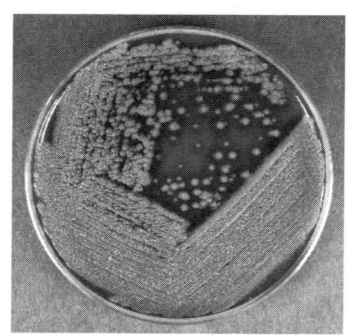

图 12-6　TSSB 琼脂平板上的培养结果——蜡样芽孢杆菌 CICC21261

彩图 12-6

(4)根状生长试验 挑取单个可疑菌落按间隔 2~3 cm 距离划平行直线于经室温干燥 1~2 d 的营养琼脂平板上,(30±1)℃培养 24~48 h,不能超过 72 h。用蜡样芽孢杆菌和蕈状芽孢杆菌标准株作为对照进行同步试验。蕈状芽孢杆菌呈根状生长的特征,蜡样芽孢杆菌菌株呈粗糙山谷状生长的特征(图 12-7)。

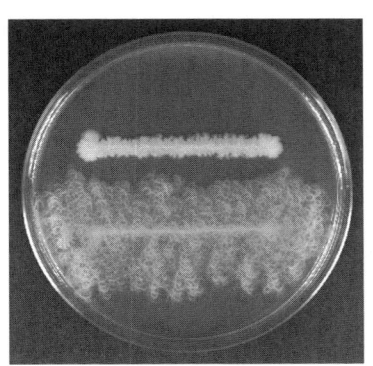

图 12-7 根状生长试验结果

上为蜡样芽孢杆菌 CICC21261,下为蕈状芽孢杆菌 CICC21473

彩图 12-7

(5)溶菌酶耐性试验 用接种环取纯菌悬液一环,接种于溶菌酶肉汤中,(36±1)℃培养 24 h。蜡样芽孢杆菌在含 0.001% 溶菌酶的培养基中能生长。如出现阴性反应,应继续培养 24 h。巨大芽孢杆菌不生长。结果如图 12-8 所示。

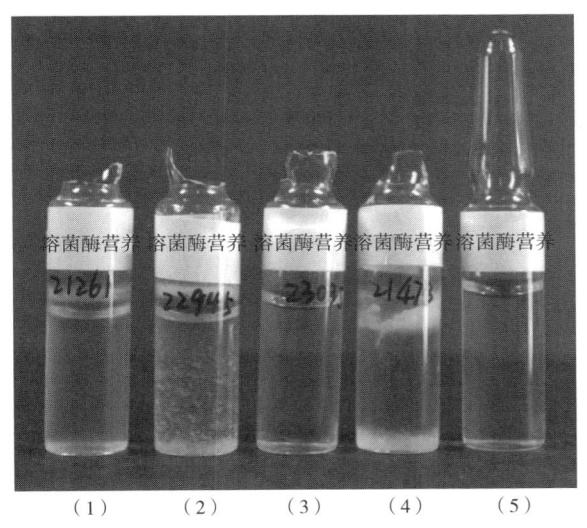

图 12-8 溶菌酶耐性试验结果

(1)蜡样芽孢杆菌 CICC21261;(2)苏云金芽孢杆菌 CICC22945;
(3)巨大芽孢杆菌 CICC23035;(4)蕈状芽孢杆菌 CICC21473;(5)对照。

彩图 12-8

(6)蛋白质毒素结晶试验 挑取纯培养的单个可疑菌落接种于硫酸锰营养琼脂平板上,(30±1)℃培养(24±2)h,并于室温放置 3~4 d,挑取培养物少许于载玻片上,滴加蒸馏水混匀并涂成薄膜。经自然干燥，微火固定后，加甲醇作用 30 s 后倾去，再通过火焰干燥，于载玻片上滴满 0.5%碱性复红，放火焰上加热（微见蒸气，勿使染液沸腾）持续 1~2 min，移去火焰，再更换染色液再次加温染色 30 s，倾去染液，用洁净自来水彻底清洗、晾干后镜检。观察有无游离芽孢（浅红色）和染成深红色的菱形蛋白结晶体。如发现游离芽孢形成得不丰富，应再将培养物置于室温 2~3 d 后进行检查。除苏云金芽孢杆菌外，其他芽孢杆菌不产生蛋白结晶体。结果如图 12-9、图 12-10 所示。

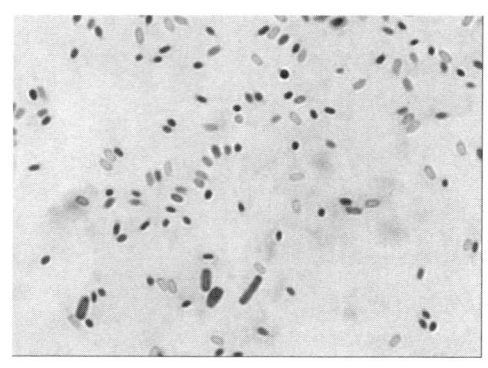

彩图 12-9

图 12-9　蛋白质毒素结晶试验（无伴孢晶体）

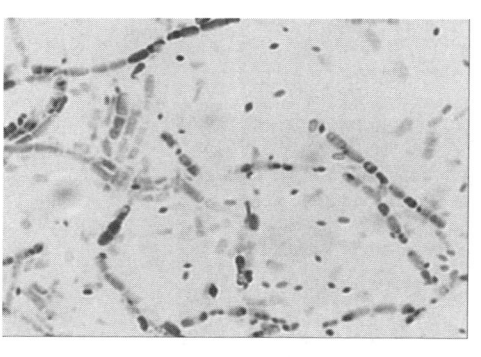

彩图 12-10

图 12-10　蛋白质毒素结晶试验（有伴孢晶体）

（7）酪蛋白分解试验　L-酪蛋白琼脂培养基中，牛肉膏粉提供氮源、维生素和生长因子，磷酸氢二钠为缓冲剂，氯化钠维持均衡的渗透压，琼脂是培养基的凝固剂，溴麝香草酚蓝为指示剂染料。某些细菌产生酪蛋白酶可分解酪蛋白使菌落周围的培养基形成透明圈。

检验时挑取纯培养的单个可疑菌落接种于 L-酪蛋白琼脂培养基上，35℃培养 48 h，阳性反应为菌落周围培养基出现澄清透明区（表明产生酪蛋白酶）。阴性时应继续培养 72 h 再观察。蜡样芽孢杆菌表现为阳性反应，结果如图 12-11 所示。

（8）葡萄糖利用试验　挑取纯培养的单个可疑菌落接种于酚红葡萄糖肉汤中，厌氧条件下 35℃培养 24 h，培养基由红色变为黄色，表明在厌氧条件下分解葡萄糖产酸。蜡样芽孢杆菌表现为阳性反应，结果如图 12-12 所示。

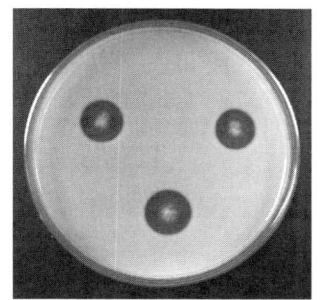

图 12-11　酪蛋白分解试验——蜡样芽孢杆菌 CICC21261

彩图 12-11

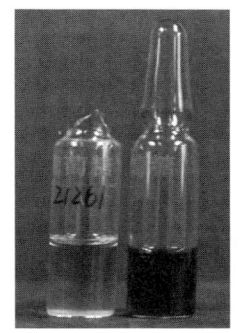

图 12-12　葡萄糖利用试验——蜡样芽孢杆菌 CICC21261

彩图 12-12

（9）甘露醇产酸试验　甘露醇发酵培养基中，酪胨和酵母浸出粉提供碳源、氮源、维生素和生长因子；葡萄糖提供可发酵糖类，更利于生长；氯化钠维持均衡的渗透压；硫乙醇酸钠和 L-胱氨酸能有效降低氧化还原电位，防止过氧化物的积累对某些菌产生毒性，同时其巯基基团有钝化含砷、汞及其他重金属防腐剂的抑菌作用；少量琼脂的凝固作用可防止二氧化碳、氧气和还原产物的扩散；刃天青是氧化还原指示剂，氧化状态呈粉红色，还原状态无色。

检验时挑取纯培养的单个可疑菌落接种于甘露醇发酵培养基中，置于 37℃ 培养 18~24 h，阳性反应能发酵产酸，培养基变为黄色，阴性不变色。蜡样芽孢杆菌表现为阴性反应，结果如图 12-13 所示。

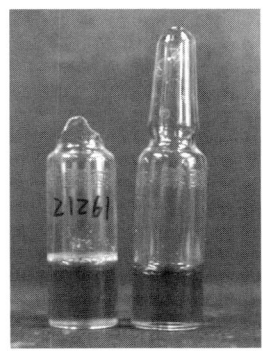

图 12-13　甘露醇产酸试验——蜡样芽孢杆菌 CICC21261

彩图 12-13

（10）柠檬酸盐利用试验 柠檬酸盐利用试验是以柠檬酸钠为唯一碳源，pH 7.0 的培养基上，某些细菌能够分解柠檬酸钠产生碳酸盐，使培养基由中性变为碱性，培养基中的指示剂溴麝香草酚蓝由浅绿色变为深蓝色，此即柠檬酸盐利用试验阳性。检验时，挑取纯培养的单个可疑菌落划线接种于西蒙氏柠檬酸盐斜面培养基上，37℃培养48~72 h，每天观察结果，阳性者斜面上菌落生长，培养基由绿色转为蓝色，反之为阴性（图12-14）。

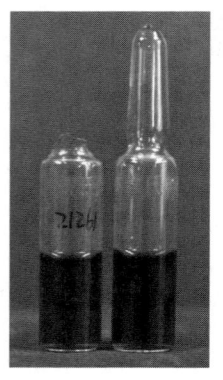

彩图 12-14

图 12-14 柠檬酸盐利用试验——蜡样芽孢杆菌 CICC21261

（11）硝酸盐还原试验 硝酸盐还原试验是根据某些细菌能还原硝酸盐为亚硝酸盐，亚硝酸盐与醋酸作用，生成亚硝酸，亚硝酸与试剂中的对氨基苯磺酸作用生成重氮基苯磺酸，后者与 α-萘胺结合生成 N-α 萘胺偶苯磺酸而呈现为红色。检验时挑取纯培养的单个可疑菌落接种于硝酸盐肉汤中，35℃培养24~48 h，变成红色即为阳性反应（图12-15）。

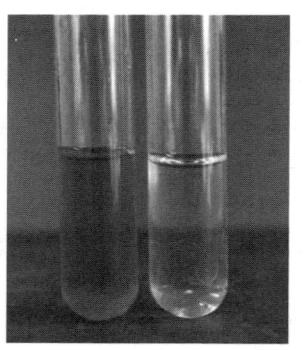

彩图 12-15

图 12-15 硝酸盐还原试验——蜡样芽孢杆菌 CICC21261

（12）淀粉水解试验 产生淀粉酶的细菌能将淀粉水解为糖类，在培养基上滴加碘液时，可在菌落周围出现透明区。检验时挑取纯培养的单个可疑菌落接种于3%可溶性淀粉平板上，在37℃培养24 h。在菌落处滴加碘液少许，观察培养基呈深蓝色，说明淀粉未被水解，即淀粉酶阴性。能水解淀粉的细菌其菌落周围有透明的环（图12-16）。

（13）VP试验 挑取纯培养的单个可疑菌落接种于改良 VP 培养基中，35℃培养48 h，变为红色即为阳性反应（图12-17）。

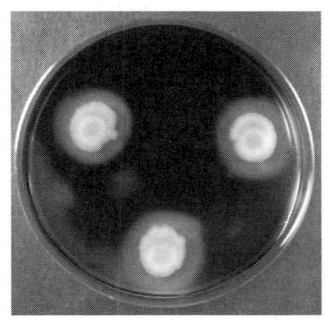

图 12-16　淀粉水解试验——蜡样芽孢杆菌 CICC21261

彩图 12-16

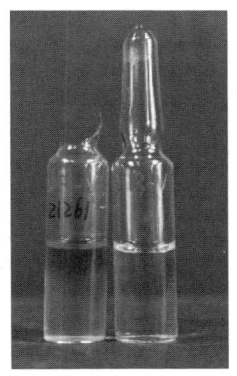

图 12-17　VP 试验——蜡样芽孢杆菌 CICC21261

彩图 12-17

（14）明胶液化试验　用接种环挑取纯培养的可疑菌落于明胶鉴定管中，37℃培养 48~72 h，将其倒置，观察有无液体流动，有流动为阳性（图 12-18）。夏天应置于 4℃，10 min 后观察结果。

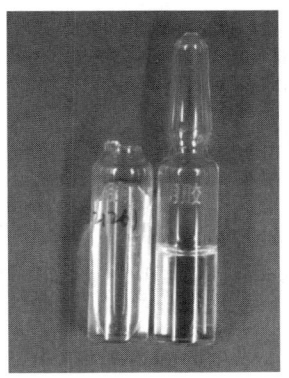

图 12-18　明胶液化试验——蜡样芽孢杆菌 CICC21261

彩图 12-18

（15）API 20E 和 API 50CHB　API 20E 蜡样芽孢杆菌鉴定结果如图 12-19 所示。API 50CHB 蜡样芽孢杆菌鉴定结果如图 12-20 所示。

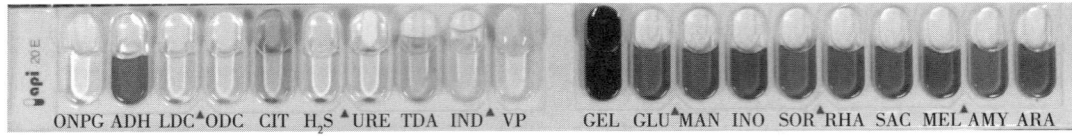

图 12-19　API 20E 蜡样芽孢杆菌鉴定结果——蜡样芽孢杆菌 CICC21261

彩图 12-19

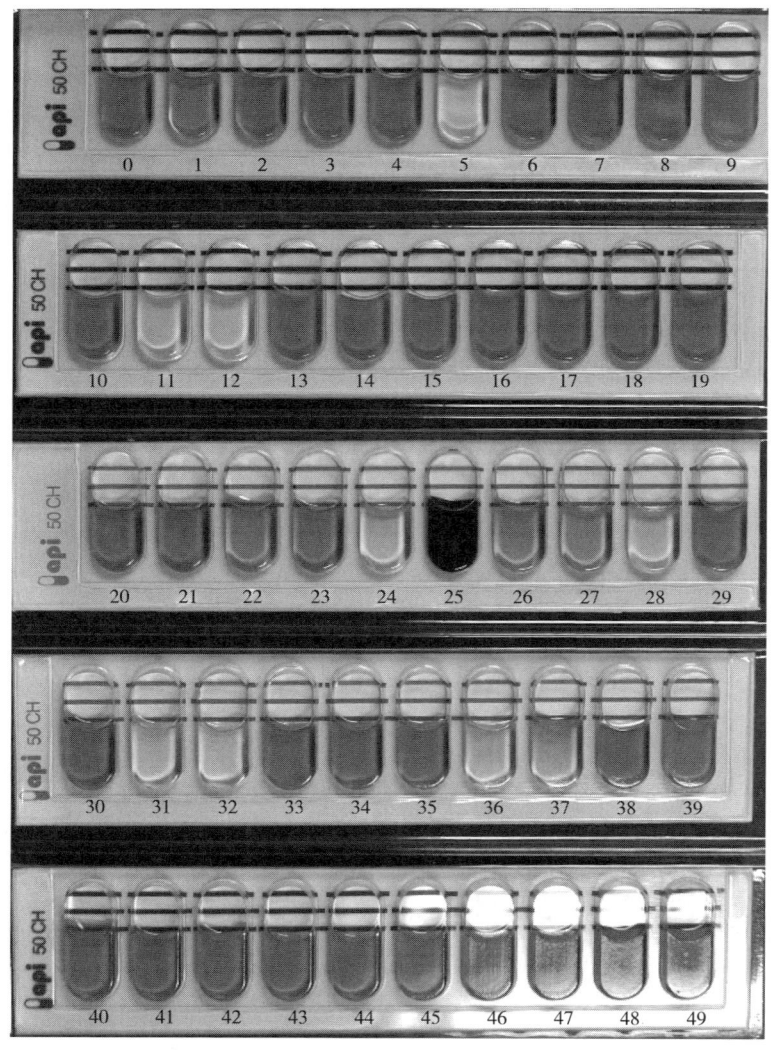

彩图 12-20

图 12-20　API 50CHB 蜡样芽孢杆菌鉴定结果——蜡样芽孢杆菌 CICC21261

第三节　蜡样芽孢杆菌检验国标法与其他方法比较

除 GB 4789.14—2014《食品安全国家标准　食品微生物学检验　蜡样芽孢杆菌检验》外，ISO 7932—2004《食品和动物饲料的微生物检验　蜡样芽孢杆菌计数的水平方法》和 FDA/BAM 颁布的食品中蜡样芽孢杆菌检验方法比较常见。

与 GB 4789.14—2014 相比，ISO 检验方法最显著的特点就是简单方便，对典型菌落不需要通过复杂烦琐的生化试验进行确认，只要在 MYP 平板上出现粉红色、周围有白色沉淀环的典型菌落且该菌落在血平板上出现溶血反应，就可以确定是蜡样芽孢杆菌。但该法难以将蜡样芽孢杆菌与苏云金芽孢杆菌、蕈状芽孢杆菌等其他芽孢杆菌属进行有效区分，这也是 ISO 方法的局限性。

FDA/BAM 中的蜡样芽孢杆菌检验方法与 GB 4789.14—2014 的检验方法相似，但 BAM 中建议使用另一种选择性更强的 Bacara 平板替代 MYP 平板。MYP 平板是蜡样芽孢杆菌的标准培养基，但该培养基的选择性很小，背景菌群的生长不受抑制，可能掩盖蜡样芽孢杆菌菌落。Bacara 平板能够抑制背景菌群的生长，有助于蜡样芽孢杆菌的生长和鉴定。

第四节　蜡样芽孢杆菌检验过程质量控制和常见问题解析

一、检验过程质量控制

（1）实验所需培养基和生化试剂应在入库前按照 GB 4789.28—2024《食品安全国家标准　食品微生物学检验　培养基和试剂》及产品相关规定进行验收，合格后方可入库。

（2）实验过程中使用的增菌液、培养基等应做空白对照组，如空白对照组出现蜡样芽孢杆菌可疑菌落，应废弃本次实验结果，并对实验过程中每一步进行污染来源分析，采取相关控制措施防止再次发生污染事件。

（3）应定期使用标准菌株或者购买质控样，用适当的食品样品进行阳性对照实验，考察实验室检验能力，发现问题及时内部整改。

二、操作要点和注意事项

（1）配制 MYP 培养基时，应按照产品说明添加，温度不宜过高，以免添加剂高温变性影响实验结果。

（2）倾注 MYP 平板时，应防止剧烈摇动培养基，以免产生气泡，影响实验结果计数。工作台面应提前调平，防止 MYP 平板倾斜造成样品匀液往低处流动聚集影响计数。往 MYP 平板加样时，每次加样前样品匀液应充分振荡均匀，防止菌体沉降，同时样品匀液加于平板中间应马上涂布，涂布时不要将样品匀液接触到平板壁，待样液充分吸收后再倒置培养。

（3）为避免漏检，在生化反应出现弱阳性时，应进行重复试验。

（4）进行根状生长试验时，可疑菌株和蕈状芽孢杆菌划线距离应间隔 2~3 cm。

（5）进行蛋白质毒素结晶试验时，芽孢形成量少容易造成假阴性结果，试验时应用显微镜观察芽孢形成情况，如芽孢形成较少应继续培养，待芽孢充分形成以后再进行蛋白质毒素结晶试验。

三、常见问题解析

1. 蜡样芽孢杆菌检验中如何正确选择第一法及第二法？

解析：在实验开始之前可查询相关资料，对待测样品中蜡样芽孢杆菌污染程度、背景菌种类及数量进行预估，蜡样芽孢杆菌污染率较高且杂菌较少适用于第一法；蜡样芽孢杆菌污染量低且杂菌较多适用于第二法。如无法预估，可针对少量样品同时用两种方法进行检验，从而选择较为合适的方法进行大量检验，检验时两种方法的样品匀液应多做几个稀释级别，防止实验结果落不到合适的稀释级别。

2. 检验过程中怎么防止 MYP 平板计数结果出现较大偏差？

解析：涂布法计数除了对培养基营养成分要求很高之外，还对平板干燥程度和平整程度要求很高，平板含水太多造成样品匀液无法及时吸收，从而容易造成样液流动聚集影响后续计数。平板不够平整容易造成样品匀液向平板低洼处流动汇集，造成菌落生长成团无法计数，或造成样品匀液靠壁从而引发目标菌株数量偏低。因此在倾倒 MYP 平板前应将操作台调至水平，涂布前仔细挑选比较平整的平板进行试验。

3. 如果干扰菌株和可疑菌株生长在一起怎么纯化？

解析：应在规定的培养时间之前对筛选平板进行观察并对可疑菌株做好标记。如果干扰菌株和可疑菌株生长在一起，可将可疑菌株挑选出来再划 MYP 平板进行分离纯化，再接种营养琼脂进行鉴定试验。

4. 怎么判断菌液浓度达到了试剂盒规定的麦氏浓度？

解析：当前市场上有很多成品蜡样芽孢杆菌鉴定试剂盒，很多实验室也会购买成品试剂盒进行菌株鉴定。判断菌液浓度大多数凭借肉眼进行对比，为减少实验误差，建议在 A4 纸上打印一条黑色的水平线，将调节好的菌液瓶和标准麦氏浓度瓶放在该线上方，透过瓶内菌液观察，黑线的色度一致便可认为试验瓶的麦氏浓度和标准瓶一致。

5. 哪类食品中容易检出蜡样芽孢杆菌？

解析：蜡样芽孢杆菌是主要的食源性条件致病菌，该菌广泛存在于蒸煮的米饭和炒饭、肉制品、海鲜、乳品、豆制品、蔬菜中。当食品中蜡样芽孢杆菌数量超过 $10^5 \sim 10^8$ CFU/g，即可引起腹泻和呕吐。

6. 蛋白质毒素结晶试验有哪些注意事项？

解析：蜡样芽孢杆菌的芽孢形成量直接影响蛋白质毒素晶体的形成。因此，如发现游离芽孢占比少于 90%，应将培养物置于室温 2~3 d 后再进行观察。同时，由于蛋白质毒素结晶观察可能不明显，应接种苏云金芽孢杆菌做同步对比试验，以进行对比观察。

7. 根状生长试验有哪些注意事项？

解析：取菌量与划线深度应一致，平板应干燥，培养时间不能超过 72 h。

思考题

1. 引起蜡样芽孢杆菌食物中毒的常见食物有哪些？什么条件下可引起蜡样芽孢杆菌食物中毒？
2. 蜡样芽孢杆菌在普通琼脂平板和甘露醇卵黄多黏菌素琼脂平板上生长的菌落特征如何？
3. 写出蜡样芽孢杆菌检验的基本程序。

第十三章

单核细胞增生李斯特菌检验

【学习目标】
1. 了解单核细胞增生李斯特菌的生物学特性及其在食品产业链中的流行和传播途径。
2. 掌握单核细胞增生李斯特菌的检验技术。
3. 了解不同国家或机构单核细胞增生李斯特菌检验方法。
4. 掌握单核细胞增生李斯特菌检验过程常见问题分析方法和质量控制过程。

李斯特菌（*Listeria*）在环境中无处不在，肉类、蛋类、禽类、海产品、乳制品、蔬菜等都已被证实是李斯特菌的感染源。李斯特菌中毒严重可引起血液和脑组织感染，目前许多国家都已采取措施来控制食品中的李斯特菌，并制定相应标准。

第一节 单核细胞增生李斯特菌概述

一、单核细胞增生李斯特菌简介

单核细胞增生李斯特菌（*Listeria monocytogenes*）简称单增李斯特菌，属于李斯特菌属（*Listeria*），该菌目前已知有8个种，其中仅单增李斯特菌可引起食物中毒。单增李斯特菌为革兰氏阳性菌，杆状，无荚膜，不产芽孢。在20~25℃培养，具有1~3条或更多鞭毛；在37℃培养无鞭毛。

单增李斯特菌为需氧或兼性厌氧菌，营养要求不高，生长温度3~45℃。耐酸不耐碱；耐低温，在冷藏条件下（4℃）生存和繁殖；不耐热，55℃、30 min可被杀死。对化学杀菌剂及紫外线较敏感。具有体细胞（O）抗原和鞭毛（H）抗原这两种类群特异性表面蛋白，目前已知的单增李斯特菌O型抗原共有15个亚型（即Ⅰ~ⅩⅤ），H型抗原有4个亚型。该菌引起食物中毒的原因可能是误食了含有溶血素O的食品，如未彻底杀死该菌的消毒奶、冷藏熟食品和乳制品。

由单增李斯特菌引起的李斯特菌病包括侵袭性李斯特菌病合并脑膜炎、败血症、原发性菌血症、心内膜炎、非脑膜炎性中枢神经系统感染、流感样疾病、结膜炎等。在易感人群（包括孕妇、新生儿、老年人、免疫功能低下者、人类免疫缺陷病毒感染者、器官移植患者或各类癌症患者）的严重非侵袭性李斯特菌病合并发热性肠胃炎。单增李斯特菌能够通过胎盘或产道感染胎儿，可能导致死产或流产。

研究表明，人类感染单增李斯特菌的途径包括：①食用受单增李斯特菌污染的食物；②人与人之间或通过胎盘和产道感染新生儿等。本菌广泛分布于各种环境中，包括土壤、污水、废水、河水、食品加工厂、腐烂环境、房屋环境等，期间污染牛奶、乳制品、水产品、即食食品等食品或饲料，最终导致人和动物的感染，人和哺乳动物的粪便是主要污染源。

二、单核细胞增生李斯特菌在食品产业链中的流行和传播

人类99%的李斯特菌病例是食用受单增李斯特菌污染的食品所致，感染剂量主要取决于菌株特性和个体易感性，10~100 CFU单增李斯特菌量就能引起人类疾病。导致食物中毒的部分原因是李斯特菌能在冷藏温度下生存和生长，也可能在保质期长的即食食品中存活。因此，食品在生产加工、贮存、运输、销售等各个环节都可能污染单增李斯特菌。

养殖、灌溉、加工和生活饮用水等都可能被致病微生物污染，当水域被感染单增李斯特菌的污水或粪便污染时，游动鱼的外表面、胃肠道黏膜和鳃中可以检出这些细菌。空气中的微生物可能来自土壤、水、人及动植物的脱落物和消化道、呼吸道的排泄物，如果食品暴露在空气中就可能受空气中微生物污染。从事食品生产人员，如果他们的身体、衣帽不保持洁净，微生物就会通过皮肤、毛发、衣帽与食品接触而造成污染。在食品加工、贮存等各个过程中，鼠、蝇、蟑螂与食品直接或间接接触也可造成微生物污染。

鱼类加工经过屠宰、切块、切片、烟熏、冷冻、包装等过程，若使用受单增李斯特菌污染的加工设备，则会导致病原菌的交叉污染。乳及乳制品加工前，挤奶设备、工人或乳房不洁净都可导致原料乳的污染。单增李斯特菌存在于白细胞内可能会增强其在最低巴氏灭菌温度下的生存能力，加工设备不完善也可导致产品污染。

单增李斯特菌可在-20℃下保存36个月的冰淇淋中存活，且保持种群数量没有显著下降。可在低水分的食物中存活较长时间，具有高度的抗热性，其耐热性与A_w呈负相关，并取决于食物基质等因素。蔬菜、贝类、海水和淡水鱼在零售环节也可能受到单增李斯特菌污染。

三、单核细胞增生李斯特菌与食品安全

据报道，在中国，2013—2017年间，64家哨点医院共报告了211例李斯特菌病感染病例，其中病死率达到26.1%。根据GB 29921—2021《食品安全国家标准 预包装食品中致病菌限量》的规定，对于肉制品（包括熟肉制品和即食生肉制品）、干酪、再制干酪和干酪制品中的单增李斯特菌限量要求为：限制每25 g样品不得检验到单增李斯特菌。

2016年，欧洲食品安全局报告了2536例李斯特菌病确诊病例（每10万人0.47例），高于2015年。根据美国疾病控制中心的数据，美国每年有近1600例单增李斯特菌病病例，其中1400例需要住院治疗，250例死亡。2014年和2015年发生了9起与单增李斯特菌有关的冰淇淋召回事件。2015年3月，蓝铃事件导致10人住院，3人死亡。2015年4月，Jeni's Splendid冰淇淋被检出李斯特菌阳性，迫使召回所有产品。FDA报道了2017—2019年间近30次涉及单增李斯特菌的低水分食品召回，包括杏仁、杏仁黄油、腰果、腰果油、蛋白质棒、南瓜子、夏威夷坚果、葵花籽油和其他食品。

1987年，美国农业部（USDA）和食品安全与检查局（FSIS）启动了对即食食品中单增李

斯特菌微生物检验监管制度，并建立了"零容忍"政策。加拿大和大多数欧洲国家对即食食品中单增李斯特菌的耐受水平为≤100 CFU/g（每种食品货架期的耐受水平不超过0.5 log CFU/g）。

第二节 单核细胞增生李斯特菌检验

一、实验目的

1. 了解单核细胞增生李斯特菌检验原理。
2. 掌握单核细胞增生李斯特菌检验方法。

二、实验原理

根据单增李斯特菌在特定培养基上的生长、形态和生理生化特征，首先用选择性较弱的李氏增菌肉汤（LB_1）进行前增菌，使受损的目标菌细胞恢复到正常而稳定的生理状态，并进行一定程度的增殖；然后转接到选择性较强的李氏增菌肉汤（LB_2）中，进一步抑制大部分的非目标菌，促使目标菌得以持续增殖；之后用李斯特菌显色平板和PALCAM平板进行选择性分离，以得到肉眼可见的疑似单增李斯特菌菌落；最后对疑似菌落利用动力、溶血、生化等试验等进行鉴定，判定是否检出单增李斯特菌。

三、实验材料

1. 设备和材料

除微生物实验室常规灭菌及培养设备外，其他设备和材料如下。

(1) 冰箱 2~5℃。
(2) 恒温培养箱 (30±1)℃、(36±1)℃。
(3) 均质器。
(4) 显微镜 10×~100×。
(5) 电子天平 感量0.1 g。
(6) 锥形瓶 100 mL、500 mL。
(7) 无菌吸管 1 mL（具0.01 mL刻度）、10 mL（具0.1 mL刻度）或微量移液器及吸头。
(8) 无菌平皿 直径90 mm。
(9) 无菌试管 16 mm×160 mm。
(10) 离心管 30 mm×100 mm。
(11) 无菌注射器 1 mL。
(12) 单核细胞增生李斯特菌（*Listeria monocytogenes*）ATCC19111或CMCC54004，或其他等效标准菌株。
(13) 英诺克李斯特菌（*Listeria innocua*）ATCC33090，或其他等效标准菌株。
(14) 伊氏李斯特菌（*Listeria ivanovii*）ATCC19119，或其他等效标准菌株。
(15) 斯氏李斯特菌（*Listeria seeligeri*）ATCC35967，或其他等效标准菌株。

（16）金黄色葡萄球菌（*Staphylococcus aureus*）ATCC25923 或其他产 β-溶血环金黄色葡萄球菌，或其他等效标准菌株。

（17）马红球菌（*Rhodococcus equi*）ATCC6939 或 NCTC1621，或其他等效标准菌株。

（18）小白鼠 ICR，体重 18～22 g。

（19）全自动微生物生化鉴定系统。

2. 培养基和试剂

（1）含 0.6%酵母浸膏的胰酪胨大豆肉汤（TSB-YE）　见附录 3 中 3.77。

（2）含 0.6%酵母浸膏的胰酪胨大豆琼脂（TSA-YE）　见附录 3 中 3.54。

（3）李氏增菌肉汤 LB（LB_1，LB_2）　见附录 3 中 3.78。

（4）1%盐酸吖啶黄（Acriflavine HCl）溶液　见附录 3 中 3.78.2.1、附录 3 中 3.78.2.2。

（5）1%萘啶酮酸钠盐（Naladixic acid）溶液　见附录 3 中 3.78.2.1、附录 3 中 3.78.2.2。

（6）PALCAM 琼脂　见附录 3 中 3.55。

（7）革兰氏染液　见附录 2 中 2.2。

（8）SIM 动力培养基　见附录 3 中 3.27。

（9）缓冲葡萄糖蛋白胨水 [甲基红（MR）和 VP 试验用]　见附录 3 中 3.68。

（10）5%～8%羊血琼脂　见附录 3 中 3.56。

（11）糖发酵管　见附录 3 中 3.62。

（12）过氧化氢溶液　见附录 2 中 2.24。

（13）李斯特菌显色培养基。

（14）生化鉴定试剂盒或全自动微生物鉴定系统。

（15）缓冲蛋白胨水（BPW）　见附录 3 中 3.58。

四、实验方法和步骤

（一）第一法　单核细胞增生李斯特菌定性检验

1. 检验程序

单核细胞增生李斯特菌定性检验程序如图 13-1 所示。

2. 操作步骤

（1）增菌　以无菌操作取样品 25 g（mL）加入含有 225 mL LB_1 增菌液的均质袋中，在拍击式均质器上连续均质 1～2 min；或放入盛有 225 mL LB_1 增菌液的均质杯中，以 8000～10000 r/min 均质 1～2 min。于（30±1）℃培养（24±2）h，移取 0.1 mL，转种于 10 mL LB_2 增菌液内，于（30±1）℃培养（24±2）h。

（2）分离　取 LB_2 二次增菌液划线接种于李斯特菌显色平板和 PALCAM 琼脂平板，于（36±1）℃培养 24～48 h，观察各个平板上生长的菌落。典型菌落在 PALCAM 琼脂平板上为小的圆形灰绿色菌落，周围有棕黑色水解圈，有些菌落有黑色凹陷；在李斯特菌显色平板上的菌落特征，参照产品说明进行判定。

（3）初筛　自选择性琼脂平板上分别挑取 3～5 个典型或可疑菌落，分别接种木糖、鼠李糖发酵管，于（36±1）℃培养（24±2）h，同时在 TSA-YE 平板上划线，于（36±1）℃培养 18～24 h，然后选择木糖阴性、鼠李糖阳性的纯培养物继续进行鉴定。

（4）鉴定　（或选择生化鉴定试剂盒或全自动微生物鉴定系统等）

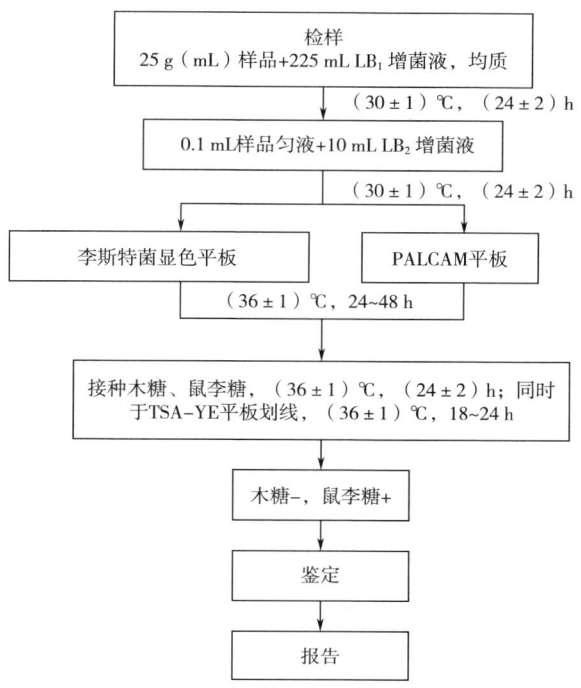

图 13-1　单核细胞增生李斯特菌定性检验程序

①染色镜检：李斯特菌为革兰氏阳性短杆菌，大小为 (0.4~0.5) μm×(0.5~2.0) μm；用生理盐水制成菌悬液，在油镜或相差显微镜下观察，该菌出现轻微旋转或翻滚样的运动。

②动力试验：挑取纯培养的单个可疑菌落穿刺半固体或 SIM 动力培养基，于 25~30℃ 培养 48 h，李斯特菌有动力，在半固体或 SIM 培养基上方呈伞状生长，如伞状生长不明显，可继续培养 5 d，再观察结果。

③生化鉴定：挑取纯培养的单个可疑菌落，进行过氧化氢酶试验，过氧化氢酶阳性反应的菌落继续进行糖发酵试验和 MR-VP 试验。李斯特菌的主要生化特征见表 13-1。

④溶血试验：将新鲜的羊血琼脂平板底面划分为 20~25 个小格，挑取纯培养的单个可疑菌落刺种到血平板上，每格刺种一个菌落，并刺种阳性对照菌（单增李斯特菌、伊氏李斯特菌和斯氏李斯特菌）和阴性对照菌（英诺克李斯特菌），穿刺时尽量接近底部，但不要触到底面，同时避免琼脂破裂，(36±1)℃ 培养 24~48 h，于明亮处观察，单增李斯特菌呈现狭窄、清晰、明亮的溶血圈，斯氏李斯特菌在刺种点周围产生弱的透明溶血圈，英诺克李斯特菌无溶血圈，伊氏李斯特菌产生宽的、轮廓清晰的 β-溶血区域，若结果不明显，可置 4℃ 冰箱 24~48 h 再观察。

注：也可用划线接种法。

⑤协同溶血试验 cAMP（可选项目）：在羊血琼脂平板上平行划线接种金黄色葡萄球菌和马红球菌，挑取纯培养的单个可疑菌落垂直划线接种于平行线之间，垂直线两端不要触及平行线，距离 1~2 mm，同时接种单核细胞增生李斯特菌、英诺克李斯特菌、伊氏李斯特菌和斯氏李斯特菌，于 (36±1)℃ 培养 24~48 h。单核细胞增生李斯特菌在靠近金黄色葡萄球菌处出现约 2 mm 的 β-溶血增强区域，斯氏李斯特菌也出现微弱的溶血增强区域，伊氏李斯特菌在靠近

马红球菌处出现 5~10 mm 的"箭头状"β-溶血增强区域，英诺克李斯特菌不产生溶血现象。若结果不明显，可置 4℃冰箱 24~48 h 再观察。

注：5%~8%的单核细胞增生李斯特菌在马红球菌一端有溶血增强现象。

表 13-1　单核细胞增生李斯特菌生化特征与其他李斯特菌的区别

菌种	溶血反应	葡萄糖	麦芽糖	MR-VP	甘露醇	鼠李糖	木糖	七叶苷
单核细胞增生李斯特菌（*L. monocytogenes*）	+	+	+	+/+	−	+	−	+
格氏李斯特菌（*L. grayi*）	−	+	+	+/+	+	−	−	+
斯氏李斯特菌（*L. seeligeri*）	+	+	+	+/+	−	−	+	+
威氏李斯特菌（*L. welshimeri*）	−	+	+	+/+	−	V	+	+
伊氏李斯特菌（*L. ivanovii*）	+	+	+	+/+	−	−	+	+
英诺克李斯特菌（*L. innocua*）	−	+	+	+/+	−	V	−	+

注：+表示阳性；−表示阴性；V 表示反应不定。

（5）小鼠毒力试验（可选项目）　将符合上述特性的纯培养物接种于 TSB-YE 中，于（36±1）℃培养 24 h，4000 r/min 离心 5 min，弃上清液，用无菌生理盐水制备成浓度为 10^{10} CFU/mL 的菌悬液，取此菌悬液对 3~5 只小鼠进行腹腔注射，每只 0.5 mL，同时观察小鼠死亡情况。接种致病株的小鼠于 2~5 d 内死亡。试验设单增李斯特菌致病株和灭菌生理盐水对照组。单增李斯特菌、伊氏李斯特菌对小鼠有致病性。

3. 结果与报告

综合以上生化试验和溶血试验的结果，报告 25 g（mL）样品中检出或未检出单核细胞增生李斯特菌。

（二）第二法　单核细胞增生李斯特菌平板计数法

1. 检验程序

单核细胞增生李斯特菌平板计数程序如图 13-2 所示。

2. 操作步骤

（1）样品的稀释

①以无菌操作称取样品 25 g（mL），放入盛有 225 mL 缓冲蛋白胨水或无添加剂的 LB 肉汤的无菌均质袋内（或均质杯）内，在拍击式均质器上连续均质 1~2 min 或以 8000~10000 r/min 均质 1~2 min。液体样品，振荡混匀，制成 1∶10 的样品匀液。

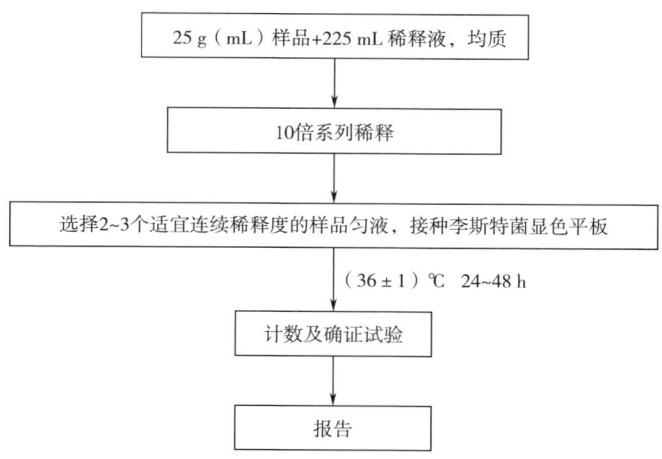

图 13-2 单核细胞增生李斯特菌平板计数程序

②用 1 mL 无菌吸管或微量移液器吸取 1∶10 样品匀液 1 mL，沿管壁缓慢注于盛有 9 mL 缓冲蛋白胨水或无添加剂的 LB 肉汤的无菌试管中（注意吸管或吸头尖端不要触及稀释液面），振摇试管或换用 1 支 1 mL 无菌吸管反复吹打使其混合均匀，制成 1∶100 的样品匀液。

③按②操作程序，制备 10 倍系列稀释样品匀液。每递增稀释 1 次，换用 1 支 1 mL 无菌吸管或吸头。

（2）样品的接种　根据对样品污染状况的估计，选择 2~3 个适宜连续稀释度的样品匀液（液体样品可包括原液），每个稀释度的样品匀液分别吸取 1 mL，以 0.3 mL、0.3 mL、0.4 mL 的接种量分别加入 3 块李斯特菌显色平板，用无菌 L 涂布棒涂布整个平板，注意不要触及平板边缘。使用前，如琼脂平板表面有水珠，可放在 25~50℃ 的培养箱里干燥，直到平板表面的水珠消失。

（3）培养　在通常情况下，涂布后，将平板静置 10 min，如样液不易吸收，可将平板放在培养箱（36±1）℃培养 1 h；等样品匀液吸收后翻转平皿，倒置于培养箱，（36±1）℃培养 24~48 h。

（4）典型菌落计数和确认

①单核细胞增生李斯特菌在李斯特菌显色平板上的菌落特征以产品说明为准。

②选择有典型单核细胞增生李斯特菌菌落的平板，且同一稀释度 3 个平板所有菌落数合计在 15~150 CFU 的平板，计数典型菌落数。如果：

a. 只有一个稀释度的平板菌落数在 15~150 CFU 且有典型菌落，计数该稀释度平板上的典型菌落。

b. 所有稀释度的平板菌落数均<15 CFU 且有典型菌落，应计数最低稀释度平板上的典型菌落。

c. 某一稀释度的平板菌落数>150 CFU 且有典型菌落，但下一稀释度平板上没有典型菌落，应计数该稀释度平板上的典型菌落。

d. 所有稀释度的平板菌落数>150 CFU 且有典型菌落，应计数最高稀释度平板上的典型菌落。

e. 所有稀释度的平板菌落数均不在 15~150 CFU 且有典型菌落，其中一部分<15 CFU 或>

150 CFU 时，应计数最接近 15 CFU 或 150 CFU 的稀释度平板上的典型菌落。

以上按式（13-1）计算。

f. 2 个连续稀释度的平板菌落数均在 15~150 CFU，按式（13-2）计算。

③从典型菌落中任选 5 个菌落（小于 5 个全选），分别按第一法的（3）、（4）进行鉴定。

（5）结果计数

$$T = \frac{AB}{Cd} \tag{13-1}$$

式中　T——样品中单核细胞增生李斯特菌菌落数；

　　　A——某一稀释度典型菌落的总数；

　　　B——某一稀释度确证为单核细胞增生李斯特菌的菌落数；

　　　C——某一稀释度用于单核细胞增生李斯特菌确证试验的菌落数；

　　　d——稀释因子。

$$T = \frac{(A_1B_1/C_1 + A_2B_2/C_2)}{1.1d} \tag{13-2}$$

式中　T——样品中单核细胞增生李斯特菌菌落数；

　　　A_1——第一稀释度（低稀释倍数）典型菌落的总数；

　　　B_1——第一稀释度（低稀释倍数）确证为单核细胞增生李斯特菌的菌落数；

　　　C_1——第一稀释度（低稀释倍数）用于单核细胞增生李斯特菌确证试验的菌落数；

　　　A_2——第二稀释度（高稀释倍数）典型菌落的总数；

　　　B_2——第二稀释度（高稀释倍数）确证为单核细胞增生李斯特菌的菌落数；

　　　C_2——第二稀释度（高稀释倍数）用于单核细胞增生李斯特菌确证试验的菌落数；

　　　1.1——计算系数；

　　　d——稀释因子（第一稀释度）。

3. 结果与报告

报告每 g（mL）样品中单核细胞增生李斯特菌菌数，以 CFU/g（mL）表示；如 T 值为 0，则以小于 1 乘以最低稀释倍数报告。

（三）第三法　单核细胞增生李斯特菌 MPN 计数法

1. 检验程序

单核细胞增生李斯特菌 MPN 计数法检验程序如图 13-3 所示。

2. 操作步骤

（1）样品的稀释　按第二法"样品的稀释"进行。

（2）接种和培养

①根据对样品污染状况的估计，选取 3 个适宜连续稀释度的样品匀液（液体样品可包括原液），接种于 10 mL LB_1 肉汤，每一稀释度接种 3 管，每管接种 1 mL（如果接种量需要超过 1 mL，则用双料 LB_1 增菌液）于（30±1）℃培养（24±2）h。每管各移取 0.1 mL，转种于 10 mL LB_2 增菌液内，于（30±1）℃培养（24±2）h。

②用接种环从各管中移取 1 环，接种李斯特菌显色平板，（36±1）℃培养 24~48 h。

（3）确证试验　自每块平板上挑取 5 个典型菌落（5 个以下全选），按照第一法的（3）、（4）进行鉴定。

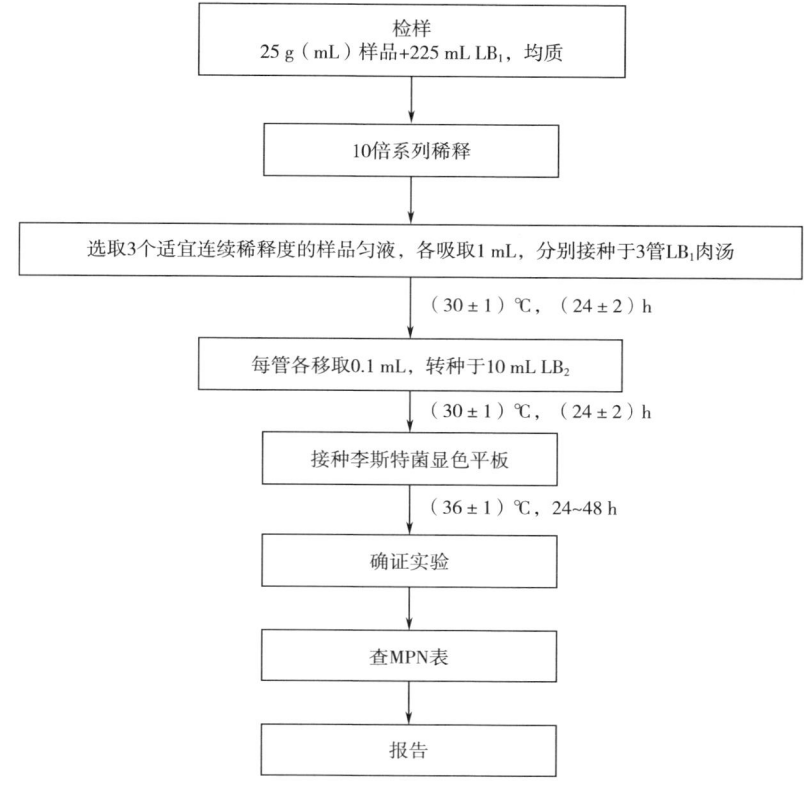

图 13-3 单核细胞增生李斯特菌 MPN 计数法检验程序

3. 结果与报告

根据证实为单核细胞增生李斯特菌阳性的试管管数，查 MPN 检索表（见附录 D 中 D.3），报告每 g（mL）样品中单核细胞增生李斯特菌的最可能数，以 MPN/g（mL）表示。

（四）单核细胞增生李斯特菌检验过程详解及关键控制点分析

由于单增李斯特菌检验的第二法和第三法均以第一法中单增李斯特菌的菌落特征及其鉴定为基础，故本部分主要针对第一法中的要点进行解读。

1. LB_1 和 LB_2 增菌

基础培养基中加入一定的萘啶酮酸和吖啶黄即为 LB_1 和 LB_2。其中的胰胨、多价胨和酵母膏提供氮源、维生素和生长因子，李斯特菌可以耐受较高浓度的氯化钠，磷酸二氢钾和磷酸氢二钾是缓冲剂，七叶苷为可发酵糖类，萘啶酮酸和吖啶黄为选择性抑菌剂，抑制非李斯特菌的生长。

2. PALCAM 琼脂平板

培养基中，蛋白胨提供生长必需的碳源、氮源，酵母浸粉和淀粉提供碳源、氮源、维生素和生长因子，氯化钠可维持均衡的渗透压，葡萄糖提供碳源，甘露醇是可发酵的糖，酚红是 pH 指示剂，氯化锂和其他的抗生素能抑制革兰氏阴性菌和大多数革兰氏阳性菌，琼脂是培养基的凝固剂。有些李斯特菌可以发酵甘露醇产酸使酚红指示剂变黄色，但非李斯特菌如葡萄球菌和肠球菌等偶尔也能在该培养基上生长，利用甘露醇产酸使菌落和其周围的培养基呈黄色。李斯特菌在该培养基上生长时，水解七叶苷生成 6,7-二羟基香豆素，该物质与培养基中的柠檬酸铁铵中的铁离子作用产生一种黑色物质，从而使培养基变黑色。常见菌落特征如图 13-4 所示。

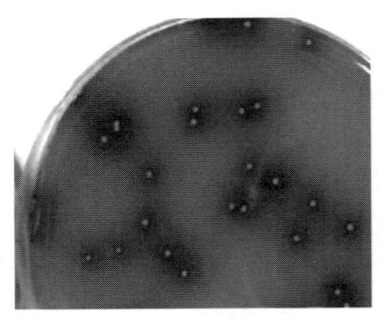
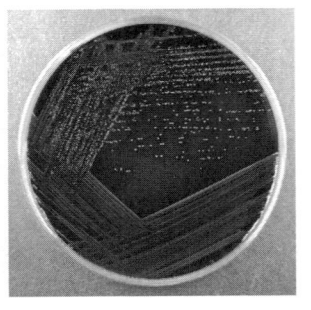

图 13-4　单核细胞增生李斯特菌 PALCAM 琼脂平板菌落形态

彩图 13-4

3. 单增李斯特菌显色平板

培养基中，蛋白胨、酵母膏粉提供碳源、氮源和微量元素；氯化钠维持均衡的渗透压；琼脂是培养基的凝固剂；色素与单增李斯特菌具有的酶发生特异性反应，水解底物，释放出显色基团，在平板上，单增李斯特菌呈现绿-蓝绿色的光滑规则的小菌落；抑制剂和配套试剂可抑制杂菌的生长。常见菌落特征如图 13-5 所示。

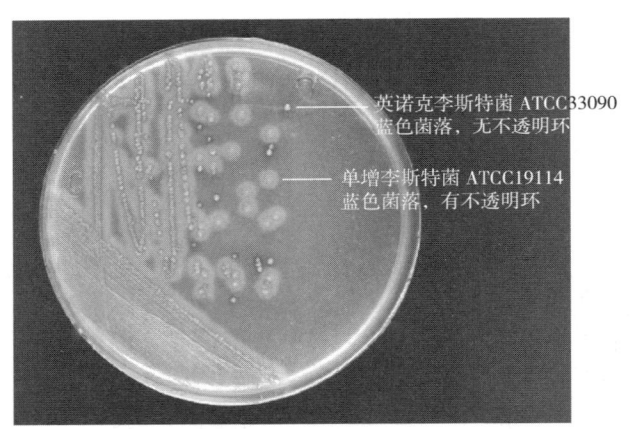

图 13-5　单核细胞增生李斯特菌显色平板菌落形态

彩图 13-5

4. 单增李斯特菌生化鉴定结果

该菌触酶阳性，氧化酶阴性，能发酵多种糖类，产酸不产气，如发酵葡萄糖、乳糖、水杨苷、麦芽糖、鼠李糖、七叶苷、蔗糖（迟发酵）、山梨醇、海藻糖、果糖，不发酵木糖、甘露醇、肌醇、阿拉伯糖、侧金盏花醇、棉子糖、卫矛醇和纤维二糖，不利用柠檬酸盐，40%胆汁不溶解，吲哚、硫化氢、尿素、明胶液化、硝酸盐还原、赖氨酸、鸟氨酸均阴性，VP、甲基红试验和精氨酸水解阳性。部分生化特性如图 13-6 所示。

5. 单增李斯特菌溶血和协同溶血

血平板上，单增李斯特菌呈现狭窄、清晰、明亮的溶血圈，斯氏李斯特菌在刺种点周围产生弱的透明溶血圈，英诺克李斯特菌无溶血圈，伊氏李斯特菌产生宽的、轮廓清晰的 β 溶血区域。若结果不明显，可置 4℃ 冰箱 24~48 h 再观察。

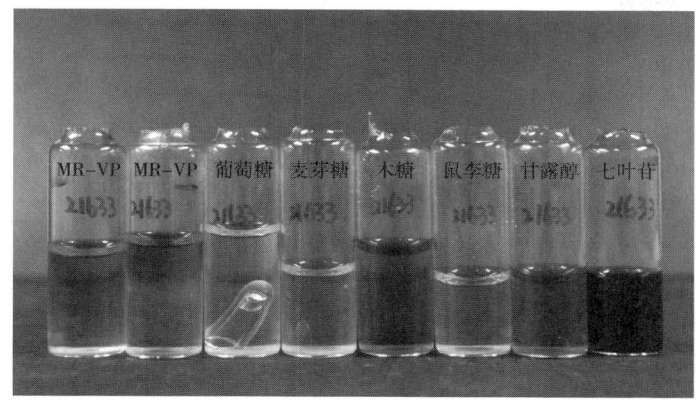

彩图 13-6

图 13-6　单核细胞增生李斯特菌部分生化反应结果

在血琼脂平板上平行划线接种金黄色葡萄球菌和马红球菌，挑取纯培养的单个可疑菌落垂直划线接种于平行线之间，垂直线两端不要触及平行线，距离 1~2 mm，于（36±1）℃培养 24~48 h。单增李斯特菌在靠近金黄色葡萄球菌处出现约 2 mm 的 β 溶血增强区域，斯氏李斯特菌也出现微弱的溶血增强区域，伊氏李斯特菌在靠近马红球菌处出现 5~10 mm 的"箭头状" β 溶血增强区域，英诺克李斯特菌不产生溶血现象。若结果不明显，可置 4℃冰箱 24~48 h 再观察（图 13-7）。

彩图 13-7

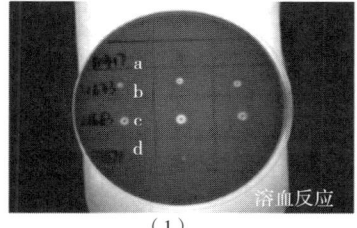

（1）

注：血琼脂平板，（36±1）℃培养 24 h
a.CICC10417 英诺克李斯特菌为阴性对照菌，不溶血。
b.CICC21633 单增李斯特菌在刺种点周围产生中等大小的透明溶血圈。
c.CICC21663 伊氏李斯特菌为阳性对照菌，在刺种点周围产生大的透明溶血圈。
d.CICC21671 斯氏李斯特菌也溶血，在刺种点周围产生狭小的透明溶血圈。

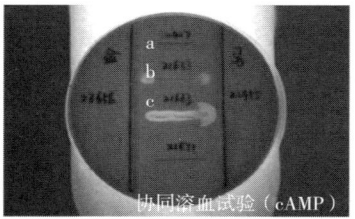

（2）

注：血琼脂平板，（30±1）℃培养 24 h
a.CICC10417 英诺克李斯特菌不溶血，无协同溶血反应。
b.CICC21633 单增李斯特菌在靠近 CICC23656 *Staphylococcus aureus* 金黄色葡萄球菌的接种端溶血增强。
c.CICC21663 伊氏李斯特菌在靠近 CICC22955 *Rhodococcus equi* 马红球菌的接种端溶血增强。

图 13-7　单核细胞增生李斯特菌的溶血和协同溶血现象

第三节　单核细胞增生李斯特菌检验国标法与其他方法比较

单核细胞增生李斯特菌和李斯特菌属检验和计数的 ISO 11290—1—2017《食物链的微生物

学 单核细胞李斯特菌和李斯特菌属检测和计数的水平方法 第 1 部分：检测方法》是常见的国际标准分离鉴定方法，与 GB 4789.30—2016《食品安全国家标准 食品微生物学检验 单核细胞增生李斯特氏菌检验》的比较如下。

1. 制定时间

GB 4789.30—2016：2016 年。

ISO 11290—1—2017：2017 年。

2. 检验范围

GB 4789.30—2016：第一法适用于食品中单核细胞增生李斯特菌的定性检验；第二法适用于单核细胞增生李斯特菌含量较高的食品中单核细胞增生李斯特菌的计数；第三法适用于单核细胞增生李斯特菌含量较低（<100 CFU/g）而杂菌含量较高的食品中单核细胞增生李斯特菌的计数，特别是牛奶、水以及含干扰菌落计数的颗粒物质的食品。

ISO 11290-1—2017：适用于食品、饲料及食品生产和加工的环境样品检验。

3. 前增菌

GB 4789.30—2016：首次增菌液为李氏增菌肉汤 LB_1，二次增菌液为 LB_2。

ISO 11290—1—2017：在增菌步骤中，特别设置了前增菌处理，使用低剂量的抑制剂和低温培养保证受伤菌的恢复生长，且抑制杂菌，但 GB 4789.30—2016 并未设置此步骤。ISO 推荐首次增菌培养基为半量 Fraser 肉汤，二次增菌为 Fraser 肉汤；Fraser 肉汤与 GB 4789.30—2016 LB_1 和 LB_2 成分类似。

4. 前增菌培养时间

GB 4789.30—2016：（30±1）℃，（24±2）h。

ISO 11290—1—2017：（30±1）℃，24~26 h。

5. 分离-选择性培养基及培养条件

GB 4789.30—2016：国标法使用的选择性培养基为李斯特菌显色培养基和 PALCAM 平板。

ISO 11290—1—2017：ISO 推荐的分离平板为两种，一种为 Ottaviani 和 Agosti 推荐的李斯特菌平板。另一种可自主选择，但应为固体选择性培养基，可以选用 PALCAM 培养基、Oxfold 琼脂、改良型 Oxfold 琼脂或者 LPM 琼脂等。

6. 鉴定及确认

GB 4789.30—2016 和 ISO 11290—1—2017 均规定了四种试验应必须开展，即镜下观察、溶血反应、鼠李糖发酵、木糖发酵。还有一些可选的试验，包括过氧化氢酶试验、动力学试验和 CAMP 试验。

第四节 单核细胞增生李斯特菌检验过程质量控制和常见问题解析

一、检验过程质量控制

（1）增补剂溶解时间必须>30 min。增补剂在溶解后必须用磁力搅拌器快速搅拌均匀（1000 r/min），而且用时要在 30 min 以上，使其完全溶解成奶油状的匀质溶液后再加入 46℃左右的李斯特菌显色培养基中。

（2）培养时间对于观察单增李斯特菌的结果影响较大。观察太早，菌落形态不能完全展现，晕圈不清晰，不容易观察；观察太晚，菌落形态老化，晕圈严重淡化，容易遗漏，甚至误判。

（3）单增李斯特菌的纯化。纯化细菌，TSA 不是全能的，对于单增李斯特菌来说，还需要加酵母粉，含 0.6% 酵母成分的 TSA-YE 纯化单增李斯特菌效果显著。

二、操作要点和注意事项

（1）预增菌时间与样品种类、目标菌和杂菌的含量及状态等因素有关。一般菌相比较复杂的高污染样品，如果增菌时间过长会导致杂菌生长过多，目标菌可能就会被另一种优势菌所取代，这种情况下，增菌时间不宜过长。低污染样品的增菌时间可以适当延长。预增菌的时间应根据实际情况和经验进行具体选择。建议增菌液发生浑浊时停止预增菌。

（2）动力试验的培养温度不能超过 30℃。

三、常见问题解析

1. 单核细胞增生李斯特菌在选择性培养基上的鉴定难点及解决方法。

解析：可疑菌落的识别。在 PALCAM 琼脂平板上为小的圆形灰绿色菌落，周围有棕黑色水解圈，有些菌落有黑色凹陷。单核细胞增生李斯特菌与属内其他李斯特菌菌落特征无明显差别，可疑菌落多，后续确证工作量大。采用单核细胞增生李斯特菌显色培养基，颜色分明，结果一目了然。

2. 目前，单核细胞增生李斯特菌快速检验方法有哪些及其优缺点？

解析：除较传统的生化反应鉴定外，常见的李斯特菌快速检验方法还包括商业化试剂盒（如 API *Listeria*）、酶联免疫吸附试验（ELISA）、免疫捕获试剂盒、基质辅助激光解吸/电离飞行时间质谱（MALDI-TOF MS）、静态顶空-多毛细管柱-气相色谱-离子迁移谱（SHS-MCC-GC-IMS）、金纳米颗粒侧向流动试纸条以及多重 PCR、（单重、双重、多重）实时荧光定量 PCR（qPCR）和微滴数字 PCR（ddPCR）等分子生物学方法，这些方法可以在相对较短时间内对单核细胞增生李斯特菌进行鉴定，但需要特定的耗材和设备，对操作人员的知识和技能有较高的要求，所需费用相对高昂，不适用于日常检验及大规模推广。

3. 如何对检出的单核细胞增生李斯特菌进行溯源？

解析：利用高区分度的分子分型方法，可对单核细胞增生李斯特菌进行溯源和流行病学研究，较早提出的方法有多位点酶电泳（MLEE）、脉冲场凝胶电泳（PFGE）和噬菌体分型等。近期常采用全基因组测序方法，如单核苷酸多态性（SNP）、多位点序列分型（MLST）和核心基因组 MLST 等。

4. 我国对单核细胞增生李斯特菌在食品中检出的限量是多少？

解析：根据 GB 29921—2021《食品安全国家标准 预包装食品中致病菌限量》的规定，我国规定单核细胞增生李斯特菌在乳制品、肉制品、即食果蔬制品及冷冻饮品中不得检出，具体规定的限量见表 13-2。

表 13-2　预包装食品中单增李斯特菌的限量标准

食品类别	采样方案及限量（若非指定，均以/25 g 或/25 mL 表示）				检验方法	备注
	n	c	m	M		
乳制品	5	0	0	—	GB 4789.30	仅适用于干酪、再制干酪和干酪制品
肉制品	5	0	0	—	GB 4789.30	—
水产制品	5	0	100 CFU/g	—	GB 4789.30	仅适用于即食生制动物性水产制品
即食果蔬制品	5	0	0	—	GB 4789.30	仅适用于去皮或预切的水果、去皮或预切的蔬菜及上述类别混合食品
冷冻饮品	5	0	0	—	GB 4789.30	—

注：表中"m=0/25 g（或 25 mL）或 100 CFU/g"代表"每 25 g 或每 25 mL 不得检出或每克限量 100 CFU"。

思考题

1. 单核细胞增生李斯特菌经常存在于哪类食品？不同种类李斯特菌的生化特性异同点有哪些？
2. 简述国标法中单核细胞增生李斯特菌检验的基本流程及关键控制点。
3. 如何制定有效的质控措施来确保单核细胞增生李斯特菌检验结果的准确性与可靠性？

第十四章

克罗诺杆菌检验

CHAPTER 14

【学习目标】
1. 掌握克罗诺杆菌的来源及生化特性。
2. 了解克罗诺杆菌检验原理。
3. 掌握克罗诺杆菌检验方法,了解克罗诺杆菌国内外标准的差异。
4. 掌握克罗诺杆菌检验的质量控制。

克罗诺杆菌（*Cronobacter*）是一种食源性条件致病菌,对新生儿、早产儿和老人等免疫力低下的人群,会引起严重的脑膜炎、坏死性小肠结肠炎和菌血症,严重时可导致新生儿死亡。世界各国和卫生组织制定了各种检验方法,开展对食品中克罗诺杆菌的检验工作。

第一节 克罗诺杆菌概述

一、克罗诺杆菌简介

克罗诺杆菌因产生黄色素,最初被称为黄色阴沟肠杆菌,1980年更名为阪崎肠杆菌。2008年,克罗诺杆菌正式被确认为肠杆菌科的一个新属,共有7个种,分别为阪崎克罗诺杆菌（*C. sakazakii*）、苏黎世克罗诺杆菌（*C. turicensis*）、穆汀斯克罗诺杆菌（*C. muytjensii*）、丙二酸盐阳性克罗诺杆菌（*C. malonaticus*）、康帝蒙提克罗诺杆菌（*C. condimenti*）、尤尼沃斯克罗诺杆菌（*C. universalis*）和都柏林克罗诺杆菌（*C. dublinensis*）。克罗诺杆菌是一种革兰氏阴性、食源性条件致病菌,细胞大小为（0.6~1.1）μm ×（1.2~3.0）μm,无芽孢,兼性厌氧,周生鞭毛,能运动,最适的生长和繁殖温度是37~39℃,在5~46℃也能正常生长。可在玻璃、不锈钢、乳胶、聚碳酸酯等介质表面形成生物膜。

1. 克罗诺杆菌致病性

克罗诺杆菌可引发各个年龄段的人群感染,感染后可导致脑膜炎、败血症和坏死性小肠结肠炎等。目前,婴儿脑膜炎的发病率为0.1%~25%,其中由克罗诺杆菌引起的占发病总量的4%。小肠结肠炎也是新生儿最常见的胃肠道疾病,研究发现,29%的坏死性小肠结肠炎由肠杆菌科细菌引起。克罗诺杆菌偶尔也会造成成人局部感染和骨髓炎等,致死率高达50%。国际食品微生物标准委员会在 2002 年将克罗诺杆菌定义为：对特定人群可以产生严重的生命危害及产生慢性实质性或长期影响的后遗症的致病菌，被列为同单增李斯特菌有同等的危害。2004 年，联合国粮农组织（FAO）和世界卫生组织（WHO）经过风险性评估，将克罗诺杆菌和沙门氏菌共同列为婴儿配方乳粉的 A 类致病菌。

2. 克罗诺杆菌环境抗性

克罗诺杆菌具有较高的耐酸性，但不耐碱，分别用3%硝酸溶液处理克罗诺杆菌 1 min 和 15 min 后菌株均有活性，用 1.5%氢氧化钠溶液处理后菌株全部死亡。与其他肠杆菌科细菌相比，克罗诺杆菌表现出极强的耐干燥能力和渗透压抗性，在低水分活度的婴幼儿配方乳粉中仍可存活 2 年。因此，即使少量污染也可使该菌在婴幼儿配方乳粉的保质期内长期存活而威胁婴儿健康。克罗诺杆菌还可在食品及其相关环境表面形成生物膜，生物膜不仅有助于该菌吸附于多种介质上，还能对消毒剂、杀菌剂、清洁剂和干燥环境等表现出较高的抗性。常规的清洗方法无法彻底清除食品接触面的生物膜，并且脱落的菌株可在环境中形成新的生物膜而不断传播，给食品、医疗、养殖业等诸多领域带来威胁。

3. 克罗诺杆菌血清型

目前，国内外针对克罗诺杆菌 O 抗原的研究较少，仅发现包括康迪蒙提克罗诺杆菌 $O1$ 血清型、尤尼沃斯克罗诺杆菌 $O1 \sim O2$ 血清型、莫金斯克罗诺杆菌 $O1 \sim O3$ 血清型、苏黎世克罗诺杆菌 $O1 \sim O3$ 血清型、都柏林克罗诺杆菌 $O1 \sim O3$ 血清型、丙二酸盐克罗诺杆菌 $O1 \sim O4$ 血清型和阪崎克罗诺杆菌 $O1 \sim O7$ 血清型在内的 23 种 O 抗原。对高致病性克罗诺杆菌血清型的流行病学研究尚未有系统的资料。

二、克罗诺杆菌在食品产业链中的流行和传播

克罗诺杆菌广泛存在于零售食品、家庭环境和自然环境中。到目前为止，世界范围内报道的克罗诺杆菌来源最多的及最常见的是婴幼儿配方食品。另外，在巧克力、坚果、熟肉、糖饼、糕点、方便面和冰淇淋等食品中均检出克罗诺杆菌，其中冰淇淋中的检出率高达 1/5，这表明克罗诺杆菌在我们常见的食品中普遍存在。

婴幼儿配方乳粉生产原料种类和来源较为广泛，污染概率增大。原料乳在采集过程中要严格把控牛体及牛场卫生，及时清洗消毒挤奶设施，净乳除去细小杂质后及时降温储存，否则，任何一个环节出现问题均可使原料乳被克罗诺杆菌污染。另外，乳粉在生产过程中需要添加部分辅料，如低聚糖、营养素等，如辅料在其选择、运输、贮藏过程中由于防护不当而造成辅料被微生物污染，克罗诺杆菌即可随着辅料的添加进入乳粉。喷雾干燥后的冷却过程、包装材料杀菌不彻底、操作人员个人卫生等均可导致乳粉受到污染。

克罗诺杆菌污染有可能发生在乳粉开罐后、喂养前。如冲调的奶瓶清洁不彻底、乳粉储存不当、冲调人员双手不洁、取完乳粉后未尽快密封乳粉罐、冲调水温过低、冲调后放置过长时间及冲调乳保存温度不当等，均可导致不同克罗诺杆菌在不同环境介入而造成污染。

三、克罗诺杆菌与食品安全

克罗诺杆菌广泛分布在自然界中，目前，对其宿主和传播途径还不能确定，但新生儿克罗诺杆菌感染的多起事件中已表明克罗诺杆菌的主要感染源与婴幼儿配方乳粉息息相关。同时，在日常生活所需的谷物、蔬菜、水果、饮料、肉制品、奶酪制品等多种食品中也分离出克罗诺

杆菌。因此，即使成熟的食品加工生产企业也可能受到克罗诺杆菌的污染，严重威胁食品安全和消费者的身体健康。

根据美国疾病预防控制中心（CDC）报告，全球每年都有克罗诺杆菌感染的报告病例，其中大部分感染病例发生在发达国家。2010年，从新加坡进口的乳粉中检出克罗诺杆菌，同年，德芙、士力架母公司玛氏食品原料检出克罗诺杆菌。2011年12月，美国密苏里州一名出生不到两周的婴儿食用某品牌婴儿配方乳粉后感染克罗诺杆菌，不治身亡。2014年，国家食品药品监督管理总局对国内100家乳粉生产企业的全部批次婴幼儿配方乳粉产品和部分进口产品进行抽样检验，共抽检了1565批次样品，从抽检样品中检出不合格样品48批次，不合格的批次占比3.07%，涉及23家国内生产婴幼儿配方乳粉企业和4家进口乳粉经销商。2018年，韩国食品药品安全处发表消息称，韩国Hamacnt食品生产加工企业的BeBeMi有机白米米棒（其他婴幼儿食品）中检出克罗诺杆菌，命令其召回相关所有产品；同年荷兰通过欧盟食品饲料类快速预警系统（RASFF）通报一批次婴儿配方乳粉受克罗诺杆菌污染，并且已销往中国、英国、瑞士、沙特阿拉伯、越南等国家的案例。

目前，在全球范围内，因食用克罗诺杆菌污染的食品而感染克罗诺杆菌的人数逐年增加，因缺乏相关的监测体系，关于该菌感染而引起的临床病例的报道较为少见，针对该菌引起疾病的流行病学信息也并不完整，增加了致病菌追踪溯源的难度。

第二节　克罗诺杆菌检验

克罗诺杆菌广泛分布于婴幼儿配方乳粉、奶酪、水果、蔬菜、肉制品及自然环境，经口传播。其中，婴儿配方乳粉是其主要的感染源。该菌具有极强的耐酸、耐渗透压、耐干燥能力，可通过带菌者直接或间接污染食品、生产环境及生产车间的各个环节来进行传播和流行，故对某些食品尤其是婴儿配方乳粉必须检验克罗诺杆菌。

一、实验目的

1. 了解克罗诺杆菌检验原理。
2. 掌握克罗诺杆菌检验方法。

二、实验原理

在食品样品中往往因为克罗诺杆菌含菌量低而影响检出率，需要进行增菌培养。首先用无选择性的缓冲蛋白胨水进行前增菌，使受损的目标菌细胞恢复到正常而稳定的生理状态，并进行一定程度的增殖；转接到选择性较强的改良月桂基硫酸盐胰蛋白胨肉汤-万古霉素中，利用该菌耐高渗透压、较高温度下可生长的特性，在万古霉素的作用下，抑制革兰氏阳性菌和大部分的其他肠杆菌科细菌，使目标菌得以持续增殖；之后用克罗诺杆菌显色平板进行选择性分离，以得到肉眼可见的疑似菌落；最后对疑似菌落利用黄色素产生、氧化酶、发酵等生化反应鉴定，判定是否检出克罗诺杆菌。

三、实验材料

1. 设备和材料

除微生物实验室常规灭菌及培养设备外，其他设备和材料如下。

(1) 恒温培养箱 (36±1)℃，(41.5±1)℃。

(2) 冰箱 2~5℃，-20℃。

(3) 恒温水浴箱 (41.5±1)℃。

(4) 电子天平 感量 0.1 g、0.01 g。

(5) 振荡器。

(6) 无菌吸管 1 mL（具 0.01 mL 刻度）、10 mL（具 0.1 mL 刻度）或微量移液器及吸头。

(7) 无菌容器 容量 100 mL、200 mL、2000 mL。

(8) 无菌培养皿 直径 90 mm。

(9) pH 计或 pH 比色管或精密 pH 试纸。

(10) 微生物生化鉴定系统。

(11) PCR 仪。

(12) 离心机 转速≥12000 r/min。

(13) 凝胶成像系统或紫外检测仪。

(14) 琼脂糖水平电泳仪或毛细管电泳仪。

(15) PCR 反应管。

(16) 1.5 mL 离心管。

(17) 10 μL 接种环。

2. 培养基和试剂

(1) 缓冲蛋白胨水（Buffer peptone water，BPW） 见附录 3 中 3.58。

(2) 改良月桂基硫酸盐胰蛋白胨肉汤-万古霉素（Modified lauryl sulfate tryptose broth-vancomycin medium，mLST-Vm） 见附录 3 中 3.79。

(3) 克罗诺杆菌显色培养基。

(4) 胰蛋白胨大豆琼脂（Trypticase soy agar，TSA） 见附录 3 中 3.57。

(5) 生化鉴定试剂盒。

(6) 氧化酶试剂 见附录 2 中 2.1。

(7) L-赖氨酸脱羧酶培养基 见附录 3 中 3.28。

(8) L-鸟氨酸脱羧酶培养基 见附录 3 中 3.29。

(9) L-精氨酸双水解酶培养基 见附录 3 中 3.30。

(10) 糖类发酵培养基 见附录 3 中 3.31。

(11) 西蒙氏柠檬酸盐培养基 见附录 3 中 3.8。

(12) 内转录间隔区（its）PCR 引物见表 14-1，基因扩增靶标参考序列见操作步骤。

(13) 5 U/μL 耐热 DNA 聚合酶。

(14) 2.5 mmol/dNTPs dATP、dTTP、dCTP、dGTP。

(15) 25 mmol/L $MgCl_2$。

（16）10×PCR 缓冲液　见附录 2 中 2.4。
（17）克罗诺杆菌质控菌株　具有菌种保藏资质单位提供的 ATCC29544 或等效菌株。
（18）大肠埃希氏菌质控菌株　具有菌种保藏资质单位提供的 ATCC25922 或等效菌株。
（19）DNA 提取试剂　细菌基因组 DNA 提取试剂盒。
（20）商品化 PCR 反应预混液。
（21）标准（高熔点）琼脂糖　分析纯。
（22）核酸染色剂。
（23）分子质量标准　100 bp DNA ladder。
（24）50×TAE 电泳缓冲液　见附录 2 中 2.5。
（25）6×DNA 加样缓冲液　见附录 2 中 2.6。

四、实验方法和步骤

（一）第一法　克罗诺杆菌定性检验

1. 检验程序

克罗诺杆菌检验程序如图 14-1 所示。

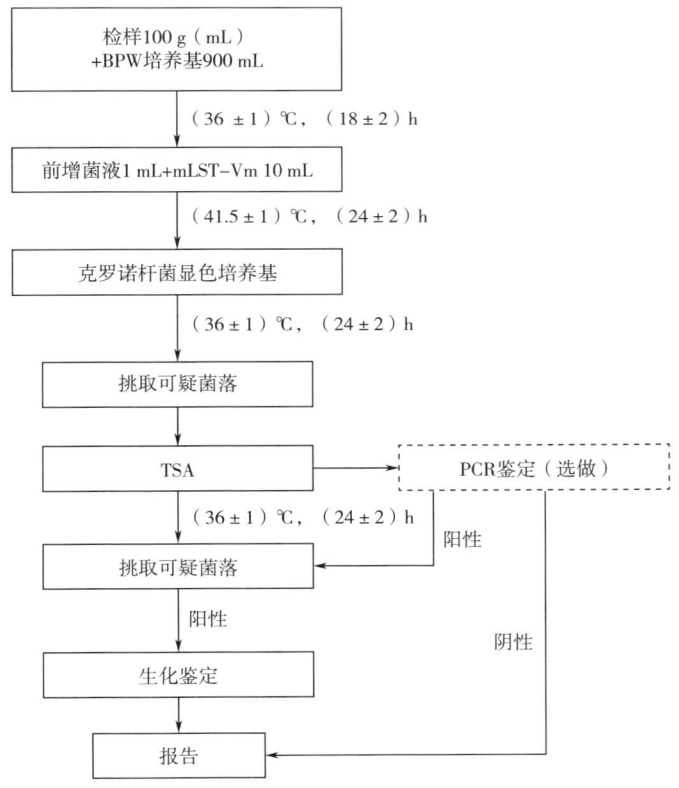

图 14-1　克罗诺杆菌检验程序

2. 操作步骤

（1）前增菌和选择性增菌　取检样 100 g（mL）置于无菌容器中，加入 900 mL 已预热至

(41±1)℃的 BPW，用手缓缓地摇动至检样充分溶解后，(36±1)℃培养（18±2）h。轻轻摇动混匀培养过的前增菌液，移取 1 mL 转入 10 mL mLST-Vm 肉汤中，(41.5±1)℃培养（24±2）h。

（2）分离

①轻轻混匀 mLST-Vm 肉汤培养物，使用 10 μL 接种环各取 1 环增菌培养物，分别划线接种于 2 个克罗诺杆菌显色培养基平板，(36±1)℃培养（24±2）h，或按培养基要求条件培养。

②可疑菌落按显色培养基要求进行判定，每个平板挑取至少 5 个可疑菌落（不足 5 个时挑取全部可疑菌落），分别划线接种于 TSA 平板，(36±1)℃培养（24±2）h。

（3）PCR 鉴定（选做） PCR 试验环境条件和过程控制参照 GB/T 27403—2008《实验室质量控制规范 食品分子生物学检测》规定执行。

①DNA 模板制备：可采用热裂解法制备模板，从每个 TSA 平板上挑取 2~3 个克罗诺杆菌可疑菌落至 500 μL 灭菌去离子水中，充分混匀后 100℃加热 10min，冰浴冷却至室温，12000 r/min 离心 10 min，取上清液作为 DNA 模板用于 PCR 鉴定。若上清液不能及时分析则于-20℃保存备用（1 周以内）。

注：也可用等效商品化的细菌基因组 DNA 提取试剂盒或全自动核酸提取仪按操作要求提取 DNA 模板。

②PCR 扩增

a. 引物。PCR 鉴定用引物信息见表 14-1。

表 14-1　　　　克罗诺杆菌鉴定用内转录间隔（its） PCR 引物序列

目的基因	引物序列	片段长度/bp
内转录间隔区（its）	上游引物 F：5′-GGGTTGTCTGCGAAAGCGAA-3′ 下游引物 R：5′-GTCTTCGTGCTGCGAGTTTG-3′	282

b. PCR 反应体系。PCR 反应体系组成见表 14-2。

表 14-2　　　　克罗诺杆菌鉴定用 PCR 检测反应体系组成

试剂	反应体积/μL	终浓度
灭菌去离子水	14.75	—
10×PCR 缓冲液	2.5	—
25 mmol/L $MgCl_2$	2.5	2.5 mmol/L
2.5 mmol/L dNTP	2.0	0.2 mmol/L
上游引物（10μmol/L）	1.0	0.4 μmol/L
下游引物（10μmol/L）	1.0	0.4 μmol/L
DNA 模板	1.0	—
5 U/μL 耐热 DNA 聚合酶	0.25	0.05 U/μL
总体积	25.0	—

注：也可用商品化 PCR 反应预混液按要求制备反应体系。

c. 反应条件。94℃预变性 5 min；94℃变性 30 s，61℃退火 30 s，72℃延伸 30 s，35 个循环；72℃延伸 5 min，4℃下保存。

③对照设置：每次 PCR 鉴定时使用克罗诺杆菌标准菌株 DNA 模板作为阳性对照，大肠埃希氏菌标准菌株 DNA 模板作为阴性对照，提取过程设置灭菌去离子水作为 DNA 提取空白对照，PCR 反应需另设灭菌去离子水作为 PCR 反应体系空白对照。

④电泳：用 1×TAE 电泳缓冲液制备含核酸染色剂的 1.5%琼脂糖电泳凝胶（核酸染色剂按照说明书要求使用）。在电泳槽中加入电泳缓冲液，使液面没过胶面。将适量 PCR 扩增产物与 6×加样缓冲液混合后点样，其中第 1 孔加入 100 bp DNA ladder。电压的设置根据电泳槽正负极的距离（cm）×5 V/cm 计算并设置，电泳时间为 20~30 min。使用凝胶成像系统或紫外检测仪观察和记录结果。也可采用毛细管电泳仪等设备进行电泳。

⑤PCR 鉴定结果判定：质控系统。阴性对照和空白对照均未出现扩增条带，阳性对照出现预期大小（282 bp）、序列信息如下的扩增条带，则检测系统正常。任一种对照出现非上述正常结果，应重做试验，同时排除干扰因素。

5′-**ggggttgtct gcgaaagcga a**gtccctttc gtctagaggc ccaggacacc gccctttcac ggcggtaaca ggggttcgaa tccctaagg gacgccacct gctggtaatg agtgaaaggc gttaccgatt gatatctcaa aactgactgt aaagtcacgt ttgagatatt tgctctttaa caatccgaa caagctgaaa attgaaacag acatgctgct gcatttctcc gtaataagaa atgcgcggtg tgtcagagtc tct**caaactc gcagcacgaa gac**-3′

注：加粗部分为引物合成参考序列。

阳性结果。在质控系统正常的情况下，待测样品出现预期大小（282 bp）的扩增条带，判定 PCR 结果为阳性。

阴性结果。在质控系统正常的情况下，待测样品未出现预期大小（282bp）的扩增条带，判定 PCR 结果为阴性。

（4）确证试验　选做（3）时，自 PCR 结果阳性的 TSA 平板上挑取菌落进行生化鉴定，PCR 结果阴性的 TSA 平板不再进行生化鉴定。

未选做（3）时，直接将（2）②的可疑菌落接种 TSA 平板后进行生化鉴定。可以首先鉴定克罗诺杆菌显色培养基平板上最具特征性的菌落接种的 TSA 平板上的菌落。如果是阳性，则不需要测试其他 TSA 平板上的菌落。如果是阴性，则选取其他 TSA 平板上的菌落进行鉴定，直到全部为阴性或发现阳性菌落为止。为确保结果的准确性，对 TSA 平板上的菌落进行鉴定时，应使用新鲜的传代菌落。克罗诺杆菌的主要生化特征见表 14-3。上述鉴定也可选择商品化生化鉴定试剂盒或微生物生化鉴定系统进行。

表 14-3　　　　　　　　　　　　克罗诺杆菌的主要生化特征

生化试验	特征
氧化酶	-
L-赖氨酸脱羧酶	-
L-鸟氨酸脱羧酶	(+)
L-精氨酸双水解酶	+
柠檬酸水解	(+)

续表

生化试验		特征
发酵	D-山梨醇	(-)
	L-鼠李糖	+
	D-蔗糖	+
	D-蜜二糖	+

注：+>99%阳性；->99%阴性；(+) 90%~99%阳性；(-) 90%~99%阴性。

3. 结果与报告

根据菌落特征、确证试验（生化鉴定）和/或 PCR 鉴定结果，报告 100 g (mL) 样品中检出或未检出克罗诺杆菌。

（二）第二法 克罗诺杆菌定量检验

1. 操作步骤

（1）样品的稀释 取检样 100 g (mL)、10 g (mL)、1 g (mL) 各 3 份，分别置无菌容器中，分别加入 900 mL、90 mL、9 mL 已预热至 (41±1)℃ 的 BPW，用手缓缓地摇动至检样充分溶解，制成 1∶10 样品匀液，(36±1)℃ 培养 (18±2) h。轻轻摇动混匀培养过的前增菌液，分别移取 1 mL 转入 10 mL mLST-Vm 肉汤，(41.5±1)℃ 培养 (24±2) h。

（2）分离、鉴定 同第一法。

2. 结果与报告

综合菌落特征、确证试验（生化鉴定）或 PCR 鉴定结果，根据检出克罗诺杆菌的阳性管数，查 MPN 检索表（附录 4 中 4.4），报告每 100 g (mL) 样品中克罗诺杆菌的 MPN 值。

（三）克罗诺杆菌检验过程详解及关键控制点分析

1. 前增菌

袋装乳粉取样前应先用 75% 酒精棉球对取样袋口进行消毒，无菌操作开封取样。如果需要剪刀、勺子等工具，应提前进行高压灭菌。培养时可以使用无菌大均质袋进行前增菌，以便于节省空间。BPW 使用前预热至 42℃ 有助于粉末样品充分溶解，避免样品结块。必要时可拍打使样品充分溶解混匀。

前增菌时使用 BPW，为非选择性增菌培养基，其中的蛋白胨是营养基础物质，提供碳源和氮源满足细菌生长的需求；氯化钠可维持均衡的渗透压；磷酸二氢钾和磷酸氢二钠是 pH 缓冲剂。由于样品量较大，在加入培养基后应保证样品充分溶解，使样品中微量的微生物得到充分复苏与繁殖。

2. 选择性增菌

克罗诺杆菌具有较强的耐渗透压能力，同时对万古霉素天然耐药，mLST-Vm 肉汤利用 0.5 mol/L NaCl 和万古霉素有效抑制了革兰氏阳性菌的生长，使克罗诺杆菌等革兰氏阴性菌处于优势地位。

肉汤中胰蛋白胨提供菌体细胞生长所需要的氮源、维生素、氨基酸及生长因子等；乳糖是肠杆菌科可发酵的糖类，提供菌体细胞生长所需要的碳源；氯化钠用于维持体系渗透压平衡；磷酸盐为菌体生长提供相对稳定的酸碱缓冲体系；月桂基硫酸盐和万古霉素抑制样品中革兰氏阳性菌的生长。mLST-Vm 肉汤要求现用现配，配制后 24 h 内使用，以保证抗生素的抑制效果。克罗诺杆菌具有较好的耐热性，将 mLST-Vm 肉汤在 (44±0.5)℃ 下培养，可以抑制其他不耐热杂菌的生长（图 14-2）。

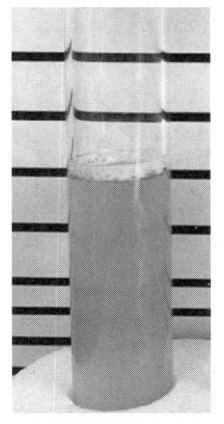

图 14-2　改良月桂基硫酸盐胰蛋白胨肉汤–万古霉素（mLST-Vm）

彩图 14-2

3. 选择性分离

国标中并未规定具体的克罗诺杆菌显色培养基种类，在符合 GB 4789.28—2024《食品安全国家标准　食品微生物学检验　培养基和试剂的质量要求》规定的条件下，满足克罗诺杆菌选择性增菌需求的特异性及生长性良好的培养基均可使用。显色培养基利用了克罗诺杆菌在肠杆菌科中独有的 α-葡萄糖苷酶，该酶能够水解显色培养基中的底物，发生颜色变化，将克罗诺杆菌与其他肠杆菌区分开（图 14-3）。

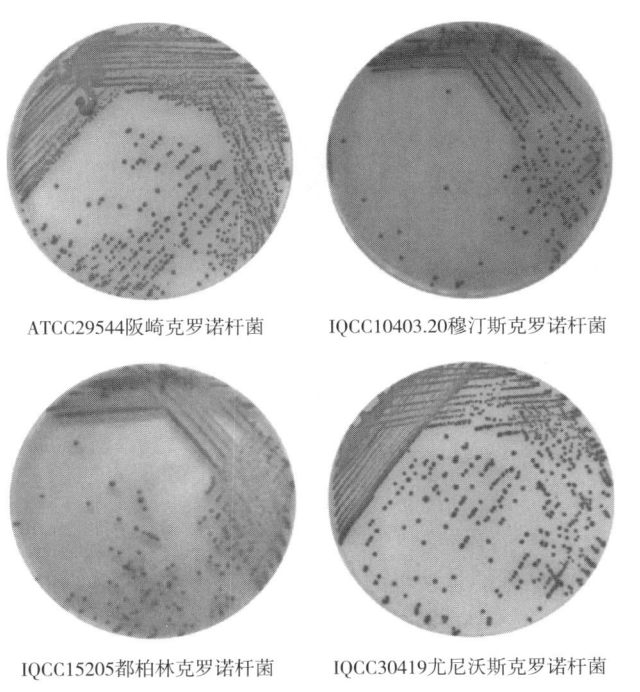

ATCC29544阪崎克罗诺杆菌　　IQCC10403.20穆汀斯克罗诺杆菌

IQCC15205都柏林克罗诺杆菌　　IQCC30419尤尼沃斯克罗诺杆菌

图 14-3　部分克罗诺杆菌在克罗诺杆菌显色培养基上的菌落特征

彩图 14-3

普通变形杆菌、奇异变形杆菌等在克罗诺杆菌显色培养基上同样能够生长，菌落形态相似，是检验过程的干扰菌。普通变形杆菌在克罗诺杆菌显色培养基上为浅黄绿色至蓝绿色菌落，有或无黑色中心，菌落周围培养基变为浅棕色（图14-4）。

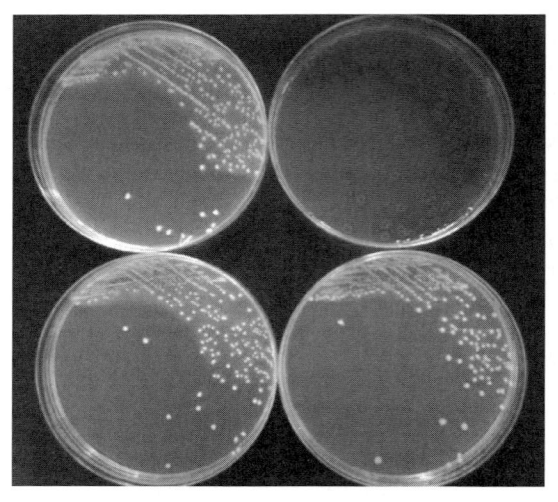

图14-4　ATCC33420普通变形杆菌在克罗诺杆菌显色培养基上的菌落特征

奇异变形杆菌在克罗诺杆菌显色培养基上为无色菌落，有黑色中心（图14-5）。

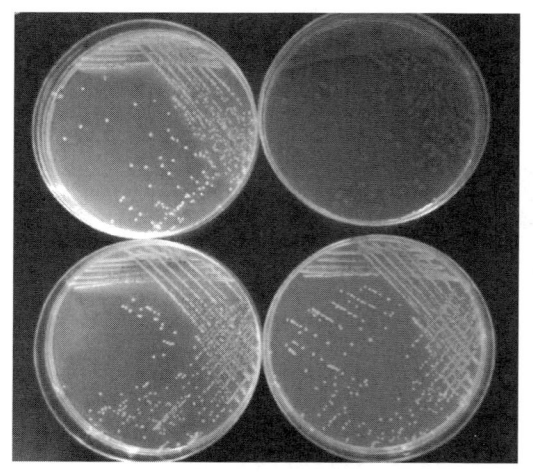

彩图14-5

图14-5　CMCC49005奇异变形杆菌在克罗诺杆菌显色培养基上的菌落特征

DFI琼脂作为克罗诺杆菌显色培养基，主要利用克罗诺杆菌的α-葡萄糖苷酶水解5-溴-4-氯-3-吲哚-α-D-葡萄糖苷（Xa-Glc）的能力，释放的糖苷配基5-溴-4-氯-吲哚在氧气存在时形成色素溴-氯-吲哚，从而使克罗诺杆菌在DFI培养基上呈现蓝绿色，提高了检验的特异性（图14-6）。伤口埃希氏菌、克氏柠檬酸杆菌在DFI培养基上同样产生蓝绿色菌落，需要其他生化实验等辅助手段进行鉴定。

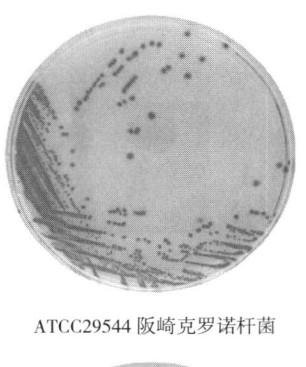
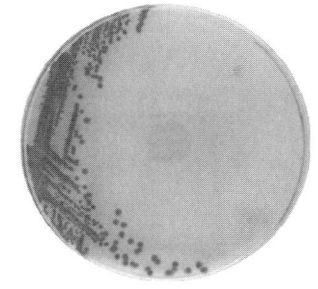

ATCC29544 阪崎克罗诺杆菌　　　　　IQCC10403.20 穆汀斯克罗诺杆菌

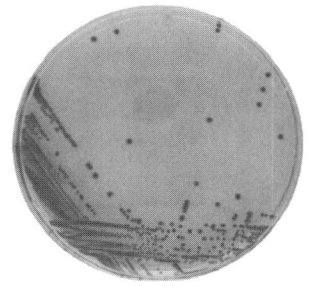
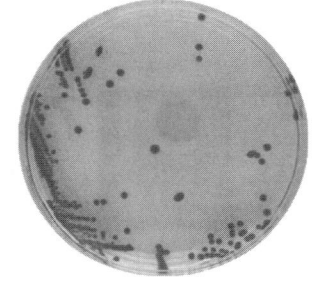

IQCC15205 都柏林克罗诺杆菌　　　　IQCC30419 尤尼沃斯克罗诺杆菌

图 14-6　DFI 培养基上部分克罗诺杆菌菌株的菌落特征

彩图 14-6

4. 鉴定

挑取至少 5 个可疑菌落，不足 5 个时挑取全部可疑菌落，划线接种于 TSA 平板。自 TSA 平板上直接挑取黄色可疑菌落，进行生化鉴定。可选择生化鉴定试剂盒或全自动微生物生化鉴定系统。

TSA 培养基上，多种产生黄色素沉着的肠杆菌科菌株均能生长（图 14-7），如泛菌属（*Pantoea* spp.）和赫尔曼埃希菌（*E. hermanii*）。不同克罗诺杆菌产生的黄色素也不完全一致，颜色深浅差异很大，有些菌株甚至不产生黄色素。黄色素的产生受培养温度较大，容易给检验结果带来较大的不确定因素。

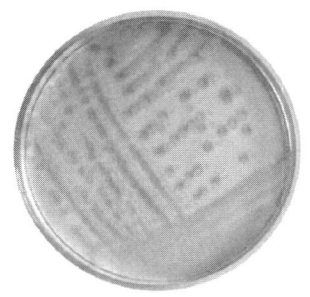
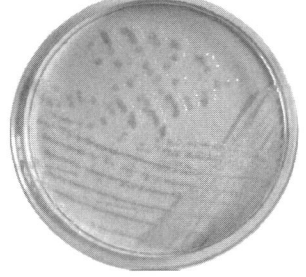

ATCC29544 阪崎克罗诺杆菌　　　　ATCC25922 大肠埃希氏菌

图 14-7　克罗诺杆菌和大肠埃希氏菌在胰酪大豆胨
琼脂培养基（TSA）上的菌落特征

彩图 14-7

5. 生化反应

（1）赖氨酸脱羧酶试验　挑取单个可疑菌落，接种至赖氨酸脱羧酶试验培养基和氨基酸脱羧酶对照培养基中，于（36±1）℃下培养18~24 h，必要时可延长培养时间至48 h。

某些细菌在酸性厌氧环境，且有赖氨酸底物存在的情况下能诱导产生赖氨酸脱羧酶，使赖氨酸脱羧生成碱性更强的胺和二氧化碳，经溴甲酚紫指示剂染色后导致培养基变为紫色。而不产生赖氨酸脱羧酶的细菌只能代谢葡萄糖产酸，使培养基变黄（图14-8）。该培养基中赖氨酸为反应底物，溴甲酚紫作为酸碱指示剂。

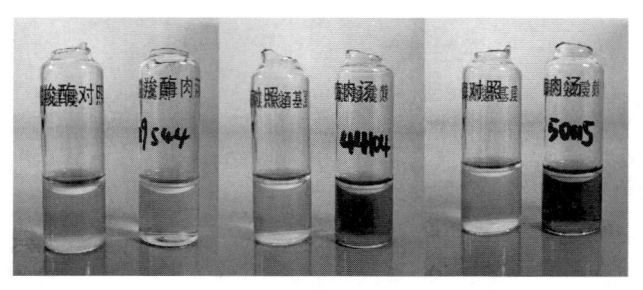

ATCC29544　　　CMCC44104　　　CMCC50115
阪崎克罗诺杆菌　大肠埃希氏菌　　鼠伤寒沙门氏菌

图14-8　克罗诺杆菌赖氨酸脱羧酶生化反应

彩图14-8

（2）生化鉴定试剂盒　不同种属间微生物的酶系统、代谢途径和代谢产物差异较大，生化鉴定可通过化学反应来测定微生物的代谢产物等，用于鉴别在形态或其他方面不易区分的菌株。

在进行鉴定前，应先将可疑单菌落接种于非选择性培养基上进行纯化培养，以免其他杂菌对检验结果造成影响。使用时在试剂盒中的长条槽中加入1 mL无菌水或无菌生理盐水，防止培养过程中菌悬液干燥，并且避免长条槽中的无菌水进入试剂圆孔中。用接种环挑取平板上纯培养的新鲜菌落至适量0.85%生理盐水中进行研磨，制成0.5麦氏浊度的均匀菌悬液。制备的菌悬液浓度不宜过大，否则可能产生假阳性结果。按照试剂盒操作说明对菌株进行鉴定（图14-9）。

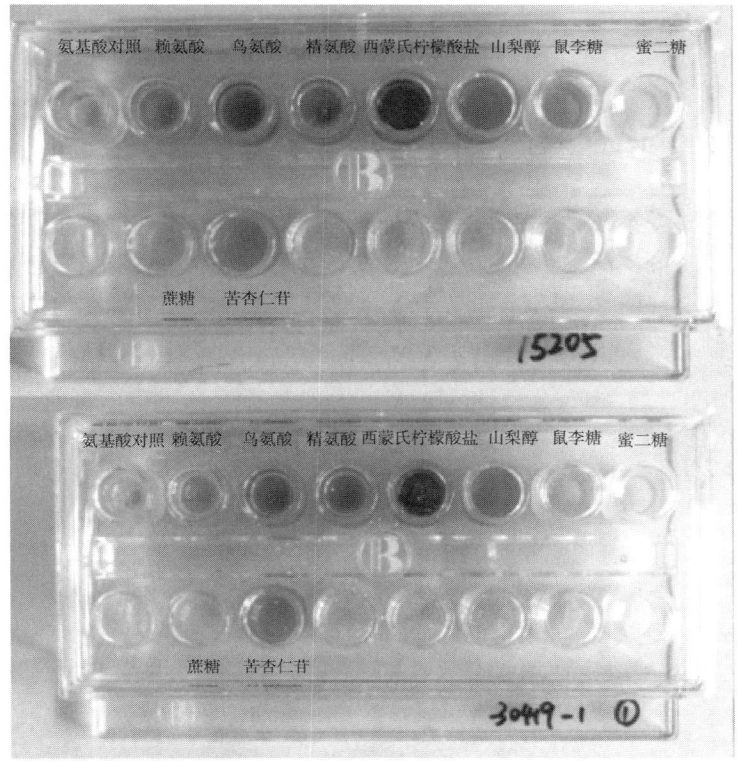
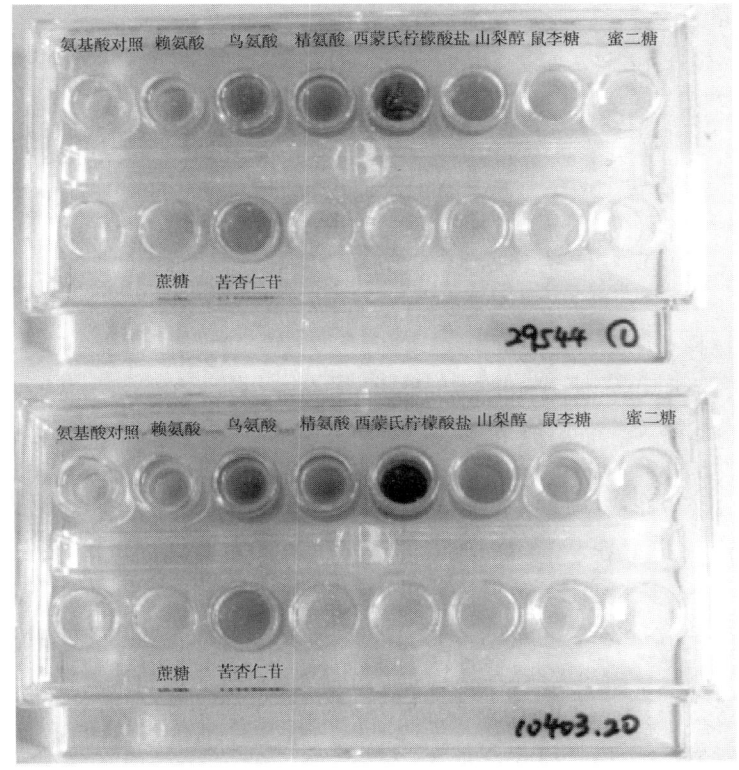

图 14-9 克罗诺杆菌生化鉴定试剂盒反应结果

彩图 14-9

第三节　克罗诺杆菌检验国标法与其他方法比较

常见的克罗诺杆菌检验方法除 GB 4789.40—2024《食品安全国家标准　食品微生物学检验　克罗诺杆菌检验》外，ISO/TS 22964—2017《食物链微生物学——克罗诺杆菌水平检验方法》，以及 FDA 发布的 Chapter 29 从婴儿配方乳粉中分离和检验克罗诺杆菌的最新修订版检验方法较为常用。但各检验方法之间在样品种类，样品取样量，前处理方法等方面有所差异。

1. 制定时间

GB 4879.40—2024：2024 年。

ISO/TS 22964—2017：2017 年。

FDA：2012 年。

2. 样品分类

GB 4879.40—2024：婴幼儿配方食品、乳和乳制品及其原料。

ISO/TS 22964—2017：人类及动物食用食品及配料，以及食品处理和生产地区的环境样品。

FDA：婴儿配方乳粉。

3. 前增菌液的选择及培养条件

GB 4789.40—2024：取检样 100 g（mL）加入 900 mL 已预热至 42℃ 左右的 BPW，（36±1）℃ 培养（18±2）h。

ISO/TS 22964—2017：将 BPW 预热至室温，称取 10 g 或 10 mL 样品置于盛有 90 mL 前增菌培养基 BPW 中，然后在 34~38℃ 下孵育（18±2）h。

FDA：无菌条件称取 100 g 婴儿配方乳粉于 2 L 大小的锥形瓶中。加入 900 mL（1∶10 稀释）的无菌缓冲蛋白胨水（BPW），用手轻轻摇动，直到粉末均匀悬浮。在（36±1）℃ 下孵育（24±2）h。

4. 选择性增菌肉汤的选择及培养条件

GB 4789.40—2024：移取 1 mL 转种于 mLST-Vm 肉汤，（41.5±1）℃ 培养（24±2）h。

ISO/TS 22964—2017：移取 0.1 mL 培养物接种于 10 mL 克罗诺杆菌选择性肉汤（*Cronobacter* screening broth，CSB）中并充分混合，在 41.5℃ 下孵育培养（24±2）h。

FDA：结合实时 PCR 检验方法，靶向大分子合成操纵子中只存在于克罗诺杆菌的 *dnaG* 基因，对检验样品进行 PCR 筛选，PCR 结果为阳性的样品接种至克罗诺杆菌显色培养基上进行确认培养。

5. 选择性培养基的选择及培养条件

GB 4789.40—2024：取 mLST-Vm 肉汤培养物 1 环，分别划线接种于两个克罗诺杆菌显色培养基平板，（36±1）℃ 培养（24±2）h，或按培养基要求条件培养。

ISO/TS 22964—2017：轻轻混匀培养物增菌肉汤，取增菌培养物 1 环（10 μL）接种于克罗诺杆菌分离琼脂（Chromogenic *Cronobacter* Isolation，CCI）的表面以获得分离良好的菌落，在

41.5℃下孵育培养（24±2）h。

FDA：用无菌接种环取一接种环试样的菌悬液，在两个 DFI 琼脂和两个克罗诺杆菌显色平板琼脂（R&F 琼脂）的表面划线接种，于（36±1）℃下培养 18~24 h。

6. 克罗诺杆菌的鉴定

GB 4789.40—2024：生化鉴定、PCR 鉴定或者生化鉴定试剂盒或全自动微生物生化鉴定系统。

ISO/TS 22964—2017：CCI 平板上典型的克罗诺杆菌菌落为小到中等大小（1~3 mm），颜色为蓝色到蓝绿色。非克罗诺杆菌菌落通常呈白色，中心呈绿色、灰色或黑色。一些非克罗诺杆菌的天然色素菌落可能呈现黄色或红色。

FDA：DFI 琼脂上推定的克罗诺杆菌菌落呈深绿色、淡绿色或棕绿色。一些菌落只有一个带有白色/黄色边框的绿色中心（图 14-10）。R&F 琼脂上推定的克罗诺杆菌菌落呈蓝色至黑色，或蓝色至灰色，背景为红色。红色背景在不同的反应或不同的光照条件下会呈现紫红色。克罗诺杆菌不会改变 R&F 琼脂的颜色，但如果存在将 R&F 琼脂颜色从红色变为黄色的背景微生物群的情况下，克罗诺杆菌菌落由蓝色变为绿色（图 14-11）。

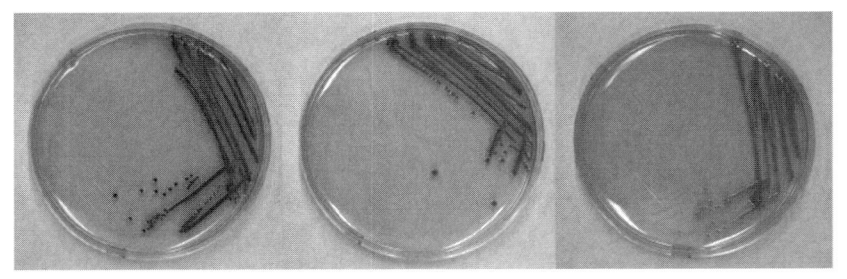

图 14-10　DFI 琼脂上的克罗诺杆菌菌落

彩图 14-10

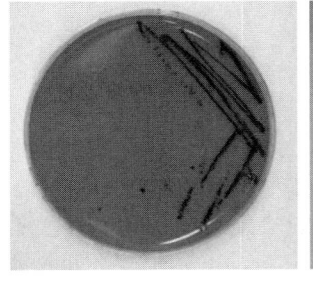
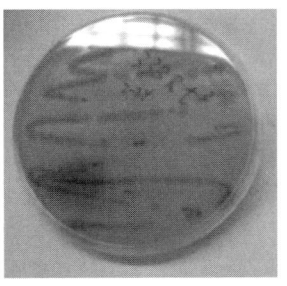

图 14-11　R&F 琼脂上的克罗诺杆菌菌落

彩图 14-11

图 14-11 右侧显示了含有克罗诺杆菌和背景菌群的婴儿配方乳粉样品。在大多数区域，背景菌群将琼脂的背景颜色从红色变为黄色。克罗诺杆菌菌落在黄色背景下呈绿色，在红色背景下呈黑色。

7. 菌落的纯化

GB 4789.40—2024：挑取至少 5 个可疑菌落，不足 5 个时挑取全部可疑菌落，划线接种于 TSA 平板。（36±1）℃培养（24±2）h。

ISO/TS 22964—2017：鉴定时，从 CCI 中亚培养 5 个典型或可疑菌落。若未得到单个的可疑菌落，可在选择性琼脂上再次划线。若典型或可疑菌落少于 5 个，则取所有标记的菌落进行鉴定。

FDA：用于生化鉴定的培养物培养时间不得超过 24h。使用无菌接种环，从每个 DFI 琼脂和 R&F 琼脂平板中挑选一个可疑的克罗诺杆菌菌落，进行生化鉴定。

8. 生化鉴定

GB 4789.40—2024：可选择生化鉴定试剂盒或全自动微生物生化鉴定系统。

ISO/TS 22964—2017：涉及的生化鉴定表见表 14-4。

表 14-4　　克罗诺杆菌的鉴定试验

生化试验	产酸碳源
氧化酶	D-阿拉伯糖
4-硝基 α-D-吡喃葡萄糖苷底物	D-山梨醇
L-赖氨酸脱羧酶	D-蔗糖
L-鸟氨酸脱羧酶	α-甲基-D-葡萄糖苷（可选）
甲基红（可选）	—
VP 实验（可选）	—

FDA：根据制造商的说明使用 Rapid ID 32 E 或 VITEK 2.0 生化识别系统进行确认。对于 Rapid ID 32 E 的阳性鉴定，必须包括氧化酶测试。

9. 结果报告

GB 4789.40—2024：综合菌落形态和生化特征，报告每 100 g（mL）样品中检出或未检出克罗诺杆菌。

ISO/TS 22964—2017：根据生化鉴定的结果及其特征，报告每 g 或每 mL 样品中检出或未检出克罗诺杆菌。

FDA：未说明。

第四节　克罗诺杆菌检验过程质量控制和常见问题解析

一、检验过程质量控制

1. 取样过程质量控制

采用随机抽样的原则进行样品的采集。采样时所选择的样品要保证一定的数量，并且具有代表性。取样过程要保证无菌操作。进行取样后要充分摇匀，保证检验的准确性。

2. 培养基质量控制

GB 4789.28—2024《食品安全国家标准　食品微生物学检验　培养基和试剂的质量要求》是国标对培养基的性能测试要求，对于购买的每个批次的培养基都要做验证实验。每批购买的培养基如果有不同批号，则每个批号都要做验证实验，下次购买如果和本次购买批号相同依然要做。如果更换购买厂家，必须要做验证实验。

万古霉素添加剂使用前需要经过滤除菌，或直接使用试剂公司的成品，保证检验时培养基的有效性。

3. 检验设备质量控制

检验所用到的设备需要定期进行校准、维护工作，保证检验结果的可靠性。在检验进行之前，工作人员需要对其进行人工测试，确保设备的正常运转。特殊检验设备应放置于特殊要求环境下（如天平等）。

4. 检验过程质量控制

克罗诺杆菌分离、鉴定工作应在二级生物安全实验室进行。乳粉营养丰富，极易被微生物污染，无菌环境、操作十分重要。在每次进行检验时，需要同时做阳性对照以及空白对照，保证检验流程的进行规范化。

5. 阳性对照质量控制

选择近期分离的克罗诺杆菌阳性菌株或标准菌株作为阳性对照，检验增菌液和分离培养基对克罗诺杆菌生长的影响和生化鉴定结果，对整个实验的操作过程进行质量控制。

二、操作要点和注意事项

（1）预增菌培养液接种样品前要预热至（41.5±1）℃。既可以抑制其他杂菌生长，也有助于粉末状样品溶解，避免样品结块，影响检验结果。

（2）操作时要避免交叉污染。交叉污染检验的关键控制点，尤其在增菌步骤，1个克罗诺杆菌的污染即可导致阳性检验结果的出现。

（3）乳粉样品预增菌后会发酵产气，接种至选择性增菌液时应防止增菌液飞溅或漏出。

（4）每次检验，对于每一类食品，至少应选取一个样品进行阳性对照实验。每次进行接种（预增菌以及选择性增菌）都需要设置空白对照实验。

（5）由于前增菌培养基为900 mL缓冲蛋白胨水，体积较大，因此要避免在培养箱中同时堆放过多样品，以防增菌液受热不均匀影响检验结果。

（6）进行氧化酶试验时，避免使用镍铬接种环或接种针进行试验。需要在10 s内观察试验结果，同时设置铜绿假单胞菌作为阳性对照、大肠埃希氏菌作为阴性对照。

三、常见问题解析

1. 为什么选择mLST-Vm培养基进行选择性培养，抑制其他杂菌的原理是什么？

解析：mLST-Vm，即在大肠菌群增菌肉汤LST中另加入NaCl和Vm（万古霉素）。研究证明，与其他肠杆菌科细菌（如沙门氏菌、大肠埃希氏菌等）相比，克罗诺杆菌具有耐高渗透压的能力。加入0.5 mol/L的NaCl在保证克罗诺杆菌良好生长的同时，可以有效地抑制上述其他细菌的生长。克罗诺杆菌对万古霉素天然耐药，加入万古霉素可有效地抑制革兰氏阳性菌生长。较高的增菌温度可以进一步抑制其他杂菌。

2. BPW在增菌时必须加热到（41.5±1）℃吗？室温可以增菌吗？

解析：培养基预热至（41.5±1）℃主要目的是保证乳粉充分溶解，室温条件下加入样品可能会导致部分样品聚集成团，不易溶解。

3. 乳粉都需要检验克罗诺杆菌吗，依据的标准是什么？

解析：特殊医学用途婴儿配方食品和供 0~6 月龄婴儿食用的配方食品都需要。现行标准分别为 GB 25596—2010《食品安全国家标准　特殊医学用途婴儿配方食品通则》和 GB 10765—2021《食品安全国家标准　婴儿配方食品》。

4. 所有的克罗诺杆菌都具有致病性吗？

解析：流行病学和研究结果显示，该属内的 7 个种均有致病性，并且各种间毒力表型差异较大，以阪崎克罗诺杆菌和丙二酸盐克罗诺杆菌最为常见。

5. 通常是挑取 2~3 个可疑菌落（如沙门氏菌）进行生化试验，为什么克罗诺杆菌需要挑取 5 个可疑菌落进行鉴定？

解析：虽然克罗诺杆菌在 DFI 培养基上呈蓝绿色，可以与大部分杂菌进行区分，但是泛菌属、伤口埃希氏菌以及少数克氏柠檬酸杆菌在该培养基上也呈现出蓝绿色。因此，应该尽可能增加可疑菌落的挑取，防止漏检。

思考题

1. 克罗诺杆菌的来源及生化特性是什么？
2. 克罗诺杆菌检验方法步骤是什么？
3. 克罗诺杆菌检验的质量控制都有哪些？
4. 什么食品最容易被克罗诺杆菌污染？导致的危害有哪些？

第十五章 食品商业无菌检验

【学习目标】
1. 掌握商业无菌的定义、分类及商业无菌食品检验步骤。
2. 理解食品商业无菌检验过程中的质量控制和常见问题。
3. 了解其他食品微生物检验的国家标准及企业标准。

商业无菌（Commercial Sterility）指的是食品经过适度的热杀菌，不含有致病性微生物，也不含有在通常温度下能在其中繁殖的非致病性微生物的状态。该状态下，食品中依旧可能有耐高温的休眠状态的无毒细菌。在我国，随着食品安全越来越被重视，许多食品被要求商业无菌，包括：罐头食品（GB 7098—2015）、灭菌乳（GB 25190—2010）、采用灭菌工艺生产的调制乳（GB 25191—2010）、液态婴儿配方食品（GB 10765—2021）、液态较大婴儿配方食品（GB 10766—2021）、液态幼儿配方食品（10767—2021）、液态特殊医学用途婴儿配方食品（GB 25596—2010）、饮料（GB 7101—2022）、淡炼乳和调制淡炼乳（GB 13102—2022）等。为了保障食品安全，规范检验标准及要求，我国政府及行业各组织机构制定了系统性的检验方法。

第一节 商业无菌食品检验国家标准

我国商业无菌检验标准是1990年由卫生部批准实施，先后于2003年、2013年及2023年进行修订，GB 4789.26—2023《食品安全国家标准 食品微生物学检验 食品商业无菌检验》已于2024年3月6日开始实施。相比较2013版标准，扩大了商业无菌的范围，将适用对象从罐头食品，扩展到包括袋装、瓶装、杯装在内的金属或塑料等作为包装容器的食品。

一、罐头食品的类型

在GB 4789.26—2023中，主要规定了食品商业无菌检验的程序、步骤、结果判定与报告要求，是我国食品商业无菌检验的重要参考标准。在进行检验前，首先将食品根据其pH变化情况分为低酸性食品、酸性食品、酸化食品。凡杀菌后平衡pH>4.6，A_w>0.85的食品，称为低酸性食品。未经酸化，杀菌后食品本身或汤汁平衡pH≤4.6、A_w>0.85的食品，以及pH<

4.7 的番茄制品属于酸性食品。经添加酸度调节剂或通过其他酸化方法将食品酸化后，使 $A_w>0.85$、其平衡 pH≤4.6 的食品属于酸化食品。根据食品类型的不同，选择合适的检验方法，各种常见罐头食品的 pH 见表 15-1。对于大多数水果罐头和部分蔬菜罐头，pH<4.6，属于酸性食品；对肉类罐头、禽类罐头、水产类罐头和大部分蔬菜罐头，pH>4.6，属于低酸性或酸化食品。

表 15-1　各种常见罐头食品的 pH

罐头食品	pH			罐头食品	pH		
	平均	最低	最高		平均	最低	最高
苹果	3.4	3.2	3.7	番茄汁	4.3	4.1	4.4
杏	3.6	3.2	4.2	芦笋（绿）	5.5	5.4	5.6
红酸樱桃	3.5	3.3	3.8	青刀豆	5.4	5.2	5.7
葡萄汁	3.2	2.9	3.7	黄豆猪肉	5.6	5.0	6.0

正常情况下，罐头食品处于密封状态。当罐头内微生物活动或化学作用产生气体，形成正压，使一端或两端外凸时，即发生了胖听现象（图 15-1）。如罐头密封结构有缺陷，或由于撞击而破坏密封，或罐壁腐蚀而穿孔致使微生物侵入时，即发生了泄漏。由此可知，引起罐头食品变质，主要有以下三个原因，首先是某些耐热、嗜热并厌氧或兼性厌氧微生物造成的生物因素；其次是酸性食品容器的马口铁与内容物相互作用引起氢膨胀的化学因素；再次是贮存温度过高，排气不良，金属容器腐蚀穿孔等物理因素。

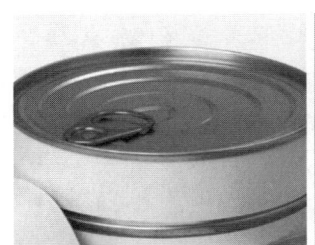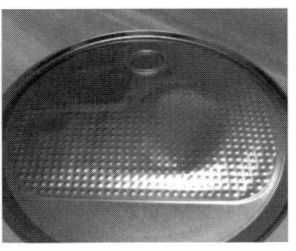

图 15-1　正常罐头（左）与胖听罐头（右）

彩图 15-1

二、罐头食品污染分析

罐头食品微生物污染主要来源于两方面：一种是杀菌不彻底导致罐头内残留有耐热性的芽孢，如果罐头贮存温度不超过 43℃，通常不会引起内容物变质。另一种是杀菌后发生漏罐，冷却水中的微生物是重要污染源；其次是空气进入导致漏罐污染，一些耐热菌、酵母菌和霉菌都可从外界侵入，最后罐内氧含量升高，导致微生物生长旺盛，内容物 pH 下降。

1. 污染低酸性食品的主要微生物

污染低酸性食品的微生物主要有嗜热性细菌、中温性厌氧细菌、中温性需氧菌、不产芽孢的细菌以及酵母菌和霉菌。

嗜热性细菌抗热能力很强，易形成芽孢，通常有平酸腐败细菌和嗜热性厌氧芽孢菌，前者是引起罐头食品酸败变质而又不胖听（即产酸不产气）的微生物，代表菌是嗜热脂肪芽孢杆菌和凝结芽孢杆菌。当库存和销售环境温度上升或加工中热处理后温度冷却至 45~50℃ 时，嗜热脂肪芽孢杆菌芽孢萌发。嗜热性厌氧芽孢菌主要有嗜热解糖梭菌和致黑梭菌，嗜热解糖梭菌最适生长温度 55℃，分解糖的能力很强，能分解葡萄糖、乳糖、蔗糖、水杨苷及淀粉，产生酸和大量的气体，导致罐头的胖听。致黑梭菌生长温度 35~70℃，可以分解蛋白质产生硫化氢，与马口铁化合成硫化物，导致罐头平坦、内容物发黑，产生臭鸡蛋味。

中温性厌氧细菌主要有两类，一类分解蛋白质的能力强，也能分解一些糖，包括肉毒梭菌、生孢梭菌、双酶梭菌、腐化梭菌等。肉毒梭菌可以分解蛋白质产硫化氢、氨、粪臭素等，导致罐头胖听，内容物呈现腐烂性败坏，产生毒素和恶臭味。另一类分解糖类，如丁酸梭菌、巴氏芽孢梭菌、魏氏梭菌等。

中温性需氧菌则主要包括多种芽孢杆菌，如枯草芽孢杆菌、巨大芽孢杆菌以及蜡样芽孢杆菌等，其芽孢在 100℃ 或更低一些的温度下，短时间内就能被杀死。

还有一些不产芽孢的细菌，一类是肠道细菌，如大肠埃希氏菌，它们在罐内生长可造成胖听；另一类主要是链球菌，多见于蔬菜、水果罐头中，它们生长繁殖会产酸并产生气体，造成胖听。

酵母菌和霉菌主要由于漏罐造成，有时也因杀菌温度不够。酵母菌污染低酸性食品的情况较少见，仅偶尔出现于果酱、果汁、甜炼乳食品等含糖量高的罐头中，出现浑浊、沉淀、风味改变、爆裂膨胀等现象。

2. 污染酸性食品的主要微生物

污染酸性食品的微生物主要有三类：第一类是产生芽孢的细菌，常见于腐败变质的水果罐头中，如凝结芽孢杆菌、丁酸梭菌、巴氏芽孢梭菌、多黏芽孢杆菌、浸麻芽孢杆菌等。第二类是不产生芽孢的细菌，主要是乳酸菌，如乳酸杆菌和明串珠菌，可引起水果及水果制品的酸败，又如乳酸杆菌的异型发酵菌种可造成番茄制品的酸败和水果罐头的产气性败坏。第三类是抗热性霉菌及酵母菌，常见霉菌有黄色丝衣霉菌、白色丝衣霉菌、青霉、曲霉等，酵母菌的抗热能力很低，除了杀菌不足或发生漏罐，正常杀菌处理通常不会发生酵母菌污染。

三、商业无菌检验过程

商业无菌检验的原理是食品在一定温度下保温一段时间后，由于食品本身的营养，罐内未被充分杀死或抑制的微生物就会生长，导致 pH 变化、气体产生、产品感官变化（如外观、色泽、气味的变化），通过涂片镜检还能看到有明显的微生物增长情况。因此，当微生物生长的产气造成胖听或泄漏，经感官检查不正常，pH 有明显变化或涂片镜检有明显变化时为非商业无菌。需要接种培养，以确证微生物的菌相并分析出污染来源。接种培养是为了找出罐头腐败的原因、生产过程中疏漏的环节。

而根据食品领域的不同，分为食品流通领域和食品生产领域，商业无菌检验的过程也略有差异。

1. 食品流通领域商业无菌检验

食品流通领域商业无菌检验程序如图 15-2 所示。

（1）抽样　在进行商业无菌检验前，需要根据情况进行抽样。在检验大批样品时，根据厂别、商标，按品种、来源及制造时间分类进行采样。在仓库或商店贮存的成批包装中，有变形、膨胀、凹陷、罐壁裂缝、生锈和破损等情况时，可根据情况决定抽样数量。

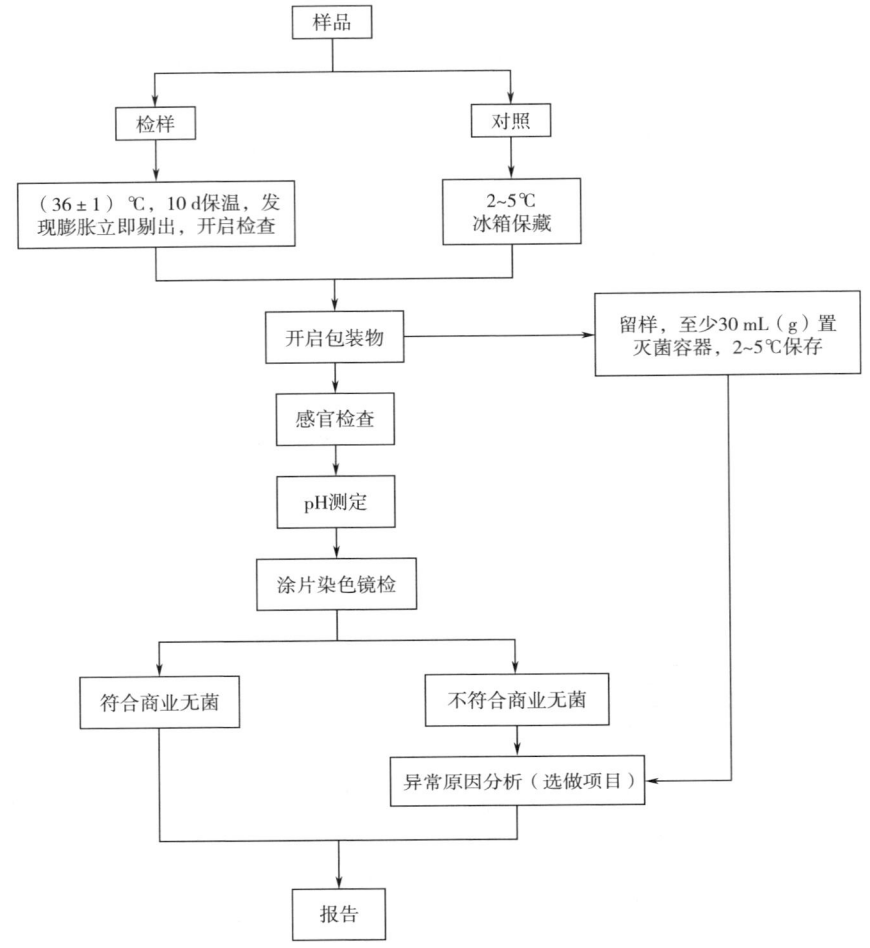

图 15-2 食品流通领域商业无菌检验程序

抽取样品后，记录样品名称、编号，并在样品包装表面做好标记，应确保样品外观正常，无损伤、锈蚀（仅针对金属容器）、泄漏、胀罐（袋、瓶、杯等）等明显的异常情况。

（2）保温　每个批次取1个样品置2~5℃冰箱保存作为对照，其余检样在（36±1）℃下保温10 d。保温过程中应每天定时检查，如有膨胀或泄漏现象，应立即取出，开启检查。

（3）开启食品容器　所有保温的样品，冷却到常温后，按无菌操作开启检验。

保温过程中如有胀罐（袋、瓶、杯等）或泄漏现象，应立即剔出，严重膨胀样品先置于2~5℃冰箱内冷藏数小时后，开启食品容器检查。

待测样品保温结束后，必要时，可用温水或洗涤剂清洗待验样品的外表面，水冲洗后用无菌毛巾（布或纸）或消毒棉（含75%的乙醇溶液）擦干，用含4%碘的乙醇溶液浸泡（或75%的乙醇溶液）消毒外表面30 min，再用灭菌毛巾擦干后开启，或在密闭罩内点燃至表面残余的碘乙醇溶液全部燃烧完后开启（膨胀样品及采用易燃包装材料容器的样品不能灼烧）。

测试样品应按无菌操作要求开启。带汤汁的罐头开罐前适当振摇。对于金属容器样品，适用无菌开罐器或罐头打孔器，在消毒后的罐头光滑面开启一个适当大小的口或者直接拉环开启，开罐时不能伤及卷边结构。每次开罐前，应保证开罐器处于无菌状态，防止交叉污染。对于软包装样品，可以使用灭菌剪刀开启，不得损坏接口处。

注意，严重胀罐（袋、瓶、杯等）样品可能会发生爆喷，喷出有毒物，可采取在样品上盖一条无菌毛巾或者用一个无菌漏斗倒扣在样品上等预防措施，防止这类危险的发生。

（4）留样 开启后，用灭菌吸管或其他适当工具以无菌操作取出内容物 30 mL（g），移入灭菌容器内，保存于 2~5℃冰箱中。在需要时可用于进一步试验，待该批样品得出检验结论后可弃去。

（5）感官检查 要求在光线充足、空气清洁无异味的检验室中，将样品内容物倾入白色搪瓷盘内，对产品的组织、形态、色泽和气味等进行观察和嗅闻，按压食品检查产品性状，鉴别食品有无腐败变质的迹象，同时观察包装容器内部和外部的情况，并记录。

（6）pH 测定 首先处理样品，根据不同状态进行相应的处理。液态制品混匀备用，有固相和液相的制品则取混匀的液相部分备用。对于稠厚或半稠厚制品以及难以从中分出汁液的制品（如糖浆、果酱、果冻、油脂等），取一部分样品在均质器或研钵中研磨，如果研磨后的样品仍太稠厚，加入等量的无菌蒸馏水，混匀备用。

测定时，将电极插入被测试样液中，并将 pH 计的温度校正器调节到被测液的温度。如果仪器没有温度校正系统，被测试样液的温度应调到（20±2）℃的范围之内，采用适合于所用 pH 计的步骤进行测定。当读数稳定后，从仪器的标度上直接读出 pH，精确到 0.05 pH 单位。同一个制备试样至少进行两次测定。两次测定结果之差应不超过 0.1 pH 单位。取两次测定的算术平均值作为结果，报告精确到 0.05 pH 单位。

最后进行结果分析，与同批中冷藏保存对照样品相比，比较是否有显著差异。pH 相差 0.5 及以上判为显著差异。

（7）涂片染色镜检 首先取样品内容物涂片，带汤汁的样品可用接种环挑取汤汁涂于载玻片上，固态食品可直接涂片或用少量灭菌生理盐水稀释后涂片，待干后用火焰固定。油脂性食品涂片自然干燥并火焰固定后，用二甲苯等脱脂剂流洗，自然干燥。

然后进行染色镜检，用结晶紫染色液进行单染色，干燥后镜检（图 15-3），至少观察 5 个视野，记录菌体的形态特征以及每个视野的菌数。与同批冷藏保存对照样品相比，判断是否有明显的微生物增殖现象。菌数有百倍或百倍以上的增长则判为明显增殖。

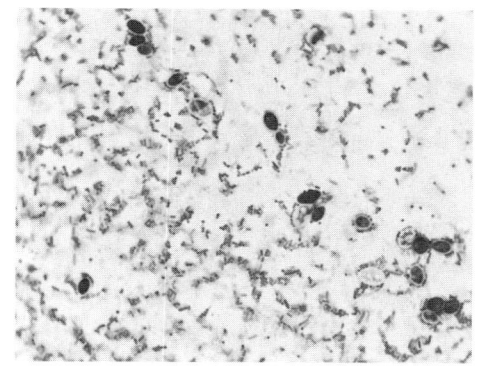

图 15-3 混合微生物菌体的结晶紫单染
（大椭圆为酿酒酵母 ATCC9763，杆菌为大肠埃希氏菌 ATCC25922，球菌为金黄色葡萄球菌 ATCC6538）

彩图 15-3

（8）结果判定　若样品经保温试验未胀罐（袋、瓶、杯等）或未泄漏时，保温后开启，经感官检验、pH测定、涂片镜检，确证无微生物增殖现象，则可报告该样品为商业无菌。

若样品经保温试验未胀罐（袋、瓶、杯等）或未泄漏时，保温后开启，经感官检验、pH测定、涂片镜检，确证有微生物增殖现象，则可报告该样品为非商业无菌。

若样品经保温试验发生胀罐（袋、瓶、杯等）或泄漏时，直接判定为非商业无菌。

若需核查样品出现膨胀、pH或感官异常、微生物增殖等原因，可取样品内容物的留样进行异常原因分析试验。

2. 食品生产领域商业无菌检验

食品生产域商业无菌检验程序如图15-4所示。

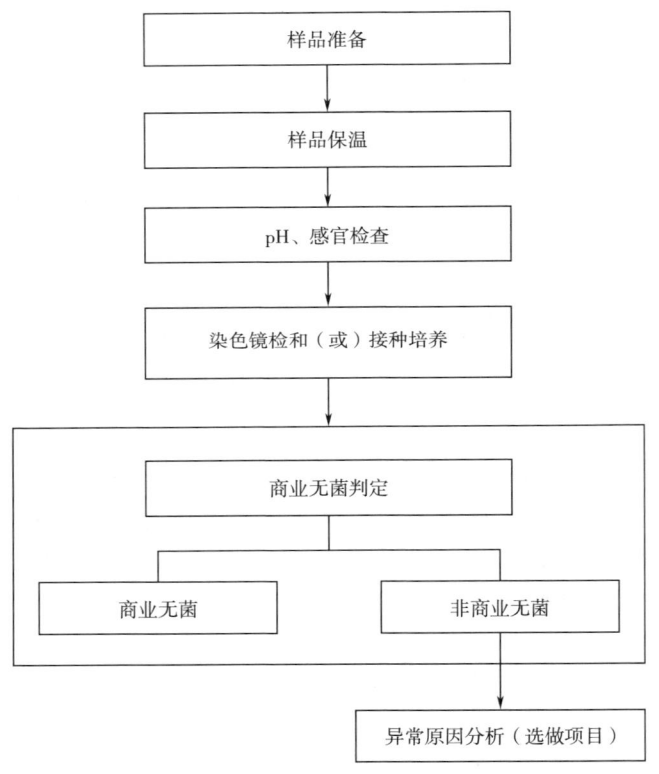

图15-4　食品生产领域商业无菌检验程序

（1）样品准备　食品生产加工结束后，生产企业应根据产品特性和企业质量目标、产品的杀菌方式、规格、批量大小等因素，参照相关国家标准，建立合适的抽样方案和AQL（接受质量限）。

根据检验目标，抽取样品后检查并记录，应确保样品外观正常，无损伤、锈蚀（仅对金属容器）、泄漏、胀罐（袋、瓶、杯等）等明显的异常情况。

（2）保温　食品生产企业可参考表15-2制定适合企业产品检验的保温方案。对抽取的样品，应按保温方案要求，进行恒温培养室或恒温培养箱保温，保温过程中应每天定时检查，如有膨胀或泄漏现象，应立即取出，开启检查。

表 15-2　　　　　　　　　　样品保温时间和温度推荐方案

样品属性	食品种类	温度/℃	时间/d
低酸性食品、酸化食品	乳制品、饮料等液体食品	36±1	7
	罐头食品	36±1	10
	预定销售时产品贮存温度 40℃ 以上的低酸性食品	55±1	6±1
酸性食品	罐头食品、饮料	30±1	10

（3）开启食品容器　按照食品流通领域商业无菌检验中规定的步骤开启。

（4）留样　开启后，用灭菌吸管或其他适当工具以无菌操作取出内容物 30 mL（g），移入灭菌容器内，保存于 2~5℃ 冰箱中。在需要时可用于进一步试验，待该批样品得出检验结论后可弃去。开启后的样品容器可进行适当的保存，以备日后容器检查时使用。

（5）感官检查　按照食品流通领域商业无菌检验中规定的步骤留样。

（6）pH 测定　生产企业应根据产品的特性，建立对该类产品的 pH 正常控制范围。应按照 GB 5009.237—2016《食品安全国家标准　食品 pH 值的测定》或相关标准测定 pH。pH 若超过正常控制范围，应进行染色镜检。

（7）涂片染色镜检　对感官或 pH 检查结果认为可疑的，以及腐败时 pH 反应不灵敏的（如肉、禽、鱼等）罐头样品，均应进行涂片染色镜检。

首先取样品内容物涂片，带汤汁的样品可用接种环挑取汤汁涂于载玻片上，固态食品可直接涂片或用少量灭菌生理盐水稀释后涂片，待干后用火焰固定。油脂性食品涂片自然干燥并火焰固定后，用二甲苯流洗，自然干燥。

然后进行染色镜检，用结晶紫染色液进行单染色，干燥后镜检，至少观察 5 个视野，记录菌体的形态特征以及每个视野的菌数。

生产企业可根据产品特性，建立该类产品微生物明显增殖的判断标准，与判断标准或同正常样品［如未胀罐（袋、瓶、杯等）、感官无异常样品］相比，判断是否有明显的微生物增殖现象。

（8）接种培养　保温期间出现的胀罐（袋、瓶、杯等）、泄漏或开启检查发现 pH、感官质量异常、腐败变质，进一步镜检发现有异常数量细菌的样品，均可进行微生物接种培养和异常分析。

（9）结果判定　抽取样品经保温试验未胀罐（袋、瓶、杯等）或未泄漏时，经感官检验、pH 检查或染色镜检或接种培养，确证无微生物增殖现象，则报告该样品为商业无菌。

抽取样品经保温试验未胀罐（袋、瓶、杯等）或未泄漏时，经感官检验、pH 检查或染色镜检或接种培养，确证有微生物增殖现象，则报告该样品为非商业无菌。

抽取样品经保温试验发生胀罐（袋、瓶、杯等）且感官异常或泄漏时，报告改样品为非商业无菌。

四、商业无菌异常原因分析

在判断食品是否为商业无菌后，为了分析异常原因，需要通过进一步培养，来检验食品污染源。根据食品的分类,检验过程的步骤也有所不同,致使低酸性和酸性及酸化食品变质的主要菌种不同,进行接种培养的条件也随之改变。

对于低酸性食品,接种时多采用庖肉培养基和溴甲酚紫葡萄糖肉汤,具体条件如表15-3所示,每管接种1~2 mL(g)样品,将按以上要求接种的培养基管分别放入规定温度的恒温箱进行培养,每天观察微生物生长情况。

表15-3　低酸性食品(pH>4.6)接种的庖肉培养基和溴甲酚紫葡萄糖肉汤

培养基	管数	培养温度/℃	培养时间/h
庖肉培养基	2	36±1	96~120
庖肉培养基	2	55±1	24~72
溴甲酚紫葡萄糖肉汤	2	55±1	24~48
溴甲酚紫葡萄糖肉汤	2	36±1	96~120

经过合适条件的培养后,无微生物生长的管,以及经过革兰氏染色镜检后含有球菌、酵母、霉菌或其他混合物的庖肉培养基,观察到不同的微生物形态或单一的球菌及真菌形态的溴甲酚紫葡萄糖肉汤管,都需在记录后弃去。除此之外的阳性管则通过划线接种,分别进行需氧培养和厌氧培养,具体培养程序如图15-5所示。首先对培养基中的菌落进行革兰氏染色镜检,并将单个菌落接种于庖肉培养基进行纯培养。然后将纯培养中的需氧培养物进行厌氧培养,厌氧培养物进行需氧培养,以鉴定是否为兼性厌氧菌。如果需要检验梭状芽孢杆菌的肉毒毒素,挑取典型菌落接种庖肉培养基作纯培养,按照GB/T 4789.12进行肉毒毒素检验。

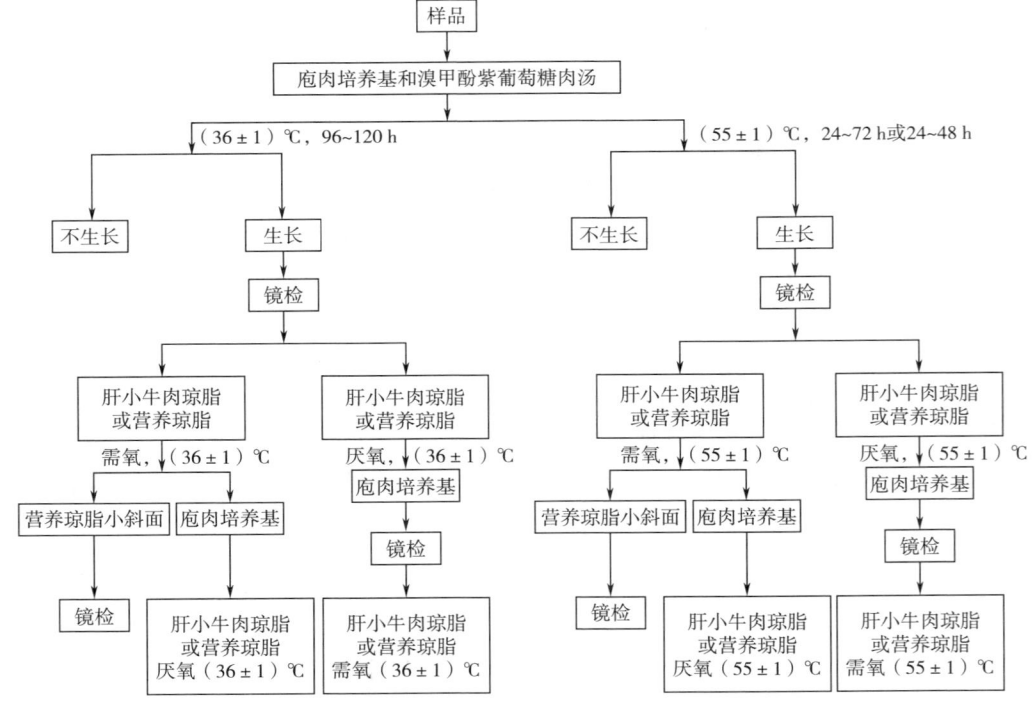

图15-5　低酸性食品接种培养程序

对于酸性和酸化食品,接种时多采用酸性肉汤和麦芽浸膏汤,观察并涂片染色镜检,按所发现的微生物类型判定,具体条件如表15-4所示。按照规定条件培养后,记录每管有无微生物生长。如果没有微生物生长,则记录后弃去。对有微生物生长的培养管,取培养后的内容物直接涂片,革兰氏染色镜检,记录观察到的微生物。

表15-4　　　　　酸性食品(pH≤4.6)接种的酸性肉汤和麦芽浸膏汤

培养基	管数	培养温度/℃	培养时间/h
酸性肉汤	2	55±1	48
酸性肉汤	2	30±1	96
麦芽浸膏汤	2	30±1	96

在30℃的培养条件下,有微生物生长的阳性管需分别进行需氧和厌氧接种培养。其中需氧培养的单个菌落,一部分接种营养琼脂小斜面,用于革兰氏染色镜检,一部分接种酸性肉汤或麦芽浸膏汤进行纯培养,并在后续接种进行厌氧培养,判断是否为兼性厌氧菌。而厌氧培养的单个菌落只需要接种酸性肉汤或麦芽浸膏汤进行纯培养,挑取其中的培养物进行涂布镜检,后续接种进行需氧培养,判断是否为兼性厌氧菌。55℃培养条件下的操作流程与其相似,具体步骤如图15-6所示。

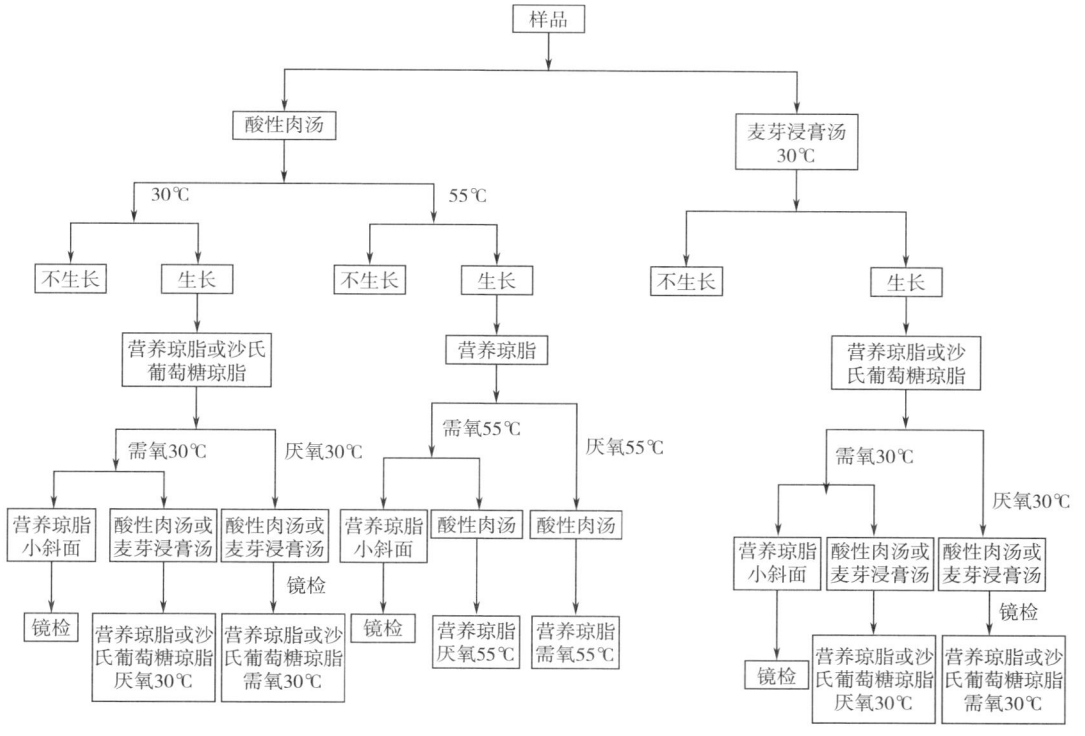

图15-6　酸性食品接种培养程序

第二节　其他商业无菌检验标准

一、国际标准

自 1961 年第 11 届粮农组织大会和 1963 年第 16 届世界卫生大会分别通过了创建国际食品法典委员会（Codex Alimentarius Commission，CAC）的决议以来，已有 173 个成员国和 1 个成员国组织（欧盟）加入该组织，覆盖全球 99% 的人口。所有国际食品法典标准都主要在其各下属委员会中讨论和制定，然后经 CAC 大会审议后通过。CAC 标准都是以科学为基础，并在获得所有成员方的一致同意的基础上制定出来，以保障消费者的健康和确保食品贸易公平。

商业无菌检验并非是对某一个单一菌种进行检验，其包括细菌、病毒、酵母菌、霉菌和藻类等微生物，还有原生动物和寄生虫，以及上述病原的毒素或代谢物。除此之外，与特定食品或工艺有关的致病菌、指示菌或腐败菌也需要检验，对于那些可导致食源性疾病的微生物，如产气荚膜杆菌、金黄色葡萄球菌、副溶血性弧菌等，不能只做定性检验。因此，对于世界各国来说，不同类型的食品，不同的饮食习惯及要求，想要制定全面又合适的商业无菌检验标准，将是一项复杂又困难的事情。目前，CAC 还未颁布系统的商业无菌检验标准，但在 1997 年，就对食品微生物标准的制定和应用进行了规范，通过并颁布了 CAC/GL 21—1997，其中便规定了食品微生物定性及定量的检验方法。

1. 微生物标准定义

食品微生物标准是指根据某个产品或某批产品中微生物（包括寄生虫）的存在与否，和（或）每单位质量、体积、面积单位或批量中微生物（包括寄生虫）的数目和（或）毒素和代谢物的数量，来判定该产品或该批产品的可接受性。

2. 食品微生物标准内容

需要包括：对所涉及微生物和（或）其毒素或代谢物的表述及其被检验的理由，定性和（或）定量的检验方法，规定现场采样的数量以及检验单位的大小，在食物链的特定环节中适宜的食品微生物限量值，符合这些限量值的检验单位数量。

需要说明：该标准所适用的食品，该标准所适用的食物链中的具体环节，与所规定标准不符时采取的措施。

3. 制定和应用微生物标准有关准则的基本考虑

制定和应用微生物标准的唯一前提应是具备明确的必要性和实施的可行性。例如，流行病学资料显示某种食品可能对公众健康构成危险，因而，此标准对消费者保护意义重大，或者作为危险性评估的结果十分有意义。除此之外，还需要考虑现有或潜在的危害健康的依据；原材料中的微生物状况；加工对食品微生物状况的影响；在加工、贮藏和食用过程中，出现微生物污染的可能性及后果；消费者的类型；应用此项微生物标准的成本效益比值；该标准作用的食品的用途。

在采样计划中，应注明每批次检验所取的检验样本单位的数量和大小。

4. 微生物学检验方法

在 CAC/GL 21—1997 中，微生物学检验采用的方法必须是通过若干实验室进行比较或合作研究后，在统计学上已证实了其可靠性（准确性、重现性、实验室内或实验室间的偏差）的检验方法。应当首选那些已经在有关产品中验证的，特别是国际组织制定的参考方法。虽然检验方法应当是最灵敏的和最具重现性的，但是在生产场所检验应用的方法，为了简单而快捷之目的，其敏感性和重现性就会差一些。不过，已经证明，这些检验方法足以对所需的情况作出可靠的评估。应选择那些用于检验易腐或者变质期短的食品是否适于食用的检验方法，以便在这类食品食用前或超过保质期前获得微生物检验结果。同时，所指定的微生物学检验方法应在其操作的复杂程度、培养基和设备等的适用性、易解释结果、所需的时间和费用等方面是合理可行的。ISO 微生物检验标准或国家进出口商业无菌标准均被允许。

ISO 标准是指由国际标准化组织制定的标准，该组织现有 172 个成员，由各个国家的标准化机构组成，主要进行国际标准的制定，协调世界范围内的标准化工作，与其他国际性组织合作研究有关标准化问题，于 1947 年正式运行，中国既是发起国又是首批成员国。ISO 的食品微生物检验标准大多都对具体某一种食源性微生物的检验方法进行了规定，在本书的其他章节也对具体的 ISO 检验方法进行了讲解。

5. 微生物限值设定

标准中所用的限值应以有关食品的微生物学数据为依据，并可适用于其他各种类似产品。制定微生物学限值时，应考虑由于食品贮存和销售过程所带来的微生物菌丛的变化（如菌量的增加或减少），考虑微生物相关的危险性，以及食物预期的加工和食用条件。另外，微生物限值还需考虑微生物在食品中分布的不均匀性和检验程序固有的变异性。

如果某项标准要求一种特定微生物不得检出，则应明确其检验单位和数量（以及检验样品的单位数量）。

二、国内其他标准

随着科技发展，商业无菌检验技术也逐渐突破传统手段，通过应用先进技术或仪器，实现检验周期缩短、满足食品高标准高质量的要求。

1. 商业无菌快速检验实时光电法

由中国出入境检验检疫协会实验室装备标准化技术委员会（CIQA/TC3）组织起草的 T/CIQA 48—2023《低酸性罐藏和酸性罐藏食品商业无菌快速检验实时光电法》团体标准，经协会标准化委员会审核，于 2023 年 2 月 16 日批准发布，自 2023 年 2 月 16 日起实施。

GB 4789.26—2023《食品安全国家标准 食品微生物学检验 商业无菌检验》规定测试保温时间 10 d，较长的检验周期给企业造成较大的库存压力。缩短商业无菌检验周期，更快地完成仓库周转和产品放行是食品企业的主要需求。相比国标方法 10 d 以上的检验周期，实时光电法仅耗时 72 h，显著提高了检验效率。

检验主要依托于实时光电微生物快速检验系统，在专用测试瓶中加入待测样品，测试过程中，微生物生长繁殖产生的 CO_2 可使测试瓶底部琼脂栓颜色由绿色变为黄色，该颜色变化过程被系统实时识别和记录，报告定性二元结果，判定所测产品是否为商业无菌。相比现行国家标准方法 GB 4789.26—2023 测试周期至少缩短 7 d，因此可更早地提示风险。早期预警功能可为企业质量控制和及时采取必要纠偏措施提供重要参考依据，是世界首个通过基于 ISO 16140—2

验证的商业无菌快速检验方法。其专用试剂瓶已获欧盟 MicroVal 认证，并经多家实验室间比对，其检验时间（最多可节约 15 d）和检验灵敏度均优于第 1662/2006 号欧盟条例和欧盟理事会第 92/46/EEC 号指令中描述的方法。

2. 商业无菌检验三磷酸腺苷生物荧光法

三磷酸腺苷（ATP）存在于所有生命体中。ATP 生物荧光法利用高灵敏度光度计对 ATP、虫荧光素和荧光素酶反应所产生的光进行测量，反应产生的光与收集到的 ATP 成正比。物体表面污染越重，收集到的 ATP 越多，产生的光量越多，光度计读数及得到相对发光单位越大。采用这种检验方法，可以快速检验环境样品物体表面、水、医疗器械清洁效果。

将该法运用于食品检验中，发布的团体标准为 T/TDSTIA 029—2022《乳及乳制品商业无菌检验　三磷酸腺苷生物荧光法》。该标准采用 ATP 生物荧光法，创建了针对灭菌乳、淡炼乳、调制淡炼乳、以罐头工艺或超高温瞬时灭菌工艺加工的调制乳、稀奶油等乳及乳制品商业无菌的测定方法。标准从检验原理、孵育时间对不同种类微生物的灵敏度进行了验证及优化，方法具有操作简便、灵敏度高、时间短等特点，适用于乳及乳制品的实际生产加工。

第三节　食品商业无菌检验过程质量控制和常见问题解析

一、检验过程质量控制

在食品商业无菌检验中，为了保证检验过程的准确性，需要对整个流程进行质量控制，而在 GB 4789.1—2016《食品安全国家标准　食品微生物学检验　总则》中，对此进行了详细的规定，适用于食品微生物学检验，规定了食品微生物学检验基本原则和要求。详见第二章，此节不进行重复讲述。

二、操作要点和注意事项

如果在商业无菌检验中发现致病菌时，还需要进一步检验。如发现球菌，须进行致病性葡萄球菌和致病性链球菌的检验；发现革兰氏阴性杆菌，须进行肠道致病菌如沙门氏菌和大肠埃希氏菌等的检验；发现革兰氏阳性杆菌，须进行肉毒梭菌、产气荚膜梭菌及肉毒毒素的检验。

在商业无菌检验中，对确定有微生物繁殖的样罐均应进行密封性检验，以判定该罐是否泄漏，检验方法通常采用减压试漏或加压试漏。减压试漏通常是在烘干的空罐内注入 80%~90% 容积的清水，将一带橡胶圈的有机玻璃板放置罐头开启端的卷边上，使其保持密封。启动真空泵，关闭放气阀，用手按住盖板，控制抽气，使真空表从 0 Pa 升到 6.8×10^4 Pa（510 mmHg）的时间在 1 min 以上，并保持此真空度 1 min 以上。倾斜并仔细观察罐体，尤其是卷边及焊缝处，有无气泡产生。凡同一部位连续产生气泡，应判断为泄漏，记录漏气的时间和真空度，并标注漏气部位。

加压试漏采用橡皮塞将空罐的开孔塞紧，将空罐浸没在盛水玻璃缸中，开动空气压缩机，慢慢开启阀门，使罐内压力逐渐加大，直至压力升至 6.8×10^4 Pa 并保持 2 min。仔细观察罐体，尤其是卷边及焊缝处，有无气泡产生。凡同一部位连续产生气泡，应判断为泄漏，记录漏气开始的时间和压力,并标注漏气部位。

三、常见问题解析

1. 低酸性食品常见问题分析和解答

对低酸性食品商业无菌检验及异常原因分析后,可以发现:

如果在膨胀的样品里没有发现微生物的生长,膨胀可能是由于内容物和包装发生反应产生氢气造成,产生氢气的量随储存时间的长短和储存条件而变化。填装过满也可能导致轻微的膨胀,可以通过称重来确定是否由于填装过满所致。

如果在直接涂片中看到有大量细菌的混合菌相,但是经培养后不生长,表明是杀菌前发生的腐败。由于密闭包装前细菌生长,导致产品的 pH、气味和组织形态呈现异常。

包装容器密封性良好时,在 36℃ 培养条件下若只有芽孢杆菌生长,且它们的耐热性不高于肉毒梭菌 (*Clostridium botulinum*),则表明生产过程中杀菌不足。

培养出现杆菌和球菌、真菌的混合菌落,表明包装容器发生泄漏。也有可能是杀菌不足所致,但在这种情况下同批产品的膨胀率将很高。

在 36℃ 或 55℃ 溴甲酚紫葡萄糖肉汤培养观察产酸产气情况,如有产酸,表明是有嗜中温的微生物,如嗜温耐酸芽孢杆菌;或者嗜热微生物,如嗜热脂肪芽孢杆菌 (*Bacillus stearothermophilus*) 生长。

在 55℃ 的疱肉培养基上有细菌生长并产气,发出腐烂气味,表明样品腐败是由嗜热的厌氧梭菌所致。

在 36℃ 疱肉培养基上生长并产生带腐烂气味的气体,镜检可见芽孢,表明腐败可能是由肉毒梭菌、生孢梭菌 (*C. sporogenes*) 或产气荚膜梭菌 (*C. perfringens*) 引起的。有需要可以进一步进行肉毒毒素检验。

2. 酸性食品常见问题分析和解答

对酸性食品商业无菌检验及异常原因分析后,可以发现:

酸性食品的变质通常是由于无芽孢的乳杆菌和酵母所致。一般 pH<4.6 的情况下不会发生由芽孢杆菌引起的变质,但变质的番茄酱或番茄汁罐头并不出现膨胀,有腐臭味,伴有或不伴有 pH 降低,一般是由于需氧的芽孢杆菌所致。

许多罐头食品中含有嗜热菌,在正常的储存条件下不生长,但当产品暴露于较高的温度(50~55℃)时,嗜热菌就会生长并引起腐败。嗜热耐酸的芽孢杆菌和嗜热脂肪芽孢杆菌分别在酸性和低酸性食品中引起腐败但是并不出现包装容器膨胀。在 55℃ 培养不会引起包装容器外观的改变,但会产生臭味,伴有或不伴有 pH 的降低。番茄、梨、无花果和菠萝等罐头的腐败变质有时是由巴斯德梭菌 (*C. pasteurianum*) 引起。

3. 其他常见问题分析和解答

无菌罐装和正常的产品直接涂片,分离出任何微生物应该怀疑是实验室污染。为证实是否有实验室污染,在无菌条件下接种该分离出的活的微生物到另一个正常的对照样品,密封,在 36℃ 培养 14 d。如果发生膨胀或产品变质,这些微生物就可能不是来自原始样品。如果样品仍然是平坦的,无菌操作打开样品包装并按上述步骤做再次培养;如果同一种微生物被再次发现且产品正常,认为该产品商业无菌,因为这种微生物在正常的保存和运送过程中不生长。

如果食品本身发生浑浊,肉汤培养可能得不出确定性结论,这种情况需进一步培养以确定是否有微生物生长。

> **思考题**
>
> 1. 罐头食品可分为哪两类？如何进行分类？
> 2. 罐头食品微生物污染主要来源是什么？
> 3. 判断样品为商业无菌的标准是什么？
> 4. 在食品的无菌试验中发现致病菌的类型后，该如何进行下一步检验？

第十六章 食源性致病菌快速检验技术

【学习目标】

1. 掌握食源性致病菌快速检验的分类。
2. 了解分子生物学检验技术、免疫学检验技术、生理生化检验技术、色谱和质谱检验技术的基本原理。
3. 明确食源性致病菌不同快速检验技术的优势和局限性。

传统分离法是一类最为常见的食源性致病菌检验方法，主要包括预增菌、选择性增菌、平板分离、生物学鉴定等步骤。虽然传统检验方法是世界各国国家标准和一些世界性组织，如ISO和WHO，和机构颁布的权威方法，但此类检验方法存在操作步骤繁杂、所需时间长等问题，难以适应现代致病菌快速检验和现场快检的需求。虽然部分学者在传统分离法的基础上相继提出了API、BIOLOG和全自动生化鉴定技术等，简化了检验流程，但这些技术主要依靠颜色变化判断致病菌的生化特性，若颜色变化不明显，检验效果仍然不准确。因此，发展快速、灵敏、准确、高效的食源性致病菌快检方法十分必要。

第一节 分子生物学检验技术

分子生物学技术应用于食源性致病菌检验，显著地提升了检验的准确性和有效性。通过微观层面的技术操作，实现了对目标微生物的持续追踪，强化了检验能力，使得检验人员可以降低干扰因素，减少检验误差，显著提升食品安全管理水平。食源性致病菌检验中常用的分子生物学检验技术主要有以下几种。

1. 基于 PCR 的检验技术

1983 年，Kary Mullis 发明了聚合酶链式反应（PCR），这一发明对于生物界来说具有划时代的意义，以 PCR 为节点将生物学分为 PCR 前时代与 PCR 后时代。PCR 基本原理是以母体 DNA 链为模板，以特定的引物为延伸起点，经过变性、退火、延伸等步骤，复制出与母链互补的子链 DNA，且在体外能快速扩增，达到预期目的，且能实现任何目的片段的扩增。

现阶段基于 PCR 的检验技术有毛细管电泳 PCR、依赖解旋酶恒温基因扩增技术、实时荧光核酸恒温扩增检验技术、环介导等温扩增技术、切口酶核酸恒温扩增技术、实时荧光定量

PCR 检验技术、数字 PCR 检验技术等。

（1）毛细管电泳 PCR　普通 PCR 技术发展至今存在着其自身的优缺点，优点是方法经典，国内外标准齐全，PCR 产物可回收用于其他分子生物学实验，实验耗材价格低廉。缺点是操作烦琐、耗时长、容易污染、灵敏度不高，且存在非特异性扩增。针对普通 PCR 的缺点设计的毛细管电泳改善了普通 PCR 检验技术的灵敏度问题，但仍存在一定污染的风险。

（2）依赖解旋酶恒温基因扩增技术　依赖解旋酶恒温基因扩增技术（helicase-dependent isothermal DNA amplification，HDA）是通过模拟动物体内 DNA 的复制机理而发明的一种体外恒温基因扩增技术。同 PCR 一样，HDA 利用两条引物扩增目的基因片段。HDA 法的原理：先依靠解旋酶解开双链 DNA；再依靠单链 DNA 结合蛋白（SSB）与模板结合，使模板处于单链状态并保护其完整性；引物与模板进行杂交，然后通过 DNA 聚合酶催化靶片段的扩增。与 PCR 技术相比，HDA 技术通过模仿自然界中 DNA 的合成方式，凭借 DNA 解旋酶解开双链并完成扩增。由于 HDA 法在同一温度下进行，反应时间缩短。采用的 BstDNA 聚合酶兼具耐高温性、高反应进行性、极好的条带均一性、高准确性，且去除了 5′—3′外切酶活性，因而有利于在基层实验室推广应用。

（3）实时荧光核酸恒温扩增检验技术　实时荧光核酸恒温扩增检验技术（simultaneous amplification and testing，SAT），是将核酸恒温扩增技术和实时荧光检验技术相结合的一种新型核酸实时检验技术。SAT 的原理为：在同一温度下，先通过 DNA 解旋酶将靶标 DNA 解链，然后聚合酶合成 DNA 双链，完成拷贝数几何级数增长；同时，荧光标记的探针与生成的 DNA 双链特异性结合并产生荧光。该技术具有反应稳定、高特异性、高灵敏度、低污染等优点。

（4）环介导等温扩增技术　2000 年，日本学者 Notomit 等建立了环介导恒温扩增技术（loop-mediated isothermal amplification of DNA，LAMP）。该技术通过成套的 2 对或 3 对特异性引物，对靶序列上 6 个特异性区域位点进行识别，并在 Bst 链置换活性聚合酶催化下，在等温条件下特异、高效地进行体外核酸扩增，实现靶序列的扩增。

LAMP 与 PCR 反应的最大区别是不需要将模板 DNA 热变性变成单链，只需要单双链的动态平衡状态即可，通过引物与模板的一条链结合，不断解旋释放出另一条链，形成单链结构。扩增反应阶段主要有单链形成阶段和循环延伸阶段。

（5）切口酶核酸恒温扩增技术　扩增的基本原理是以引物、聚合酶、限制酶及 dNTP 为主要反应成分，扩增生成单链 DNA 或 RNA。扩增反应中不使用化学修饰的单核苷酸，反应速度快、时间短、成本低，反应条件要求相对宽松。

（6）实时荧光定量 PCR 检验技术　实时荧光 PCR 技术现阶段分为荧光染料法和荧光探针法。荧光染料法中 SYBR Green I 是常用的荧光染料，在荧光染料未与 DNA 双链结合时，SYBR Green I 染料只是微弱的发出荧光，与双链 DNA 进行非特异性结合后荧光强度瞬间增加，可以根据荧光的强度来判断扩增得到的 DNA 量。该方法也存在一定的非特异性，会出现假阳性结果。

荧光探针法是现在基因检验中最为常用的方法之一，检验时间短，操作简便。检验时需加入一对引物和一条探针，探针的两端分别标记了荧光报告基团和荧光淬灭基团，反应未开始时探针呈现为一条寡核苷酸链，此时报告基团的荧光会被淬灭基团吸收，一旦开始进行 PCR 扩增，在延伸阶段探针会被 *Taq* 酶酶切，此时报告基团会发出荧光，荧光监测系统会采集到荧光信号，每扩增一条 DNA 链，就会增加一个荧光分子，从而实现荧光信号的积累与反应产物的同步。相比较于普通 PCR 技术，荧光 PCR 技术克服了普通 PCR 技术操作烦琐、特异性低的问题。荧量 PCR 也存在一定的缺点，使用标准曲线进行定量检验时误差较大，且可能会因为目的基因突变发生漏检现象。

（7）数字 PCR 检验技术　PCR 技术是分子生物学乃至生命科学研究领域中最基础和最常规的实验方法之一，极大推动了生命科学各个领域的发展。第一代 PCR 技术采用琼脂糖凝胶电泳方法对 PCR 产物进行分析，主要适用于定性和半定量研究。第二代 PCR 技术实现了对于物种的相对定量，第三代 PCR 技术——数字 PCR（ddPCR）克服了前两代 PCR 的技术缺点，实现绝对定量，不再依赖标准曲线与 C_t 值。

ddPCR 把一个样本的反应体系均匀分配到大量反应单元，每个反应单元中不包含或包含一个到多个目的核酸序列，目的核酸序列的数量符合泊松分布。每个反应单元中分别对目标分子独立 PCR 扩增，扩增结束后，检验每个反应单元的荧光信号，最终根据泊松分布以及荧光信号阳性的反应单元数量占所有反应单元的比例，计算目的核酸序列的拷贝数。ddPCR 反应中荧光信号的产生过程基本与 qPCR 相同。

2. 基于核酸杂交的检验技术

核酸杂交技术，又称基因探针技术，指具有一定互补序列的核苷酸单链在液相或固相中按碱基互补配对原则缔合成异质双链的过程。操作简便，特异性好，速度快，主要包括窄缝杂交法、核酸杂交印渍法、斑点印迹杂交、夹心杂交、原位杂交和间接核酸杂交法等技术。

窄缝杂交法因其反应特异性差，准确性不高，目前已基本淘汰。

核酸杂交印渍法（southern blotting DNA hybridization assay）　主要原理是将用限制性内切酶切开的 DNA 或 RNA 片段进行琼脂糖凝胶电泳，借助毛细、接触扩散、电动力作用将凝胶上的条带与其固定的膜相结合，用特异标记的 DNA 或 RNA 探针与固化的条带进行杂交，通过放射自显影显现出目的片段。

斑点印迹杂交（DNA dot-blot hybridization assay）是将变性的待测 DNA 加在固定的膜上，用已经标记的探针进行杂交，洗膜得到一种固相化的 DNA 样本系统，再将标记的特异性杂交探针与膜上的 DNA 杂交，鉴别 DNA 种类。目前用来固定 DNA 分子的膜主要有两种，一种是硝酸纤维素薄膜（nitrocellulose filter，NC 纸），市售商品国内外均有；第二种是重氮化纸，其也有两种类型，分别为重氮苯氧甲基纤维素纸（DBM）和重氮苯硫醚纤维素（APT）。

夹心杂交法（sandwich hybridization assay）是将两段同属微生物基因组中不同区段的未标记探针与标记探针及待测 DNA 进行杂交，只有待测 DNA 同时含有上述两个基因片段时才能发生标记探针的结合。

原位杂交法（in situ hybridization assay）是将标记的核酸探针与冰冻或者用石蜡包埋的组织切片/细胞制备物进行杂交以检验细胞或者整合到细胞 DNA 上的致病菌核酸，且可以进行致病菌基因的定位及 mRNA 的表达。

间接核酸杂交法（indirect DNA hybridization assay）是将特异的 DNA 片段重组于 M13 噬菌体，作为夹心层，将待测 DNA 固定在膜上，放入夹心层中，完成杂交反应。夹心层重组 DNA 中的特异的 DNA 片段与待检 DNA 结合，而载体部分与标记 DNA 结合，标记 DNA 与夹心层 DNA 形成网络，提高了反应强度。该技术解决了标记各种特异性探针带来的困扰，使用同一标记探针检验不同致病菌核酸或同一致病菌核酸的不同片段，是核酸杂交技术史上的一个突破。

3. 基于基因芯片的检验技术

（1）基因芯片及类型　基因芯片又称 DNA 芯片（DNA chip）或 DNA 微阵列（DNA microarray）。其原理是采用光导原位合成或显微印刷等方法将大量特定序列的探针分子密集、有序地固定于经过相应处理的硅片、玻片、硝酸纤维素膜等载体上，然后加入标记的待测样品，进行多元杂交，通过杂交信号的强弱及分布，来分析目的分子的有无、数量及序列，从而获得受检样品的遗传信息。

芯片基片材料中以玻片最为常用。为保证探针稳定固定于载体表面，需要对载体表面进行多聚赖氨酸修饰、醛基修饰、氨基修饰、巯基修饰、琼脂糖包被或丙烯酰胺硅烷化，使载体形成具有生物特异性的亲和表面。最后将制备好的探针固定到活化基片上。目前有两种方法，即原位合成和合成后微点样。

根据芯片所使用的标记物不同，相应信号检验方法有放射性核素法、生物素法和荧光染料法，以玻片为载体的芯片目前普遍采用荧光法。荧光检验装置有激光共聚焦显微镜、电荷耦合器（CCD）、激光扫描荧光显微镜和激光共聚焦扫描仪等。其中，激光共聚焦扫描仪已发展为基因芯片的配套检验系统。

（2）基因芯片的应用　随着基因芯片技术的推广，在微生物检验、食品原料检验、食品营养成分检验、转基因食品检验中都有应用。

在微生物检验中，对单增李斯特菌混合基因组微列阵，可以精准的识别多种近缘单增李斯特菌；对清洗生禽肉的水中的大肠埃希氏菌 O157∶H7 进行检验时，可以利用微阵列及免疫磁珠分离相结合的方式进行，检验上限达到 10^5 CFU/mL。

在食品原料检验中，应用该技术可以进行基因突变食品筛选、农作物各项基因功能分析、植物激素和光量对植物生长作用影响分析等，推动了新型食品原料作物培育效率以及安全性提升。

在食品营养成分检验中，基因芯片技术可以有效对食品营养成分进行分析，对食品中蛋白与营养素基因间表达关联性进行分析，可为预防肥胖症进行坚实的基础支持。该技术还能用于检验金属硫蛋白与金属硫蛋白基因、锌转运体基因与金属锌之间的关系，降低因微量元素造成的食品安全事故。

在转基因食品中，基因芯片技术可用于食品碳水化合物与油脂改性、蔬菜水果的保鲜与储藏性能研究，有效改善食品加工品质。同时还能优化发酵工艺，使食品能更好地呈现原有状态。

4. 基于基因组测序的检验技术

全基因组测序（WGS）是针对未知基因组序列的物种进行个体的基因组测序技术。该技术需提取基因组 DNA、随机打断、电泳回收所需 DNA 片段、加接头、进行 DNA 簇（Cluster）制备、利用 Paired-End（Solexa）或者 Mate-Pair（SOLiD）的方法对插入片段进行测序。将测得序列组装成 Contig，通过 Paired-End 的距离进一步组装成 Scaffold，进而可组装成染色体等。组装效果与测序深度与覆盖度、测序质量等有关。

常用的组装软件和方法有 SOAPdenovo、Trimity、Abyss 等。WGS 技术主要包括从头测序（*de novo* sequencing）和重测序（re-sequencing）。从头测序是对基因组直接进行测序，不参考任何序列信息，进而对所得到的序列进行排序、拼接，从而绘制该物种的全基因组序列图谱。重测序技术是对已知基因组信息的物种进行全基因组测序，从而比对个体或群体序列的序列差异性。1984—1986 年，美国首次提出了对整个人类基因组进行测序的想法，1999 年该想法的可行性得到印证，并在 2000 年得到第一个人类的基因组序列草图。

全基因组测序技术目前分为三代，第一代全基因组测序技术是以 Sanger 和 Coulson 酶双脱氧 DNA 测序技术和 Allan Maxam 及 Walter Gilbert 化学降解测序法为代表，该方法测序准确性高，但测序成本高、测序序列短。第二代测序技术主要以 Roche 公司的 454、illumina 公司的 Solexa 和 ABI 公司的 SOLiD 等平台为代表，二代测序技术在一代测序技术的基础上降低了测序成本，而且测序的通量大，测序速度快，是目前市场上广泛使用的测序技术。第三代测序技术以 Pacific Biosciences（PacBio）的 Single Molecule Real-time（SMRT）、illumina 的 Tru-Seq 和 Oxford 的 Nanopore 测序平台为代表，以单分子测序、纳米孔测序为特点，解决了测序读长短、对 GC 含量敏感、无法测出特殊插入序列和重复序列等问题，此方法也可用于转录组的研究。

WGS 在食源性致病菌的分型与溯源中能很好地进行辨别且能保证一定的准确性，保障食品安全。研究表明，基于 WGS 预测的沙门氏菌血清型与常规血清型检验结果相似比高达 97.6%，在准确性与检验时间上相比，WGS 更胜一筹，且 WGS 克服了常规血清型鉴定需要不同培养基和血清学鉴定的罕见血清型，更加方便、快速。随着基因组数据库完善及测序技术发展，基于 WGS 血清型预测极有可能成为今后沙门氏菌血清型鉴定的新金标准。2018 年，深圳发生了 10 例肠炎沙门氏菌感染事件，深圳疾病预防控制中心利用全基因组测序将此次暴发事件的源头追溯到在线平台订购的食物。通过 SNP 系统发育树的结果显示，其中 9 株 SNP<1，表示这 9 株肠炎沙门氏菌的亲缘关系十分接近，这 9 株沙门氏菌分别来自 4 位患者和 5 个鸡腿，根据流行病学证据链说明鸡腿为此次肠炎沙门氏菌的源头。同一时期检验的其他 10 株肠炎沙门氏菌与这 9 株肠炎沙门氏菌亲缘关系≥59 SNPs，远远高于同一暴发事件的阈值（≤3 SNPs），所以这些散发病例不属于本次暴发事件。因此 WGS 不仅可以追溯食源性致病菌的暴发事件，还可以排除非暴发事件的菌株，为及时干预并有效遏制感染性疾病的传播提供有力的科学依据。

WGS 在病原菌分型与溯源中虽有一定优势，但其也有一些弊端，面临许多挑战。现阶段还缺乏国际通用的细菌基因组数据采集与分析的标准化流程以及如何判定关于暴发克隆的判断标准（阈值）。目前便利的交通条件使得医院获得性和食源性细菌病原体能轻易越过地理障碍，同时无症状携带者也会造成流行性病学证据链的缺失，所以制定准确且通用的致病菌暴发流行克隆的判断标准至关重要。

第二节　免疫学检验技术

免疫学检验是应用抗体或抗原与相应的抗原或抗体特异性结合产生的可被检验到的信号来反映待测样本中是否有待测物质。因抗体与抗原的免疫反应速度快且专一性强，免疫学检验方法也越来越多地被应用于食源性致病菌快速检验。常用的检验技术主要有以下几种。

1. 酶联免疫吸附检验技术

（1）酶联免疫吸附技术（enzyme linked immuno sorbent assay，ELISA）　ELISA 是一种将抗原和抗体的特异性反应与酶的催化作用有机结合的技术，是食品致病菌检验中最常用的分析方法。其基本原理是将抗原或抗体预先结合到某种固相载体表面,测定时,将待测样品(含待测抗体或抗原)和酶标抗原或抗体按一定程序与结合在固相载体上的抗原或抗体起反应形成抗原抗体复合物,经洗涤去除反应液中其他物质,加入酶反应底物后,底物即被固相载体上的酶催化变为有色产物,最后通过分析有色产物量即可确定样品中待测物质含量。因为酶的催化活化效用较显著,所以能够在很大程度上放大反应效果。检验灵敏度高,能达到 ng 甚至 pg 的水平。特异性和检验效率比传统的免疫学反应方法高,费用低。

(2) ELISA 类型 基于 ELISA 的原理和技术,目前已经开发出了多种 ELISA 检验技术,具体有双抗体夹心 ELISA、间接 ELISA、竞争 ELISA、双位点一步法 ELISA、捕获法 ELISA 和亲和素生物素 ELISA 法。

(3) ELISA 检验的主要步骤 首先,将含有已知抗体的抗血清吸附在微量滴定板的小孔内,洗涤一次;其次,加入待测抗原,洗去未结合的抗原;再次,加入与待测抗原特异性结合的酶联抗体,使形成夹心;最后,加入该酶的底物,若产生有色的酶解产物,说明存在与已知抗体特异结合的抗原。

(4) ELISA 在食源性致病菌检验中的应用

①沙门氏菌检验:研究建立的基于纳米抗体 Nb13 的双抗体夹心 ELISA 对肠炎沙门氏菌检验的灵敏度为 $1.4×10^5$ CFU/mL。应用于牛奶样品检验中,检验灵敏度可达 $1×10^5$ CFU/mL。使用金纳米棒(AuNR)改进比色 ELISA,可以快速、灵敏地检验肠道霍乱沙门氏菌,检验限低至 $1.21×10^2$ CFU/mL(定性检验)和 $1.21×10^1$ CFU/mL(定量检验)。目前,也有市售商业化沙门氏菌 ELISA 检验试剂盒(表 16-1)。

表 16-1　　　　　　　　　常见的市售沙门氏菌 ELISA 检验产品

生物体	商用名	检验形式	生产商
沙门氏菌	*Salmonella*TEK	ELISA	Organon Teknika
	TECRA	ELISA	TECRA
	EQUATE	ELISA	Binax
	BacTrace	ELISA	KPL
	LOCATE	ELISA	Rhone-Poulenc
	Assurance	ELISA	BioControl
	Assurance	ELISA	GEM Biomedical
	Transia Plate Salmonella Gold	ELISA	Diffchamb
	Bioline	ELISA	Bioline
	OPUS	ELISA	TECRA

②大肠埃希氏菌检验:利用抗大肠埃希氏菌 O157:H7 单克隆抗体 2G5 和酶标单克隆抗体 2E3 建立的双抗体夹心 ELISA 对纯培养菌液最低检出限为 $1×10^5$ CFU/mL,敏感性好,特异性高,与其他大肠埃希氏菌、沙门氏菌、李斯特菌等均无交叉反应;对人工污染牛肉样品大肠埃希氏菌 O157:H7 也可检出。目前,也有不同种类的市售商业化大肠埃希氏菌 O157:H7 ELISA 检验试剂盒(表 16-2)。

表 16-2　　　　　常见的市售大肠埃希氏菌 O157：H7 ELISA 检验产品

生物体	商用名	检验形式	生产商
EHEC O157：H7	EHEC-TEK	ELISA	Organon-Teknika
	Assurance	ELISA	BioControl
	HECO157	ELISA	3M Canada
	TECRA	ELISA	TECRA
	E. coli O157	ELISA	LMD Lab
	Premier O157	ELISA	Meridian
	E. coli O157：H7	ELISA	Binax
	E. coli Rapitest	ELISA	Microgen
	Transia Card*E. coli* O157	ELISA	Diffchamb

③李斯特菌检验：以 0.5% 福尔马林灭活的单增李斯特菌为抗原，日本兔为宿主，制备多克隆抗体建立的夹心 ELISA，对纯培养菌检出限为 $1.7×10^5$ CFU/mL。食品样品对检验的干扰有限，使用选择性富集肉汤的预富集可以显著提高检验限和灵敏度。也有不同种类的市售商业化李斯特菌 ELISA 检验试剂盒（表 16-3）。

表 16-3　　　　　常见的市售李斯特菌 ELISA 检验产品

生物体/毒素	商用名	检验形式	生产商
李斯特菌	Listeria-TEK	ELISA	Organon Teknika
	TECRA	ELISA	TECRA
	Assurance	ELISA	BioControl
	Transia Plate Listeria	ELISA	Diffchamb
	Pathalert	ELISA	Merck
	EiaFOSS	ELISA	Foss

④蜡样芽孢杆菌检验：通过 ELISA 技术检验蜡样芽孢杆菌鞭毛抗原，对蜡样芽孢杆菌血清型的分类灵敏度比凝集法高 10~500 倍。通过 ELISA 检验蜡样芽孢杆菌产毒基因及产毒类型，效果良好。目前，出售的商业化蜡样芽孢杆菌腹泻毒素 ELISA 检验试剂盒如表 16-4 所示。

表 16-4　　　　　市售蜡样芽孢杆菌腹泻毒素 ELISA 检验产品

生物体/毒素	商用名	检验形式	生产商
蜡样芽孢杆菌腹泻毒素	TECRA	ELISA	TECRA

⑤弯曲杆菌检验：以纯化后的重组蛋白作为包被抗原，建立空肠弯曲杆菌抗体间接 ELISA 检验方法，抗原仅与空肠弯曲杆菌阳性血清发生特异性反应，与其他抗血清无交叉，特异性较强。统计表明，ELISA 作为血清学试验，非常适合用于从粪便样本中识别带有不存活细菌的感

染。目前，市售的商业化弯曲杆菌 ELISA 检验试剂盒如表 16-5 所示。

表 16-5　　市售弯曲杆菌 ELISA 检验产品

生物体/毒素	商用名	检验形式	生产商
弯曲杆菌	EiaFOSS	ELISA	Foss
	TECRA	ELISA	TECRA

⑥肉毒梭菌检验：使用肉毒毒素 B 血清型重组片段 C［rBoNTB（H）]建立 ELISA 体系，可以测定接种 rBoNTB（H）疫苗的猴子体内特异性体液免疫应答。目前，市售的商业化肉毒毒素 ELISA 检验试剂盒如表 16-6 所示。

表 16-6　　市售肉毒毒素 ELISA 检验产品

生物体/毒素	商用名	检验形式	生产商
肉毒毒素	ELCA	ELISA	Elcatech

⑦志贺氏菌：通过纯化抗志贺氏菌 IgY，以 IgG 为捕获抗体，IgY 为检验抗体，采用双抗体夹心 ELISA 检验志贺氏菌，与非志贺氏菌菌株无交叉反应，可以建立一种食品样品中志贺氏菌检验的高灵敏、特异性方法。目前，已有商业化志贺毒素检验 ELISA 试剂盒（表 16-7）。

表 16-7　　市售志贺毒素 ELISA 检验产品

生物体/毒素	商用名	检验形式	生产商
志贺毒素（Stx）	VEROTEST	ELISA	MicroCarb
	Premier EHEC	ELISA	Meridian

⑧金黄色葡萄球菌：采用生物素-链亲素系统放大的双抗体夹心 ELISA 方法，以 SEB 单抗 1D2 为包被抗体，生物素标记的另一种 SEB 单抗 2D1 为标记抗体进行金黄色葡萄球菌测定，建立的 ELISA 方法可用来检验动物血浆及组织中金黄色葡萄球菌肠毒素 B。目前，也有商业化金黄色葡萄球菌 ELISA 检验试剂盒（表 16-8）。

表 16-8　　市售金黄色葡萄球菌 ELISA 检验产品

生物体/毒素	商用名	检验形式	生产商
金黄色葡萄球菌	*S. aureus* VIA	ELISA	TECRA

2. 基于免疫学的传感器检验技术

利用抗体对相应抗原识别和结合的双重功能，将抗体或抗原的固化膜与信号转换器组合，用来测定抗原（或抗体）的传感器称为免疫传感器。其工作过程是感受器单元中的抗体与被分析物的亲和性结合具有高度特异性，抗体与抗原选择性结合产生的信号敏感地被传送给感受器，再经电子放大器进行放大处理。

（1）免疫传感器的原理　免疫传感器根据抗体是否标记分为非标记性免疫传感器和标记性免疫传感器。非标记性免疫传感器是待测的抗原或抗体能够与固定在传感器表面的识别元件发生特异性结合，形成稳定的复合物来实现对待测物的检验。该过程是通过换能器将免疫反应的变化转化为光电信号，光电信号经过记录和处理之后即可实现检验。标记性免疫传感器则是采用酶、荧光试剂、同位素、金属标记物等本身可使免疫反应产生信号的标记物来实现定量检验，这些标记物很容易产生测定信号，因此这类传感器也十分灵敏可靠。

（2）免疫传感器的类型　免疫传感器主要有酶免疫传感器、电化学免疫传感器（电位型、电流型、电导型、电容型）、光学免疫传感器（标记型、非标记型）、压电晶体免疫传感器、表面等离子共振型免疫传感器和免疫芯片等。

（3）基于免疫学传感器的食源性致病菌检验

①沙门氏菌检验：通过电化学还原法将石墨烯（ERGO）与纳米金（AuNPs）共沉积修饰于丝网印刷碳电极表面作为基底电极，引入酶标二抗，利用间接法构建的一种用于快速准确检验鸡白痢沙门氏菌和鸡伤寒沙门氏菌的新型电化学酶免疫传感器，对沙门氏菌的检验范围为 $10^3 \sim 10^9$ CFU/mL，检验限为 5.9×10^2 CFU/mL。一种基于表面等离子体共振（SPR）的蛋白质 G 免疫传感器检验鼠伤寒沙门氏菌的范围为 $10^2 \sim 10^9$ CFU/mL。

②金黄色葡萄球菌检验：通过自组装（3-缩水甘油氧基丙基）和三甲氧基硅烷（GPMS），将针对目标细菌的抗体共价固定在纳米多孔氧化铝膜上制备的免疫传感器，可以在 2 h 内实现金黄色葡萄球菌的快速检验。使用抗体（Ab）分级介孔二氧化硅（HMS）生物共轭物，开发的一种基于抗体的灵敏电化学免疫传感器可用于低浓度金黄色葡萄球菌无标记检验，检验时间只需 20 min，检验限为 11 CFU/mL。

③大肠埃希氏菌检验：通过将抗大肠埃希氏菌抗体固定在氧化铟锡叉指阵列（IDA）微电极上，研制的一种用于大肠埃希氏菌 O157：H7 快速检验的无标记电化学阻抗免疫传感器，可利用抗体的固定和大肠埃希氏菌细胞与 IDA 微电极表面结合增加的电子转移电阻来直接测量，电子转移阻力与大肠埃希氏菌细胞浓度相关，检验范围（4.36×10^5）~（4.36×10^8）CFU/mL，检验限为 10^6 CFU/mL。

④李斯特菌检验：通过碱与 TiO_2 粉末的水热反应制备 TiO_2 纳米线束，并通过掩模焊接连接到金微电极，可制备一种基于 TiO_2 纳米线束微电极的阻抗免疫传感器，快速灵敏地检验单核细胞增生李斯特菌。这种基于纳米线束的免疫传感器可以在 1 h 内检验到低至 10^2 CFU/mL 的单核细胞增生李斯特菌。

3. 其他免疫学检验技术

（1）免疫层析技术　免疫层析技术（IC）始于 Beggs 等设计的人绒毛促性腺激素免疫胶体金层析系统，是自 1990 年发展起来的快速免疫分析技术。它结合免疫学和层析原理，借助毛细作用，样品得以在纤维膜上泳动，根据待测物与膜上特定区域配体的结合，通过酶反应或着色标记物的显色，在短时间（20 min）内能够直接观测。

（2）荧光微球免疫层析技术　利用荧光微球表面修饰的羧基可共价结合抗体发出的荧光信号特点发展起来的新型检验技术，易于定量检验。研究以羧基化荧光微球作为标记物，共价偶联抗大肠埃希氏菌 O157：H7 鼠源单克隆抗体，将大肠埃希氏菌 O157：H7 兔多抗和驴抗鼠抗体喷涂于硝酸纤维素膜分别作为检验线和质控线，以双抗体夹心反应模式制备大肠埃希氏菌 O157：H7 荧光微球免疫层析试纸条，肉眼观察检验限在 1.2×10^4 CFU/mL，借助荧光读取仪检验限能提高到 6.1×10^3 CFU/mL。

（3）胶体金免疫层析技术　胶体金免疫技术（GICA）是以胶体金作为示踪标记物应用于

免疫反应的新型免疫标记技术，可用于检验食品中常见的致病菌（大肠埃希氏菌、金黄色葡萄球菌、沙门氏菌、布氏杆菌、霍乱弧菌等）。

采用柠檬酸三钠还原法制备胶体金颗粒，标记抗大肠埃希氏菌 O157：H7 单克隆抗体，制备免疫胶体金复合物，组装胶体金免疫层析快速检验试纸条用于食品样品中大肠埃希氏菌 O157：H7 的快速筛查，检验灵敏度为 10^5 CFU/mL。对单增李斯特菌特异性内化素 A 蛋白进行重组表达并制备单克隆抗体，建立的胶体金免疫试纸条检验方法检验限为 2.4×10^5 CFU/mL。

（4）免疫磁珠分离技术　免疫磁珠分离技术（IMS）是以免疫学为基础渗入到微生物等各个领域的一门技术。运用核-壳合成含有超顺磁性物质的高分子物质，利用这些物质表面的功能基团进行抗体的共价或非共价偶联，结合相对应的抗原或抗体，在外加磁场的作用下做定向移动，从而达到分离、纯化等目的。IMS 已成功用于猪肉和乳品中志贺氏菌及单增李斯特菌检验。

（5）化学发光免疫分析技术　化学发光免疫分析（CLIA）是将具有高灵敏度的化学发光测定技术与高特异性的免疫反应结合的新型免疫测定技术。利用多重夹心化学发光酶免疫分析法增强鲁米诺过氧化物酶发光体系电耦合照相系统对发光信号进行检测，可同时检验大肠埃希氏菌 O157：H7、小肠结肠炎耶尔氏菌、鼠伤寒沙门氏菌以及单增李斯特菌，检验限在 $10^4 \sim 10^5$ CFU/mL，灵敏度高；样品回收率在 90%～120%，准确度高。

第三节　生理生化检验技术

虽然 DNA 和蛋白质等分子水平上的微生物检验技术日渐成熟，但生理生化特征仍然是微生物最基本且重要的鉴定依据。目前微生物生化检验技术已呈现从手工检验逐渐向电脑化和仪器化过渡的趋势，临床细菌检验工作中自制的生化管也逐步被细菌微量生化管和自动化所替代。

1. 生化鉴定套装

生化鉴定套装为微量鉴定系统，检验结果可靠。细菌微量生化鉴定管就是将分离的细菌接种于鉴定管中，放于合适的培养环境中培养后观察其碳水化合物代谢、蛋白质和氨基酸代谢、有机酸盐和铵盐代谢、酶类实验反应现象，从而得出菌株检验结果。当然，这种检验方式也存在一定的影响因素，比如因为生化管成分间存在交叉污染而导致一些假阳性情况出现。目前市面上已经有很多商品化生化鉴定套装（表16-9）。

表 16-9　　　　　　　　　　生化鉴定套装

品种名称	品种组成表	使用说明
肠杆菌科细菌生化鉴定管	硫化氢，苯丙氨酸，葡萄糖酸盐，蛋白胨水（靛基质试验），葡萄糖磷酸盐胨水（MR），西蒙氏柠檬酸盐，尿素，半固体琼脂，三糖铁琼脂，赖氨酸脱羧酶，鸟氨酸脱羧酶，氨基酸脱羧酶对照，棉子糖，山梨醇，侧金盏花醇，木糖	由 15 项组成，鉴定肠杆菌科中常见的 73 种细菌

续表

品种名称	品种组成表	使用说明
弧菌科细菌生化鉴定管	1%NaCl 葡萄糖产气，1%NaCl 葡萄糖磷酸盐胨水（VP），1%NaCl 蛋白胨水，1%NaCl 蔗糖，1%NaCl 甘露糖，1%NaCl 阿拉伯糖，1%NaCl 肌醇，1%NaCl 赖氨酸脱羧酶，1%NaCl 氨基酸脱羧酶对照，1%NaCl 精氨酸双水解酶，1%NaCl 精氨酸双水解酶对照，无盐胨水，3%NaCl 胨水，6%NaCl 胨水，8%NaCl 胨水，10%NaCl 胨水	常见致病性弧菌的14项生化反应
非发酵细菌生化鉴定管	葡萄糖，麦芽糖，蔗糖，木糖，硝酸盐还原，赖氨酸脱羧酶，鸟氨酸脱羧酶，精氨酸脱羧酶，氨基酸脱羧酶对照，蛋白胨水，尿素，硫化氢，七叶苷，ONPG，西蒙氏柠檬酸盐，氧化酶试纸	鉴定临床标本中不发酵糖革兰氏阴性杆菌专门设计的，由15项组成，可鉴定不同菌科十几个菌属的44种细菌
奈瑟氏菌属细菌鉴定管	葡萄糖，麦芽糖，乳糖，蔗糖，果糖，硝酸盐还原，普通琼脂，氧化酶试纸	奈瑟氏菌属常见的7项生化反应
大肠埃希氏菌 O157：H7 生化鉴定盒	山梨醇，纤维二糖，棉子糖，蛋白胨水，西蒙氏柠檬酸盐，鸟、赖氨酸脱羧酶，氨基酸脱羧酶对照，半固体，三糖铁，葡萄糖磷酸盐胨水（MR、VP），LST-MUG 试验，氧化酶试纸	初步鉴定出大肠埃希氏菌 O157：H7 常规生化反应13项（参考 GB 4789.36—2016）
副溶血性弧菌细菌生化鉴定盒	3%NaCl 三糖铁琼脂，无盐胨水，7%NaCl 胨水、10%NaCl 胨水，3%NaCl 甘露醇，3%NaCl 赖氨酸脱羧酶，3%NaCl 葡萄糖磷酸盐胨水（VP），3%氨基酸脱羧酶对照，β-半乳糖苷（ONPG）	常规鉴定副溶血性弧菌生化反应（参考 GB 4789.7—2013）

2. 生化鉴定试剂条

微生物生化鉴定试剂条是近二十年来的新型诊断工具，它大大简化了细菌鉴定程序，加快了检验速度，节省人力、物力，又方便保存，因此得到了广泛的使用。试剂条大多由含干粉状培养基的小孔所组成，一种小孔上对应一种生化反应，接种使用细菌悬液。经过适宜条件培养后，代谢作用产生了颜色变化，这些变化可以是自然发生的，也有加入试剂后表现出来的。根据显色结果即可准确鉴定所测的菌种。

目前市面上主要包括各种弧菌、沙门氏菌、双歧杆菌、李斯特菌、不动杆菌及念珠菌等以及用于研究各种糖发酵、检验大肠埃希氏菌、李斯特菌和沙门氏菌动力学特征的生化鉴定试剂条（表 16-10）。

表 16-10　　　　用于鉴定食源性致病菌的生化鉴定试剂条

产品名称	产品说明及用途
沙门氏菌生化鉴定条（GB）	用于沙门氏菌的生化鉴定（GB 4789.4）
沙门氏菌生化鉴定条（SN）	用于沙门氏菌的生化鉴定（SN/T 1059.7）
副溶血性弧菌生化鉴定条（SN）	用于副溶血性弧菌的生化鉴定（SN/T 0173）

续表

产品名称	产品说明及用途
O157 菌生化鉴定条（GB）	用于大肠埃希氏菌 O157：H7/NM 生化鉴定。（GB 4789.36）
志贺氏菌生化鉴定条（GB）	用于志贺氏菌的生化鉴定（GB 4789.5）
变形杆菌生化鉴定条（GB）	用于变形杆菌的生化鉴定（WS/T 9）
单增李斯特菌生化鉴定条（GB）	用于单增李斯特菌的生化鉴定（GB 4789.30）
霍乱弧菌生化鉴定条（SN）	用于霍乱弧菌的生化鉴定（SN/T 1022）
肠杆菌科细菌生化鉴定条（GB）	用于肠杆菌科细菌的生化鉴定（GB 4789.41）
克罗诺杆菌生化鉴定条（GB）	用于克罗诺杆菌的生化鉴定（GB 4789.40）
副溶血性弧菌生化鉴定条（新国标）	用于副溶血性弧菌的生化鉴定（GB 4789.7）
致泻大肠埃希氏菌生化鉴定条	用于致泻大肠埃希氏菌的生化鉴定（GB 4789.6）
大肠埃希氏菌生化鉴定条	用于大肠埃希氏菌的生化鉴定（GB 4789.38）
蜡样芽孢杆菌生化鉴定条（新国标）	用于蜡样芽孢杆菌的生化鉴定（GB 4789.14）
芽孢杆菌生化鉴定条	用于芽孢杆菌生化鉴定

3. 全自动微生物分析系统

全自动微生物分析系统是通过传统的生化反应和微生物检验技术以及和计算机技术相结合，通过对概率最大近似值进行模拟来实现自动微生物检验。具体方法是：当待检验的菌种接种在固体培养基上就可以得到单一菌落，并将其制成混悬液，经过充液器将预先选择的各种细菌检验卡片带入，封口放入到适当温度的恒温箱中进行培养。最后通过读出器，按照光学扫描的原理来对各个生化介质的指示剂显色，将相关信息录入到电脑进行分析。操作简单、快速，但也有鉴定错误、不能具体分型、菌液浓度不符合规定造成误差等问题。

目前，由生物梅里埃公司出品的全自动微生物鉴定/药敏分析系统 VITEK 是世界上最先进、自动化程度最高的细菌鉴定仪器之一。VITEK 已被许多国家定为细菌最终鉴定设备，并获美国食品与药物管理局（FDA）认可，该系统有高度的特异性、敏感性和重复性，还具有操作简便、检验速度快的特点，绝大多数细菌的鉴定在 2~18 h 内可得出结果。其鉴定方法为：挑取以上的纯菌落制成具有一定浓度的活菌混悬液，再将装有活菌混悬液的悬浮管及 GP 卡置于卡槽进行全自动细菌生化鉴定分析系统鉴定。

利用 VITEK2 Compact 全自动微生物分析系统、法国生物梅里埃 API 系统对常见 12 种食源性致病微生物金黄色葡萄球菌、蜡样芽孢杆菌、变形杆菌、副溶血性弧菌、O139 群霍乱弧菌、沙门氏菌、肠出血性大肠埃希氏菌（EHEC）O157：H7、志贺氏菌、溶血性链球菌、单核细胞增生李斯特菌、空肠弯曲杆菌、小肠结肠炎耶尔森氏菌鉴定的准确性评价结果表明，VITEK2 Compact 全自动微生物分析系统仪对常见 12 种食源性致病微生物的鉴定结果与 API 鉴定系统鉴定结果的总体符合率为 99.6%（223/224），说明全自动微生物分析系统仪对 12 种食源性致病微生物鉴定的准确性极好。利用国家标准方法和 API 生化鉴定法对沙门氏菌、单增李斯特菌、金黄色葡萄球菌和蜡样芽孢杆菌进行检验，VITEK 2 Compact 鉴定结果与 API 生化鉴定结果完全一致，且准确性为 100%。

表 16-11 为用于鉴定食源性致病菌的微型生化试剂盒和自动化系统。

表 16-11　　　　　　　用于鉴定食源性致病菌的微型生化试剂盒和自动化系统

方法	形式	生产商	生物体
API[①]	生化	bioMerieux	肠杆菌科（Enterobacteriaceae）、李斯特菌（Listeria）、葡萄球菌（Staphylococcus）、弯曲杆菌（Campylobacter）、非发酵菌（Nonfermenters）、厌氧菌（anaerobes）
Cobas IDA	生化	Hoffmann LaRoche	肠杆菌科（Enterobacteriaceae）
Micro-ID[②]	生化	REMEL	肠杆菌科、李斯特菌
EnterotubeⅡ	生化	Roche	肠杆菌科
Spectrum 10	生化	Austin Biological	肠杆菌科
RapID	生化	Innovative Diag.	肠杆菌科
BBL Crystal	生化	Becton Dickinson	肠杆菌科、弧菌科（Vibrionaceae）、非发酵菌、厌氧菌
Minitek	生化	Becton Dickinson	肠杆菌科
Microbact	生化	Microgen	肠杆菌科、革兰氏阴性菌（Gram negatives）、非发酵菌、李斯特菌
Vitek[②]	生化[①]	bioMerieux	肠杆菌科、革兰氏阴性菌、革兰氏阳性菌（Gram positives）
Walk/Away	生化[①]	MicroScan	肠杆菌科、李斯特菌、芽孢杆菌、葡萄球菌、弯曲杆菌
Replianalyzer	生化[①]	Oxoid	肠杆菌科、李斯特菌、芽孢杆菌、葡萄球菌、弯曲杆菌
Cobas Micro-ID	生化[①]	Becton Dickinson	肠杆菌科、革兰氏阴性菌，非发酵菌

注：①自动化系统；②选定的系统采用 AOAC 官方第一或最终部分。

VITEK 系统可以鉴定各种革兰氏阳性菌、革兰氏阴性菌、厌氧菌、奈瑟菌、芽孢杆菌等约 300 余种（属）的微生物，还可以进行临床细菌的药敏试验。

第四节　色谱和质谱检验技术

色谱法应用到微生物检验中的主要依据是不同微生物的化学组成或其产生的代谢产物各异，利用色谱检验可直接分析各种细菌代谢产物，细胞中的脂肪酸、蛋白质、氨基酸、多肽、多糖等，以确定病原微生物的特异性化学标志成分，协助病原诊断和检验。质谱分析法是通过对被测样品离子质荷比的测定来进行分析的一种方法。被分析的样品首先要离子化，然后利用不同离子在电场或磁场的运动行为不同，把离子按质荷比（m/z）分开而得到检验。用于食源性致病菌检验的色谱和质谱方法主要有以下几种。

1. 基于高效液相色谱法的检验技术

高效液相色谱法（HPLC）又称高速液相色谱、高压液相色谱、高分离度液相色谱，是色谱分析法的一个重要分支，主要包括柱色谱、纸色谱和薄层色谱。色谱技术因其高效、迅速的分离能力被广泛应用于化学、物理及生物分析。色谱法一般有固定相与流动相。色谱法分离样品原理为不同物质在两相中具有不同的吸附能力、分配比及亲和能力，在泵这种外力作用下，含有样品的流动相在经过固定相时，固定相和流动相对样品中各组分的作用力强弱不同，各组分被固定相保留时间有差异，使混合物中各组分得以分离。被分离出的样品按时间先后分别经过检测器，通过色谱仪器对信号进行处理，按流出物的浓度比例实现电讯号的输出，最后实现对不同组分的定性、定量分析。

2. HPLC-MS 检验技术

HPLC-MS 技术又称高效液相色谱-质谱联用技术。高效液相色谱是利用溶质在固定相与流动相之间进行的一种连续交换的过程，它借助溶质在两相间分配系数、亲和力、吸附能力、离子交换或分子大小不同引起的排阻作用差别，使不同的溶质进行分离。质谱法即物质分子的质量谱，实际是分离和测定分子的质量、强度信息的方法，由此表示物质的成分与结构。质谱分析可以得到化合物的分子质量、分子式及元素组成。质谱的原理即将样品中的分子电离，不同质量的电子在电场或磁场中按其质量和所带的电荷比（质荷比）进行分离与排序，根据质荷比的大小与相对强度形成有规则的质谱，从而对物质进行结构鉴定与定量分析。

高效液相色谱-质谱联用技术主要应用于微生物鉴定、药物代谢及药物动力学、临床药理学、天然药物开发、蛋白与肽类的鉴定、残留分析、药物筛选、毒物分析、环境分析、环保、食品、自来水、卫生防疫等行业。

3. 基质辅助激光解析电离飞行时间质谱

基质辅助激光解析电离飞行时间质谱（MALDI-TOF-MS）主要由基质辅助激光解吸电离离子源（MALDI）和飞行时间质量分析器（TOF）两部分组成。

基于不同微生物具有不同的蛋白质谱图，而 MALDI-TOF-MS 可电离相对分子质量为 100~1000000 的生物分子，电离后不同的离子又具有不同的质荷比，质谱也能找出种间和株间特异保守峰作为生物标记从而将其区分开。MALDI 是用激光照射样品与基质形成的共结晶薄膜，基质从激光中吸收能量传递给生物分子，而电离过程中将质子转移到生物分子或从生物分子得到质子，从而使生物分子电离，适用于混合物及生物大分子的测定。TOF 是离子在电场作用下加速飞过飞行管道，根据到达检测器的飞行时间不同而被检测，即测定离子的质荷比（m/z）与离子的飞行时间成正比，检测离子。根据检测的结果与数据库中的参考图谱进行比对，从而得到结果。

目前，应用传统的化学方法对常见细菌进行鉴定仍然是现在大多数实验室所采取的鉴定方法，如革兰氏染色、氧化酶等生化反应，或者是采用梅里埃公司的 API 和 Vitek 鉴定系统。但是对于一些难鉴定菌及培养要求苛刻的病原体，常规鉴定方法并不能满足实验室及临床的应用。MALDI-TOF-MS 不仅能够快速实现微生物鉴定，而且也为微需氧菌、厌氧菌、真菌、结核分枝杆菌及病毒等难鉴定、难培养病原体的鉴定弥补了生化鉴定方面的不足，发展和应用前景良好。

思考题

1. 食源性致病菌分子生物学检验技术的类别和主要应用场景是什么？
2. 生物化学快速检验技术与传统生物化学检验技术的区别？
3. 免疫学检验技术与色谱和质谱检验技术的区别和优缺点是什么？

APPENDIX

附　录

附录1　微生物实验室常规检验用品和设备

1.1　设备

1.1.1　称量设备：电子天平等。

1.1.2　消毒灭菌设备：干烤/干燥设备，高压灭菌、过滤除菌、紫外线等装置。

1.1.3　培养基制备设备：pH计等。

1.1.4　样品处理设备：均质器（剪切式或拍打式均质器）、离心机等。

1.1.5　稀释设备：移液器等。

1.1.6　培养设备：恒温培养箱、恒温水浴等。

1.1.7　镜检计数设备：显微镜、放大镜、游标卡尺等。

1.1.8　冷藏冷冻设备：冰箱、冷冻柜等。

1.1.9　生物安全设备：生物安全柜。

1.1.10　其他设备。

1.2　检验用品

1.2.1　常规检验用品：接种环（针）、酒精灯、镊子、剪刀、药匙、消毒棉球、硅胶（棉）塞、吸管、吸球、试管、平皿、锥形瓶、微孔板、广口瓶、量筒、玻棒及L形玻棒、pH试纸、记号笔、均质袋等。

1.2.2　现场采样检验用品：无菌采样容器、棉签、涂抹棒、采样规格板、转运管等。

附录2 试剂

2.1 氧化酶试剂

2.1.1 成分

N,N'-二甲基对苯二胺盐酸盐或N,N,N',N'-四甲基对苯二胺盐酸盐　1.0 g

蒸馏水　　　　　　　　　　　　　　　　　100.0 mL

2.1.2 制法

少量新鲜配制，于2~8℃冰箱内避光保存，在7 d内使用。

2.1.3 试验方法

用无菌棉拭子取单个菌落，滴加氧化酶试剂，10 s内呈现粉红或紫红色即为氧化酶试验阳性，不变色者为氧化酶试验阴性。

2.2 革兰氏染色液

2.2.1 结晶紫染色液

2.2.1.1 成分

结晶紫　　　　　　　　　　　　　1.0 g

95%乙醇　　　　　　　　　　　　20.0 mL

1%草酸铵水溶液　　　　　　　　　80.0 mL

2.2.1.2 制法

将结晶紫完全溶解于乙醇中，然后与草酸铵溶液混合。

2.2.2 革兰氏碘液

2.2.2.1 成分

碘　　　　　　　　　　　　　　　1.0 g

碘化钾　　　　　　　　　　　　　2.0 g

蒸馏水　　　　　　　　　　　　　300.0 mL

2.2.2.2 制法

将碘与碘化钾先行混合，加入蒸馏水少许充分振摇，待完全溶解后，再加蒸馏水至300 mL。

2.2.3 沙黄复染液

2.2.3.1 成分

沙黄　　　　　　　　　　　　　　0.25 g

95%乙醇　　　　　　　　　　　　10.0 mL

蒸馏水　　　　　　　　　　　　　90.0 mL

2.2.3.2 制法

将沙黄溶解于乙醇中，然后用蒸馏水稀释。

2.2.4 染色法

2.2.4.1 涂片在火焰上固定，滴加结晶紫染液，染1 min，水洗。

2.2.4.2 滴加革兰氏碘液，作用1 min，水洗。
2.2.4.3 滴加95%乙醇脱色15~30 s，直至染色液被洗掉，不要过分脱色，水洗。
2.2.4.4 滴加复染液，复染1 min，水洗、待干、镜检。
2.3 TE（pH 8.0）
2.3.1 成分

1 mol/L Tris-HCl（pH 8.0）	10.0 mL
0.5 mol/L EDTA（pH 8.0）	2.0 mL
灭菌去离子水	988.0 mL

2.3.2 制法

将1 mol/L Tris-HCl缓冲液（pH 8.0）、0.5 mol/L EDTA溶液（pH 8.0）加入约800 mL灭菌去离子水混匀，再定容至1000 mL，121℃高压灭菌15 min，4℃保存。

2.4 10×PCR反应缓冲液
2.4.1 成分

1 mol/L Tris-HCl（pH 8.5）	840.0 mL
氯化钾（KCl）	37.25 g
灭菌去离子水	160.0 mL

2.4.2 制法

将氯化钾溶于1 mol/L Tris-HCl（pH 8.5），定容至1000 mL，121℃高压灭菌15 min，分装后-20℃保存。

2.5 50×TAE电泳缓冲液
2.5.1 成分

Tris	242.0 g
EDTA-2Na（$Na_2EDTA \cdot 2H_2O$）	37.2 g
冰乙酸（CH_3COOH）	57.1 mL
灭菌去离子水	942.9 mL

2.5.2 制法

Tris和EDTA-2Na溶于800 mL灭菌去离子水，充分搅拌均匀；加入冰乙酸，充分溶解；用1 mol/L NaOH调pH至8.3，定容至1 L后，室温保存。使用时稀释50倍即为1×TAE电泳缓冲液。

2.6 6×DNA加样缓冲液
2.6.1 成分

溴酚蓝	0.5 g
二甲苯氰FF	0.5 g
0.5 mol/L EDTA（pH 8.0）	0.06 mL
甘油	360.0 mL
灭菌去离子水	640.0 mL

2.6.2 制法

0.5 mol/L EDTA（pH 8.0）溶于500 mL灭菌去离子水中，加入溴酚蓝和二甲苯氰FF溶解，与甘油混合，定容至1000 mL，分装后4℃保存。

2.7 3%氯化钠溶液

2.7.1 成分

氯化钠	30.0 g
蒸馏水	1000.0 mL

2.7.2 制法

将氯化钠溶于蒸馏水中，校正 pH 至 7.2±0.2，121℃高压灭菌 15 min。

2.8 ONPG 试剂

2.8.1 缓冲液

2.8.1.1 成分

磷酸二氢钠（$NaH_2PO_4 \cdot H_2O$）	6.9 g
蒸馏水加至	50.0 mL

2.8.1.2 制法

将磷酸二氢钠溶于蒸馏水中，校正 pH 至 7.0。缓冲液置 2~5℃冰箱保存。

2.8.2 ONPG 溶液

2.8.2.1 成分

邻硝基酚-β-D-半乳糖苷（ONPG）	0.08 g
蒸馏水	15.0 mL
缓冲液	5.0 mL

2.8.2.2 制法

将 ONPG 在 37℃的蒸馏水中溶解，加入缓冲液。ONPG 溶液置 2~5℃冰箱保存。试验前，将所需用量的 ONPG 溶液加热至 37℃。

2.8.3 试验方法

将待检培养物接种 3%氯化钠三糖铁琼脂，(36±1)℃培养 18 h。挑取 1 满环新鲜培养物接种于 0.25 mL 3%氯化钠溶液，在通风橱中，滴加 1 滴甲苯，摇匀后置 37℃水浴 5 min。加 0.25 mL ONPG 溶液，(36±1)℃培养观察 24 h。阳性结果呈黄色。阴性结果则 24 h 不变色。

2.9 Voges-Proskauer（VP）试剂

2.9.1 成分

甲液

α-萘酚	5.0 g
无水乙醇	100.0 mL

乙液

氢氧化钾	40.0 g
用蒸馏水加至	100.0 mL

2.9.2 试验方法

将 3%氯化钠胰蛋白胨大豆琼脂生长物接种 3%氯化钠 MR-VP 培养基，(36±1)℃培养 48 h。取 1 mL 培养物，转放到一个试管内，加 0.6 mL 甲液，摇动。加 0.2 mL 乙液，摇动。加入 3 mg 肌酸结晶，4 h 后观察结果。阳性结果呈现伊红的粉红色。

2.10 改良磷酸盐缓冲液
2.10.1 成分

磷酸氢二钠	8.23 g
磷酸二氢钠	1.2 g
氯化钠	5.0 g
三号胆盐	1.5 g
山梨醇	20.0 g

2.10.2 制法

将磷酸盐及氯化钠溶于蒸馏水中，再加入三号胆盐及山梨醇，溶解后校正 pH 至 7.6，分装试管，于 121℃ 高压灭菌 15 min，备用。

2.11 碱处理液
2.11.1 0.5%氯化钠溶液

氯化钠	0.5 g
蒸馏水	100.0 mL

121℃ 高压灭菌 15 min。

2.11.2 0.5%氢氧化钾溶液

氢氧化钾	0.5 g
蒸馏水	100.0 mL

121℃ 高压灭菌 15 min。

2.11.3 制法

将 0.5%氯化钠及 0.5%氢氧化钾等量混合。

2.12 马尿酸钠水解试剂
2.12.1 马尿酸钠溶液
2.12.1.1 成分

马尿酸钠	10.0 g
磷酸盐缓冲液（PBS）组分	
氯化钠	8.5 g
磷酸氢二钠	8.98 g
磷酸二氢钠	2.71 g
蒸馏水	1000.0 mL

2.12.1.2 制法

将马尿酸钠溶于磷酸盐缓冲液中，过滤除菌。无菌分装，每管 0.4 mL，储存于 −20℃。

2.12.2 3.5%（水合）茚三酮溶液
2.12.2.1 成分

（水合）茚三酮（ninhydrin）	1.75 g
丙酮	25.0 mL
丁醇	25.0 mL

2.12.2.2 制法

将（水合）茚三酮溶解于丙酮/丁醇混合液中。该溶液在避光冷藏时不超过 7 d。

2.13 吲哚乙酸酯纸片

2.13.1 成分

吲哚乙酸酯	0.1 g
丙酮	1.0 mL

2.13.2 制法

将吲哚乙酸酯溶于丙酮中，吸取 25~50 μL 溶液于空白纸片上（直径为 0.6~1.2 cm）。室温干燥，用带有硅胶塞的棕色试管/瓶于 4℃ 保存。

2.14 1 mol/L 硫代硫酸钠（$Na_2S_2O_3$）溶液

2.14.1 成分

硫代硫酸钠（无水）	160.0 g
碳酸钠（无水）	2.0 g

2.14.2 制法

称取 160 g 无水硫代硫酸钠，加入 2 g 无水碳酸钠，溶于 1000 mL 水中，缓缓煮沸 10 min，冷却。

2.15 3% 过氧化氢（H_2O_2）溶液

2.15.1 成分

30% 过氧化氢（H_2O_2）溶液	100.0 mL
蒸馏水	900.0 mL

2.15.2 制法

吸取 100 mL 30% 过氧化氢（H_2O_2）溶液，溶于 900 mL 蒸馏水中，混匀，分装备用。

2.16 兔血浆

取柠檬酸钠 3.8 g，加蒸馏水 100 mL，溶解后过滤，装瓶，121℃ 高压灭菌 15 min。兔血浆制备：取 3.8% 柠檬酸钠溶液 1 份，加兔全血 4 份，混好静置（或以 3000 r/min 离心 30 min），使血液细胞下降，即可得血浆。

2.17 磷酸盐缓冲液（PBS）

2.17.1 成分

磷酸二氢钾（KH_2PO4）	34.0 g
蒸馏水	500.0 mL

2.17.2 制法

贮存液：称取 34.0 g 的磷酸二氢钾溶于 500 mL 蒸馏水中，用大约 175 mL 的 1 mol/L 氢氧化钠溶液调节 pH 至 7.2，用蒸馏水稀释至 1000 mL 后贮存于冰箱。

稀释液：取贮存液 1.25 mL，用蒸馏水稀释至 1000 mL，分装于适宜容器中，121℃ 高压灭菌 15 min。

2.18 无菌生理盐水

2.18.1 成分

氯化钠	8.5 g
蒸馏水	1000.0 mL

2.18.2 制法

称取 8.5 g 氯化钠溶于 1000 mL 蒸馏水中，121℃ 高压灭菌 15 min。

2.19 草酸钾血浆

2.19.1 成分

| 草酸钾 | 0.01 g |
| 人血 | 5.0 mL |

2.19.2 制法

草酸钾 0.01 g 放入灭菌小试管中，再加入 5 mL 人血，混匀，经离心沉淀，吸取上清液即为草酸钾血浆。

2.20 0.25%氯化钙（$CaCl_2$）溶液

2.20.1 成分

| 氯化钙（无水） | 22.2 g |
| 蒸馏水 | 1000.0 mL |

2.20.2 制法

称取 22.2 g 氯化钙（无水）溶于蒸馏水中，分装备用。

2.21 明胶磷酸盐缓冲液

2.21.1 成分

明胶	2.0 g
磷酸氢二钠（Na_2HPO_4）	4.0 g
蒸馏水	1000.0 mL

2.21.2 制法

将 2.21.1 中成分溶于蒸馏水中，调节 pH 至 6.2，121℃高压蒸汽灭菌 15 min。

2.22 10%胰蛋白酶溶液

2.22.1 成分

| 胰蛋白酶（1∶250） | 10.0 g |
| 蒸馏水 | 100.0 mL |

2.22.2 制法

将胰蛋白酶溶于蒸馏水中，膜过滤除菌，4℃保存备用。

2.23 0.5%碱性复红

2.23.1 成分

碱性复红	0.5 g
乙醇	20.0 mL
蒸馏水	80.0 mL

2.23.2 制法

取碱性复红 0.5 g 溶解于 20 mL 乙醇中，再用蒸馏水稀释至 100 mL，滤纸过滤后储存备用。

2.24 过氧化氢酶试验（过氧化氢溶液）

2.24.1 试剂

3%过氧化氢溶液：现用现配。

2.24.2 试验方法

用细玻璃棒或一次性接种针挑取单个菌落，置于洁净玻璃平皿内，滴加 3%过氧化氢溶液

2滴，观察结果。

2.24.3 结果

于30s内产生气泡者为阳性，不发生气泡者为阴性。

附录3 培养基

3.1 氰化钾（KCN）培养基
3.1.1 成分

蛋白胨	10.0 g
氯化钠	5.0 g
磷酸二氢钾	0.225 g
磷酸氢二钠	5.64 g
0.5%氰化钾	20.0 mL
蒸馏水	1000.0 mL

3.1.2 制法

将除氰化钾以外的成分加入蒸馏水中，煮沸溶解，分装后121℃高压灭菌15 min。放在冰箱内使其充分冷却。每100 mL培养基加入0.5%氰化钾溶液2.0 mL（最后浓度为1∶10000），分装于无菌试管内，每管约4 mL，立刻用无菌橡皮塞塞紧，放在4℃冰箱内，至少可保存两个月。同时，将不加氰化钾的培养基作为对照培养基，分装试管备用。

3.1.3 试验方法

将琼脂培养物接种于蛋白胨水内成为稀释菌液，挑取1环接种于氰化钾（KCN）培养基。并另挑取1环接种于对照培养基。在（36±1）℃培养1~2 d，观察结果。如有细菌生长即为阳性（不抑制），经2 d细菌不生长为阴性（抑制）。

注：氰化钾是剧毒药，使用时应小心，切勿沾染，以免中毒。夏天分装培养基应在冰箱内进行。试验失败的主要原因是封口不严，氰化钾逐渐分解，产生氢氰酸气体逸出，以致药物浓度降低，细菌生长，因而造成假阳性反应。试验时对每一环节都要特别注意。

3.2 赖氨酸脱羧酶试验培养基
3.2.1 成分

蛋白胨	5.0 g
酵母浸膏	3.0 g
葡萄糖	1.0 g
蒸馏水	1000.0 mL
1.6%溴甲酚紫-乙醇溶液	1.0 mL
L-赖氨酸或DL-赖氨酸	0.5 g/100 mL 或 1.0 g/100 mL

3.2.2 制法

除赖氨酸以外的成分加热溶解后，分装，每瓶100 mL，分别加入赖氨酸。L-赖氨酸按0.5%加入，DL-赖氨酸按1%加入。调节pH至6.8±0.2。对照培养基不加赖氨酸。分装于无菌的小试管内，每管0.5 mL，上面滴加一层液体石蜡，115℃高压灭菌10 min。

3.2.3 试验方法

从琼脂斜面上挑取培养物接种，于（36±1）℃培养18~24 h，观察结果。氨基酸脱羧酶阳性者由于产碱,培养基应呈紫色。阴性者无碱性产物,但因葡萄糖产酸而使培养基变为黄色。对照管应为黄色。

3.3 邻硝基酚-β-D 半乳糖苷（ONPG）培养基

3.3.1 成分

邻硝基酚-β-D 半乳糖苷（ONPG）	60.0 mg
0.01 mol/L 磷酸钠缓冲液（pH 7.5）	10.0 mL
1%蛋白胨水（pH 7.5）	30.0 mL

3.3.2 制法

将 ONPG 溶于缓冲液内,加入蛋白胨水,以过滤法除菌,分装于无菌的小试管内,每管 0.5 mL,用橡皮塞塞紧。

3.3.3 试验方法

自琼脂斜面上挑取培养物 1 满环接种于（36±1）℃培养 1~3 h 和 24 h 观察结果。如果 β-半乳糖苷酶产生,则于 1~3 h 变黄色;如无此酶,则 24 h 不变色。

3.4 丙二酸钠培养基

3.4.1 成分

酵母浸膏	1.0 g
硫酸铵	2.0 g
磷酸氢二钾	0.6 g
磷酸二氢钾	0.4 g
氯化钠	2.0 g
丙二酸钠	3.0 g
0.2%溴麝香草酚蓝溶液	12.0 mL
蒸馏水	1000.0 mL

3.4.2 制法

除指示剂以外的成分加入蒸馏水中,煮沸溶解,调节 pH 至 6.8 ± 0.2。接着,加入指示剂,分装至试管中,进行 121℃高压灭菌 15 min。

3.4.3 试验方法

使用新鲜的琼脂培养物进行接种,在（36±1）℃的条件下培养 48 h 并观察结果。阳性样本将从绿色变为蓝色。

3.5 葡萄糖铵培养基

3.5.1 成分

氯化钠	5.0 g
硫酸镁（$MgSO_4 \cdot 7H_2O$）	0.2 g
磷酸二氢铵	1.0 g
磷酸氢二钾	1.0 g
葡萄糖	2.0 g
琼脂	20.0 g
0.2%溴麝香草酚蓝水溶液	40.0 mL
蒸馏水	1000.0 mL

3.5.2　制法

先将盐类和糖溶解于水内,校正 pH 至 6.8±0.2,再加琼脂加热溶解,然后加入指示剂。混合均匀后分装试管,121℃高压灭菌 15 min。制成斜面备用。

3.5.3　试验方法

用接种针轻轻触及培养物的表面,在盐水管内做成极稀的悬液,肉眼观察不到混浊,以每一接种环内含菌数在 20~100 CFU 之间为宜。将接种环灭菌后挑取菌液接种,同时再以同法接种普通斜面一支作为对照。于（36±1）℃培养 24 h。阳性者葡萄糖铵斜面上有正常大小的菌落生长;阴性者不生长,但在对照培养基上生长良好。如在葡萄糖铵斜面生长极微小的菌落可视为阴性结果。

注:容器使用前应用清洁液浸泡。再用清水、蒸馏水冲洗干净,并用新棉花做成棉塞,干热灭菌后使用。如果操作时不注意,有杂质污染时,易造成假阳性的结果。

3.6　β-半乳糖苷酶培养基

3.6.1　液体法（ONPG 法）

3.6.1.1　成分

邻硝基苯-β-D-半乳糖苷（ONPG）	60.0 mg
0.01 mol/L 磷酸钠缓冲液（pH 7.5±0.2）	10.0 mL
1%蛋白胨水（pH 7.5±0.2）	30.0 mL

3.6.1.2　制法

将 ONPG 溶于缓冲液内,加入蛋白胨水,以过滤法除菌,分装于 10 mm×75 mm 试管内,每管 0.5 mL,用橡皮塞塞紧。

3.6.1.3　试验方法

自琼脂斜面挑取培养物一满环接种,于（36±1）℃培养 1~3 h 和 24 h 观察结果。如果 β-D-半乳糖苷酶产生,则于 1~3 h 变黄色,如无此酶,则 24 h 不变色。

3.6.2　平板法（X-Gal 法）

3.6.2.1　成分

蛋白胨	20.0 g
氯化钠	3.0 g
5-溴-4-氯-3-吲哚-β-D-半乳糖苷（X-Gal）	200.0 mg
琼脂	15.0 g
蒸馏水	1000.0 mL

3.6.2.2　制法

将各成分（3.6.2.1）加热煮沸于 1 L 水中,冷却至 25℃左右,校正 pH 至 7.2±0.2,115℃高压灭菌 10 min。

倾注平板,避光冷藏备用。

3.6.2.3　试验方法

挑取琼脂斜面培养物接种于平板,划线和点种均可,于（36±1）℃培养 18~24 h 观察结果。如果 β-D-半乳糖苷酶产生,则平板上培养物颜色变蓝色,如无此酶则培养物为无色或不透明色,培养 48~72 h 后,有部分转为淡粉红色。

3.7 氨基酸脱羧酶试验培养基

3.7.1 成分

蛋白胨	5.0 g
酵母浸膏	3.0 g
葡萄糖	1.0 g
1.6%溴甲酚紫-乙醇溶液	1.0 mL
L 型或 DL 型赖氨酸和鸟氨酸	0.5 g/100 mL 或 1.0 g/100 mL
蒸馏水	1000.0 mL

3.7.2 制法

除氨基酸以外的成分加热溶解后，分装每瓶 100 mL，分别加入赖氨酸和鸟氨酸。L-氨基酸按 0.5%加入，DL-氨基酸按 1%加入，再校正 pH 至 6.8±0.2。对照培养基不加氨基酸。分装于灭菌的小试管内，每管 0.5 mL，上面滴加一层石蜡油，115℃高压灭菌 10 min。

3.7.3 试验方法

从琼脂斜面上挑取培养物接种，于（36±1）℃培养 18~24 h，观察结果。氨基酸脱羧酶阳性者由于产碱，培养基应呈紫色。阴性者无碱性产物，但因葡萄糖产酸而使培养基变为黄色。阴性对照管应为黄色，空白对照管为紫色。

3.8 西蒙氏柠檬酸盐培养基

3.8.1 成分

氯化钠	5.0 g
硫酸镁（$MgSO_4 \cdot 7H_2O$）	0.2 g
磷酸二氢铵	1.0 g
磷酸氢二钾	1.0 g
柠檬酸钠	1.0 g
琼脂粉	12.0~15.0 g
蒸馏水	1000.0 mL
0.2%溴麝香草酚蓝溶液	40.0 mL

3.8.2 制法

除溴麝香草酚蓝溶液和琼脂外，将上述各成分溶解于 1000.0 mL 蒸馏水内，校正 pH 至 6.8，再加琼脂，加热溶化。然后加入溴麝香草酚蓝溶液，混合均匀后分装试管，121℃高压灭菌 15 min。制成斜面。

3.8.3 试验方法

挑取少量琼脂培养物接种于西蒙氏柠檬酸培养基，(36±1)℃培养 4 d。每天观察结果，阳性者斜面上有菌落生长，培养基从绿色转为蓝色。

3.9 黏液酸盐培养基

3.9.1 测试肉汤

3.9.1.1 成分

酪蛋白胨	10.0 g
溴麝香草酚蓝溶液	0.024 g
蒸馏水	1000.0 mL

黏液酸 10.0 g

3.9.1.2 制法

慢慢加入 5 mol/L 氢氧化钠以溶解黏液酸，混匀。其余成分加热溶解，加入上述黏液酸，冷却至25℃左右，校正 pH 至 7.4±0.2，分装试管，每管约 5 mL，于121℃高压灭菌 10 min。

3.9.2 质控肉汤

3.9.2.1 成分

酪蛋白胨	10.0 g
溴麝香草酚蓝溶液	0.024 g
蒸馏水	1000.0 mL

3.9.2.2 制法

所有成分加热溶解，冷却至25℃左右，校正 pH 至 7.4±0.2，分装试管，每管约 5 mL，于121℃高压灭菌 10 min。

3.9.3 试验方法

将待测新鲜培养物接种测试肉汤（3.9.1）和质控肉汤（3.9.2），于（36±1）℃培养 48 h 观察结果，肉汤颜色蓝色不变则为阴性结果，变为黄色或稻草黄色为阳性结果。

3.10 嗜盐性试验培养基

3.10.1 成分

胰蛋白胨	10.0 g
氯化钠	按不同量加入
蒸馏水	1000.0 mL

3.10.2 制法

将 3.10.1 中成分溶于蒸馏水中，校正 pH 至 7.2±0.2，共配制 5 瓶，每瓶 100 mL。每瓶分别加入不同量的氯化钠：①不加；②3 g；③6 g；④8 g；⑤10 g。分装试管，121℃高压灭菌 15 min。

3.11 3%氯化钠甘露醇试验培养基

3.11.1 成分

牛肉膏	5.0 g
蛋白胨	10.0 g
氯化钠	30.0 g
磷酸氢二钠（$Na_2HPO_4 \cdot 12H_2O$）	2.0 g
甘露醇	5.0 g
溴麝香草酚蓝	0.024 g
蒸馏水	1000.0 mL

3.11.2 制法

将 3.11.1 中成分溶于蒸馏水中，校正 pH 至 7.4±0.2，分装小试管，121℃高压灭菌 10 min。

3.11.3 试验方法

从琼脂斜面上挑取培养物接种，于（36±1）℃培养不少于 24 h，观察结果。甘露醇阳性者培养物呈黄色，阴性者为绿色或蓝色。

3.12　3%氯化钠赖氨酸脱羧酶试验培养基

3.12.1　成分

蛋白胨	5.0 g
酵母浸膏	3.0 g
葡萄糖	1.0 g
溴甲酚紫	0.02 g
L-赖氨酸	5.0 g
氯化钠	30.0 g
蒸馏水	1000.0 mL

3.12.2　制法

除赖氨酸以外的成分溶于蒸馏水中，校正 pH 至 6.8±0.2。再按 0.5% 的比例加入赖氨酸，对照培养基不加赖氨酸。分装小试管，每管 0.5 mL，121℃高压灭菌 15 min。

3.12.3　试验方法

从琼脂斜面上挑取培养物接种，于 (36±1)℃培养不少于 24 h，观察结果。赖氨酸脱羧酶阳性者由于产碱中和葡萄糖产酸，故培养基仍应呈紫色。阴性者无碱性产物，但因葡萄糖产酸而使培养基变为黄色。对照管应为黄色。

3.13　3%氯化钠 MR-VP 培养基

3.13.1　成分

多胨	7.0 g
葡萄糖	5.0 g
磷酸氢二钾（K_2HPO_4）	5.0 g
氯化钠	30.0 g
蒸馏水	1000.0 mL

3.13.2　制法

将 3.13.1 中成分溶于蒸馏水中，校正 pH 至 6.9±0.2，分装试管，121℃高压灭菌 15 min。

3.14　CIN-1 培养基

3.14.1　基础培养基

胰胨	20.0 g
酵母浸膏	2.0 g
甘露醇	20.0 g
氯化钠	1.0 g
去氧胆酸钠	2.0 g
硫酸镁	0.01 g
琼脂	12.0 g
蒸馏水	950.0 mL

校正 pH 至 7.5±0.1，将基础培养基于 121℃高压灭菌 15 min，备用。

3.14.2　Irgasan（二氯苯氧氯酚）

可用 95% 的乙醇作溶剂，溶解二苯醚，配成 0.4% 的溶液来替代 Irgasan，待基础培养基冷却至 80℃时，加入 1 mL 混匀。

3.14.3 冷至50℃时，加入：

中性红（3.0 mg/mL）	10.0 mL
结晶紫（0.1 mg/mL）	10.0 mL
头孢菌素（1.5 mg/mL）	10.0 mL
新生霉素（0.25 mg/mL）	10.0 mL

最后不断搅拌加入10.0 mL的10%氯化锶，倾注平皿。

3.15 改良Y培养基

3.15.1 成分

蛋白胨	15.0 g
氯化钠	5.0 g
乳糖	10.0 g
草酸钠	2.0 g
去氧胆酸钠	6.0 g
三号胆盐	5.0 g
丙酮酸钠	2.0 g
孟加拉红	40.0 mg
水解酪蛋白	5.0 g
琼脂	17.0 g
蒸馏水	1000.0 mL

3.15.2 制法

将3.15.1中成分混合，校正pH 7.4±0.1。于121℃高压灭菌15 min，待冷却至45℃左右时，倾注平皿。

3.16 改良克氏双糖培养基

3.16.1 成分

蛋白胨	20.0 g
牛肉膏	3.0 g
酵母膏	3.0 g
山梨醇	20.0 g
葡萄糖	1.0 g
氯化钠	5.0 g
柠檬酸铁铵	0.5 g
硫代硫酸钠	0.5 g
琼脂	12.0 g
酚红	0.025 g
蒸馏水	1000.0 mL

3.16.2 制法

将酚红以外的各成分溶解于蒸馏水中，校正pH至7.4。加入0.2%的酚红溶液12.5 mL，摇匀，分装试管，装量宜多些，以便得到比较高的底层。121℃高压灭菌15 min，放置高层斜面备用。

3.17 鸟氨酸脱羧酶培养基

3.17.1 成分

蛋白胨	5.0 g
酵母浸膏	3.0 g
葡萄糖	1.0 g
蒸馏水	1000.0 mL
1.6%溴甲酚紫-乙醇溶液	1.0 mL
L-鸟氨酸或 DL-鸟氨酸	0.5 g/100 mL 或 1 g/100 mL

3.17.2 制法

除鸟氨酸以外的成分加热溶解后，分装，每瓶 100 mL，分别加入鸟氨酸。L-鸟氨酸按 0.5%加入，DL-鸟氨酸按 1%加入。再校正 pH 至 6.8。对照培养基不加鸟氨酸。分装于无菌的小试管内，每管 0.5 mL，上面滴加一层液体石蜡，115℃高压灭菌 10 min。

3.17.3 试验方法

从琼脂斜面上挑取培养物接种，于 (26±1)℃培养 18～24 h，观察结果。鸟氨酸脱羧酶阳性者由于产碱，培养基呈紫色。阴性者无碱性产物，但因葡萄糖产酸而使培养基变为黄色。对照管为黄色。

3.18 尿素培养基

3.18.1 成分

尿素	20.0 g
酵母浸膏	0.1 g
磷酸二氢钾	0.091 g
磷酸氢二钠	0.095 g
酚红	0.01 g
蒸馏水	1000.0 mL

3.18.2 制法

将 3.18.1 中成分于蒸馏水中溶解，校正 pH 至 6.8±0.2。不要加热，过滤除菌，无菌分装于灭菌小试管中，每管约为 3 mL。

3.18.3 试验方法

挑取琼脂培养物接种在尿素培养基，(26±1)℃培养 24 h。尿素酶阳性者由于产碱而使培养基变为红色。

3.19 肠毒素产毒培养基

3.19.1 成分

蛋白胨	20.0 g
胰消化酪蛋白	200.0 mg（氨基酸）
氯化钠	5.0 g
磷酸氢二钾	1.0 g
磷酸二氢钾	1.0 g
氯化钙	0.1 g
硫酸镁	0.2 g

| 烟酸 | 0.01 g |
| 蒸馏水 | 1000.0 mL |

pH 7.3±0.2

3.19.2 制法

将所有成分混于水中，溶解后调节 pH，121℃高压灭菌 30 min。

3.20 改良胰蛋白胨大豆肉汤（Modified tryptone soybean broth，mTSB）

3.20.1 基础培养基［胰蛋白胨大豆肉汤（Tryptone soybean broth，TSB）］

3.20.1.1 成分

胰蛋白胨	17.0 g
大豆蛋白胨	3.0 g
氯化钠	5.0 g
磷酸二氢钾（无水）	2.5 g
葡萄糖	2.5 g
蒸馏水	1000.0 mL

3.20.1.2 制法

将 3.20.1.1 中各成分溶于蒸馏水中，加热溶解，校正 pH 至 7.3±0.2，121℃灭菌 15 min。

3.20.2 抗生素溶液

3.20.2.1 多黏菌素溶液

称取 10 mg 多黏菌素 B 于 10 mL 灭菌蒸馏水中，振摇混匀，充分溶解后过滤除菌。

3.20.2.2 萘啶酮酸钠溶液

称取 10 mg 萘啶酮酸于 10 mL 0.05 mol/L 氢氧化钠溶液中，振摇混匀，充分溶解后过滤除菌。

3.20.3 完全培养基

3.20.3.1 成分

胰蛋白胨大豆肉汤（TSB）	1000.0 mL
多黏菌素溶液	10.0 mL
萘啶酮酸钠溶液	10.0 mL

3.20.3.2 制法

无菌条件下，将 3.20.3.1 中各成分进行混合，充分混匀，分装备用。

3.21 庖肉培养基

3.21.1 成分

新鲜牛肉	500.0 g
蛋白胨	30.0 g
酵母浸膏	5.0 g
磷酸二氢钠	5.0 g
葡萄糖	3.0 g
可溶性淀粉	2.0 g
蒸馏水	1000.0 mL

3.21.2 制法

称取新鲜除去脂肪与筋膜的牛肉 500.0 g，切碎，加入蒸馏水 1000 mL 和 1 mol/L 氢氧化钠溶液 25 mL，搅拌煮沸 15 min，充分冷却，除去表层脂肪，纱布过滤并挤出肉渣余液，分别收集肉汤和碎肉渣。在肉汤中加入成分表中其他物质，并用蒸馏水补足至 1000 mL，调节 pH 至 7.4±0.1，肉渣凉至半干。

在 20 mm×150 mm 试管中先加入碎肉渣 1~2 cm 高，每管加入还原铁粉 0.1~0.2 g 或少许铁屑，再加入配制肉汤 15 mL，最后加入液体石蜡覆盖培养基 0.3~0.4 cm，121℃ 高压蒸汽灭菌 20 min。

3.22　卵黄琼脂培养基

3.22.1　基础培养基成分

酵母浸膏	5.0 g
胰胨	5.0 g
胨胨（proteose peptone）	20.0 g
氯化钠	5.0 g
琼脂	20.0 g
蒸馏水	1000.0 mL

3.22.2　卵黄乳液

用硬刷清洗鸡蛋 2~3 个，沥干，杀菌消毒表面，无菌打开，取出内容物，弃去蛋白，用无菌注射器吸取蛋黄，放入无菌容器中，加等量无菌生理盐水，充分混合均匀，4℃ 保存备用。

3.22.3　制法

将 3.22.1 中成分溶于蒸馏水中，调节 pH 至 7.0±0.2，分装锥形瓶，121℃ 高压蒸汽灭菌 15 min，冷却至 50℃ 左右，按每 100 mL 基础培养基加入 15 mL 卵黄乳液，充分混匀，倾注平板，35℃ 培育 24 h 进行无菌检查后，冷藏备用。

3.23　动力培养基

3.23.1　成分

胰酪胨（或酪蛋白胨）	10.0 g
酵母粉	2.5 g
葡萄糖	5.0 g
无水磷酸氢二钠	2.5 g
琼脂粉	3.0~5.0 g
蒸馏水	1000.0 mL

3.23.2　制法

将上述各成分溶于蒸馏水，校正 pH 至 7.2±0.2，加热溶解。分装每管 2~3 mL。115℃ 高压灭菌 20 min，备用。

3.23.3　试验方法

用接种针挑取培养物穿刺接种于动力培养基中，(30±1)℃ 培养（48±2）h。蜡样芽孢杆菌应沿穿刺线呈扩散生长，而蕈状芽孢杆菌常常呈绒毛状生长，形成蜂巢状扩散。动力试验也可用悬滴法检查。蜡样芽孢杆菌和苏云金芽孢杆菌通常运动极为活泼，而炭疽杆菌则不运动。

3.24　硫酸锰营养琼脂培养基

3.24.1　成分

| 胰蛋白胨 | 5.0 g |

葡萄糖	5.0 g
酵母浸膏	5.0 g
磷酸氢二钾	4.0 g
3.08%硫酸锰（$MnSO_4 \cdot H_2O$）	1.0 mL
琼脂粉	12.0~15.0 g
蒸馏水	1000.0 mL

3.24.2 制法

将上述成分溶解于蒸馏水，校正 pH 至 7.2±0.2。121℃高压灭菌 15 min，备用。

3.25 VP 培养基

3.25.1 成分

磷酸氢二钾	5.0 g
蛋白胨	7.0 g
葡萄糖	5.0 g
氯化钠	5.0 g
蒸馏水	1000.0 mL

3.25.2 制法

将上述各成分溶解于蒸馏水。校正 pH 至 7.0±0.2，分装每管 1 mL。115℃高压灭菌 20 min，备用。

3.25.3 试验方法

用营养琼脂培养物接种于本培养基中，(36±1)℃培养 48~72 h。加入 6% α-萘酚-乙醇溶液 0.5 mL 和 400 g/L 氢氧化钾溶液 0.2 mL，充分振摇试管，观察结果，阳性反应立即或于数分钟内出现红色。如为阴性，应放在 (36±1)℃培养 4 h 再观察。

3.26 明胶培养基

3.26.1 成分

蛋白胨	5.0 g
牛肉粉	3.0 g
明胶	120.0 g
蒸馏水	1000.0 mL

3.26.2 制法

将上述成分混合，置流动蒸汽灭菌器内，加热溶解，校正 pH 至 7.4~7.6，过滤。分装试管，121℃高压灭菌 10 min，备用。

3.26.3 试验方法

挑取可疑菌落接种于明胶培养基，(36±1)℃培养 (24±2) h，取出，2~8℃放置 30 min，取出，观察明胶液化情况。

3.27 SIM 动力培养基

3.27.1 成分

胰胨	20.0 g
多价胨	6.0 g
硫酸铁铵	0.2 g

硫代硫酸钠	0.2 g
琼脂	3.5 g
蒸馏水	1000.0 mL

3.27.2 制法

将上述各成分加热混匀，调节 pH 至 7.2±0.2，分装小试管，121℃ 高压灭菌 15 min，备用。

3.27.3 试验方法

挑取纯培养的单个可疑菌落穿刺接种到 SIM 培养基中，于 25~30℃ 培养 48 h，观察结果。

3.28 L-赖氨酸脱羧酶培养基

3.28.1 成分

L-赖氨酸盐酸盐（L-lysine monohydrochloride）	5.0 g
酵母浸膏	3.0 g
葡萄糖	1.0 g
溴甲酚紫	0.015 g
蒸馏水	1000.0 mL

3.28.2 制法

将各成分加热溶解，必要时调节 pH 至 6.8±0.2。每管分装 5 mL，121℃ 高压 15 min。

3.28.3 试验方法

挑取培养物接种于 L-赖氨酸脱羧酶培养基，刚好在液体培养基的液面下。(30±1)℃ 培养 (24±2) h，观察结果。L-赖氨酸脱羧酶试验阳性者，培养基呈紫色，阴性者为黄色，空白对照管为紫色。

3.29 L-鸟氨酸脱羧酶培养基

3.29.1 成分

L-鸟氨酸盐酸盐（L-ornithine monohydrochloride）	5.0 g
酵母浸膏	3.0 g
葡萄糖	1.0 g
溴甲酚紫	0.015 g
蒸馏水	1000.0 mL

3.29.2 制法

将各成分加热溶解，必要时调节 pH 至 6.8±0.2。每管分装 5 mL。121℃ 高压 15 min。

3.29.3 试验方法

挑取培养物接种于 L-鸟氨酸脱羧酶培养基，刚好在液体培养基的液面下。(30±1)℃ 培养 (24±2) h，观察结果。L-鸟氨酸脱羧酶试验阳性者，培养基呈紫色，阴性者为黄色。

3.30 L-精氨酸双水解酶培养基

3.30.1 成分

L-精氨酸盐酸盐（L-arginine monohydrochloride）	5.0 g
酵母浸膏	3.0 g
葡萄糖	1.0 g
溴甲酚紫	0.015 g

| 蒸馏水 | 1000.0 mL |

3.30.2 制法

将各成分加热溶解，必要时调节 pH 至 6.8±0.2。每管分装 5 mL。121℃高压 15 min。

3.30.3 试验方法

挑取培养物接种于 L-精氨酸脱羧酶培养基，刚好在液体培养基的液面下。(30±1)℃培养(24±2) h，观察结果。L-精氨酸脱羧酶试验阳性者，培养基呈紫色，阴性者为黄色。

3.31 糖类发酵培养基

3.31.1 基础培养基

3.31.1.1 成分

酪蛋白（酶消化）	10.0 g
氯化钠	5.0 g
酚红	0.02 g
蒸馏水	1000.0 mL

3.31.1.2 制法

将各成分加热溶解，必要时调节 pH 至 6.8±0.2。每管分装 5 mL。121℃高压 15 min。

3.31.2 糖类溶液（D-山梨醇、L-鼠李糖、D-蔗糖、D-蜜二糖、苦杏仁苷）

3.31.2.1 成分

| 糖 | 8.0 g |
| 蒸馏水 | 100.0 mL |

3.31.2.2 制法

分别称取 D-山梨醇、L-鼠李糖、D-蔗糖、D-蜜二糖、苦杏仁苷等糖类成分各 8 g，溶于 100 mL 蒸馏水中，过滤除菌，制成 80 mg/mL 的糖类溶液。

3.31.3 完整培养基

3.31.3.1 成分

| 基础培养基 | 875.0 mL |
| 糖类溶液 | 125.0 mL |

3.31.3.2 制法

无菌操作，将每种糖类溶液加入基础培养基，混匀；分装到无菌试管中，每管 10 mL。

3.31.4 试验方法

挑取培养物接种于各种糖类发酵培养基，刚好在液体培养基的液面下。(30±1)℃培养(24±2) h，观察结果。糖类发酵试验阳性者，培养基呈黄色，阴性者为红色。

3.32 亚硫酸铋（BS）琼脂

3.32.1 成分

蛋白胨	10.0 g
牛肉膏	5.0 g
葡萄糖	5.0 g
硫酸亚铁	0.3 g
磷酸氢二钠	4.0 g
煌绿	0.025 g 或 5.0 g/L 水溶液 5.0 mL

柠檬酸铋铵	2.0 g
亚硫酸钠	6.0 g
琼脂	18.0~20.0 g
蒸馏水	1000.0 mL

3.32.2 制法

将前 3 种成分加入 300 mL 蒸馏水（制作基础液），硫酸亚铁和磷酸氢二钠分别加入 20 mL 和 30 mL 蒸馏水中，柠檬酸铋铵和亚硫酸钠分别加入另一 20 mL 和 30 mL 蒸馏水中，琼脂加入 600 mL 蒸馏水中。然后分别搅拌均匀，煮沸溶解。冷至 80℃ 左右时，先将硫酸亚铁和磷酸氢二钠混匀，倒入基础液中，混匀。将柠檬酸铋铵和亚硫酸钠混匀，倒入基础液中，再混匀。调节 pH 至 7.5±0.2，随即倾入琼脂液中，混合均匀，冷至 50~55℃。加入煌绿溶液充分混匀后立即倾注平皿。

注：本培养基不需要高压灭菌，在制备过程中不宜过分加热，避免降低其选择性，贮于室温暗处，超过 48 h 会降低其选择性，本培养基宜于当天制备，第二天使用。

3.33 HE 琼脂（Hektoen Enteric Agar）

3.33.1 成分

蛋白胨	12.0 g
牛肉膏	3.0 g
乳糖	12.0 g
蔗糖	12.0 g
水杨素	2.0 g
胆盐	20.0 g
氯化钠	5.0 g
琼脂	18.0~20.0 g
蒸馏水	1000.0 mL
0.4%溴麝香草酚蓝溶液	16.0 mL
Andrade 指示剂	20.0 mL
甲液	20.0 mL
乙液	20.0 mL

3.33.2 制法

将前面 7 种成分溶解于 400 mL 蒸馏水内作为基础液，将琼脂加入 600 mL 蒸馏水内。然后分别搅拌均匀，煮沸溶解。加入甲液和乙液于基础液内，调节 pH 至 7.5±0.2。再加入指示剂，并与琼脂液合并，待冷至 50~55℃ 倾注平皿。

注：①本培养基不需要高压灭菌，在制备过程中不宜过分加热，避免降低其选性。

②甲液的配制：

硫代硫酸钠	34.0 g
柠檬酸铁铵	4.0 g
蒸馏水	100.0 mL

③乙液的配制：

| 去氧胆酸钠 | 10.0 g |

| 蒸馏水 | 100.0 mL |

④Andrade 指示剂：

酸性复红	0.5 g
1 mol/L 氢氧化钠溶液	16.0 mL
蒸馏水	100.0 mL

将复红溶解于蒸馏水中，加入氢氧化钠溶液。数小时后如复红褪色不全，再加氢氧化钠溶液 1~2 mL。

3.34 木糖赖氨酸脱氧胆酸盐（XLD）琼脂

3.34.1 成分

酵母膏	3.0 g
L-赖氨酸	5.0 g
木糖	3.75 g
乳糖	7.5 g
蔗糖	7.5 g
去氧胆酸钠	2.5 g
柠檬酸铁铵	0.8 g
硫代硫酸钠	6.8 g
氯化钠	5.0 g
琼脂	15.0 g
酚红	0.08 g
蒸馏水	1000.0 mL

3.34.2 制法

除酚红和琼脂外，将其他成分加入 400 mL 蒸馏水中，煮沸溶解，调节 pH 至 7.4±0.2。另将琼脂加入 600 mL 蒸馏水中，煮沸溶解。将上述两溶液混合均匀后，再加入指示剂，待冷至 50~55℃ 倾注平皿。

注：本培养基不需要高压灭菌，在制备过程中不宜过分加热，避免降低其选择性，贮于室温暗处。本培养基宜于当天制备，第二天使用。

3.35 三糖铁（TSI）琼脂

3.35.1 成分

蛋白胨	20.0 g
牛肉浸膏	5.0 g
乳糖	10.0 g
蔗糖	10.0 g
葡萄糖	1.0 g
硫酸亚铁铵 [$(NH_4)_2Fe(SO_4)_2·6H_2O$]	0.2 g
氯化钠	5.0 g
硫代硫酸钠	0.2 g
酚红	0.025 g
琼脂	12.0 g

蒸馏水	1000.0 mL

3.35.2 制法

除酚红和琼脂外，将其他成分加于 400 mL 水中，搅拌均匀，静置约 10 min，加热使完全溶化，冷却至 25℃ 左右校正 pH 至 7.4±0.2。另将琼脂加于 600 mL 水中，静置约 10 min，加热使完全溶化。将两溶液混合均匀，加入 5%酚红水溶液 5 mL，混匀，分装小号试管，每管约 3 mL。于 121℃ 灭菌 15 min，制成高层斜面。冷却后呈橘红色。如不立即使用，在 2~8℃ 条件下可储存 1 个月。

3.36 尿素琼脂（pH 7.2）

3.36.1 成分

蛋白胨	1.0 g
氯化钠	5.0 g
葡萄糖	1.0 g
磷酸二氢钾	2.0 g
4 g/L 酚红	3.0 mL
琼脂	20.0 g
200 g/L 尿素溶液	100.0 mL
蒸馏水	1000.0 mL

3.36.2 制法

除酚红、尿素和琼脂外的其他成分加热溶解，冷却至 25℃ 左右，校正 pH 至 7.2±0.2，加入酚红指示剂，混匀，于 121℃ 灭菌 15 min。冷至约 55℃，加入用 0.22 μm 过滤膜除菌后的 200 g/L 尿素水溶液 100 mL，混匀，以无菌操作分装灭菌试管，每管 3~4 mL，制成斜面后放冰箱备用。

3.36.3 试验方法

挑取琼脂培养物接种，在（36±1）℃ 培养 24 h，观察结果。尿素酶阳性者由于产碱而使培养基变为红色。

3.37 半固体琼脂

3.37.1 成分

蛋白胨	1.0 g
牛肉膏	0.3 g
氯化钠	0.5 g
琼脂	0.3~0.5 g
蒸馏水	100.0 mL

3.37.2 制法

按以上成分配好，加热溶解，冷却至 25℃ 左右校正 pH 至 7.4±0.2，分装小试管。121℃ 灭菌 15 min，直立凝固备用。

注：供动力观察、菌种保存、H 抗原位相变异试验等用。

3.38 麦康凯（MAC）琼脂

3.38.1 成分

蛋白胨	20.0 g

乳糖	10.0 g
三号胆盐	1.5 g
氯化钠	5.0 g
中性红	0.03 g
结晶紫	0.001 g
琼脂	15.0 g
蒸馏水	1000.0 mL

3.38.2 制法

将以上成分混合加热溶解，校正 pH 至 7.2±0.2。121℃高压灭菌 15 min。冷却至 45~50℃，倾注平板。

注：如不立即使用，在 2~8℃条件下可储存两周。

3.39 营养琼脂斜面[营养琼脂（NA）]

3.39.1 成分

蛋白胨	10.0 g
牛肉膏	3.0 g
氯化钠	5.0 g
琼脂	15.0~20.0 g
蒸馏水	1000.0 mL

3.39.2 制法

将除琼脂以外的各成分溶解于蒸馏水内，加入15%氢氧化钠溶液约2 mL，校正 pH 至 7.3±0.2。加入琼脂，加热煮沸，使琼脂溶化。分装烧瓶，121℃高压灭菌 15 min。

3.40 伊红美蓝（EMB）琼脂

3.40.1 成分

蛋白胨	10.0 g
乳糖	10.0 g
磷酸氢二钾（K_2HPO_4）	2.0 g
琼脂	15.0 g
20 g/L 伊红 Y 水溶液	20.0 mL
5 g/L 美蓝水溶液	13.0 mL
蒸馏水	1000.0 mL

3.40.2 制法

在 1000 mL 蒸馏水中煮沸溶解蛋白胨、磷酸盐和乳糖，加水补足，冷却至25℃左右，校正 pH 至 7.1±0.2。再加入琼脂，121℃高压灭菌 15 min。冷至 45~50℃，加入 20 g/L 伊红 Y 水溶液和 5 g/L 美蓝水溶液，摇匀，倾注平皿。

3.41 硫代硫酸盐-柠檬酸盐-胆盐-蔗糖（TCBS）琼脂

3.41.1 成分

蛋白胨	10.0 g
酵母浸膏	5.0 g
柠檬酸钠（$C_6H_5O_7Na_3·2H_2O$）	10.0 g

硫代硫酸钠（Na$_2$S$_2$O$_3$·5H$_2$O）	10.0 g
氯化钠	10.0 g
牛胆汁粉	5.0 g
柠檬酸铁	1.0 g
胆酸钠	3.0 g
蔗糖	20.0 g
溴麝香草酚蓝	0.04 g
麝香草酚蓝	0.04 g
琼脂	15.0 g
蒸馏水	1000.0 mL

3.41.2　制法

将 3.41.1 中成分溶于蒸馏水中，校正 pH 至 8.6±0.2，加热煮沸至完全溶解。冷至 50℃左右，倾注平板备用。

3.42　3%氯化钠胰蛋白胨大豆琼脂（NTSA）

3.42.1　成分

胰蛋白胨	15.0 g
大豆蛋白胨	5.0 g
氯化钠	30.0 g
琼脂	15.0 g
蒸馏水	1000.0 mL

3.42.2　制法

将 3.42.1 中成分溶于蒸馏水中，校正 pH 至 7.3±0.2，121℃高压灭菌 15 min。

3.43　3%氯化钠三糖铁琼脂

3.43.1　成分

蛋白胨	15.0 g
胨蛋白胨	5.0 g
牛肉膏	3.0 g
酵母浸膏	3.0 g
氯化钠	30.0 g
乳糖	10.0 g
蔗糖	10.0 g
葡萄糖	1.0 g
硫酸亚铁（FeSO$_4$）	0.2 g
苯酚红	0.024 g
硫代硫酸钠（Na$_2$S$_2$O$_3$）	0.3 g
琼脂	12.0 g
蒸馏水	1000.0 mL

3.43.2　制法

将 3.43.1 中成分溶于蒸馏水中，校正 pH 至 7.4±0.2。分装到适当容量的试管中。121℃

高压灭菌 15 min。制成高层斜面，斜面长 4~5 cm，高层深度为 2~3 cm。

3.44 我妻氏血琼脂

3.44.1 成分

酵母浸膏	3.0 g
蛋白胨	10.0 g
氯化钠	70.0 g
磷酸氢二钾（K_2HPO_4）	5.0 g
甘露醇	10.0 g
结晶紫	0.001 g
琼脂	15.0 g
蒸馏水	1000.0 mL

3.44.2 制法

将 3.44.1 中成分溶于蒸馏水中，校正 pH 至 8.0±0.2，加热至 100℃，保持 30 min，冷至 45~50℃，与 50 mL 预先洗涤的新鲜人或兔红细胞（含抗凝血剂）混合，倾注平板。干燥平板，尽快使用。

3.45 改良 CCD 琼脂（modified Charcoal Cefoperazone Deoxycholate Agar，mCCDA）

3.45.1 基础培养基

3.45.1.1 成分

肉浸液	10.0 g
动物组织酶解物	10.0 g
氯化钠	5.0 g
木炭	4.0 g
酪蛋白酶解物	3.0 g
去氧胆酸钠	1.0 g
硫酸亚铁	0.25 g
丙酮酸钠	0.25 g
琼脂	8.0~18.0 g
蒸馏水	1000.0 mL

3.45.1.2 制法

将 3.45.1.1 中各成分溶于蒸馏水中，121℃灭菌 15 min，备用。

3.45.2 抗生素溶液

3.45.2.1 成分

头孢哌酮（cefoperazone）	0.032 g
两性霉素 B（amphotericin B）	0.01 g
利福平（rifampicin）	0.01 g
乙醇/灭菌水（50/50，体积比）	5.0 mL

3.45.2.2 制法

将 3.45.2.1 中各成分溶解于乙醇/灭菌水混合溶液中。

3.45.3 完全培养基

3.45.3.1 成分

基础培养基	1000.0 mL
抗生素溶液	5.0 mL

3.45.3.2 制法

当基础培养基的温度约为 45℃ 左右时，加入抗生素溶液，混匀。校正 pH 至 7.4±0.2（25℃）。倾注 15 mL 于无菌平皿中，静置至培养基凝固。使用前需预先干燥平板。制备的平板未干燥时，在室温放置不得超过 4 h，或在 4℃ 左右冷藏不得超过 7 d。

3.46 哥伦比亚血琼脂（Columbia blood agar）

3.46.1 基础培养基

3.46.1.1 成分

动物组织酶解物	23.0 g
淀粉	1.0 g
氯化钠	5.0 g
琼脂	8.0~18.0 g
蒸馏水	1000.0 mL

3.46.1.2 制法

将 3.46.1.1 成分溶于蒸馏水中，121℃ 灭菌 15 min，备用。

3.46.2 无菌脱纤维绵羊血

无菌操作条件下，将绵羊血倒入盛有灭菌玻璃珠的容器中，振摇约 10 min，静置后除去附有血纤维的玻璃珠即可。

3.46.3 完全培养基

3.46.3.1 成分

基础培养基	1000.0 mL
无菌脱纤维绵羊血	50.0 mL

3.46.3.2 制法

当基础培养基的温度为 45℃ 左右时，无菌加入绵羊血，混匀。校正 pH 至 7.3±0.2（25℃）。倾注 15 mL 完全培养基于无菌平皿中，静置至培养基凝固。制备的平板未干燥时在室温放置不得超过 4 h，或在 4℃ 左右冷藏不得超过 7 d。

3.47 Skirrow 血琼脂（Skirrow blood agar）

3.47.1 基础培养基

3.47.1.1 成分

蛋白胨	15.0 g
胰蛋白胨	2.5 g
酵母浸膏	5.0 g
氯化钠	5.0 g
琼脂	15.0 g
蒸馏水	1000.0 mL

3.47.1.2 制法

将 3.47.1.1 中各成分溶于蒸馏水中，121℃灭菌 15 min，备用。

3.47.2 FBP 溶液

3.47.2.1 成分

丙酮酸钠	0.25 g
焦亚硫酸钠	2.5 g
硫酸亚铁	5.0 g
蒸馏水	5.0 g

3.47.2.2 制法

将 3.47.2.1 中各成分溶于蒸馏水中，经 0.22 μm 滤膜过滤除菌。FBP 根据需要量现用现配，在-70℃储存不超过 3 个月或-20℃储存不超过 1 个月。

3.47.3 抗生素溶液

3.47.3.1 成分

头孢哌酮（cefoperazone）	0.032 g
两性霉素 B（amphotericin B）	0.01 g
利福平（rifampicin）	0.01 g
乙醇/灭菌水（50/50，体积比）	5.0 mL

3.47.3.2 制法

将 3.47.3.1 中各成分溶解于乙醇/灭菌水混合溶液中。

3.47.4 无菌脱纤维绵羊血

无菌操作条件下，将绵羊血倒入盛有灭菌玻璃珠的容器中，振摇约 10 min，静置后除去附有血纤维的玻璃珠即可。

3.47.5 完全培养基

3.47.5.1 成分

基础培养基	1000.0 mL
FBP 溶液	5.0 mL
抗生素溶液	5.0 mL
无菌脱纤维绵羊血	50.0 mL

3.47.5.2 制法

当基础培养基的温度约为 45℃左右时，加入 FBP 溶液、抗生素溶液与冻融的无菌脱纤维绵羊血，混匀。校正 pH 至 7.4±0.2（25℃）。倾注 15 mL 于无菌平皿中，静置至培养基凝固。预先制备的平板未干燥时在室温放置不得超过 4 h，或在 4℃左右冷藏不得超过 7 d。

3.48 血琼脂平板

3.48.1 成分

豆粉琼脂（pH 7.5±0.2）	100.0 mL
脱纤维羊血（或兔血）	5.0~10.0 mL

3.48.2 制法

加热溶化琼脂，冷却至 50℃，以无菌操作加入脱纤维羊血，摇匀，倾注平板。

3.49 Baird-Parker 琼脂平板

3.49.1 成分

胰蛋白胨	10.0 g
牛肉膏	5.0 g
酵母膏	1.0 g
丙酮酸钠	10.0 g
甘氨酸	12.0 g
氯化锂（LiCl·6H$_2$O）	5.0 g
琼脂	20.0 g
蒸馏水	950.0 mL

3.49.2 增菌剂的配法

30%卵黄盐水 50 mL 与通过 0.22 μm 孔径滤膜进行过滤除菌的 10 g/L 亚碲酸钾溶液 10 mL 混合，保存于冰箱内。

3.49.3 制法

将各成分加到蒸馏水中，加热煮沸至完全溶解，调节 pH 至 7.0±0.2。分装每瓶 95 mL，121℃高压灭菌 15 min。临用时加热溶化琼脂，冷至 50℃，每 95 mL 加入预热至 50℃ 的卵黄亚碲酸钾增菌剂 5 mL，摇匀后倾注平板。培养基应是致密不透明的。使用前在冰箱储存不得超过 48 h。

3.50 哥伦比亚 CNA 血琼脂（Columbia CNA blood agar）

3.50.1 成分

胰酪蛋白胨	12.0 g
动物组织蛋白消化液	5.0 g
酵母提取物	3.0 g
牛肉提取物	3.0 g
玉米淀粉	1.0 g
氯化钠	5.0 g
琼脂	13.5 g
多黏菌素	0.01 g
萘啶酸	0.01 g
蒸馏水	1000.0 mL

3.50.2 制法

将 3.50.1 中各成分溶于蒸馏水中，加热溶解，校正 pH 至 7.3±0.2，121℃灭菌 12 min，待冷却至 50℃左右时加 50 mL 无菌脱纤维绵羊血，摇匀后倒平板。

3.51 甘露醇卵黄多黏菌素（MYP）琼脂

3.51.1 成分

蛋白胨	10.0 g
牛肉粉	1.0 g
D-甘露醇	10.0 g
氯化钠	10.0 g

琼脂粉	12.0~15.0 g
2 g/L 酚红溶液	13.0 mL
50%卵黄液	50.0 mL
多黏菌素 B	100000.0 IU
蒸馏水	950.0 mL

3.51.2　制法

将 3.51.1 前 5 种成分加入 950 mL 蒸馏水中，加热溶解，校正 pH 至 7.3±0.1，加入酚红溶液。分装，每瓶 95 mL，121℃高压灭菌 15 min。临用时加热溶化琼脂，冷却至 50℃，每瓶加入 50%卵黄液 5 mL 和浓度为 10000 IU 的多黏菌素 B 溶液 1 mL，混匀后倾注平板。

3.51.2.1　50%卵黄液

取鲜鸡蛋，用硬刷将蛋壳彻底洗净，沥干，于 70%酒精溶液中浸泡 30 min。以无菌操作取出卵黄，加入等量灭菌生理盐水，混匀后备用。

3.51.2.2　多黏菌素 B 溶液

在 50 mL 灭菌蒸馏水中溶解 500000 IU 的无菌硫酸盐多黏菌素 B。

3.52　酪蛋白琼脂

3.52.1　成分

酪蛋白	10.0 g
牛肉粉	3.0 g
无水磷酸氢二钠	2.0 g
氯化钠	5.0 g
琼脂粉	12.0~15.0 g
蒸馏水	1000.0 mL
4 g/L 溴麝香草酚蓝溶液	12.5 mL

3.52.2　制法

除溴麝香草酚蓝溶液外，将各成分溶于蒸馏水中加热溶解（酪蛋白不会溶解）。校正 pH 至 7.4±0.2，加入溴麝香草酚蓝溶液，121℃高压灭菌 15 min 后倾注平板。

3.52.3　试验方法

用接种环挑取可疑菌落，接种于酪蛋白琼脂培养基上，(36±1)℃培养 (48±2) h，阳性反应菌落周围培养基应出现澄清透明区（表示产生酪蛋白酶）。阴性反应时应继续培养 72 h 再观察。

3.53　胰酪胨大豆羊血（TSSB）琼脂

3.53.1　成分

胰酪胨（或酪蛋白胨）	15.0 g
植物蛋白胨（或大豆蛋白胨）	5.0 g
氯化钠	5.0 g
无水磷酸氢二钾	2.5 g
葡萄糖	2.5 g
琼脂粉	12.0~15.0 g
蒸馏水	1000.0 mL

3.53.2 制法

将上述各成分于蒸馏水中加热溶解。校正 pH 至 7.2±0.2，分装每瓶 100 mL。121℃高压灭菌 15 min。水浴中冷却至 45~50℃，每 100 mL 加入 5~10 mL 无菌脱纤维羊血，混匀后倾注平板。

3.54 含 0.6%酵母浸膏的胰酪胨大豆琼脂（TSA-YE）

3.54.1 成分

胰胨	17.0 g
多价胨	3.0 g
酵母膏	6.0 g
氯化钠	5.0 g
磷酸氢二钾	2.5 g
葡萄糖	2.5 g
琼脂	15.0 g
蒸馏水	1000.0 mL

3.54.2 制法

将上述各成分加热搅拌溶解，调节 pH 至 7.2±0.2，分装，121℃高压灭菌 15 min，备用。

3.55 PALCAM 琼脂

3.55.1 成分

酵母膏	8.0 g
葡萄糖	0.5 g
七叶苷	0.8 g
柠檬酸铁铵	0.5 g
甘露醇	10.0 g
酚红	0.1 g
氯化锂	15.0 g
酪蛋白胰酶消化物	10.0 g
心胰酶消化物	3.0 g
玉米淀粉	1.0 g
肉胃酶消化物	5.0 g
氯化钠	5.0 g
琼脂	15.0 g
蒸馏水	1000.0 mL

3.55.2 制法

将上述成分加热溶解，调节 pH 至 7.2±0.2，分装，121℃高压灭菌 15 min，备用。

3.55.2.1 PALCAM 选择性添加剂

多黏菌素 B	5.0 mg
盐酸吖啶黄	2.5 mg
头孢他啶	10.0 mg
无菌蒸馏水	500.0 mL

3.55.2.2 制法

将 PALCAM 基础培养基溶化后冷却到50℃，加入 2 mL PALCAM 选择性添加剂，混匀后倾倒在无菌的平皿中，备用。

3.56 5%~8%羊血琼脂
3.56.1 成分

蛋白胨	1.0 g
牛肉膏	0.3 g
氯化钠	0.5 g
琼脂	1.5 g
蒸馏水	100.0 mL
脱纤维羊血	5.0~8.0 mL

3.56.2 制法

除新鲜脱纤维羊血外，加热溶化上述各组分，121℃ 高压灭菌 15 min，冷到50℃，以无菌操作加入新鲜脱纤维羊血，摇匀，倾注平板。

3.57 胰蛋白胨大豆琼脂（Trypticase soy agar，TSA）
3.57.1 成分

胰蛋白胨	15.0 g
植物蛋白胨	5.0 g
氯化钠	5.0 g
琼脂	15.0 g
蒸馏水	1000.0 mL

3.57.2 制法

加热搅拌至溶解，煮沸 1 min，调节 pH 至 7.3±0.2，121℃高压 15 min。

3.58 缓冲蛋白胨水（Buffer peptone water，BPW）
3.58.1 成分

蛋白胨	10.0 g
氯化钠	5.0 g
磷酸氢二钠（含12个结晶水）	9.0 g
磷酸二氢钾	1.5 g
蒸馏水	1000.0 mL

3.58.2 制法

将各成分加入蒸馏水中，搅混均匀，静置约 10 min，煮沸溶解，调节 pH 至 7.2±0.2，高压灭菌 121℃，15min。

3.59 四硫磺酸钠煌绿（TTB）增菌液
3.59.1 基础液

蛋白胨	10.0 g
牛肉膏	5.0 g
氯化钠	3.0 g
碳酸钙	45.0 g

| 蒸馏水 | 1000.0 mL |

除碳酸钙外，将各成分加入蒸馏水中，煮沸溶解，再加入碳酸钙，调节 pH 至 7.0±0.2，高压灭菌 121℃，20 min。

3.59.2 硫代硫酸钠溶液

| 硫代硫酸钠（含 5 个结晶水） | 50.0 g |
| 蒸馏水加至 | 100.0 mL |

高压灭菌 121℃，20 min。

3.59.3 碘溶液

碘片	20.0 g
碘化钾	25.0 g
蒸馏水加至	100.0 mL

将碘化钾充分溶解于少量的蒸馏水中，再投入碘片，振摇玻瓶至碘片全部溶解为止，然后加蒸馏水至规定的总量，贮存于棕色瓶内，塞紧瓶盖备用。

3.59.4 5 g/L 煌绿水溶液

| 煌绿 | 0.5 g |
| 蒸馏水 | 100.0 mL |

溶解后，存放暗处，不少于 1 d，使其自然灭菌。

3.59.5 牛胆盐溶液

| 牛胆盐 | 10.0 g |
| 蒸馏水 | 100.0 mL |

加热煮沸至完全溶解，高压灭菌 121℃，20min。

3.59.6 制法

基础液	900.0 mL
硫代硫酸钠溶液	100.0 mL
碘溶液	20.0 mL
煌绿水溶液	2.0 mL
牛胆盐溶液	50.0 mL

临用前，按上列顺序，以无菌操作依次加入基础液中，每加入一种成分，均应摇匀后再加入另一种成分。

3.60 氯化镁孔雀绿大豆胨（RVS）增菌液

3.60.1 成分

大豆蛋白胨	4.5 g
氯化钠	7.2 g
磷酸二氢钾	1.26 g
磷酸氢二钾	0.18 g
氯化镁（含 6 个结晶水）	28.6 g
孔雀绿	0.036 g
蒸馏水	1000 mL

3.60.2 制法

将各成分加入蒸馏水中，搅匀后加热溶解，必要时调节pH，定量分装于试管中，115℃高压灭菌15min。灭菌后的培养基在25℃的pH为5.2±0.2。

3.61 蛋白胨水、靛基质试剂

3.61.1 蛋白胨水

3.61.1.1 成分

蛋白胨	10.0 g
氯化钠	5.0 g
DL-色氨酸	1.0 g
蒸馏水	1000.0 mL

3.61.1.2 制法

将各成分加入蒸馏水中，搅匀后加热溶解，必要时调节pH，分装小试管，121℃高压灭菌15min。灭菌后的培养基在25℃的pH为7.4±0.2。

3.61.2 靛基质试剂

3.61.2.1 柯凡克试剂：将5.0 g对二甲氨基苯甲醛溶解于75 mL戊醇中。然后缓慢加入浓盐酸25 mL。

3.61.2.2 欧-波试剂：将1.0 g对二甲氨基苯甲醛溶解于95 mL 95%乙醇内。然后缓慢加入浓盐酸20 mL。

3.61.3 试验方法

挑取少量培养物接种在蛋白胨水中，(36±1)℃培养1~2 d。加入柯凡克试剂约0.5 mL，轻摇试管，阳性者于试剂层呈深红色；或加入欧-波试剂约0.5 mL，沿管壁流下，覆盖于培养液表面，阳性者于液面接触处呈玫瑰红色。

3.62 糖发酵管

3.62.1 成分

牛肉膏	5.0 g
蛋白胨	10.0 g
氯化钠	3.0 g
磷酸氢二钠	2.0 g
2 g/L溴麝香草酚蓝溶液	12.0 mL
蒸馏水	1000.0 mL

3.62.2 制法

3.62.2.1 葡萄糖发酵管附录3.62.1中成分配好后，校正pH至7.4，按0.5%加入葡萄糖，分装于预先装有一个倒置小管的小试管内，121℃高压灭菌15 min。

3.62.2.2 其他各种糖发酵管可按上述成分配好后，分装每瓶100 mL，121℃高压灭菌15 min。另将各种糖类分别配好10%溶液，同时高压灭菌。将5 mL糖溶液加入100 mL培养基内，以无菌操作分装小试管。蔗糖不纯，加热后会自行水解者，应采用过滤法除菌。

3.62.3 试验方法

从琼脂斜面上挑取少量培养物接种于(26±1)℃培养，一般观察2~3 d。迟缓反应需观察14~30 d。

3.63 志贺氏菌增菌肉汤-新生霉素（Shigella broth）

3.63.1 志贺氏菌增菌肉汤

3.63.1.1 成分

胰蛋白胨	20.0 g
葡萄糖	1.0 g
磷酸氢二钾	2.0 g
磷酸二氢钾	2.0 g
氯化钠	5.0 g
吐温-80（Tween-80）	1.5 mL
蒸馏水	1000.0 mL

3.63.1.2 制法

将以上成分混合加热溶解，冷却至25℃左右，校正pH至7.0±0.2，分装适当的容器，121℃灭菌15 min。取出后冷却至50~55℃，加入除菌过滤的新生霉素溶液（0.5 μg/mL），分装225 mL备用。

注：如不立即使用，在2~8℃条件下可储存一个月。

3.63.2 新生霉素溶液

3.63.2.1 成分

新生霉素	25.0 mg
蒸馏水	1000.0 mL

3.63.2.2 制法

将新生霉素溶解于蒸馏水中，用0.22 μm过滤膜除菌，如不立即使用，在2~8℃条件下可储存一个月。

3.63.3
临用时每225 mL志贺氏菌增菌肉汤（3.63.1）加入5 mL新生霉素溶液（3.63.2），混匀。

3.64 营养肉汤

3.64.1 成分

蛋白胨	10.0 g
牛肉膏	3.0 g
氯化钠	5.0 g
蒸馏水	1000.0 mL

3.64.2 制法

将以上成分混合加热溶解，冷却至25℃左右，校正pH至7.4±0.2，分装适当的容器。121℃灭菌15 min。

3.65 肠道菌增菌肉汤

3.65.1 成分

蛋白胨	10.0 g
葡萄糖	5.0 g
牛胆盐	20.0 g
磷酸氢二钠	8.0 g

磷酸二氢钾	2.0 g
煌绿	0.015 g
蒸馏水	1000.0 mL

3.65.2 制法

将以上成分混合加热溶解，冷却至25℃左右，校正 pH 至 7.2±0.2，分装每瓶 30 mL。115℃灭菌 20 min。

3.66 脑心浸出液肉汤（BHI 肉汤）

3.66.1 成分

小牛脑浸液	200.0 g
牛心浸液	250.0 g
蛋白胨	10.0 g
NaCl	5.0 g
葡萄糖	2.0 g
磷酸氢二钠（Na_2HPO_4）	2.5 g
蒸馏水	1000.0 mL

3.66.2 制法

按以上成分配好，加热溶解，冷却至25℃左右，校正 pH 至 7.4±0.2，分装小试管。121℃灭菌 15 min。

3.67 3%氯化钠碱性蛋白胨水（APW）

3.67.1 成分

蛋白胨	10.0 g
氯化钠	30.0 g
蒸馏水	1000.0 mL

3.67.2 制法

将 3.67.1 中成分溶于蒸馏水中，校正 pH 至 8.5±0.2，121℃高压灭菌 10 min。

3.68 缓冲葡萄糖蛋白胨水［甲基红（MR）和 VP 试验用］

3.68.1 成分

磷酸氢二钾	5.0 g
多胨	7.0 g
葡萄糖	5.0 g
蒸馏水	1000.0 mL

3.68.2 制法

溶化后校正 pH 至 7.0，分装试管，每管 1 mL，121℃高压灭菌 15 min。

3.68.3 甲基红（MR）试验

自琼脂斜面挑取少量培养物接种本培养基中，于（26±1）℃培养 2~5 d，哈夫尼亚菌则应在 22~25℃培养。滴加甲基红试剂 1 滴，立即观察结果。鲜红色为阳性，黄色为阴性。甲基红试剂配法：10 mg 甲基红溶于 30 mL 95%乙醇中，然后加入 20 mL 蒸馏水。

3.68.4 VP 试验

琼脂培养物接种本培养基中，于（26±1）℃培养 2~4 d。哈夫尼亚菌则应在 22~25℃培养。

加入 6% α-萘酚-乙醇溶液 0.5 mL 和 400 g/L 氢氧化钾溶液 0.2 mL，充分振摇试管，观察结果。阳性反应立刻或于数分钟内出现红色，如为阴性，应放在（36±1）℃培养 4 h 再进行观察。

3.69　Bolton 肉汤（Bolton broth）

3.69.1　基础培养基

3.69.1.1　成分

动物组织酶解物	10.0 g
乳白蛋白水解物	5.0 g
酵母浸膏	5.0 g
氯化钠	5.0 g
丙酮酸钠	0.5 g
偏亚硫酸氢钠	0.5 g
碳酸钠	0.6 g
α-酮戊二酸	1.0 g
蒸馏水	1000.0 mL

3.69.1.2　制法

将 3.69.1.1 中各成分溶于蒸馏水中，121℃灭菌 15 min，备用。

3.69.2　无菌裂解脱纤维绵羊或马血

对无菌脱纤维绵羊或马血通过反复冻融进行裂解或使用皂角苷进行裂解。

3.69.3　抗生素溶液

3.69.3.1　成分

头孢哌酮（cefoperazone）	0.02 g
万古霉素（vancomycin）	0.02 g
三甲氧苄胺嘧啶乳酸盐（trimethoprimlactate）	0.02 g
两性霉素 B（amphotercin B）	0.01 g
多黏菌素 B（polymyxin B）	0.01 g
蒸馏水	1000.0 mL

3.69.3.2　制法

将 3.69.3.1 中各成分溶解于乙醇/灭菌水混合溶液中。

3.69.4　完全培养基

3.69.4.1　成分

基础培养基	1000.0 mL
无菌裂解脱纤维绵羊或马血	50.0 mL
抗生素溶液	5.0 mL

3.69.4.2　制法

当基础培养基的温度为 45℃左右时，无菌加入绵羊或马血和抗生素溶液，混匀，校正 pH 至 7.4±0.2（25℃），常温下放置不得超过 4 h，或在 4℃左右避光保存不得超过 7 d。

3.70　布氏肉汤（Brucella broth）

3.70.1　成分

酪蛋白酶解物	10.0 g

动物组织酶解物	10.0 g
葡萄糖	1.0 g
酵母浸膏	2.0 g
氯化钠	5.0 g
亚硫酸氢钠	0.1 g
蒸馏水	1000.0 mL

3.70.2　制法

将 3.70.1 中各成分溶于蒸馏水中，校正 pH 至 7.0±0.2（25℃），121℃灭菌 15 min，备用。

3.71　0.1%蛋白胨水

3.71.1　成分

| 蛋白胨 | 1.0 g |
| 蒸馏水 | 1000.0 mL |

3.71.2　制法

将蛋白胨溶解于蒸馏水中，校正 pH 至 7.0±0.2（25℃），121℃高压灭菌 15 min。

3.72　7.5%氯化钠肉汤

3.72.1　成分

蛋白胨	10.0 g
牛肉膏	5.0 g
氯化钠	75.0 g
蒸馏水	1000.0 mL

3.72.2　制法

将上述成分加热溶解，调节 pH 至 7.4±0.2，分装，每瓶 225 mL，121℃高压灭菌 15min。

3.73　胰蛋白酶胰蛋白胨葡萄糖酵母膏肉汤（TPGYT）

3.73.1　基础成分（TPGY 肉汤）

胰酪胨	50.0 g
蛋白胨	5.0 g
酵母浸膏	20.0 g
葡萄糖	4.0 g
硫乙醇酸钠	1.0 g
蒸馏水	1000.0 mL

3.73.2　胰酶液

称取胰酶（1∶250）1.5 g，加入 100 mL 蒸馏水中溶解，膜过滤除菌，4℃保存备用。

3.73.3　制法

将 3.73.1 中成分溶于蒸馏水中，调节 pH 至 7.2±0.1，分装 20 mm×150 mm 试管，每管 15 mL，加入液体石蜡覆盖培养基 0.3～0.4 cm，121℃高压蒸汽灭菌 10 min。冰箱冷藏，两周内使用。临用接种样品时，每管加入胰酶液 1.0 mL。

3.74　胰酪胨大豆多黏菌素肉汤

3.74.1　成分

| 胰酪胨（或酪蛋白胨） | 17.0 g |

植物蛋白胨（或大豆蛋白胨）	3.0 g
氯化钠	5.0 g
无水磷酸氢二钾	2.5 g
葡萄糖	2.5 g
多黏菌素 B	100.0 IU/mL
蒸馏水	1000.0 mL

3.74.2　制法

将 3.74.1 前 5 种成分加入于蒸馏水中，加热溶解，校正 pH 至 7.3±0.2，121℃高压灭菌 15 min。临用时加入多黏菌素 B 溶液混匀即可。多黏菌素 B 溶液制法同附录 3.51.2.2。

3.75　硝酸盐肉汤

3.75.1　成分

蛋白胨	5.0 g
硝酸钾	0.2 g
蒸馏水	1000.0 mL

3.75.2　制法

将上述各成分溶解于蒸馏水。校正 pH 至 7.4，分装每管 5 mL，121℃高压灭菌 15 min。

3.75.3　硝酸盐还原试剂

甲液：将对氨基苯磺酸 0.8 g 溶解于 2.5 mol/L 乙酸溶液 100 mL 中。

乙液：将甲萘胺 0.5 g 溶解于 2.5 mol/L 乙酸溶液 100 mL 中。

3.75.4　试验方法

接种后在（36±1）℃培养 24~72 h。加甲液和乙液各 1 滴，观察结果，阳性反应立即或数分钟内显红色。如为阴性，可再加入锌粉少许，如出现红色，表示硝酸盐未被还原，为阴性。反之，则表示硝酸盐已被还原，为阳性。

3.76　溶菌酶营养肉汤

3.76.1　成分

牛肉粉	3.0 g
蛋白胨	5.0 g
蒸馏水	990.0 mL
1%溶菌酶溶液	10.0 mL

3.76.2　制法

将上述成分（溶菌酶溶液除外）溶解于蒸馏水。校准 pH 至 6.8±0.1，分装每瓶 99 mL。121℃高压灭菌 15 min。每瓶加入 0.1%溶菌酶溶液 1 mL，混匀后分装灭菌试管，每管 2.5 mL。1 g/L 溶菌酶溶液配制：在 65 mL 灭菌的 0.1 mol/L 盐酸中加入 0.1 g 溶菌酶，隔水煮沸 20 min 溶解后，再用灭菌的 0.1 mol/L 盐酸稀释至 100 mL。或者称取 0.1 g 溶菌酶溶于 100 mL 的无菌蒸馏水后，用孔径为 0.45 μm 硝酸纤维膜过滤。使用前测试是否无菌。

3.76.3　试验方法

用接种环取纯菌悬液一环，接种于溶菌酶肉汤中，（36±1）℃培养 24 h。蜡样芽孢杆菌在本培养基（含 0.001%溶菌酶）中能生长。如出现阴性反应，应继续培养 24 h。

3.77 含0.6%酵母浸膏的胰酪胨大豆肉汤（TSB-YE）

3.77.1 成分

胰胨	17.0 g
多价胨	3.0 g
酵母膏	6.0 g
氯化钠	5.0 g
磷酸氢二钾	2.5 g
葡萄糖	2.5 g
蒸馏水	1000.0 mL

3.77.2 制法

将上述各成分加热搅拌溶解，调节pH至7.2±0.2，分装，121℃高压灭菌15 min，备用。

3.78 李氏增菌肉汤（LB_1，LB_2）

3.78.1 成分

胰胨	5.0 g
多价胨	5.0 g
酵母膏	5.0 g
氯化钠	20.0 g
磷酸二氢钾	1.4 g
磷酸氢二钠	12.0 g
七叶苷	1.0 g
蒸馏水	1000.0 mL

3.78.2 制法

将上述成分加热溶解，调节pH至7.2±0.2，分装，121℃高压灭菌15 min，备用。

3.78.2.1 李氏Ⅰ液（LB_1）225 mL中加入：

1%萘啶酮酸（用0.05 mol/L氢氧化钠溶液配制）	0.5 mL
1%吖啶黄（用无菌蒸馏水配制）	0.3 mL

3.78.2.2 李氏Ⅱ液（LB_2）200 mL中加入：

1%萘啶酮酸	0.4 mL
1%吖啶黄	0.5 mL

3.79 改良月桂基硫酸盐胰蛋白胨肉汤-万古霉素（Modified lauryl sulfate tryptose broth-vancomycin medium，mLST-Vm）

3.79.1 改良月桂基硫酸盐胰蛋白胨（mLST）肉汤

3.79.1.1 成分

氯化钠	34.0 g
胰蛋白胨	20.0 g
乳糖	5.0 g
磷酸二氢钾	2.75 g
磷酸氢二钾	2.75 g
十二烷基硫酸钠	0.1 g

| 蒸馏水 | 1000.0 mL |

3.79.1.2 制法

加热搅拌至溶解,调节 pH 至 6.8±0.2。分装每管 10 mL,121℃高压灭菌 15 min。

3.79.2 万古霉素溶液

3.79.2.1 成分

| 万古霉素 | 10.0 mg |
| 蒸馏水 | 10.0 mL |

3.79.2.2 制法

10.0 mg 万古霉素溶解于 10.0 mL 蒸馏水,过滤除菌。万古霉素溶液可以在 0~5℃保存 15 d。

3.79.3 改良月桂基硫酸盐胰蛋白胨肉汤-万古霉素(Modified lauryl sulfate tryptose broth-vancomycin medium, mLST-Vm)

每 10 mL mLST 加入万古霉素溶液 0.1 mL,混合液中万古霉素的终浓度为 10 μg/mL。

注:mLST-Vm 必须在 24 h 之内使用。

3.80 动力培养基

3.80.1 成分

蛋白胨	10.0 g
牛肉浸粉	3.0 g
琼脂	4.0 g
氯化钠	5.0 g
蒸馏水	1000.0 mL

3.80.2 制法

将上述各成分溶解于蒸馏水。校正 pH 至 7.2±0.2,分装小试管,121℃高压灭菌 15 min,备用。

附录 4 检索表

4.1 金黄色葡萄球菌最可能数（MPN）检索表

每 g（mL）检样中金黄色葡萄球菌最可能数（MPN）的检索见表 4.1。

表 4.1　　　　　　　　　金黄色葡萄球菌最可能数（MPN）检索表

阳性管数			MPN	95%置信区间		阳性管数			MPN	95%置信区间	
0.10	0.01	0.001		下限	上限	0.10	0.01	0.001		下限	上限
0	0	0	<3.0	—	9.5	2	2	0	21	4.5	42
0	0	1	3.0	0.15	9.6	2	2	1	28	8.7	94
0	1	0	3.0	0.15	11	2	2	2	35	8.7	94
0	1	1	6.1	1.2	18	2	3	0	29	8.7	94
0	2	0	6.2	1.2	18	2	3	1	36	8.7	94
0	2	0	9.4	3.6	38	3	0	0	23	4.6	94
1	0	0	3.6	0.17	18	3	0	1	38	8.7	110
1	0	1	7.2	1.3	18	3	0	2	64	17	180
1	0	2	11	3.6	38	3	1	0	43	9	180
1	1	0	7.4	1.3	20	3	1	1	75	17	200
1	1	1	11	3.6	38	3	1	2	120	37	420
1	2	0	11	3.6	42	3	1	3	160	40	420
1	2	1	15	4.5	42	3	2	0	93	18	420
1	3	0	16	4.5	42	3	2	1	150	37	420
2	0	0	9.2	1.4	38	3	2	2	210	40	430
2	0	1	14	3.6	42	3	2	3	290	90	1000
2	0	2	20	4.5	42	3	3	0	240	42	1000
2	1	0	15	3.7	42	3	3	1	460	90	2000
2	1	1	20	4.5	42	3	3	2	1100	180	4100
2	1	2	27	8.7	94	3	3	3	>1100	420	—

注：(1) 本表采用 3 个稀释度 [0.1 g（mL）、0.01 g（mL）和 0.001 g（mL）]，每个稀释度接种 3 管。

(2) 表内所列检样量如改用 1 g（mL）、0.1 g（mL）和 0.01 g（mL）时，表内数字应相应降低 10 倍；如改用 0.01 g（mL）、0.001 g（mL）和 0.0001 g（mL）时，则表内数字应相应增高 10 倍，其余类推。

4.2 蜡样芽孢杆菌最可能数（MPN）检索表

每 g（mL）检样中蜡样芽孢杆菌最可能数（MPN）的检索见表 4.2。

表 4.2　　　　　　　　　蜡样芽孢杆菌最可能数（MPN）检索表

阳性管数			MPN	95%置信区间		阳性管数			MPN	95%置信区间	
0.10	0.01	0.001		下限	上限	0.10	0.01	0.001		下限	上限
0	0	0	<3.0	—	9.5	2	2	0	21	4.5	42
0	0	1	3.0	0.15	9.6	2	2	1	28	8.7	94
0	1	0	3.0	0.15	11	2	2	2	35	8.7	94
0	1	1	6.1	1.2	18	2	3	0	29	8.7	94
0	2	0	6.2	1.2	18	2	3	1	36	8.7	94
0	3	0	9.4	3.6	38	3	0	0	23	4.6	94
1	0	0	3.6	0.17	18	3	0	1	38	8.7	110
1	0	1	7.2	1.3	18	3	0	2	64	17	180
1	0	2	11	3.6	38	3	1	0	43	9	180
1	1	0	7.4	1.3	20	3	1	1	75	17	200
1	1	1	11	3.6	38	3	1	2	120	37	420
1	2	0	11	3.6	42	3	1	3	160	40	420
1	2	1	15	4.5	42	3	2	0	93	18	420
1	3	0	16	4.5	42	3	2	1	150	37	420
2	0	0	9.2	1.4	38	3	2	2	210	40	430
2	0	1	14	3.6	42	3	2	3	290	90	1000
2	0	2	20	4.5	42	3	3	0	240	42	1000
2	1	0	15	3.7	42	3	3	1	460	90	2000
2	1	1	20	4.5	42	3	3	2	1100	180	4100
2	1	2	27	8.7	94	3	3	3	>1100	420	—

注：(1) 本表采用 3 个稀释度 [0.1 g（mL）、0.01 g（mL）和 0.001 g（mL）]，每个稀释度接种 3 管。

(2) 表内所列检样量如改用 1 g（mL）、0.1 g（mL）和 0.01 g（mL）时，表内数字应相应降低 10 倍；如改用 0.01 g（mL）、0.001 g（mL）和 0.0001 g（mL）时，则表内数字应相应增高 10 倍，其余类推。

4.3 单核细胞增生李斯特菌最可能数（MPN）检索表

每 g（mL）检样中单核细胞增生李斯特菌最可能数（MPN）的检索见表 4.3。

表 4.3　　　　　　　　　　单核细胞增生李斯特菌最可能数（MPN）检索表

阳性管数			MPN	95%置信区间		阳性管数			MPN	95%置信区间	
0.1	0.01	0.001		下限	上限	0.1	0.01	0.001		下限	上限
0	0	0	<3.0	—	9.5	2	2	0	21	4.5	42
0	0	1	3	0.15	9.6	2	2	1	28	8.7	94
0	1	0	3	0.15	11	2	2	2	35	8.7	94
0	1	1	6.1	1.2	18	2	3	0	29	8.7	94
0	2	0	6.2	1.2	18	2	3	1	36	8.7	94
0	3	0	9.4	3.6	38	3	0	0	23	4.6	94
1	0	0	3.6	0.17	18	3	0	1	38	8.7	110
1	0	1	7.2	1.3	18	3	0	2	64	17	180
1	0	2	11	3.6	38	3	1	0	43	9	180
1	1	0	7.4	1.3	20	3	1	1	75	17	200
1	1	1	11	3.6	38	3	1	2	120	37	420
1	2	0	11	3.6	42	3	1	3	160	40	420
1	2	1	15	4.5	42	3	2	0	93	18	420
1	3	0	16	4.5	42	3	2	1	150	37	420
2	0	0	9.2	1.4	38	3	2	2	210	40	430
2	0	1	14	3.6	42	3	2	3	290	90	1000
2	0	2	20	4.5	42	3	3	0	240	42	1000
2	1	0	15	3.7	42	3	3	1	460	90	2000
2	1	1	20	4.5	42	3	3	2	1100	180	4100
2	1	2	27	8.7	94	3	3	3	>1100	420	—

注：（1）本表采用 3 个稀释度［0.1 g（mL）、0.01 g（mL）和 0.001 g（mL）］，每个稀释度接种 3 管。
（2）表内所列检样量如改用 1 g（mL）、0.1 g（mL）和 0.01 g（mL）时，表内数字应相应降低 10 倍；如改用 0.01 g（mL）、0.001 g（mL）和 0.0001 g（mL）时，则表内数字应相应增高 10 倍，其余类推。

4.4　克罗诺杆菌属最可能数（MPN）检索表

每 100 g（mL）检样中克罗诺杆菌属最可能数（MPN）的检索见表 4.4。

表 4.4　　　　　　　　　　克罗诺杆菌属最可能数（MPN）检索表

阳性管数			MPN	95%可信限		阳性管数			MPN	95%可信限	
100	10	1		下限	上限	100	10	1		下限	上限
0	0	0	<0.3	—	0.95	2	2	0	2.1	0.45	4.2
0	0	1	0.3	0.015	0.96	2	2	1	2.8	0.87	9.4
0	1	0	0.3	0.015	1.1	2	2	2	3.5	0.87	9.4
0	1	1	0.61	0.12	1.8	2	3	0	2.9	0.87	9.4

续表

阳性管数			MPN	95%可信限		阳性管数			MPN	95%可信限	
100	10	1		下限	上限	100	10	1		下限	上限
0	2	0	0.62	0.12	1.8	2	3	1	3.6	0.87	9.4
0	3	0	0.94	0.36	3.8	3	0	0	2.3	0.46	9.4
1	0	0	0.36	0.017	1.8	3	0	1	3.8	0.87	11
1	0	1	0.72	0.13	1.8	3	0	2	6.4	1.7	18
1	0	2	1.1	0.36	3.8	3	1	0	4.3	0.9	18
1	1	0	0.74	0.13	2	3	1	1	7.5	1.7	20
1	1	1	1.1	0.36	3.8	3	1	2	12	3.7	42
1	2	0	1.1	0.36	4.2	3	1	3	16	4	42
1	2	1	1.5	0.45	4.2	3	2	0	9.3	1.8	42
1	3	0	1.6	0.45	4.2	3	2	1	15	3.7	42
2	0	0	0.92	0.14	3.8	3	2	2	21	4	43
2	0	1	1.4	0.36	4.2	3	2	3	29	9	100
2	0	2	2	0.45	4.2	3	3	0	24	4.2	100
2	1	0	1.5	0.37	4.2	3	3	1	46	9	200
2	1	1	2	0.45	4.2	3	3	2	110	18	410
2	1	2	2.7	0.87	9.4	3	3	3	>110	42	—

注：（1）本表采用 3 个检样量 [100 g（mL）、10 g（mL）和 1 g（mL）]，每个检样量接种 3 管。

（2）表内所列检样量如改用 1000 g（mL）、100 g（mL）和 10 g（mL）时，表内数字应相应降低 10 倍；如改用 10 g（mL）、1 g（mL）和 0.1 g（mL）时，则表内数字应相应增高 10 倍，其余类推。

参考文献

[1] 樊明涛，赵春燕．食品微生物学［M］．郑州：郑州大学出版社，2010．

[2] 柳增善．食品病原微生物学［M］．北京：中国轻工业出版社，2007．

[3] 李凡，徐志凯．医学微生物学［M］．北京：人民卫生出版社，2018．

[4] 曲径．食品卫生与安全控制学［M］．北京：化学工业出版社，2007．

[5] 陈士恩，侯昌明，蒲万霞．食品卫生与安全控制学（上）［M］．兰州：甘肃人民出版社，2012．

[6] 董明盛，贾英民．食品微生物学［M］．北京：中国轻工业出版社，2006．

[7] 何国庆，贾英民，丁立孝．食品微生物学［M］．2 版．北京：中国农业出版社，2009．

[8] Centers for Disease Control/National Institutes of Health. Biosafety in Microbiological and Biomedical Laboratories［M］. 15th. Evenson, ML., Hinds, MW. M. S. 2007.

[9] Association of Official Analytical Chemists（AOAC）. 1999. Official Methods of Analysis of AOAC International. 16th. AOAC. Gaithersburg, M. D. Vol. I, Chapt. 17：32-34.

[10] 张玲艳，宋丽丽，贾伟娟，王学理．蜡样芽孢杆菌检验方法的研究进展［J］．微生物学通报，2021，48（4）：1360-1372．

[11] 丛伟，张露，王茂增．食品安全学［M］．北京：化学工业出版社，2016．

[12] 甘辛，李凤琴．克罗诺杆菌属致病性研究进展［J］．中国食品卫生杂志，2018，30（06）：663-667．

[13] 吴清平，董晓辉，张菊梅，等．阪崎肠杆菌分类与致病机制［J］．微生物学报，2010，50（7）：841-846．

[14] 陈启明，刘战民，陆兆新．克罗诺杆菌检验方法的研究进展［J］．食品安全质量检验学报，2020，11（24）：9281-9287．

[15] 崔学文，余晓琴．食品安全标准中克罗诺杆菌属解读［N］．中国市场监管报，2020-05-28（008）．

[16] 张璐，沈青春，张纯萍，等．全基因组测序技术对沙门氏菌血清型和耐药性的预测能力分析［J/OL］．微生物学报：1-13［2021-11-16］．

[17] Jiang M, Zhu F, Yang C, et al. Whole-Genome Analysis of Salmonella enterica Serovar Enteritidis Isolates in Outbreak Linked to Online Food Delivery, Shenzhen, China, 2018［J］. Emerging Infectious Diseases, 2020, 26（4）：789-792.

[18] 安佳佳．A 型肉毒毒素内肽酶免疫检验方法的建立［J］．军事医学，2019.043（009）：659-663．

[19] 孙秀兰，高博，张银志，离子液体保护聚苯胺纳米金复合膜传感器的制备及其在检验乳制品中金黄色葡萄球菌毒素 B 的应用［J］．分析化学，2012，40（7）：6．

[20] 马凯．免疫磁分离-两重荧光定量 PCR 法快速检验鲜猪肉中金葡菌和志贺氏菌．分

析仪器,2016(B11):4.

[21] 王原.VITEK-2 compact 全自动微生物鉴定仪对葡萄球菌鉴定能力的评价[J].生物医学工程学进展,2010.31(4):3.